FOR PROFESSIONAL ANESTHESIOLOGISTS

心血管作動薬

CARDIOVASCULAR DRUGS

編集 金沢医科大学教授
土田 英昭

CARDIOVASCULAR DRUGS

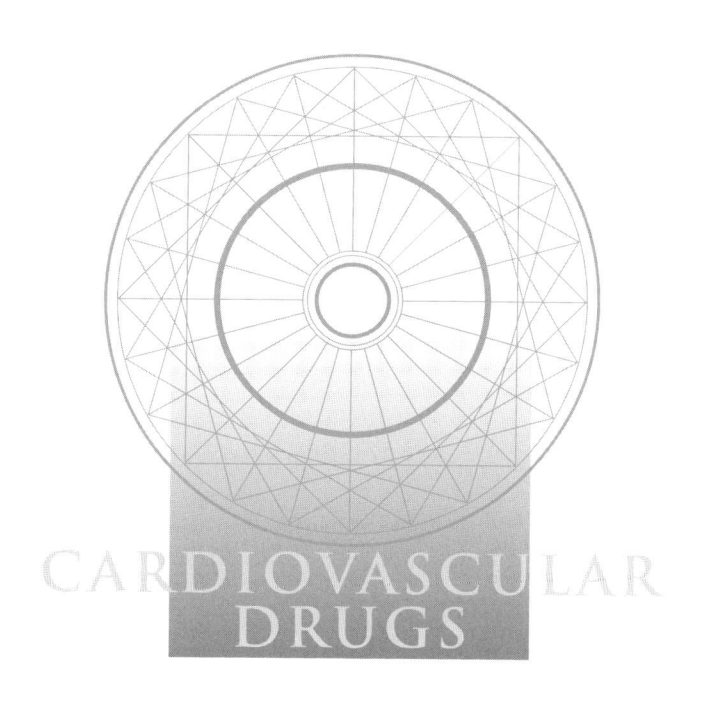

克誠堂出版

執筆者一覧 (執筆順)

北畑　洋
徳島大学大学院
ヘルスバイオサイエンス研究部
歯科麻酔科学分野

廣瀬　佳代
独立行政法人国立病院機構
高知病院麻酔科

赤田　隆
九州大学大学院医学研究院
麻酔・蘇生学

溝部　俊樹
京都府立医科大学大学院・
医学研究科・麻酔科学

重見　研司
福井大学医学部
器官制御医学講座
麻酔・蘇生学領域

杉浦聡一郎
金沢大学医薬保健研究域医学系
産科婦人科学

土田　英昭
金沢医科大学麻酔科学部門

稲田　英一
順天堂大学医学部
麻酔科学・ペインクリニック講座

宮田　由香
大阪大学医学部附属病院
麻酔科

林　行雄
大阪大学医学部附属病院
麻酔科

恒吉　勇男
宮崎大学医学部
麻酔生体管理学

金　徹
日本医科大学千葉北総病院
麻酔科

坂本　篤裕
日本医科大学大学院
疼痛制御麻酔科学分野

川人　伸次
徳島大学病院麻酔科

小川　幸志
和歌山ろうさい病院麻酔科

趙　成三
長崎大学病院麻酔科

安田　智嗣
鹿児島大学病院集中治療部

上村　裕一
鹿児島大学大学院
医歯学総合研究科
侵襲制御学

田村　岳士
市立豊中病院麻酔科

内田　整
大阪大学大学院医学系研究科
麻酔・集中治療医学講座

尾前　毅
鹿児島大学大学院
医歯学総合研究科
侵襲制御学

川村　篤
大阪府立急性期医療センター
麻酔科

木田　紘昌
金沢医科大学麻酔科学部門

今泉　均
札幌医科大学集中治療医学

坂脇　英志
札幌医科大学集中治療医学

升田　好樹
札幌医科大学集中治療医学

笹川　智貴
旭川医科大学医学部
麻酔・蘇生学講座

国沢　卓之
旭川医科大学医学部
麻酔・蘇生学講座

岩崎　寛
旭川医科大学医学部
麻酔・蘇生学講座

坪川　恒久
金沢大学医薬保健研究域医学系
麻酔・蘇生学講座

はじめに

　私が麻酔科医になりたての頃，麻酔中に使う薬剤といえば，吸入麻酔薬ではハロタンと亜酸化窒素，静脈麻酔薬ではチアミラール（チオペンタール）とケタミン，ジアゼパム，筋弛緩薬ではパンクロニウムとスキサメトニウム，オピオイドではフェンタニルとモルヒネにソセゴン，レバロルファン，昇圧薬ではエフェドリンとアドレナリン，ノルアドレナリン，降圧薬ではレギチンとトリメタファン，局所麻酔薬ではリドカイン，メピバカイン，ブピバカインにテトラカイン，そしてパンクロニウムを拮抗するためのネオスチグミンとアトロピンであった。今，改めて書いてみると驚くべきラインナップではあるが，本当にこの程度の薬しか存在せず，実に単純な麻酔をしていた。麻酔は"Simple is best"であり，全身麻酔と区域麻酔の併用を忌み嫌う施設さえあったのも事実である。当然，薬剤数が少ないのだから，麻酔科医として憶えておかなければならないことも，今よりずっと少なかった。

　それから三十数年，われわれが扱っている薬剤数は随分と多くなった。特に，周術期に使用する循環作動薬の数は飛躍的に増えた。それでも，昇圧薬のところに記した3種類の薬剤は，今もさまざまな病態に対する第一選択薬の座を譲っていない。一方，降圧薬のところに記した2種類の薬剤は，もう滅多にお目にかかることがなくなってしまった。昇圧薬と降圧薬とでこんなにも違うものかと驚くばかりであるが，変わるものと変わらないものとがあることは世の中の常である。しかし，一見変わってはいないように見えても，われわれの知識は圧倒的に進歩しているのであり，三十数年間の経験（エビデンス）に裏打ちされた薬剤であることを考えると，なぜそれが今でも広く用いられているかを知っておくことは極めて重要である。これが本書の第一の目的である。また，ITの進歩は，われわれが使っている薬剤の体内動態を簡単に計算してくれるようになった。本書では，単に循環作動薬の知識だけではなく，循環作動薬の適切な投与法についても考えてみることとした。

　克誠堂出版の土田さんから，麻酔科専門医シリーズで"心血管作動薬"の編集を，というお話を受けたのは2010年のことであるから，早3年の月日が流れた。この間，東日本大震災をはじめとして数多くのことがあった。そのような中で本書ができるまでには，実に多くの方々のお世話になった。まずは快く各項を書いてくださった多くの先生に厚くお礼を申し上げたい。また，克誠堂出版の土田さん，関さんにも，私が挫けそうになったとき温かい励ましの叱責をくださったことに深謝する。

　2012年に"舟を編む"が本屋大賞を受賞したが，本を編むことにこれほどのドラマがあるとは思わなかった。もちろん，辞書を編むことと比べては申しわけないのであるが，"舟を編む"が映画化されたように，本書を編むなかでも映画化してみたいくらいの逸話はあった。そして今，ようやく日の目を見ることのできた本書が，麻酔科医だけでなく多くの臨床医たちの役に立つことを祈るばかりである。

2013年4月吉日

土田　英昭

目　次

I. 心臓，血管の受容体：心血管作動薬の作用点　　1

1. 心筋細胞に存在する受容体とその作用　　北畑　洋，廣瀬　佳代／3

心筋細胞 3
受容体とは 3
受容体の分類 4
　　1 膜貫通型受容体／4　　**2** 核内受容体／8
心筋に関連した受容体各論 8
　　1 アドレナリン作動性受容体／8　　**2** アセチルコリン受容体／13
　　3 アンギオテンシンⅡ受容体／14　　**4** リアノジン受容体／15
　　5 イノシトール 1, 4, 5-三リン酸（inositol 1, 4, 5-triphosphate：IP$_3$）受容体／15
　　6 エンドセリン受容体／15　　**7** ヒスタミン受容体／16
　　8 アデノシン受容体／16
おわりに 17

2. 血管平滑筋細胞に存在する受容体とその作用　　赤田　隆／19

はじめに 19
神経性調節機構に関与する受容体 19
体液性調節機構に関与する受容体 20
血管系に存在する主な受容体 21
　　1 アドレナリン受容体（ADR）／21　　**2** アセチルコリン受容体（AChR）／24
　　3 ドパミン受容体／26　　**4** アンギオテンシンⅡ受容体／27
　　5 エイコサノイド受容体／28　　**6** バソプレシン受容体／30
　　7 ナトリウム利尿ペプチド受容体／31　　**8** キニン受容体／32
　　9 ヒスタミン受容体／33　　**10** セロトニン受容体／33
　　11 エンドセリン受容体／34　　**12** プリン受容体／35

II. モニタリング：心血管作動薬の使用時に必要なモニター　　43

1. 圧モニター　　溝部　俊樹／45

はじめに 45
圧モニターの意義 47
血圧測定 47
自動血圧計 49
　　1 超音波方式／49　　**2** オシロメトリック方式／49　　**3** 容積補償法／50
　　4 トノメトリー法／50
血圧測定上の注意点 50

観血的動脈圧測定 51
　　心臓カテーテル検査 52
　　中心静脈圧測定 53
　　肺動脈圧測定 55
　　おわりに 56

2. 血流モニター　　　　　　　　　　　　　　　　　　　　　　　溝部　俊樹／57

　　はじめに 57
　　血流モニターの意義 57
　　熱希釈法（thermodilution method）...58
　　　1 熱希釈法の原理／58
　　　2 指示薬のボーラス投与による心拍出量測定の誤差要因／59
　　　3 連続心拍出量測定の原理／60
　　動脈圧波形解析法（pulse contour analysis）...60
　　　1 PiCCO plus™（pulsion medical systems）／61
　　　2 FloTrac™／Vigileo™／62
　　色素希釈法（dye dilution method）..62
　　CO_2 再呼吸法（partial CO_2 rebreathing method）...64
　　インピーダンス法（impedance method）...64
　　経食道ドプラー法（transesophageal Doppler method）...66
　　おわりに 67

3. 心室圧容積関係　　　　　　　　　　　　　　　　　　　　　　重見　研司／69

　　はじめに 69
　　ガイトンの循環モデル 69
　　フランク・スターリングの心機能曲線とその限界 70
　　左心室圧容積関係（left ventricular pressure volume relationship：LVPVR）...........72
　　　1 心収縮力（左心室収縮末期エラスタンス，Ees）／73
　　　2 心前負荷（左心室拡張末期容積，Ved）／74
　　　3 心後負荷（動脈エラスタンス，Ea）／74　　**4** 心拍数（HR）／74
　　4 要素の血圧に対する影響 75
　　　1 左心室拡張末期容量（Ved）／75　　**2** 心収縮力（Ees）／75
　　　3 動脈エラスタンス（Ea）／76　　**4** 心拍数（HR）／77
　　　5 人工心肺離脱時における 4 要素の考え方／77
　　4 要素の血圧に寄与する割合 78
　　拡張能障害の解析 78
　　左心室圧容積関係の測定 79
　　　1 圧容積関係のループを直接測定する方法／79
　　　2 等容量収縮時間（PEP）と駆出時間（ET）を規格化して Ees を予測する方法／80
　　　3 Pmax を実測する方法／80　　**4** Pmax を予測する方法／81
　　　5 近似測定方法の限界／83
　　左心室大動脈結合状態モニターの有用性 83
　　　1 非侵襲的な Ees／Ea の求め方／83

2 左心室大動脈結合状態と血圧の関係／ 83
　　3 Ees／Ea と平均血圧の組み合わせによる循環動態の解析（林の分類）／ 85
　　4 Ees／Ea の連続測定の有用性／ 86
　　5 Ees／Ea から Ees が得られる可能性／ 86
　まとめ 87

III. 心血管作動薬の使用法：薬力学と薬物動態を踏まえて　　　　　　　　　89

1. エフェドリン，フェニレフリン，アトロピン

杉浦　聡一郎，土田　英昭／ 91

　エフェドリン 91
　　1 歴史／ 91　　　**2** 薬物動態と薬力学／ 91
　フェニレフリン 93
　　1 歴史／ 93　　　**2** 薬物動態と薬力学／ 93
　エフェドリンとフェニレフリンとの比較 94
　　1 区域麻酔時の低血圧／ 95　　　**2** 帝王切開中の昇圧薬の選択／ 95
　　3 全身麻酔中の低血圧／ 97　　　**4** 術中の腸間膜牽引による低血圧／ 97
　アトロピン 97

2. カテコールアミン　　　　　　　　　　　　　　　　　　　　　　　　　99

A ドパミン

稲田　英一／ 99

　はじめに 99
　化学構造 99
　代謝 99
　用量依存性の受容体刺激作用 101
　製剤 101
　適用と禁忌 101
　　1 適用／ 101　　　**2** 禁忌／ 102　　　**3** 慎重投与／ 102
　投与上の注意 102
　薬物相互作用 102
　薬力学・薬物動態 103
　副作用 103
　血行動態に対する影響 103
　心不全における使用 104
　敗血症性ショックにおける使用 104
　投与量と血中濃度 104
　ドパミンの腎臓における作用 105
　　■腎保護効果に関する議論／ 105
　ドパミンの呼吸への影響 105
　まとめ 106

B ドブタミン　　　　　　　　　　　　　　　　　　　　　稲田　英一／107

　はじめに 107
　化学構造 107
　代謝 107
　作用する受容体 108
　適用 108
　　■急性循環不全での心収縮力増強／108
　禁忌 108
　　■閉塞性肥大型心筋症（特発性肥大型大動脈弁下狭窄）／108
　慎重投与 108
　　1重篤な冠動脈疾患／108　　**2**心房細動／109　　**3**高血圧／109
　　4糖尿病（アンプル製剤を除く）／109
　副作用 109
　薬力学・薬物動態 109
　薬物相互作用 110
　投与量と他剤との併用 110
　過量投与に対する対応 111
　投与上の注意点 111
　血行動態に対する作用 111
　ドブタミン負荷心エコー法（dobutamine stress echocardiography） 112
　敗血症性ショックにおける使用 113
　supranormal cardiac output に関する議論 114
　心臓手術におけるドブタミン投与と予後 114
　まとめ 115

C アドレナリン　　　　　　　　　　　　　　　　　　宮田　由香，林　行雄／117

　はじめに 117
　アドレナリンの構造と生体内局在 117
　アドレナリンの生体内での合成，貯蔵，放出 118
　アドレナリンの薬物動態と代謝 118
　アドレナリンの薬理作用 119
　　1アドレナリン受容体／120　　**2**アドレナリンと受容体／122
　　3循環系への作用／123　　**4**呼吸器系への作用／125
　　5代謝系への作用／125　　**6**その他の作用／126
　アドレナリンの臨床使用 126
　　1心停止からの蘇生／126　　**2**ショック／128　　**3**アナフィラキシー／129
　　4心臓手術の周術期心機能不全／130　　**5**その他／131
　アドレナリンの副作用 131

D ノルアドレナリン　　　　　　　　　　　　　　　　　　　　恒吉　勇男／133

　はじめに 133
　ノルアドレナリンの合成と代謝 133

薬理学的特性 134
　　臨床効果 135
　　作用時間 136
　　投与量 136
　　投与のタイミング 137
　　副作用 137
　　血管収縮のメカニズム 137
　　血管内皮依存性拡張反応 141
　　おわりに 142

3. アドレナリン受容体遮断薬　　　　　　金　　徹，坂本　篤裕／143

　　はじめに 143
　　α アドレナリン受容体遮断薬 143
　　　1 内科的高血圧治療／144　　**2** 代謝への作用／145　　**3** 主な α 遮断薬／146
　　β アドレナリン受容体遮断薬 147
　　　1 β 遮断薬の分類／148　　**2** 副作用／152　　**3** 薬物相互作用／154
　　　4 本邦で静脈投与できる β 遮断薬／154
　　$\alpha\beta$ アドレナリン受容体遮断薬 156
　　　1 $\alpha\beta$ 遮断薬の特徴／156　　**2** 主な $\alpha\beta$ 遮断薬／157

4. カルシウム拮抗薬　　　　　　　　　廣瀬　佳代，川人　伸次／160

　　はじめに 160
　　歴史 161
　　細胞内カルシウム動態 161
　　　1 ストアからの放出／161　　**2** 細胞外からの流入／162
　　　3 細胞質からの排出／162
　　Ca^{2+} チャネルの構造と分類 162
　　カルシウム拮抗薬の化学構造と世代分類 163
　　カルシウム拮抗薬の作用機序 165
　　　1 カルシウム拮抗薬の結合部位／165
　　　2 電位依存性 L 型 Ca^{2+} チャネルのステート／165
　　カルシウム拮抗薬の使用法 166
　　　1 ベラパミル（ワソラン®）／167　　**2** ニフェジピン（アダラート®）／167
　　　3 ニカルジピン（ペルジピン®）／167　　**4** ジルチアゼム（ヘルベッサー®）／168

5. カリウムチャネル開口薬　　　　　　廣瀬　佳代，川人　伸次／170

　　はじめに 170
　　K^+ チャネル開口作用を持つ薬物 170
　　K_{ATP} チャネルの歴史と構造 171
　　再灌流傷害 172
　　　1 心筋内 ATP レベル低下／172　　**2** 心筋内 Ca^{2+} 過負荷／172
　　　3 活性酸素，フリーラジカル／172
　　　4 好中球・血小板の活性化と血管内皮傷害／173

虚血プレコンディショニング 173
　　　大規模臨床試験 174
　　　ニコランジルの使用法 175
　　　　❶歴史と構造／175　　❷薬理作用／175　　❸薬物動態／176　　❹適用／177
　　　　❺使用法／177　　❻注意点／177

6. 硝酸薬　　　　　　　　　　　　　　　　　　　　　　　　　　　　小川　幸志／179

　　　はじめに 179
　　　化学特性 179
　　　作用機序 179
　　　薬物動態 181
　　　薬理作用 182
　　　臨床使用 182
　　　周術期の使用法 184
　　　硝酸薬の副作用 185
　　　耐性 186
　　　NO 吸入療法 187

7. ニトロプルシド　　　　　　　　　　　　　　　　　　　　　　　小川　幸志／191

　　　はじめに 191
　　　化学特性 191
　　　作用機序 192
　　　代謝・毒性 192
　　　薬理作用 193
　　　臨床使用 193

8. アルプロスタジルアルファデクス　　　　　　　　　　　　　趙　　成三／196

　　　はじめに 196
　　　作用機序 196
　　　薬理作用と薬物動態 197
　　　　❶血中濃度の推移と血行動態／197　　❷臓器血流に与える影響／197
　　　　❸凝固・線溶系に対する作用／199　　❹代謝と消失半減期／199
　　　適用疾患 199
　　　　❶術中異常高血圧に対する降圧／199　　❷低血圧麻酔維持／199
　　　　❸血行再建術後の血流維持／200
　　　　❹動脈管依存性先天性心疾患に対する動脈管血流維持／200
　　　　❺周術期における重要臓器血流維持／200
　　　　❻肺高血圧／202　　❼慢性動脈閉塞症／202
　　　まとめ 202

9. ホスホジエステラーゼⅢ阻害薬　　　　　　　　　　趙　　成三／204

　はじめに 204
　作用機序 204
　特徴 205
　PDE3 阻害薬に期待される効果とその適用病態 205
　成人開心術における PDE3 阻害薬 207
　　❶開心術における CPB 離脱時／207　　❷動脈グラフトへの作用／208
　　❸ off-pump CABG（OPCAB）での使用／208
　先天性心疾患手術における PDE3 阻害薬 209
　急性心不全ならびに慢性心不全の急性増悪例 209
　　❶ Forrester subset Ⅳ, Nohria/Stevenson 分類における cold and wet の病態／210
　　❷ β遮断薬投与中の慢性心不全急性増悪（クラスⅡa, レベル B）／210
　　❸僧帽弁逆流，大動脈弁逆流のある症例／210
　　❹右心不全を合併した急性心不全（ドブタミンと併用して）／211
　　❺カテコールアミン抵抗性の心原性ショック／212
　PDE3 阻害薬の適用となりにくい病態と使用上の注意点 212
　　❶ PDE3 阻害薬が適していないと考えられる病態／212
　　❷使用上注意すべき病態／212
　投与方法と中止のタイミング 212
　　❶効果的な投与方法／212　　❷中止のタイミング／213
　ドブタミン併用療法 213
　β遮断薬と PDE3 阻害薬 215
　OPTIMIZE-HF（organized program to initiate life-saving treatment in
　　hospitalized patients with heart failure） 217
　ESCAPE trial（evaluation study of congestive heart failure and pulmonary
　　artery catheterization effectiveness） 217
　臓器保護効果 217
　　❶抗炎症作用／217　　❷抗血栓効果／218
　　❸虚血再灌流傷害に対する保護作用／218
　まとめ 218

10. カルペリチド　　　　　　　　　　　　　　　　安田　智嗣，上村　裕一／220

　はじめに 220
　ナトリウム利尿ペプチドファミリー 220
　薬理作用 221
　　❶血管拡張作用／221　　❷利尿作用／221　　❸神経体液性因子抑制作用／222
　臨床応用 222
　　❶心不全／222　　❷利尿作用／224　　❸臓器保護作用／224
　　❹抗炎症作用，その他／225　　❺周術期の使用法／225
　使用上の注意 226
　まとめ 226

11. バソプレシン　　　　　　　　　　　　　　　　　　　　　　　　　恒吉　勇男／229

はじめに 229
バソプレシンの合成と分泌 229
薬理学的特性 230
臨床効果 230
　❶血管拡張性ショック／230　　❷心停止／232　　❸術中止血／233
　❹抗利尿効果／233
作用時間 234
投与量 234
投与のタイミング 235
副作用 236
血管収縮のメカニズム 236
copeptin 237
おわりに 238

IV. 病態から見た心血管作動薬：適切な投与法とは　　　　　　　　　　　　241

1. 人工心肺からの離脱　　　　　　　　　田村　岳士，内田　整／243

はじめに 243
人工心肺離脱前の確認事項 243
循環動態の評価と心血管作動薬の選択 244
循環動態モニタリングと数値目標 245
一般的な人工心肺からの離脱 246
　❶薬物の選択と開始のタイミング／246　　❷離脱から維持へ／247
　❸低心機能症例の離脱／247
病態別の心血管作動薬投与 248
　❶冠動脈疾患／248　　❷弁疾患／249　　❸小児先天性心疾患／250
　❹Fontan手術，Glenn手術／250

2. 急性心不全　　　　　　　　　　　　　　　尾前　毅，上村　裕一／252

はじめに 252
評価 252
　❶症状／252　　❷検査／253　　❸重症度分類／253
管理目標 255
　❶安静度／255　　❷尿量／255　　❸血圧／256　　❹動脈血酸素飽和度／256
治療 256
　❶鎮静／256　　❷利尿薬／257　　❸血管拡張薬／258　　❹強心薬／259
おわりに 261

3. 心移植患者　　　　　　　　　　　　　　　川村　篤，林　行雄／263

はじめに 263
移植心の生理および病理と麻酔管理 263
　❶除神経心の特徴／264　　❷移植心の病的変化／265　　❸慢性拒絶反応／265

■4 神経の再分布（reinnervation）／265
移植心と血管作動薬 266
■1 カテコールアミンと交感神経性アミン／266
■2 アトロピンとネオスチグミン／268　■3 血管拡張薬／269
■4 抗不整脈薬／269

4. アナフィラキシーショック　　　　　　　　木田　紘昌, 土田　英昭／271

はじめに 271
アナフィラキシーの原因物質 271
アナフィラキシーの病態 273
アナフィラキシーの治療 274
■1 カテコールアミン類／274　■2 抗ヒスタミン薬／276
■3 バソプレシン／277　■4 グルカゴン／278　■5 メチレンブルー／278
■6 アトロピン／279　■7 尿トリプシンインヒビター（ウリナスタチン）／279

5. 敗血症性ショック
　　　　　　　　　　　　　　　　今泉　均, 坂脇　英志, 升田　好樹／280

はじめに 280
敗血症の定義と重症度 280
敗血症の病態：高サイトカイン血症＋組織酸素代謝障害 281
敗血症におけるアドレナリン受容体と血管作動薬 283
敗血症性ショックにおける各種血管作動薬の役割 284
■1 ノルアドレナリン／284　■2 ドパミン／285　■3 アドレナリン／285
■4 フェニレフリン／285　■5 バソプレシン／287　■6 ドブタミン／288
敗血症性ショックの初期管理 288
敗血症性ショックに推奨されている血管作動薬 289
■1 昇圧薬／289　■2 強心薬／290
敗血症の状況に応じた使い方 291
■1 ショックに対する初期対応／291
■2 hypodynamic shock の場合の昇圧薬の選択／291
まとめ 291

V. 薬物動態から見た心血管作動薬：最適な投与法とは　　　　　　295

1. カテコールアミン　　　　　　　　　　　　　　　　　　内田　整／297

はじめに 297
カテコールアミンの薬物動態 297
カテコールアミン持続静注の薬物動態シミュレーション 298
■1 1 コンパートメントモデルの場合／299
■2 2 コンパートメントモデルの場合／299
薬物動態シミュレーションによる投与方法の検討 301
薬物動態から見たカテコールアミンの最適な投与法 303

2. 超短時間作用型 $β_1$ アドレナリン受容体遮断薬ランジオロールの薬物動態から考える至適投与法　笹川　智貴, 国沢　卓之, 岩崎　寛／306

　はじめに 306
　$β$ アドレナリン受容体 306
　$β$ アドレナリン受容体遮断薬の適用 306
　$β$ 遮断薬の副作用 307
　選択的 $β_1$ 遮断薬 307
　投与方法 307
　ランジオロールの薬物動態 308
　1 コンパートメントモデルによる濃度変化 308
　本田らの 2 コンパートメントモデルによる濃度変化 308
　TCI 投与の利点 310
　臨床での応用 310
　薬物動態シミュレーションを使用した投与法の限界 311
　TCI に準じた投与プラン 312

3. 心血管作動薬ホスホジエステラーゼⅢ阻害薬　坪川　恒久／314

　はじめに 314
　PDE3 阻害薬に期待する作用 314
　PDE3 阻害薬はなぜ使いにくいか？ 315
　PDE3 阻害薬の薬物動態学的特徴 315
　　❶分布容積に関して／315　　❷クリアランスに関して／317
　　❸タンパク結合率について／317　　❹有効血中濃度／318
　　❺効果部位への移行性／318　　❻透析膜などの影響／318
　　❼低体温の影響／319
　投与方法の検討 320
　　❶緩徐な作用発現を望む場合（持続投与のみの場合の作用発現）／320
　　❷早急な作用発現を望む場合／320
　人工心肺時, 離脱時の投与方法 322
　考えられる投与計画 322
　　❶あらかじめ離脱時に PDE3 阻害薬の投与が予定されている場合／322
　　❷離脱中に低心拍出量となり, 速やかに心拍出量増加を得たいとき／322
　小児への使用 323
　腎不全患者への使用 324
　作用消失に必要な時間 325
　まとめ 325

4. 薬物相互作用に関する注意点　坪川　恒久／327

　はじめに 327
　薬物動態学的相互作用 328
　分布過程に関する相互作用 328
　　❶臓器血流量の変化／328　　❷タンパク結合の競合／329

❸血液脳関門，胎盤関門／ 331
　代謝過程に関する相互作用 331
　　　❶代謝酵素阻害による相互作用／ 331　　❷酵素誘導による相互作用／ 333
　　　❸シトクロム P 以外の酵素を介した相互作用／ 334
　排泄過程に関する相互作用 334
　　　❶腎排泄に関する相互作用／ 334　　❷肝排泄に関する相互作用／ 335
　薬力学的相互作用 336
　　　❶カテコールアミンに関する相互作用／ 336
　　　❷抗不整脈薬の併用／ 336　　❸ QT 延長／ 338
　　　❹狭心症治療薬とホスホジエステラーゼⅤ型（PDE5）阻害薬／ 339
　まとめ 339

索　引 341

I

心臓，血管の受容体：心血管作動薬の作用点

I. 心臓，血管の受容体：心血管作動薬の作用点

1 心筋細胞に存在する受容体とその作用

心筋細胞

　心臓は血液循環の駆動ポンプとして生命維持機構の中心的な役割を担っており，1日に約10万回拍動して1,400 lもの血液を送り出す。心筋は，骨格筋と平滑筋の中間に位置する横紋を有する不随意筋であり，各細胞が分岐して介在板により相互に網状につながった機能的合胞体を形成する。心筋内には幹細胞がなく成熟心筋は有糸分裂が行われないことから，心臓は個々の細胞が肥大することにより発育する。心臓の収縮単位である心筋細胞は，生体内で特異的に分化の進んだ細胞の一つであり，化学エネルギーを収縮という物理的仕事に直接変換する特徴的な機能を有している。休止することなく拍動を続ける心筋細胞は，大きなエネルギーを必要とするためミトコンドリアを多く含み，哺乳動物成体の心筋には筋小胞体や横行小管系が発達している。またさまざまなホルモンや成長因子を自ら分泌して，循環動態を保ち生体機能を正常に維持する内分泌器官としても機能している。多様に変化する血行力学的な負荷に対して，心筋細胞は収縮機能の調節を迅速に行い対応するとともに，肥大形成や形質変換によっても適応する。そのために，心筋細胞には圧負荷などの機械物理的な刺激に能動的に応答して，細胞内の代謝や遺伝子発現を変化させるという，ユニークな情報伝達系が発達している。

受容体とは

　細胞外からの各種刺激に反応し，細胞はその機能を調節することで外界に適応している。このような細胞外からの刺激は無数に存在し，精密な細胞応答は薬物を含む特異的な生理活性物質（リガンドまたはファーストメッセンジャー）による化学情報伝達を介する。このリガンドの種類や細胞応答機構・様式はきわめて多岐にわたり，リガンドによる外界からの刺激を最初に受容する細胞膜，細胞質または核内にある蛋白質が受容体（レセプタ）である。受容体は，物理・化学的な刺激を認識して細胞応答を開始させる蛋白質であり，細胞外のシグナルを細胞内シグナルに変換する装置である。さまざまな物質と結合して，薬物のターゲットとなるものも多い。

1. 心筋細胞に存在する受容体とその作用

細胞膜は脂質二重層で構成されており，イオンなどのさまざまな因子，栄養素，老廃物や生体成分は，細胞の状態に応じて細胞内外の濃度が適正に維持されなければならない。この維持のために細胞膜上で選択的に物質交換を担うのが，イオンチャネルや輸送担体（トランスポータ）であり，細胞外からの刺激・シグナルおよび環境変化への応答を担う経路はすべて蛋白質で構成される。薬物の作用起点の観点からも，心筋細胞における代表的な受容体の構造や生理機能，さらに細胞内情報伝達機構について取り上げる。

受容体の分類

受容体を大きく分類すると，細胞膜/小胞体膜上に存在する膜貫通型受容体と，リガンドが細胞膜を通過できる核内受容体に分けられる。膜貫通型受容体はグアニンヌクレオチド調節蛋白質（G蛋白質）を活性化するG蛋白質共役型受容体群，イオンチャネル型受容体群，酵素活性内蔵型受容体群に大別される。

1 膜貫通型受容体

a. G蛋白質共役型受容体

G蛋白質共役型受容体は細胞膜を7回貫通する構造を持ち，N末端が細胞外，C末端が細胞質側に位置し，7つの疎水性アミノ酸の集まった部分がαヘリックスを形成している。このような構造を持つ受容体は，G蛋白質の活性化を介して情報を伝達するため，G蛋白質共役型受容体と呼ばれる。アドレナリン受容体，ドパミン受容体，アデノシン受容体など多くの受容体がこのファミリーに含まれ，アンギオテンシンⅡ受容体やエンドセリン受容体も構造的に同じであり，G蛋白質共役型受容体ファミリーに属する。受容体と共役するG蛋白質はα，β，γの3種類の異なるサブユニットからなる3量体構造を形成している。

G蛋白質共役型受容体のシグナル伝達は，基本的に同一のメカニズムにより行われる（図1）。受容体に結合したリガンドは，受容体蛋白質の立体配座の変化を起こす。この変化はG蛋白質に伝搬し，αサブユニット（G_α）がグアノシン二リン酸（guanosine diphosphate：GDP）を遊離し，グアノシン三リン酸（guanosine triphosphate：GTP）と結合することにより活性化される。活性化したG_αはβ，γサブユニットから分離し，効果器蛋白質に会合して，その機能的状態を変化させる。効果器蛋白質からセカンドメッセンジャーを介して，酵素反応が連鎖的に進んでいく。G_αにはグアノシン三リン酸酵素（guanosine triphosphatase：GTPase）活性があり，GTPのリン酸基を加水分解しGDPに変化させ，G蛋白質は不活性な静止状態に戻る。G蛋白質共役型受容体の主な効果器蛋白質には，アデニル酸シクラーゼ，ホスホリパーゼC，イオンチャネルなどが含まれる。原則的にβとγサブユニットも効果器蛋白質に作用することができる。

G蛋白質のαサブユニットは大きくG_s，G_i，G_q，G_{12}の4つのファミリーに分類され

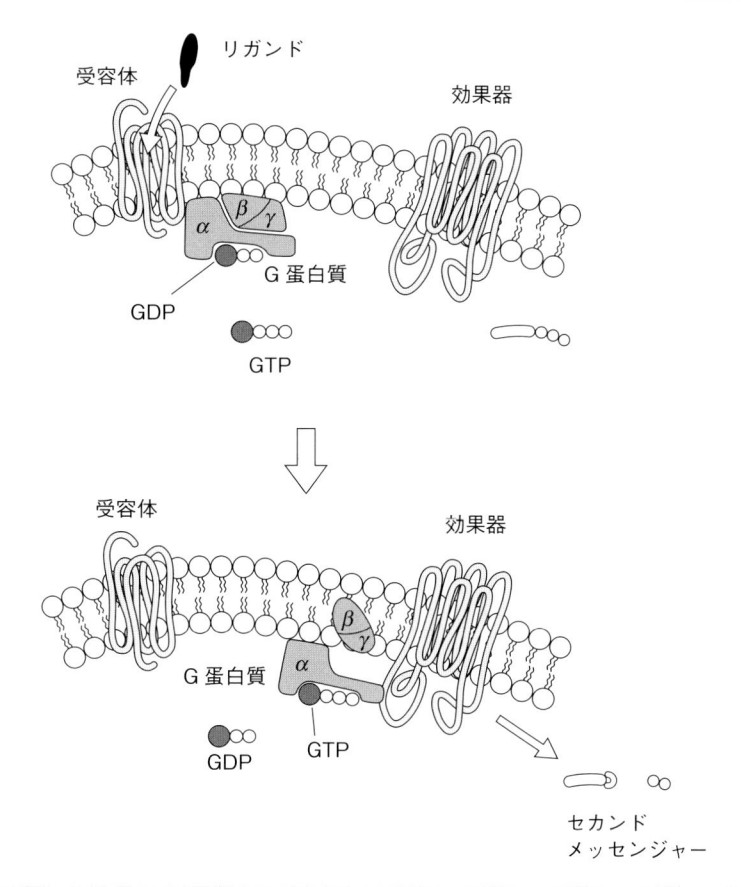

図1 G蛋白質共役型受容体のシグナル伝達

リガンド（ファーストメッセンジャー）が受容体に結合すると，G蛋白質がGTPと結合することにより活性化され，αサブユニットはβ，γサブユニットから分離する。αサブユニットは効果器蛋白質を活性化し，セカンドメッセンジャーを介して，酵素反応が連鎖的に進んでいく。
GDP：guanosine diphosphate, GTP：guanosine triphosphate

る。さらに各ファミリーは2～9種の異なるメンバーから構成されている。またβサブユニットには5種，γサブユニットには11種以上のグループがある。この組み合わせの多さが，複雑な細胞の働きを可能にすると考えられる（表1）。

αサブユニットを機能別に分類すると，G_s（stimulatory：s）はコレラ毒素感受性であり，その効果器であるアデニル酸シクラーゼの活性化を行う。アデニル酸シクラーゼには9種類のサブタイプが存在することが分かっており，心臓に発現するのはV型（成人）およびVI型（胎児）サブタイプである[1]。アデニル酸シクラーゼはアデノシン三リン酸（adenosine triphosphate：ATP）を細胞内セカンドメッセンジャーのサイクリックアデノシン3′,5′-一リン酸（cyclic adenosine 3′,5′-monophosphate：cAMP）に変換させる。cAMPは，リン酸基を機能蛋白質のセリン残基（一部スレオニン残基）へ移動する反応を触媒するプロテインキナーゼAの活性を高めるため，多くの細胞機能がcAMPによって調節されている。プロテインキナーゼAは，それぞれ2つの調節サブユニットと触媒ユニットから構成されるヘテロ4量体である。cAMPが調節サブユニッ

1. 心筋細胞に存在する受容体とその作用

表1 3量体G蛋白質のαサブユニットによる分類

ファミリー	メンバー	効果器	セカンドメッセンジャー	受容体
G_s	G_s G_{olf}	アデニル酸シクラーゼ Ca^{2+}チャネル	cAMP	アドレナリン$\beta_1 \cdot \beta_2$ ドパミンD_1 ヒスタミンH_2 アデノシンA_2
G_i	G_i G_o G_t G_{gust}	アデニル酸シクラーゼ Ca^{2+}チャネル K^+チャネル ホスホリパーゼA_2 cGMPホスホジエステラーゼ	cAMP cGMP	アドレナリンα_2 アセチルコリンM_2 ドパミンD_2 ヒスタミン$H_3 \cdot H_4$ アデノシンA_1
G_q	G_q G_{11} G_{14} G_{15} G_{16}	ホスホリパーゼC_β	IP_3 DG	アドレナリンα_1 アセチルコリン$M_1 \cdot M_3$ アンギオテンシンII AT_1 ヒスタミンH_1 アデノシンA_3 バソプレシンV_1
G_{12}	G_{12} G_{13}	Btk RasGAP p115RhoGEFR	(—)	トロンボキサンA_2 TP エンドセリンET_A

G：guanine nucleotide regulatory protein, s：stimulatory, i：inhibitory, olf：olfactory, gust：gustducin, cAMP：cyclic adenosine monophosphate, cGMP：cyclic guanosine monophosphate, IP_3：inositol triphosphate, DG：diacylglycerol, Btk：Bruton's tyrosine kinase, RasGAP：guanosine triphosphatase activating protein for Ras, p115RhoGEFR：p115 guanine nucleotide exchange factor for Rho

トに結合し，触媒ユニットと解離することにより活性型となる．cAMPはホスホジエステラーゼ（phosphodiesterase：PDE）によって不活性化されるため，この酵素を抑制するとcAMPの濃度が増加し，受容体刺激と同じ効果が引き起こされる．G_sと共役する受容体にはアドレナリン$\beta_1 \cdot \beta_2$受容体，ドパミンD_1受容体，ヒスタミンH_2受容体，アデノシンA_2受容体などがある．

　G_i（inhibitory：i）は百日咳毒素感受性であり，その効果器であるアデニル酸シクラーゼを抑制する．G_sによる一連の反応と逆に，cAMPが減少しプロテインキナーゼAの活性を低下させる．G_iと共役する受容体にはアドレナリンα_2受容体，ムスカリン性アセチルコリンM_2受容体，ドパミンD_2受容体，ヒスタミン$H_3 \cdot H_4$受容体，アデノシンA_1受容体などがある．

　G_qは毒素非感受性のG蛋白質であり，ホスホリパーゼC_βを活性化する．ホスホリパーゼC_βは，細胞膜に存在するリン脂質のうち，ホスファチジルイノシトール4,5-二リン酸（phosphatidylinositol 4,5-bisphosphate：PIP_2）を細胞内セカンドメッセンジャーのイノシトール1,4,5-三リン酸（inositol 1,4,5-triphosphate：IP_3）とジアシルグリセロール（diacylglycerol：DG）に分解する．IP_3は細胞内小胞体からカルシウムイオン（Ca^{2+}）放出を促進し，細胞内Ca^{2+}動態を変化させることによって効果発現を起こす．DG

はセリンとスレオニンを含む蛋白質をリン酸化するプロテインキナーゼCを活性化する。G_qと共役する受容体としてはアドレナリンα_1受容体，ムスカリン性アセチルコリンM_1・M_3受容体，アンギオテンシンⅡ AT_1受容体，ヒスタミンH_1受容体，アデノシンA_3受容体やバソプレシンV_1受容体がある。

もうひとつのG蛋白質群であるG_{12}は毒素非感受性で，その機能に関しては今も不明な点が多い。G_{12}と共役する受容体としては，血小板凝集を引き起こすトロンボキサンA_2のTP受容体やG_qとも共役するエンドセリンET_A受容体などが知られている。

3量体のG蛋白質以外には，単一ペプチドである低分子量G蛋白質（20～25 kDa）があり，Ras，Rho，Rab，Arfの4つの代表的なファミリーが知られている。転写など細胞の増殖上，重要であり，細胞の癌化に大きく関与している。

b. イオンチャネル型受容体

イオンチャネル型受容体は，リガンドが結合することにより構造変化を起こし，特定のイオンを選択的に透過させるイオンチャネルである。複数のイオンを透過させるイオンチャネルもある。一般に膜貫通回数2～4回で神経系に広く分布し，代表的なものとしてニコチン性アセチルコリン受容体，リアノジン受容体，IP_3受容体などがある。

c. 酵素活性内蔵型受容体

1）受容体型チロシンキナーゼ

細胞内ドメインにチロシンキナーゼ活性を有しており，細胞膜を1回貫通する構造からなる。リガンドが受容体に結合すると，受容体は2量体化して活性化され受容体ドメインのチロシン残基をリン酸化する（自己リン酸化）。リン酸化したチロシンに結合するアダプター蛋白質や低分子量G蛋白質を介して情報伝達が行われる。血管内皮細胞増殖因子などの成長因子受容体，インスリン受容体などが含まれる。

2）受容体型セリン/スレオニンキナーゼ

ドメインにセリン/スレオニンキナーゼ活性を持ち，細胞膜1回貫通型の受容体である。形質転換増殖因子βファミリーがこのタイプに属する。

3）受容体型グアニル酸シクラーゼ

細胞膜を1回貫通する構造で，リガンドが結合するとグアニル酸シクラーゼ酵素活性により，GTPを基質としてセカンドメッセンジャーであるサイクリックグアノシン3′,5′—リン酸（cyclic guanosine 3′,5′-monophosphate：cGMP）を産生する。cGMPはプロテインキナーゼGの活性化を介して種々の作用を発現する。受容体型グアニル酸シクラーゼには，心房性ナトリウム利尿ペプチドやその他のナトリウム利尿ペプチドの受容体がある。

その他にも，以上の分類に入らないチロシンキナーゼ会合型受容体などの膜受容体が存在する。

2 核内受容体

細胞膜を自由に通過できる低分子量の脂溶性生理活性物質をリガンドとする受容体群であり，ステロイドホルモン受容体，甲状腺ホルモン受容体などが含まれる。

心筋に関連した受容体各論

1 アドレナリン作動性受容体

生体は危機に遭遇したときに，fight-or-flight response（闘争・逃走反応）と呼ばれる防御反応により，心臓のパフォーマンスを瞬時に変化させる。このようなストレス反応において分泌されるホルモンであるノルアドレナリン，アドレナリンなどのカテコールアミンなどが作用する受容体群である。カテコールアミンは，ベンゼン環のオルト位（隣接した位置）に2個のヒドロキシ基を有するカテコール環とエチルアミンが結合した一連の化合物である。カテコールアミンには生体内でL-チロシンからL-DOPAを経て合成されるドパミン，ドパミンから合成されるノルアドレナリン，アドレナリンに加えて，人工的に合成されるイソプレナリン（イソプロテレノール）やドブタミンが含まれる。

アドレナリン受容体は，Ahlquistにより薬理学的にα受容体とβ受容体に分類され，その後，α受容体はα_1とα_2にβ受容体はβ_1，β_2，β_3に細分類された。さらに，現在では分子生物学的手法により，主に10種類のサブタイプ（α_{1A}，α_{1B}，α_{1D}/α_{2A}，α_{2B}，α_{2C}，α_{2D}/β_1，β_2，β_3）が存在することが明らかになった（表2）。ノルアドレナリンはα_1とα_2受容体に同程度に強い作用を示し，β_1受容体刺激作用もあるがβ_2作用はほとんどない。アドレナリンは強いα受容体およびβ受容体刺激作用を持ち，その各受容体への作用力価はほぼ等しい。イソプレナリンはβ_1・β_2・β_3受容体に強く作用するが，α受容体作用は非常に弱い。カテコールアミン類似物質もアドレナリン受容体作用を持つが，カテコール環を1価のフェノール基に置換したフェニレフリンやフェニル基を持つエフェドリンは，そのアドレナリン受容体への作用が弱い。

各アドレナリン受容体の主なシグナル伝達経路を図2に示す。

a. αアドレナリン受容体

1) α_1アドレナリン受容体

シナプス後膜に存在するα受容体として分類されたα_1受容体は，大きく分けてα_{1A}，α_{1B}，α_{1D}の3種類があり，心筋細胞で機能しているサブタイプは主にα_{1A}，α_{1B}と考えられている[2]。α_{1C}受容体遺伝子として発見された遺伝子はα_{1A}のものであったことが分かり，現在α_{1C}受容体は存在しない。齧歯類ではα_{1B}が優位に，ヒトではα_{1A}受容体

表2 アドレナリン受容体の分類

受容体	サブタイプ	G蛋白質	主要情報伝達経路	作用	アゴニスト
α_1	α_{1A} α_{1B} α_{1D}	G_q G_i	ホスホリパーゼC活性化 IP_3/DG産生 プロテインキナーゼC活性化 Ca^{2+}濃度上昇	心収縮性増大 血管平滑筋収縮 プレコンディショニング作用	Ad ≧ NA ≫ Iso ドパミン フェニレフリン メトキサミン
α_2	α_{2A} α_{2B} α_{2C} α_{2D}	G_i	アデニル酸シクラーゼ抑制 cAMP減少 プロテインキナーゼA抑制	ノルアドレナリン遊離抑制 血管平滑筋収縮	Ad ≧ NA ≫ Iso ドパミン デクスメデトミジン クロニジン
β	β_1	G_s	アデニル酸シクラーゼ活性化 cAMP増加 プロテインキナーゼA活性化	心収縮性増大 心弛緩能増大 心拍数増加 プレコンディショニング作用	Iso ≧ Ad = NA ドブタミン ドパミン
	β_2	G_s G_i	アデニル酸シクラーゼ活性化 cAMP増加 プロテインキナーゼA活性化	ノルアドレナリン遊離促進 心収縮性増大 心弛緩能増大 心拍数増加	Iso > Ad ≫ NA ドパミン ドブタミン
	β_3	G_i	一酸化窒素増加 グアニル酸シクラーゼ活性化 cGMP増加 プロテインキナーゼG活性化	心収縮性低下 心弛緩能増大 心拍数減少	Iso = NA > Ad

G：guanine nucleotide regulatory protein, i：inhibitory, s：stimulatory, IP_3：inositol triphosphate, DG：diacylglycerol, cAMP：cyclic adenosine monophosphate, cGMP：cyclic guanosine monophosphate, Ad：adrenaline, NA：noradrenaline, Iso：isoprenaline

が優位に分布する。いずれの型もG_qを介してホスホリパーゼCを活性化し，PIP_2の分解によりセカンドメッセンジャーであるIP_3とDGの産生が起こる。産生されたIP_3は筋小胞体膜に存在するIP_3受容体に結合し，筋小胞体内のCa^{2+}を細胞質内に遊離させ，細胞質内のCa^{2+}濃度が上昇するとともに，ミオシン軽鎖キナーゼなどのCa^{2+}/カルモジュリン依存性プロテインキナーゼ（calcium-calmodulin-dependent protein kinase：CaMK）が活性化され，さまざまな生理機能が発現する。またDGはプロテインキナーゼCを活性化し多機能型CaMKであるCaMK IIなどの酵素活性を上昇させ，L型Ca^{2+}チャネルを介した心筋細胞内Ca^{2+}流入量が増加する。以上のメカニズムにより，心筋においてα_{1A}受容体刺激は陽性変力作用を発現する。

　正常な心筋ではβ_1アドレナリン受容体系による収縮制御が強いため，α_{1A}シグナル系は大きな役割を果たしていないが，重度の心不全状態ではβ_1アドレナリン受容体システムは脱感作とダウンレギュレーションを起こしているため，α_1シグナル系が代償的に陽性変力作用を担う。一方，最近の研究では，α_{1B}はG_iを介してCa^{2+}チャネルの開口を抑制し，逆に陰性変力作用を発現するといわれている。またα_{1A}受容体刺激はプロ

1. 心筋細胞に存在する受容体とその作用

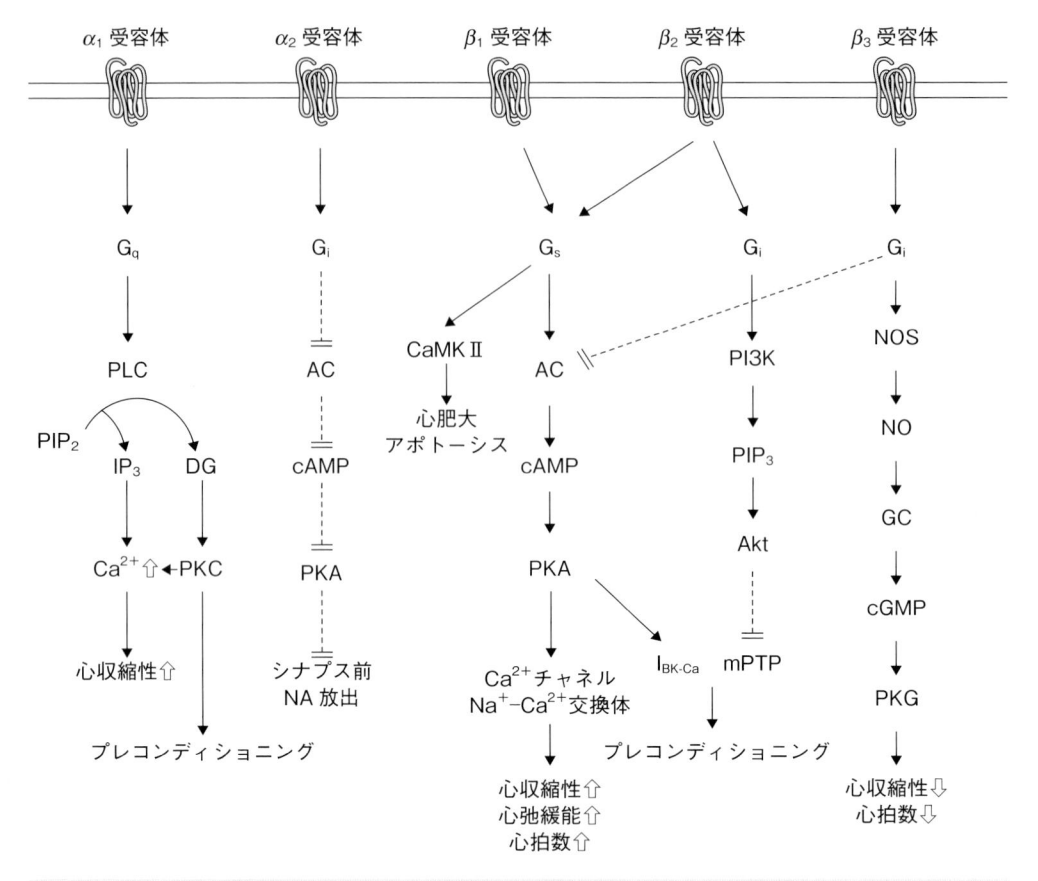

図2 アドレナリン受容体の分類と主なシグナル伝達経路

G：guanine nucleotide regulatory protein, PLC：phospholipase C, PIP$_2$：phosphatidylinositol bisphosphate, IP$_3$：inositol triphosphate, DG：diacylglycerol, PKC：protein kinase C, AC：adenylate cyclase, cAMP：cyclic adenosine monophosphate, PKA：protein kinase A, NA：noradrenaline, CaMK II：calcium-calmodulin-dependent protein kinase II, I$_{BK-Ca}$：large conductance Ca^{2+}-sensitive K$^+$ channel, PI3K：phosphatidylinositol-3-kinase, PIP$_3$：phosphatidylinositol triphosphate, Akt：protein kinase B, mPTP：mitochondrial permeability transition pore, NOS：nitric oxide synthase, NO：nitric oxide, GC：guanylate cyclase, cGMP：cyclic guanosine monophosphate, PKG：protein kinase G
実線：活性化/産生，破線：抑制

テインキナーゼCの活性化を介して，虚血プレコンディショニングの心筋保護作用により虚血/再灌流に耐性を示し，アポトーシスを抑制する。一方，α_{1B}にはこのプレコンディショニング作用は見られず，心肥大に関与し心不全を悪化させることが報告されている[3]。

2) α_2 アドレナリン受容体

α_2アドレナリン受容体は当初，シナプス前受容体として報告されたが，その後にシナプス外のさまざまな非神経組織にも存在することが明らかにされた。α_2受容体はヒトではα_{2A}，α_{2B}，α_{2C}の3つのサブタイプが存在し，中枢神経系，末梢神経系，血小板，

腎臓，肝臓などに広く分布している。α_{2D} 受容体は齧歯類などでの α_{2A} 受容体のホモログ（相同体）だと考えられている[4]。シナプス前膜においては，交感神経ニューロンからのノルアドレナリンの放出を抑制する。α_{2A} 受容体はネガティブフィードバック機構として働く，主要な抑制性シナプス前受容体（自己受容体）である。α_{2C} 受容体も中枢および末梢神経組織においてシナプス前調節因子として機能する。しかし α_{2C} サブタイプは中枢アドレナリン作動性ニューロンよりも交感神経終末において主に作用している[5]。α_{2B} 受容体は末梢の血管平滑筋に分布し，血管収縮により血圧を上昇させる。

いずれのサブタイプも抑制性のG蛋白質である G_i と共役し，アデニル酸シクラーゼを抑制する。この結果，cAMPが減少しプロテインキナーゼAの活性を低下させる。3種類の α_2 受容体のなかで，心臓にもっとも関与するとされているのは α_{2C} 受容体である。交感神経心臓枝（$T_{1-4, 5}$）からのノルアドレナリン放出に深くかかわっており，心疾患との関連が予想されている。

b. β アドレナリン受容体

β アドレナリン受容体は β_1, β_2 受容体に分類されていたが，1980年代に β_3 受容体が発見された。この3つのサブタイプは，それぞれ異なった組織分布と作用を持つ。心筋細胞におけるサブタイプの発現量は β_1 受容体がもっとも多く，左室心筋においては β 受容体の約70〜80％を占める。次に β_2 受容体の発現量が多く，心筋では β_3 受容体の発現量は低い[6]。一時期，新たなサブタイプとしてその存在を示唆された β_4 受容体は，β_1 受容体の新しい状態であることが明らかとなり，現在 β 受容体サブタイプは3種類であると考えられている[7]。

1）β_1 アドレナリン受容体

β_1 アドレナリン受容体は主に心臓に存在し，心収縮性および心弛緩能の増大や心拍数増加，房室伝導の促進をもたらしている。腎臓の傍糸球体細胞にも分布しており，レニン分泌作用がある。β_1 アドレナリン受容体は，G_s を介してアデニル酸シクラーゼの活性化をもたらす。それにより細胞内cAMP濃度の上昇が起こり，プロテインキナーゼAの活性化から細胞膜L型 Ca^{2+} チャネルや筋小胞体の Ca^{2+} チャネルなどのリン酸化を介して Ca^{2+} 濃度を上昇させ，陽性変力作用を示す。拡張期には Na^+-Ca^{2+} 交換体を介して細胞質内 Ca^{2+} 濃度を低下させ，トロポニンIのリン酸化によりトロポニンCと Ca^2 の結合能を低下させることにより心筋弛緩能を亢進する。β_1 は典型的なcAMP／プロテインキナーゼAシグナル伝達以外に，プロテインキナーゼA非依存的にCaMKIIを活性化し，心肥大や心筋のアポトーシスに関与している[8]。

2）β_2 アドレナリン受容体

β_2 アドレナリン受容体は，血管平滑筋，気管支平滑筋，子宮，肝臓，心臓や交感神経シナプス前に分布している。気管支平滑筋，血管平滑筋では弛緩作用を示し，肝臓ではグリコーゲンの分解促進，糖新生促進を起こす。シナプス前では，ポジティブフィードバックによりノルアドレナリンの放出を促進する。また心筋においても心房に多く分

布するが，心室でも β 受容体の約 20 〜 30％ を占め，心拍数の増加や陽性変力作用に関与する[6]。心臓において β_2 サブタイプは細胞膜上のカベオラに局在しており，局在に依存したシグナル伝達を行っている。β_2 受容体は，β_1 受容体と同様に G_s と共役するアデニル酸シクラーゼ/cAMP 経路に加えて，抑制性の G 蛋白質である G_i と結合し，ホスホリパーゼ A_2/アラキドン酸による経路を活性化することが示されている。

心筋虚血時の β_1，β_2 アドレナリン受容体による G_s/アデニル酸シクラーゼ/cAMP/プロテインキナーゼ A の活性増強は，虚血再灌流障害を引き起こし，また持続的な β_1，β_2 アドレナリン受容体刺激は心室肥大や心不全を招く。しかし一時的な β_1，β_2 受容体刺激は，プロテインキナーゼ A によりミトコンドリアの高コンダクタンス Ca^{2+} 感受性カリウムイオン（K^+）チャネル（large conductance Ca^{2+}-sensitive K^+ channel：I_{BK-Ca}）を活性化し，β_2 受容体刺激はホスファチジルイノシトール 3-キナーゼ（phosphatidylinositol 3-kinase：PI3K）活性化によりホスファチジルイノシトール 3, 4, 5-三リン酸（phosphatidylinositol 3, 4, 5-triphosphate：PIP_3）を産生する。PIP_3 はプロテインキナーゼ B（Akt）を活性化することによりミトコンドリア膜透過性遷移孔（mitochondrial permeability transition pore：mPTP）を阻害する。これらの経路は，虚血および麻酔薬プレコンディショニング作用において重要な役割を果たしている[9]。

3）β_3 アドレナリン受容体

β_3 アドレナリン受容体は，多くは脂肪細胞に分布し脂肪分解作用を示すが，心室筋にも存在することが証明されている。β_3 受容体は心筋において心収縮性を低下し心拍数を減少させ，過剰な β_1，β_2 刺激による交感神経系の緊張亢進を相殺するように作用する。β_3 受容体は G_i と結合して，血管内皮型および神経型一酸化窒素合成酵素（endothelial and neuronal nitric oxide synthase：eNOS／NOS3 and nNOS／NOS1）を活性化し，一酸化窒素（nitric oxide：NO）産生を増加させる。NO はグアニル酸シクラーゼを活性化し，GTP から cGMP を産生する。cGMP はプロテインキナーゼ G を活性化することにより細胞膜 L 型 Ca^{2+} チャネルなどを抑制し，細胞内 Ca^{2+} を低下させ陰性変力作用をもたらす。また β_3 受容体は G_i と共役して，アデニル酸シクラーゼを抑制し cAMP を減少させ，プロテインキナーゼ A の活性を低下させる[10]。

4）アドレナリン受容体の調節

β 受容体作動薬を長期投与したときなど，受容体が長期間リガンドにさらされると受容体の反応が低下し脱感作が起こる。これはプロテインキナーゼ A や G 蛋白質共役型受容体キナーゼ（G protein-coupled receptor kinase：GRK）の一つである β アドレナリン受容体キナーゼ（β-adrenergic receptor kinase：βARK）により，受容体自体がリン酸化され β-アレスチンが結合する。そのため受容体と G 蛋白質の共役が阻害される脱共役（uncoupling）が起こり，情報伝達が遮断されることによる。また受容体がクラリンス被覆小胞から細胞内に取り込まれ（endocytosis），受容体数が減少するダウンレギュレーション（down-regulation）の原因となる。逆に，長期間の β 受容体遮断薬投与によって，受容体数の増加，アップレギュレーション（up-regulation）が起こる。

2 アセチルコリン受容体

神経伝達物質であるアセチルコリンと結合するコリン作動性受容体には，ムスカリン型アセチルコリン受容体とニコチン型アセチルコリン受容体が存在する。ニコチン型アセチルコリン受容体は，イオンチャネル型受容体で中枢神経系や自律神経節に分布する神経型と神経筋接合部シナプス後に分布する筋型に分類される。心臓に関連するのは，副交感神経の標的効果器であるムスカリン型アセチルコリン受容体である。

a. ムスカリン型アセチルコリン受容体

ムスカリン型アセチルコリン受容体は糖蛋白質で，G蛋白質共役型受容体の一つである。現在，異なる遺伝子にコードされるM_1，M_2，M_3，M_4，M_5の5種類のサブタイプが特定されている。M_1受容体は中枢神経系，分泌腺，自律神経節，消化管に広く分布し，M_3受容体は気管支平滑筋，分泌腺，中枢神経系，血管内皮に存在する。M_4受容体は主に新線条体内に，M_5受容体は黒質内に分布し，心臓においては主にM_2受容体が分布している。

アセチルコリンが受容体に結合すると，M_1，M_3，M_5受容体ではG_qと共役して，ホスホリパーゼCを活性化する。ホスホリパーゼCは，細胞膜に存在するリン脂質のPIP_2を細胞内セカンドメッセンジャーのIP_3とDGに分解する。IP_3は筋小胞体内からCa^{2+}を細胞質内に遊離させ，DGはプロテインキナーゼCを活性化し心筋細胞内Ca^{2+}流入量を増加させる。このような細胞質内のCa^{2+}濃度に伴って，ミオシン軽鎖キナーゼの活性化による平滑筋収縮や分泌腺の活性化などが起こる。またM_2，M_4受容体においては抑制性のG蛋白質（G_i）と共役して，アデニル酸シクラーゼの抑制を起こし，細胞内のcAMP濃度を低下させる。

b. 心臓におけるムスカリン受容体

副交感神経（迷走神経）の心臓に対する主要な効果は，陰性変時作用と陰性変力作用である。心臓ペースメーカ細胞を抑制し刺激伝導速度を遅延させ，心房および心室収縮性を低下させる。副交感神経刺激によるM_2受容体の活性化は，$β_1$刺激によるcAMP産生をG_iを介して抑制し，交感神経による刺激効果に拮抗する。またM_2受容体刺激は，eNOSを活性化しNO産生を増強させ，グアニル酸シクラーゼの活性化によりGTPからcGMPを産生する。cGMPはプロテインキナーゼGを活性化することにより細胞膜L型Ca^{2+}チャネルなどを抑制し，細胞内Ca^{2+}を低下させ陰性変力作用をもたらす。さらにcGMPは，cAMPを分解するホスホジエステラーゼを活性化して，$β_1$アドレナリン作用を減弱する。eNOSに加えてnNOSも活性化され，迷走神経終末からのアセチルコリン遊離を促進する。過剰な交感神経刺激により細胞内Ca^{2+}濃度が上昇するが，この上昇がNO合成を亢進させて，結果的には細胞内Ca^{2+}濃度を低下させるフィードバックメカニズムを形成する。NOシステムは，頻脈や心収縮性増加といった$β_1$アドレナリン作動性の交感神経活動に対する抑制作用を有する[11]。

洞房結節，房室結節，ヒス束，プルキンエ線維などのペースメーカ細胞において，M_2受容体刺激は細胞内セカンドメッセンジャーを介さずに，G_iが直接アセチルコリン活性化K^+チャネル（I_{K-ACh}）を開口する。I_{K-ACh}の開口により細胞膜の過分極が起こり，洞房結節の自発的な脱分極頻度が減少するだけでなく，房室伝導速度が遅延する。ムスカリン性アセチルコリン受容体以外にI_{K-ACh}を活性化する受容体として，アデノシン受容体がある。M_2受容体は心房と心室筋に同じように発現するにもかかわらず，心室はムスカリン性アセチルコリン受容体刺激に対して敏感ではない。これはペースメーカ細胞や心房筋にはI_{K-ACh}が存在するが，心室筋にはI_{K-ACh}が存在しないことと，G蛋白質との共役を含んだ受容体以下のメカニズムが異なるためだと考えられている。

3 アンギオテンシンⅡ受容体

レニン・アンギオテンシン・アルドステロン（renin-angiotensin-aldosterone：RAA）系の重要な構成要素であるアンギオテンシンⅡ（AT-Ⅱ）受容体刺激は，血管収縮，心筋増殖とアポトーシスに至る多様な経路を活性化させる。RAA系は血管内容量の制御において不可欠なシステムであり，蛋白分解酵素であるレニンが腎灌流低下，血液容量低下，血圧低下またはナトリウム欠乏に対して腎糸球体近接細胞で生成される。レニンは，肝臓で合成されるポリペプチドであるアンギオテンシノーゲンからアンギオテンシンⅠ（AT-Ⅰ）への変換を促進する。AT-Ⅰは，肺やその他の血管内皮に存在するアンギオテンシン変換酵素活性によりAT-Ⅱへ変換される。AT-Ⅱは強力な血管収縮因子である。さらに，AT-Ⅱは腎臓に作用してナトリウムを保持するホルモンであるアルドステロンを副腎皮質から分泌，交感神経終末からのノルアドレナリンの遊離増加，腎尿細管でのナトリウムの再吸収増加により，血液容量を保持する役割を果たしている。一方，RAA系の賦活化は，高血圧や心不全などの慢性疾患状態においては悪影響を及ぼす。

AT-Ⅱ受容体は，ヒトではAT_1とAT_2の2種類に分類されており，ともに7回膜貫通型G蛋白質共役型受容体である。AT_1受容体は血管平滑筋，心臓，腎臓，脳，肝臓，副腎皮質などに分布している。多くの生理作用はAT_1受容体を介して起こり，平滑筋収縮作用や心筋肥大作用，細胞増殖作用に関与する。AT_2受容体は胎児組織に多く見られ，生後は脳，副腎皮質，子宮，心臓，腎臓などに見られる。特に心筋梗塞，心肥大，血管障害などにおいて発現量が増加することから，細胞の分化，増殖との関連が考えられている。

AT_1受容体はG_qおよびG_iと共役することが報告されている[12]。G_qとの共役では，ホスホリパーゼC活性化を介してIP_3，DG産生の経路をたどる。その結果，細胞内Ca^{2+}濃度の上昇やプロテインキナーゼCの活性化から，ミオシン軽鎖キナーゼ，カルモジュリン依存性キナーゼを活性化する。G_iと結合することにより，アデニル酸シクラーゼを抑制しcAMPが減少，プロテインキナーゼAの活性を低下させる。

またAT_1刺激はチロシンキナーゼを活性化し，低分子量G蛋白質であるRas活性化を介して，分裂促進因子活性化蛋白質キナーゼ（mitogen-activated protein kinase：MAPK）の一つである細胞外シグナル調節キナーゼ1/2（extracellular signal-regulated kinase：Erk1/2）活性化へつながる複雑な伝達経路（MAPK/Erk kinase：MEK）を含む情報伝達が開始される。MAPK は細胞の増殖，分化や細胞情報伝達に重要な役割を果たし，心肥大，線維性変化，アポトーシスなど心血管系のリモデリングに深く関与している[13]。

4 リアノジン受容体

リアノジンは麦角アルカロイドの一つであり，Ca^{2+}放出チャネルを開放状態にして筋拘縮を引き起こす。このリアノジンと特異的に結合することから，リアノジン受容体と呼ばれている。リアノジン受容体はイオンチャネル型受容体であり，4量体でN末側はフット構造を形成している。現在までに3種類のタイプが明らかにされており，骨格筋型である1型（RyR-1），心筋型である2型（RyR-2）および3型（RyR-3）に分類される。リアノジン受容体は，骨格筋，脳，心筋，平滑筋，リンパ球など全身の組織に広く分布し，細胞内小胞体（筋肉では筋小胞体）に存在する。

心筋細胞にはRyR-2が存在し，リガンドであるCa^{2+}により活性化される。心筋細胞膜の脱分極刺激により，ジヒドロピリジン受容体を介してL型Ca^{2+}チャネルが開口する。この電位依存性Ca^{2+}放出により心筋細胞内のCa^{2+}が急速に増加すると，Ca^{2+}がリアノジン受容体に結合・活性化し，筋小胞体からさらにCa^{2+}を放出する（Ca^{2+}-induced Ca^{2+} release：CICR）。このCICR機構は，心筋収縮において必須のシステムであり，Ca^{2+}に対する反応とプロテインキナーゼAが密接に関連している。βアドレナリン受容体刺激により活性化されたプロテインキナーゼAは，リアノジン受容体のリン酸化を行い，リアノジン受容体からのCa^{2+}放出が増強される。

5 イノシトール 1, 4, 5-三リン酸(inositol 1, 4, 5-triphosphate：IP$_3$)受容体

IP$_3$受容体もリアノジン受容体と同じく，4量体のイオンチャネル型受容体で，小胞体からのCa^{2+}放出を制御している。同一ユニット上にリガンド結合部位とCa^{2+}チャネル部位が存在し，G_qを介するホスホリパーゼC_βの活性化やチロシンのリン酸化によるホスホリパーゼC_γの活性化によって産生されたIP$_3$が結合し，Ca^{2+}チャネルが開口する。現在，IP$_3$R-1，IP$_3$R-2，IP$_3$R-3の3種類のサブタイプに分類されており，IP$_3$R-1は中枢神経系，平滑筋細胞に，IP$_3$R-2は心筋細胞，肝細胞に，IP$_3$R-3は分泌腺に発現が認められる。IP$_3$は，α_1アドレナリン受容体刺激，アンギオテンシンII，エンドセリンを含む，さまざまな受容体の伝達系の一部を担っている。

6 エンドセリン受容体

エンドセリンは，ブタ大動脈内皮細胞培養上清から抽出精製された21個のアミノ酸からなるペプチドで，ET-1，ET-2，ET-3の3種類のアイソフォームが知られている。ET-1はもっとも強力な血管収縮物質であり，特に動脈硬化が進行し血管内皮が障害さ

れている病変部で収縮作用を示す。その他に心機能，細胞肥大，増殖，組織線維化，腺分泌などの調節に関与している。

エンドセリン受容体にはET-1に親和性が高く，ET-1選択的なET$_A$受容体と，ET-1, ET-2, ET-3にほぼ同程度の親和性を示すET$_B$受容体の存在が知られている。ET-3に高い選択性を示すET$_C$受容体は，まだクローニングされていない。ET$_A$・ET$_B$受容体は7回膜貫通型の受容体であり，ET$_A$は血管平滑筋細胞に多く発現し，心筋細胞，腎臓，肺，消化管，脳にも広く分布している。ET$_B$受容体は血管内皮，肺，腎臓，脳，心筋に発現している。ET$_A$受容体刺激はG$_q$蛋白質を介してホスホリパーゼC活性化により，IP$_3$, DGを産生し細胞内Ca^{2+}濃度を急激に上昇させる。またホスホリパーゼDも活性化し，DGを持続的に産生し，持続的な血管収縮を引き起こす。一方，血管内皮細胞のET$_B$受容体刺激によりNOが遊離され，一過性の血管拡張を引き起こす。

心臓においてもET$_A$・ET$_B$受容体刺激による陽性変時・変力作用や心房性ナトリウム利尿ホルモンの遊離促進作用が報告されている。またプロテインキナーゼCの活性化を介してMAPKを活性化し，心肥大や心血管リモデリングへの影響が注目されている[12]。

7 ヒスタミン受容体

ヒスタミンは麦角アルカロイドから分離された生理活性アミンであり，その受容体はH$_1$・H$_2$・H$_3$・H$_4$受容体の4つのサブタイプに分類される。いずれも膜7回貫通型のG蛋白質共役型受容体である。各サブタイプともに脳，心血管系，消化管，呼吸器，免疫系，皮膚に広く分布している。H$_1$受容体は血管拡張，血管透過性亢進や気管支平滑筋の収縮などを起こし，I型アレルギーに関与する。H$_2$受容体は胃壁細胞からの胃酸分泌を制御し，血管平滑筋の弛緩，免疫細胞増殖抑制，好塩基球の遊走抑制などの作用を示す。H$_3$受容体はシナプス前受容体として発見され，ヒスタミンの遊離，合成を制御している。中枢神経系および末梢神経系に分布しており，シナプス後部にも存在する。H$_4$受容体は細胞遊走に関与する。

H$_1$受容体はG$_q$を介してホスホリパーゼCを活性化し，続いてIP$_3$およびDG生成によるCa^{2+}の動員とプロテインキナーゼC活性化により，気管支平滑筋の収縮などの作用を発現させる。一方，H$_2$受容体はG$_s$と共役して，アデニル酸シクラーゼを活性化しcAMPを増加させ，プロテインキナーゼAの活性化により血管拡張を引き起こす。H$_3$・H$_4$受容体はG$_i$と共役して作用する。ヒトの心臓は心筋虚血時や抗原抗体反応により自らヒスタミンを放出し，また主にH$_2$受容体を介して作用を受ける。H$_2$受容体刺激は心臓の自動能を亢進し，陽性変時作用および陽性変力作用を示す。H$_2$受容体は心室性不整脈にも関与していると考えられている。

8 アデノシン受容体

アデノシンはプリン塩基であるアデニンと五炭糖のリボースが結合したヌクレオシド

であり，生体においてエネルギー輸送やシグナル伝達など重要な役割を果たしている。ATP や ADP などのヌクレオチドが代謝され脱リン酸化されるか，アデニル酸から 5′-ヌクレオチダーゼの作用により生成される。アデノシン受容体はプリン受容体の一つで，ATP に感受性の高い P2 受容体（イオンチャネル型の P2X 受容体と G 蛋白質共役型の P2Y 受容体）に対して，従来 P1 受容体と呼ばれていた。現在，アデノシン受容体は A_1，A_{2A}，A_{2B}，A_3 の 4 種類のサブタイプに分類されている。すべてのサブタイプともに 7 回膜貫通型の G 蛋白質共役型受容体である。

A_1 受容体は大脳皮質，海馬，小脳，脊髄後角，シナプス前および心筋に分布する。A_{2A} 受容体は線条体，側坐核，嗅結節，尾状核，被蓋など中枢神経系や血小板，平滑筋に発現が認められる。A_{2B} 受容体はグリア細胞など中枢神経に広く分布し，A_3 受容体は中枢神経系以外に心筋，肺，精巣，脾臓などに分布が見られる。A_1 受容体は G_i と共役し，アデニル酸シクラーゼを抑制することにより cAMP を減少させ，鎮痛作用など抑制的な生理機能を引き起こす。A_{2A}・A_{2B} 受容体は G_s を介してアデニル酸シクラーゼを活性化し，細胞内 cAMP 濃度の上昇が起こり，プロテインキナーゼ A の活性化や蛋白質リン酸化から血管平滑筋弛緩などの作用を発現する。A_3 受容体は G_q を介してホスホリパーゼ C を活性化し，PIP_2 の分解により IP_3 と DG を産生する。その結果，細胞内 Ca^{2+} 濃度の上昇やプロテインキナーゼ C の活性化により，肥満細胞からの脱顆粒やアポトーシスに関与する。

心臓において，A_1 受容体刺激は交感神経終末からのノルアドレナリン放出を抑制し，G_i を介して cAMP を減少させ，陰性変力作用を示す。また G_i を介して直接 I_{K-ACh} を開口する。I_{K-ACh} の開口により心房筋やペースメーカ細胞の過分極を引き起こし，洞房結節の脱分極を抑制し，房室結節の刺激伝導速度を遅延させる。

アデノシン受容体は虚血および麻酔薬プレコンディショニングによる心筋保護作用への関与が報告されている。特に A_1，A_3 のサブタイプ受容体の役割が重要だと考えられている[14]。A_1・A_3 受容体刺激はプロテインキナーゼ C の活性化により心筋細胞膜およびミトコンドリアの ATP 感受性カリウム（K_{ATP}）チャネルを開口する。また PI3K 活性化を介して Akt を活性化することにより mPTP の開口を抑制する。さらに MEK 活性化により MAPK である Erk1/2 を活性化する伝達経路を賦活し，mPTP 開口を阻害する。これらのシグナル伝達および最終効果器としての細胞膜/ミトコンドリア K_{ATP} チャネルおよび mPTP は，虚血および麻酔薬プレコンディショニング作用において重要な役割を果たしている[15]。

おわりに

心血管作動薬のシグナルを受容する蛋白質を大別し，その機能について主として細胞内情報伝達とその効果発現を中心に概論した。ここで取り上げた受容体蛋白質はあくまでも代表例であり，これらのカテゴリーに入らないものも多く存在する。

■参考文献

1) Ishikawa Y, Homcy CJ. The adenylyl cyclases as integrators of transmembrane signal transduction. Circ Res 1997；80：297-304.
2) Theroux TL, Esbenshade TA, Peavy RD, et al. Coupling efficiencies of human alpha 1-adrenergic receptor subtypes：Titration of receptor density and responsiveness with inducible and repressible expression vectors. Mol Pharmacol 1996；50：1376-87.
3) Woodcock EA. Roles of alpha1A-and alpha1B-adrenoceptors in heart：Insights from studies of genetically modified mice. Clin Exp Pharmacol Physiol 2007；34：884-8.
4) Bockman CS, Gonzalez-Cabrera I, Abel PW. Alpha-2 adrenoceptor subtype causing nitric oxide-mediated vascular relaxation in rats. J Pharmacol Exp Ther 1996；278：1235-43.
5) Philipp M, Brede M, Hein L. Physiological significance of alpha（2）-adrenergic receptor subtype diversity：One receptor is not enough. Am J Physiol Regul Integr Comp Physiol 2002；283：R287-95.
6) Zaugg M, Schaub MC. Beta3-adrenergic receptor subtype signaling in senescent heart：Nitric oxide intoxication or "endogenous" beta blockade for protection? Anesthesiology 2008；109：956-9.
7) Granneman JG. The putative beta4-adrenergic receptor is a novel state of the beta1-adrenergic receptor. Am J Physiol Endocrinol Metab 2001；280：E199-202.
8) Rohrer DK, Desai KH, Jasper JR, et al. Targeted disruption of the mouse beta1-adrenergic receptor gene：Developmental and cardiovascular effects. Proc Natl Acad Sci USA 1996；93：7375-80.
9) Lange M, Redel A, Lotz C, et al. Desflurane-induced postconditioning is mediated by beta-adrenergic signaling：Role of beta 1- and beta 2-adrenergic receptors, protein kinase A, and calcium/calmodulin-dependent protein kinase II. Anesthesiology 2009；110：516-28.
10) Rozec B, Gauthier C. Beta3-adrenoceptors in the cardiovascular system：Putative roles in human pathologies. Pharmacol Ther 2006；111：652-73.
11) Smith TW, Balligand JL, Kaye DM, et al. The role of the NO pathway in the control of cardiac function. J Card Fail 1996；2（4 Suppl）：S141-7.
12) Kang M, Chung KY, Walker JW. G-protein coupled receptor signaling in myocardium：Not for the faint of heart. Physiology（Bethesda）2007；22：174-84.
13) Minamino T, Yujiri T, Terada N, et al. MEKK1 is essential for cardiac hypertrophy and dysfunction induced by Gq. Proc Natl Acad Sci USA 2002；99：3866-71.
14) Frassdorf J, De Hert S, Schlack W. Anaesthesia and myocardial ischaemia/reperfusion injury. Br J Anaesth 2009；103：89-98.
15) Hausenloy DJ, Yellon DM. New directions for protecting the heart against ischaemia-reperfusion injury：Targeting the reperfusion injury salvage kinase（RISK）-pathway. Cardiovasc Res 2004；61：448-60.

〈北畑　洋，廣瀬　佳代〉

I. 心臓，血管の受容体：心血管作動薬の作用点

2 血管平滑筋細胞に存在する受容体とその作用

はじめに

　血管緊張度調節機構は，臓器内因子に依存する内因性調節機構と臓器外因子に依存する外因性調節機構に大別される。内因性調節機構には，時々刻々変化する血管内圧の変化に鋭敏に応答する筋原性調節機構や局所代謝の変化に対応する代謝性調節機構がある（図1）。一方，外因性調節機構には，神経性調節機構や内分泌性調節機構（図1）があり，主に臓器灌流圧の維持に関与する。種々の血管作動性物質を放出する血管内皮細胞は，内因性調節機構と外因性調節機構の両者に関与し，血管緊張度の調節において重大な役割を演じている。

　神経終末から放出される神経伝達物質，各種内分泌器官より放出されるホルモン，血管内皮細胞などから局所的に放出される各種血管作動性物質の大部分は，血管平滑筋細胞，血管内皮細胞，神経終末に存在する細胞膜受容体を介して，血管緊張度に影響を及ぼす。

神経性調節機構に関与する受容体

　神経性調節機構は，アドレナリン作動性調節機構，コリン作動性調節機構，非アドレナリン非コリン作動性（non-adrenergic non-cholinergic：NANC）調節機構に分類できる。

　神経性調節においてもっとも重要な役割を演ずる交感神経からは，主伝達物質であるノルアドレナリン（noradrenaline：NA）に加え，共存伝達物質（cotransmitter）であるアデノシン三リン酸（adenosine 5′-triphosphate：ATP）や神経ペプチドY（neuropeptide Y：NPY）が放出される。一方，副交感神経からは，アセチルコリン（acetylcholine：ACh）に加え，血管作用性小腸ペプチド（vasoactive intestinal peptide：VIP）や一酸化窒素（nitric oxide：NO）などが放出されるが，AChが主伝達物質であるかどうかについては議論がある。

　NAはアドレナリン受容体（adrenergic receptor：ADR）を，AChはアセチルコリン受容体（acetylcholine receptor：AChR）を介して，その作用を発揮する。また，ATP，

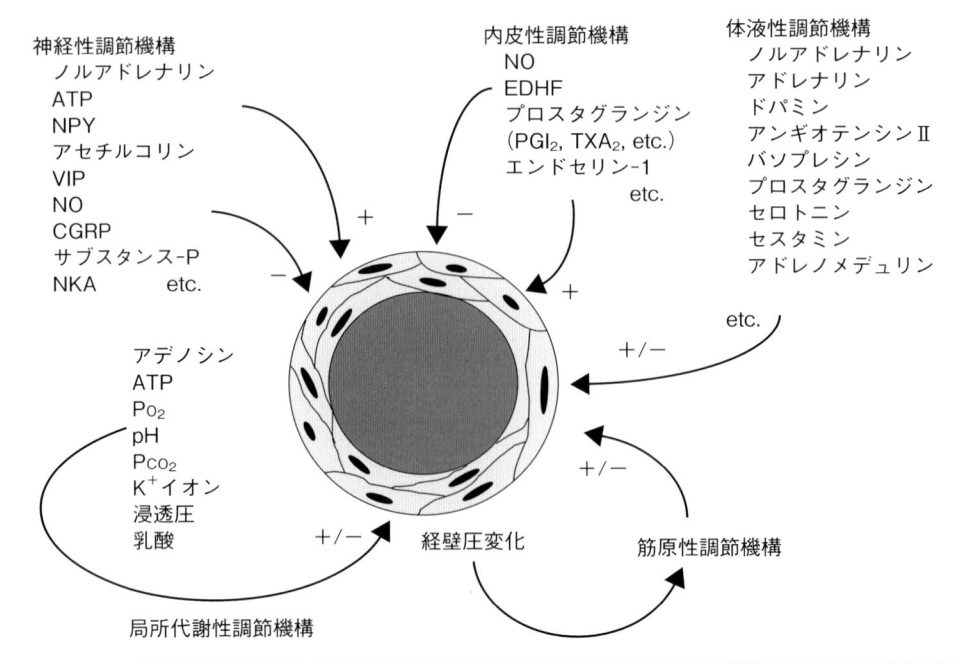

図1 血管平滑筋緊張度（トーヌス）の調節機構

血管緊張度は，神経性，体液性（内分泌性，傍分泌性，自己分泌性），内皮性，局所代謝性，筋原性調節機構の巧妙な連携により精緻な調節を受ける。内皮性調節機構の多くは，体液性調節機構に含まれる。神経性調節機構や体液性調節機構に関与する血管作動性物質の多くはその特異的な細胞膜受容体を活性化することで作用を発揮する。

ATP, adenosine 5′-triphosphate；CGRP, calcitonin gene-related peptide；EDHF, endothelium-derived hyperpolarizing factor；NKA, neurokinin A；NO, nitric oxide；NPY, neuropeptide Y；PGI$_2$, prostaglandin I$_2$；TXA$_2$, thromboxane A$_2$；VIP, vasoactive intestinal peptide

NPY，VIPは，それぞれに特異的な細胞膜受容体を介してその作用を発揮するが，細胞膜を通過できるNOは，細胞膜受容体ではなく細胞質の可溶性グアニル酸シクラーゼを直接的に刺激してその作用を発揮する。

ATP，NPY，VIP，NO以外のNANC神経伝達物質として，知覚神経C線維に存在するサブスタンスP（substance P：SP），ニューロキニンA（neurokinin A：NKA），カルシトニン遺伝子関連ペプチド（calcitonin gene-related peptide：CGRP）などの神経ペプチドが挙げられる。それぞれ，SP受容体，NK受容体，CGRP受容体を刺激して，その作用を発揮する。

上記神経伝達物質の一部は，血管平滑筋細胞の受容体のみならず神経終末（シナプス前膜）や血管内皮細胞の受容体を介して，その作用を発揮する。

体液性調節機構に関与する受容体

体液性調節機構は，内分泌性（endocrine），傍分泌性（paracrine），自己分泌性（autocrine）調節機構に分類できる。内分泌性調節機構とは，内分泌腺などから血中に分

泌された血管作動性ホルモンが遠隔部位でその作用を発揮する機構である。傍分泌性調節機構とは，さまざまな局所的な生体刺激に反応して，種々の細胞から放出された血管作動性物質が近隣の血管内皮細胞や血管平滑筋細胞などに作用して，血管緊張度を変化させる機構である。また，自己分泌性調節機構とは，血管内皮細胞や血管平滑筋細胞などから放出された血管作動性物質が自身に作用して，血管緊張度を変化させる機構である。

　代表的な体液性調節機構として，交感神経-副腎髄質系，レニン・アンギオテンシン系，視床下部-下垂体（バソプレシン）系，ナトリウム利尿ペプチド系，カリクレイン・キニン系，エイコサノイド系，ヒスタミン系，セロトニン系，エンドセリン系，プリン系，アドレノメデュリン系，エストロゲン系調節機構などが挙げられる。

血管系に存在する主な受容体

　血管系に数多く存在する受容体のすべてに関して述べることは，紙面の都合上困難であるので，生理的に特に重要な役割を演じていると思われる受容体や，麻酔科医が使用する薬物の標的となる受容体を中心に述べる。また，受容体活性化に伴う血管収縮や血管拡張の機序の詳細を各受容体に関して述べることも，紙面の都合上困難であるので，代表的な血管収縮と血管拡張の機序に関して，その大筋を述べるにとどめる。

　通常，受容体活性化に伴う血管収縮反応は，細胞内 Ca^{2+} 濃度上昇と収縮タンパク系 Ca^{2+} 感受性の上昇に起因し，前者には，主として細胞外からの Ca^{2+} 流入と細胞内貯蔵部位からの Ca^{2+} 放出が，後者には，Rho-キナーゼ（Rho-kinase），プロテインキナーゼC（protein kinase C：PKC），アラキドン酸（arachidonic acid：AA）などが関与する（図2）。一方，受容体活性化に伴う血管拡張反応は，細胞内 Ca^{2+} 濃度低下と収縮タンパク系 Ca^{2+} 感受性の低下に起因し，前者には，上記 Ca^{2+} 動員機構に対する抑制，細胞外への Ca^{2+} 排出，細胞内貯蔵部位への Ca^{2+} 取り込みが，後者には，サイクリックGMP依存性タンパク質リン酸化酵素（cyclic GMP-dependent protein kinase, G-kinase, protein kinase G）やサイクリックAMP依存性タンパク質リン酸化酵素（cyclic AMP-dependent protein kinase, A-kinase, protein kinase A）などが関与する（図3）。

1 アドレナリン受容体（ADR）

　大部分の臓器の血管床は交感神経支配を受けるが，その密度には違いがある[1]。具体的には，皮膚，腎臓，脾臓，消化管の血管床では高いが，脳，心臓，骨格筋の血管床では比較的低い[2]。また，同一血管床であっても，神経支配密度には部位差が存在する。たとえば，内臓領域では，抵抗血管である細小動脈では高く，導管血管では低い[3]。

　ADRにはさまざまなサブタイプ（α_{1A}, α_{1B}, α_{1D}, $\alpha_{2A/D}$, α_{2B}, α_{2C}, β_1, β_2, β_3）が存在し，すべて7回膜貫通型構造の三量体Gタンパク質共役型受容体である。その分布は組織により異なり[4]，おのおの，異なる役割を演ずると考えられるが，各サブタイプに選択

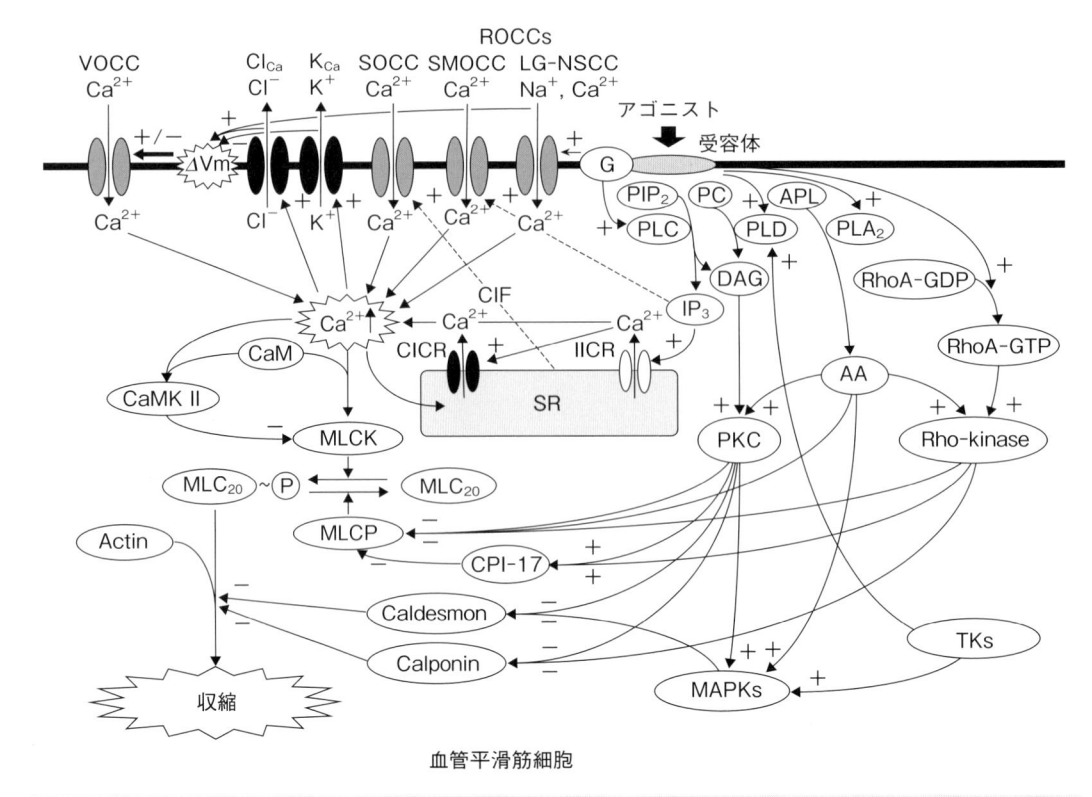

2. 血管平滑筋細胞に存在する受容体とその作用

図2 過去に提唱された受容体活性化に伴う血管平滑筋収縮のメカニズム

この図では，細胞質分子の位置や細胞内移動は考慮していない。また，Rho-キナーゼとPKCの関係については議論がある。+，活性化；-，抑制；AA, arachidonic acid；APL, arachidonyl phospholipids；CIF, Ca^{2+}-Influx factor；CaM, calmodulin；CaMK II, Ca^{2+}/CaM-dependent protein kinase II；CICR, Ca^{2+}-induced Ca^{2+}-release；Cl_{Ca}, Ca^{2+}-activated Cl^- channel；CPI-17, PKC-potentiated inhibitory protein for heterotrimeric MLCP of 17 kDa；DAG, 1,2-diacyl-glycerol；G, guanosine-5'-triphosphate-binding protein；IP_3, inositol 1, 4, 5-triphosphate；IICR, IP_3-Induced Ca^{2+}-release；K_{Ca}, Ca^{2+}-activated K^+ channel；LG-NSCC, ligand-gated non-selective cation channel；MAPK, mitogen-activated protein kinase；MLC_{20}, regulatory light chain of myosin (20 kDa)；MLCK, myosin light chain kinase；MLCP, myosin light chain phosphatase；PC, phosphatidylcholine；PIP_2, phosphatidyl-Inositol 4,5-bisphosphate；PKC, protein kinase C；PLA_2, phospholipase A_2；PLC, phospholipase C；PLD, phospholipase D；RhoA-GDP, GDP-bound RhoA；RhoA-GTP, GTP-bound RhoA；ROCC, receptor-operated Ca^{2+} channel；SMOCC, second messenger-operated Ca^{2+} channel；SOCC, store-operated Ca^{2+} channel (Ca^{2+} release-activated Ca^{2+} channel)；SR, sarcoplasmic reticulum；TK, tyrosine kinase；VOCC, voltage-operated Ca^{2+} channel.

(Akata T. General anesthetics and vascular smooth muscle：Direct actions of general anesthetics on cellular mechanisms regulating vascular tone. Anesthesiology 2007；106：365-91 より改変引用)

的に作用する薬物は少なく，その生理的役割や発現の病理学的意義は十分に解明されていない[5)〜7)]。

血管平滑筋細胞 α_1-ADR の活性化は，多くの血管床（皮膚，粘膜，消化管，脾臓，肝臓，腎臓，肺，心臓など）で血管を収縮させる[8)]。α_1-ADR の全サブタイプが基礎血管緊張度や血圧の維持に関与するが，各サブタイプの詳細な役割は明らかではない[4)6)]。ヒト心外膜冠動脈平滑筋細胞には α_1（大部分 α_{1D}）-ADR が比較的豊富（β-ADR の約30％）に存在し，特に動脈硬化や内皮機能低下の状態では，α_1-ADR 刺激により収縮す

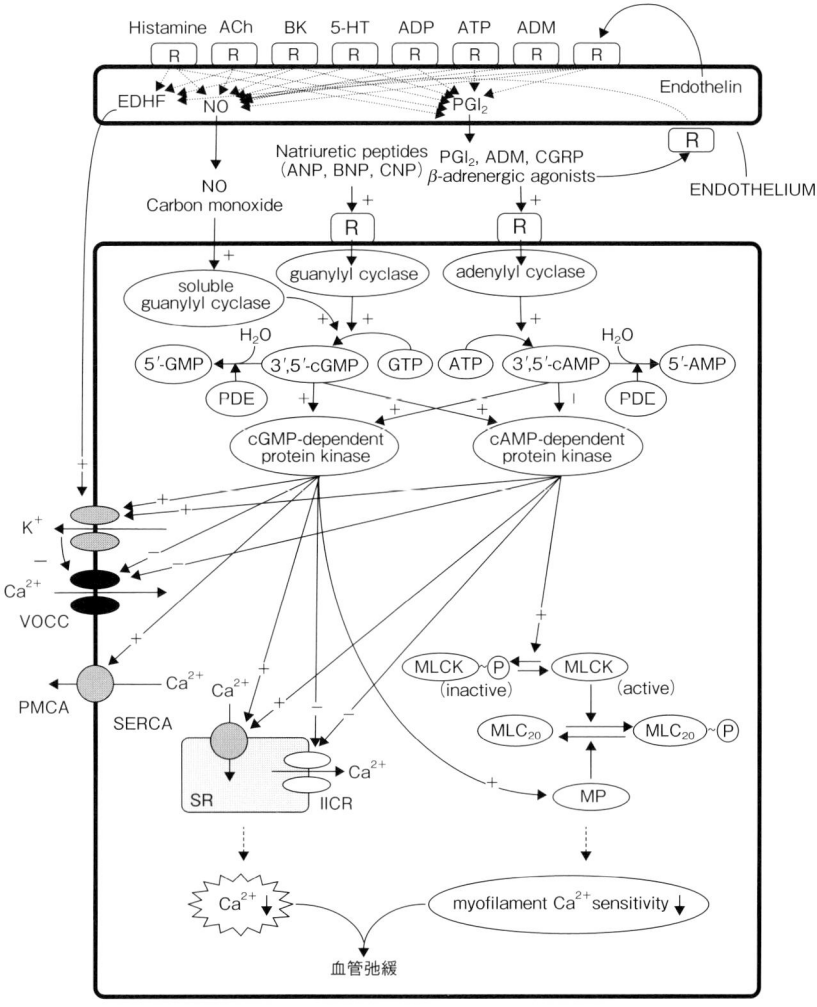

図3 代表的な血管平滑筋弛緩のメカニズム

　種々のアゴニストによる血管内皮細胞膜受容体の刺激は，一酸化窒素（nitric oxide：NO），プロスタサイクリン（prostacyclin：PGI$_2$），内皮由来過分極因子（endothelium-derived hyperpolarizing factor：EDHF）を内皮（endothelium）より放出させ，血管平滑筋（vascular smooth muscle）を弛緩させる．また，種々の血管拡張性アゴニストによる血管平滑筋細胞膜受容体の刺激は，グアニル酸シクラーゼ（guanylyl cyclase）やアデニル酸シクラーゼ（adenylyl cyclase）を活性化し，さまざまな機序により，血管平滑筋細胞の細胞内Ca^{2+}濃度とミオフィラメントCa^{2+}感受性を低下させ，血管弛緩（vasorelaxation）を引き起こす．

　＋，活性化/促進；－，抑制；ANP, atrial natriuretic peptide；5'-AMP, adenosine 5'-monophosphate；ADM, adrenomedullin；ADP, adenosine diphosphate；ATP, adenosine 5'-triphosphate；cAMP, cyclic adenosine 3',5'-monophosphate；BNP, brain natriuretic peptide；BK, bradykinin；CNP, C-type natriuretic peptide；CGRP, calcitonin gene-related peptide；5'-GMP, guanosine 5'-monophosphate；GTP, guanosine 5'-triphosphate；cGMP, cyclic guanosine 3', 5'-monophosphate；5-HT, serotonin；IICR, IP$_3$-Induced Ca^{2+}-release；MLC$_{20}$, regulatory light chain of myosin (20 kDa); MLCK, myosin light chain kinase；MP, myosin phosphatase；PDE, phosphodiesterase；PMCA, plasma membrane Ca^{2+}-ATPase；R, receptor；SERCA, sarcoplasmic reticulum Ca^{2+}-ATPase；SR, sarcoplasmic reticulum；VOCC, voltage-operated Ca^{2+} channel.

（Akata T. Cellular and molecular mechanisms regulating vascular tone. Part 2：Regulatory mechanisms modulating the myofilament Ca^{2+} sensitivity or Ca^{2+} mobilization in vascular smooth muscle cells. J Anesth 2007；21：232-42 より改変引用）

る可能性がある[9)～12)]。

α_2-ADR は血管収縮と血管弛緩の両者に関与する[4)13)14)]が，そのサブタイプの詳細な役割も明らかではない[5)]。非特異的な α_2-ADR 刺激は血圧を一過性に上昇させた後に持続的に低下させる[5)]。遺伝子欠損動物研究で，前者は α_{2B}-ADR，後者は $\alpha_{2A/D}$-ADR を介する反応である可能性，また，全サブタイプが血管収縮に関与する可能性が示されている[4)5)15)]が，各反応で役割を演ずるサブタイプの所在は不明である。ヒトでは，伏在静脈や皮膚細動脈は血管平滑筋細胞 α_{2C}-ADR の刺激により収縮するが，大動脈は α_2-ADR 刺激に反応しない[14)16)]。一方，交感神経終末 $\alpha_{2A/D}$-ADR の活性化は NA 放出を抑制し，血管を弛緩させる[5)]。また，ヒトやブタの冠動脈は，内皮細胞の $\alpha_{2A/D}$-ADR や α_{1B}-ADR の刺激により NO が放出され，弛緩する[7)17)18)]。

β-ADR の 3 つのサブタイプはすべて血管に分布し，いずれの刺激も血管拡張に至る。β_1-ADR や β_2-ADR の血管への分布には種差，臓器差，部位差がある[19)]。1989 年に存在が明らかとなった β_3-ADR の分布や生理的役割は十分に解明されていないが，その活性化には高濃度のカテコールアミンが必要であり，ヒトでは，交感神経系が持続的な緊張状態にある心不全で上方制御される可能性がある[19)]。血管平滑筋細胞の β_1-ADR や β_2-ADR の刺激に伴い，ヒトの脳血管や冠動脈を含む一部の血管（中大脳動脈，冠動脈，皮下動脈，大腿静脈，骨格筋血管など）は拡張する[20)]。また，血管平滑筋細胞の β_3-ADR 刺激に伴い，ヒト臍帯動脈は拡張する[21)]。ヒトの β-ADR 刺激に伴う低血圧には β_1-ADR と β_2-ADR の両者が関与し，後者の関与は小さい（約 23％）と報告されてきた[22)]が，β_3-ADR の関与は不明である。ヒト冠動脈では，血管径が小さいほど β-ADR の分布密度が高く，分布する β-ADR の大部分（約 85％）は β_2-ADR である[12)]。また，β_1-ADR や β_2-ADR は，血管平滑筋細胞と内皮細胞の両者に発現するが，前者に発現するものがより重要な役割を演ずると思われる[12)]。さらに，β_1-ADR の大部分が心外膜冠動脈に，β_2-ADR の大部分が冠細動脈に，β_3-ADR は冠細動脈の内皮細胞に存在する[12)]。ヒトの冠動脈[23)]や内胸動脈[24)]を含む一部の血管では，内皮細胞の β-ADR（β_1，β_2，β_3-ADR[12)23)～26)]）が刺激されると NO が放出される可能性が示されている[19)23)27)]。

交感神経伝達物質である NA や，交感神経系の緊張に伴い副腎髄質クロマフィン細胞から分泌される NA やアドレナリンは，血管平滑筋細胞，内皮細胞，交感神経終末に存在するさまざまなサブタイプ（α_{1A}，α_{1B}，α_{1D}，α_{2A}，α_{2B}，α_{2C}，β_1，β_2，β_3）の ADR[5)～7)]に作用し，血管緊張度に影響を及ぼす。また，NA の放出や作用は，ホルモンやオータコイドの影響を受ける[3)]。

また，交感神経系の緊張に伴い副腎髄質クロマフィン細胞から分泌されると考えられるドパミンは，特異的にドパミン受容体（下記参照）を活性化するのみならず，非特異的に ADR を活性化して，心拍出量や血管緊張度に変化をもたらす。

2 アセチルコリン受容体（AChR）

AChR は，ニコチン受容体（nicotinic AChR：nAChR）とムスカリン受容体（muscarinic AChR：mAChR）に分けられる。mAChR は Gq タンパク質に共役する代謝調節型

受容体であり，5種のサブタイプ（M_1，M_2，M_3，M_4，M_5）が存在し，血管平滑筋細胞にはM_3-mAChRが，ヒト血管内皮細胞にはM_1，M_2，M_3，M_4，M_5-mAChRが分布する[28)～31)]。交感神経終末にはM_1-mAChR[32)]やM_3-mAChR[33)]が，NO作動性神経終末にはM_2-mAChR[34)]が存在する可能性が報告されている。一方，nAChRはαサブユニットとβサブユニットから構成される五量体のイオンチャネル型受容体であり，ニコチン受容体はイオンチャネル一体型リガンド作動性受容体である。17種（α_{1-10}，β_{1-4}，δ，ε，γ）のサブタイプが報告されており，それらがさまざまな組み合わせで五量体を形成し，それぞれの構造に特異的な薬理学的特性を示す。自律神経節（交感神経節，副交感神経節）には$(\alpha_3)_2(\beta_4)_3$-nAChRが存在する。ヒト血管内皮細胞では，α_3，α_5，α_7，β_2，β_4サブタイプの発現が報告されている[31)]。

血管は交感神経と副交感神経の拮抗的二重支配を受け，後者より分泌されるAChは血管を拡張させると長年，信じられてきた。1980年，AChが内皮由来弛緩因子（endothelium-derived relaxing factor：EDRF）を放出させ，血管を拡張させることが示される[35)]と，その機序が明らかにされたと思われた。しかし，中外膜境界部や内中膜境界部に分布する神経終末から分泌されたAChはコリンエステラーゼで速やかに分解され，内皮細胞に到達できない可能性も指摘された[36)37)]。また，ヒトを含む哺乳類の一部の血管（冠動脈など）では，下等動物の血管と同様に，中膜の平滑筋細胞にはAChRが存在し，その刺激は収縮を引き起こすことも示されてきた[36)]。さらに，AChは交感神経やNO作動性神経の活動を前接合部性に調節する可能性も示されてきた[32)～34)]。したがって，神経終末から分泌されるAChの生理学的役割は不明である。"副交感神経の血管拡張性伝達物質はAChではなくNOであり，AChは神経伝達物質というよりは他神経系のシナプス伝達を調節する神経伝達調節因子（neuromodulator）である"という提唱もあり[34)38)]，副交感神経とコリン作動性神経（＝AChを伝達物質とする神経）の同義性は揺らいでいる[39)]。

骨格筋や陰茎の血管床でコリン作動性神経による血管拡張反応の生理学的意義が記載されきたが，哺乳類のどの血管床においても，神経由来のAChが血管拡張を引き起こし生理学的に重大な役割を演じていることを立証する証拠はほとんどない[36)]。ヒト骨格筋ではコリン作動性神経の存在は証明されていない。ヒトの冠動脈，腎動脈，気管支動脈，肺動脈，またネコの脳動脈はコリン作動性神経の支配を受け，中膜平滑筋細胞と内皮細胞にAChRが存在し，前者の刺激は収縮を，後者の刺激は拡張を引き起こすと考えられているが，それらの生理学的/病理学的意義は解明されていない。しかし，ヒト冠動脈では，過剰な神経刺激，血管応答性亢進，動脈硬化性狭窄病変などが存在すると，神経由来AChによる中膜平滑筋細胞AChRの刺激は冠動脈攣縮を惹起する可能性が提唱されている[36)]。ヒトの皮膚や消化管の動脈に対する血管拡張性コリン作動性神経支配の確固たる証拠はなく，VIPが血管拡張性神経伝達物質として働く可能性が指摘されている[36)]。ヒト人腿静脈はAChにより内皮依存性に弛緩し，ヒト肺静脈はAChにより収縮することが報告されているが，その詳細は不明である。

近年，血管内皮細胞を含む非神経系細胞で合成されたAChが，種々の刺激に伴い放出され，自己分泌（オートクリン）様式や傍分泌（パラクリン）様式で細胞自身や近隣

細胞の AChR に作用し，局所的な調節因子（オータコイド）として働く可能性が報告されている（非神経性コリン作動系：non-neuronal cholinergic system）[31]。たとえば，血管内皮細胞内で合成された ACh は，血流や温度の変化が刺激となって放出され，自身の mAChR に作用して，EDRF/NO の分泌を刺激し，血流調節に関与する可能性が指摘されている[31]。また，血管内皮細胞由来の ACh は，自身の nAChR に作用して，血管新生，免疫反応，血管透過性制御などに関与する可能性も報告されている[31]。

3 ドパミン受容体

ドパミンは，中枢神経系において神経伝達物質としてさまざまな中枢神経機能の調節で中心的な役割を演ずるのみならず，末梢組織においても，内分泌系（特に視床下部−下垂体−副腎皮質系），心血管系，消化器系，泌尿器系の機能調節因子として重要な役割を担っている[40)41]。ドパミンは血液脳関門を通過しないので，中枢神経系で産生されたドパミンは末梢組織に到達しえない。末梢組織では，交感神経終末，副腎髄質クロマフィン細胞，腎臓や膵臓などのアミン前駆物質取り込み脱炭酸（amine precursor and decarboxylation：APUD）細胞などで産生され，局所組織や血中に分泌される可能性がある[42]。事実，ヒトでは，交感神経が緊張するストレス負荷時，運動時，立位時，血管内容量減少時にドパミンの血中濃度が上昇する[42)43]。また，低酸素状態では頸動脈小体細胞よりドパミンが分泌される可能性がある[42]。

ドパミン受容体は，7回膜貫通型構造の G タンパク質共役受容体であり，5種のサブタイプ（D_1〜D_5）が存在する。それらは，興奮性のドパミン D_1 様受容体ファミリー（D_1，D_5-受容体）と抑制性のドパミン D_2 様受容体ファミリー（D_2，D_3，D_4-受容体）の2群に分類される[41]。Gs タンパク質と共役する前者は，アデニル酸シクラーゼを活性化する。一方，Gi タンパク質と共役する後者は，アデニル酸シクラーゼを抑制し，K^+ チャネルを活性化する[40)41]。末梢組織に存在するドパミン受容体は，かつては，DA_1 受容体と DA_2 受容体の2種のサブタイプに分類されていたが，前者は D_1 様受容体に，後者は D_2 様受容体に酷似しており，現在ではそのような分類は用いられない[40]。

血管組織に分布するドパミン受容体のサブタイプの詳細やその生理学的意義は明らかではない。動物では，D_1 様受容体は中膜に，D_2 様受容体は外膜，中外膜境界部，内膜に分布する[44〜46]。D_1 様受容体は，脳動脈（ウイリス輪，軟膜の動脈/細動脈），冠動脈，腎動脈，腸間膜動脈，腹腔動脈，脾動脈の血管平滑筋に分布し，その刺激は血管拡張を惹起する[44〜46]。一方，大腿動脈，門脈，腎静脈には D_1 様受容体は分布しない[45]。D_2 様受容体もまた，腎動脈，腸間膜動脈，腹腔動脈，脾動脈の血管平滑筋に存在する[45]。脳動脈や大腿動脈では，交感神経終末に D_2 様受容体が存在し，その刺激は NA の放出を抑制し，血管拡張を惹起する[44)46]。また，脳動脈の内膜や内皮にも D_2 様受容体が存在するが，その役割は不明である[46]。

4 アンギオテンシンⅡ受容体

　レニン・アンギオテンシン系は，内分泌や傍分泌の作用様式で，心血管系の体液性調節や体液・電解質の恒常性維持に関与する．特に，血管内容量減少時，Na欠乏時，心拍出量低下時の血圧調節において，交感神経系やカリクレイン・キニン系と連携し，重大な役割を演ずる．また，レニン・アンギオテンシン系の主たる生理活性物質であるアンギオテンシンⅡ（angiotensin Ⅱ：AT-Ⅱ）は，短期的な血管収縮作用に加え，長期的には，細胞の増殖，肥大，遊走を刺激する作用を有し，炎症反応，内皮機能低下病態，動脈硬化，高血圧，ステント再狭窄，心臓肥大，心臓リモデリング，うっ血性心不全，線溶低下，腎線維化などの病態形成に関与しうる[47]．

　循環血液量減少や血圧低下に伴う腎血流低下（＝輸入細動脈灌流圧低下），遠位尿細管へのNa運搬の減少，β_1受容体刺激による腎交感神経活動度の上昇に反応して，腎臓の傍糸球体細胞から分泌されたレニンは，アンギオテンシノーゲンからアンギオテンシンⅠ（angiotensin Ⅰ：AT-Ⅰ）を切り出す．AT-Ⅰは，多くの臓器の血管内皮細胞に存在するアンギオテンシン変換酵素（angiontensin converting enzyme：ACE）により，AT-Ⅱに変換される．ACEは，特に肺血管内皮細胞に豊富に存在するので，血中のAT-Ⅰの多くは，肺を通過する際にAT-Ⅱに変換される[2,48]〜[50]．レニン・アンギオテンシン系は，腎臓以外の臓器にも存在し，腎外組織では，レニン以外の酵素（cathepsin D, pepsin, chymase）により，アンギオテンシノーゲンからAT-ⅠやAT-Ⅱが産生される[2,48,49]．AT-Ⅱの分解産物であるAT-Ⅲ，AT-Ⅳ，AT-(1-7)にも生物学的活性があり，血管緊張度に影響を及ぼしうる．AT-Ⅲは，AT-Ⅱと受容体を共有し，類似の作用を発揮する．一方，AT-Ⅳは，AT-Ⅱと受容体を異にし，その作用の一部はAT-Ⅱの作用に拮抗する（腎血管や脳血管の拡張）．AT-(1-7)は，NOや血管拡張性プロスタノイドの産生を刺激し，間接的に血管を拡張させる[51]．また，近年，存在が確認されたカルボキシペプチダーゼ（carboxypeptidase：ACE2）は，AT-ⅠやAT-Ⅱから一個のアミノ酸を切り出すことで，AT-Ⅱ濃度を低下させ，AT-(1-7)濃度を上昇させる．すなわちAT-Ⅱ濃度は，ACEとACE2のバランスにより調節されている可能性がある[47]．

　AT-Ⅱの作用は，7回膜貫通/Gタンパク共役型のAT-Ⅱ受容体の活性化を介して発揮される．3種のサブタイプ（AT_1，AT_2，AT_3）が報告されているが，ヒトでは，AT_1とAT_2の存在が確認されている．AT_1受容体は，血管平滑筋細胞，心筋細胞，線維芽細胞，血管内皮細胞，黒質線条体神経細胞（シナプス前終末），腎細胞などに存在し，AT-Ⅱの既知の作用の大部分はAT_1受容体の活性化を介する．一方，AT_2受容体の役割に関しては十分に解明されていない．しかし，AT_2受容体は，胎児組織（大動脈，胃・腸管間葉組織，結合組織，骨格筋，脳，副腎髄質など）に豊富に発現し，生誕後はその発現は低下するため，胎児の成長においてなんらかの重要な役割を演ずると思われる[49]．成人では，うっ血性心不全などの病的な状況で，心臓，腎臓，肺，肝臓などに発現しうることが報告されている[49]．また近年，AT_2受容体が，アゴニストによる活性化を伴わずにAT_1受容体に直接的に結合し，AT_1受容体の機能（例：増殖促進作用，抗

アポトーシス作用）に拮抗する可能性が報告されている[47]。

大部分の臓器（脳，心臓，血管，肺，肝臓，腎臓，副腎，生殖腺，消化管など）に存在する AT-Ⅱ は，AT_1 受容体を介して，血管収縮，神経性血管収縮反応の増強，アルドステロン分泌などを惹起し，血圧を上昇させる。大部分の血管床で細小動脈を強力に収縮させ，一部の血管床では内皮由来収縮因子である。一方，腎血管では，内皮細胞での NO 合成を刺激し，自身の強力な血管収縮作用を減弱する[52]。また，交感神経終末に存在する AT_1 受容体を介して，NA の分泌を促進する一方，シナプス後部では，α 受容体活性化に伴う収縮反応を増強する。さらに，血中の AT-Ⅱ は，脳幹の循環中枢を刺激し，交感神経遠心性活動を増強する。また，副腎皮質を直接的に刺激してアルドステロンの分泌を促進する[2,48)〜50]。AT_1 受容体は，ブラジキニン B_2 受容体，β アドレナリン受容体，ドパミン D_2 受容体などのほかの受容体とオリゴマー（二量体など）を形成し，相互的に作用する[47]。たとえば，妊娠高血圧では，AT_1 受容体とブラジキニン B_2 受容体のヘテロ二量体の増加は，AT-Ⅱ の血管収縮作用を増強する[47]。

5 エイコサノイド受容体

エイコサノイドとは，エイコサン酸を骨格に持つ化合物ないしその誘導体の総称であり，細胞膜リン脂質に含まれるアラキドン酸，エイコサトリエン酸（eicosatrienoic acid：EA），エイコサペンタエン酸（eicosapentaenoic acid：EPA）から産生され，プロスタグランジン（prostaglandin：PG）類，トロンボキサン（thromboxane：TX）類，ロイコトリエン（leukotrien：LT）類，リポキシン（lipoxin：LX）類に分類される（図4）。さまざまな刺激により種々の細胞で産生され，自己分泌様式や傍分泌様式で特異的受容体に作用し，局所組織の恒常性の維持や種々の病態形成に関与する。

ホスホリパーゼ A_2 により細胞膜リン脂質より遊離したアラキドン酸（AA）にシクロオキシゲナーゼ（COX）が作用すると PGH_2 を経て，種々の PG 類（PGD_2，PGE_2，PGI_2，$PGF_{2\alpha}$）や TX 類（TXA_2）が産生される。一方，AA に 5-リポキシゲナーゼ（LO）が作用すると LTA_4 を経て，種々の LT 類（LTB_4，LTC_4，LTD_4，LTE_4）が産生される。また，5-LO と 12/15-LO が協調的に作用すると 5-ヒドロペルオキシエイコサテトラエン酸（5-HPETE）を経て LX 類（LXA_4，LXB_4）が産生される。また，EA や EPA に PGE 合成酵素が作用すると，PGE_1 や PGE_3 が産生される。AA の COX 経路代謝産物である PG 類と TX 類をプロスタノイドという。

プロスタノイドの作用は，標的細胞上に存在するおのおののプロスタノイドに特異的な受容体を介して発揮される。具体的には，PGD_2，PGE_2，$PGF_{2\alpha}$，PGI_2，TXA_2 のそれぞれに特異的な受容体として，DP，EP，FP，IP，TP-受容体がある。EP 受容体はさらに，EP_1，EP_2，EP_3，EP_4 の 4 種のサブタイプに分類される。また，近年，TH2 細胞（ヘルパー T 細胞の亜群），好酸球，好塩基球に存在する化学誘引物質受容体（chemoattractant receptor-homologous molecule expressed on TH2 cells：CRTH2）や核内受容体であるペルオキシソーム増殖剤活性化受容体（peroxisome proliferator-activated receptors：PPARα, δ, γ）も，PGD_2 やその非酵素的代謝産物の受容体であるこ

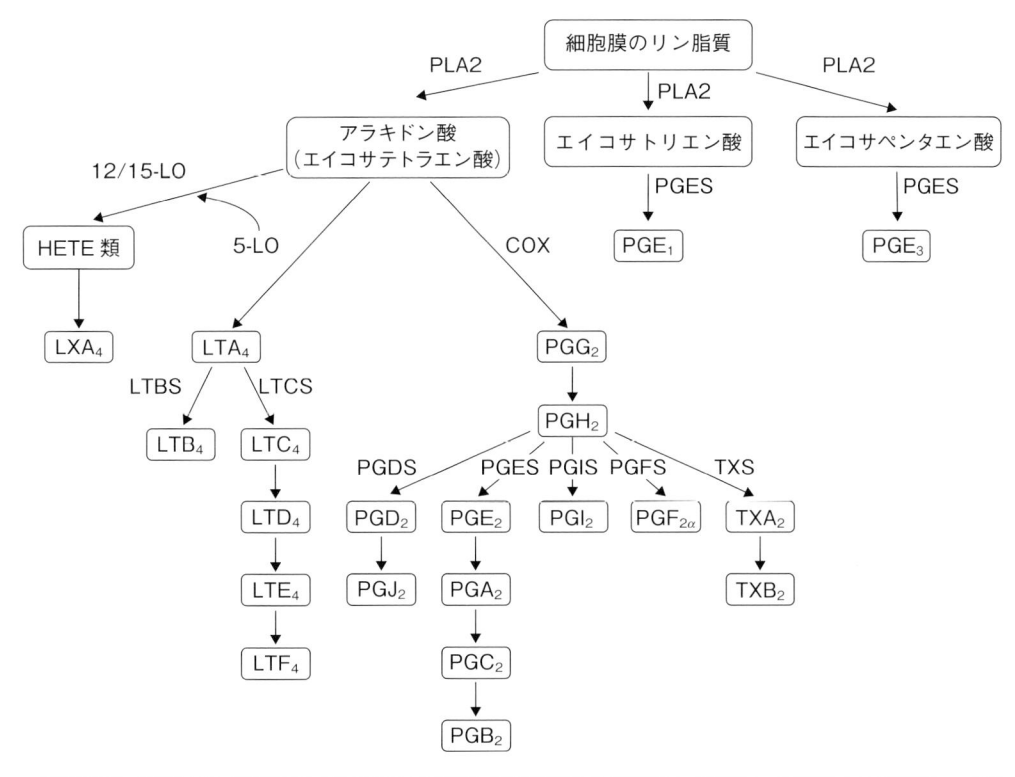

I. 心臓, 血管の受容体：心血管作動薬の作用点

図4 アラキドン酸カスケード

COX, シクロオキシゲナーゼ；HETE, ヒドロキシエイコサテトラエン酸；5-LO, 5-リポキシゲナーゼ；12/15-LO, 12/15-リポキシゲナーゼ；LT, ロイコトリエン；LTBS, LTB4合成酵素；LTCS, LTC4合成酵素；LX, リポキシン；PG, プロスタグランジン；PGDS, プロスタグランジンD合成酵素；PGES, プロスタグランジンE合成酵素；PGFS, プロスタグランジンF合成酵素；PGIS, プロスタグランジンI合成酵素；PLA2, ホスホリパーゼA2；TXS, トロンボキサン合成酵素

とが明らかとなった。プロスタノイドの受容体であるDP，EP_{1-4}，FP，IP，TP-受容体やCRTH2はいずれも7回膜貫通型のGタンパク共役受容体である[53]。

LT類では，LTB_4はLTB_4受容体に，システインを含むLT類（LTC_4，LTD_4，LTE_4）は，システイニルロイコトリエン受容体（cysteinyl leukotriene receptor：CysLT）に作用する。CysLTはCysLT-1とCysLT-2の2種のサブタイプに分類される。LXA_4はGタンパク共役型のLXA_4受容体（ALX）に作用する[54]。

ヒトの内皮細胞では，正常な生理的条件下で，COX-1によりPGI_2が産生される。特に卵巣血管，肺血管，大動脈の内皮細胞にCOX-1が豊富に存在する。ヒトの冠動脈，臍帯静脈，微小血管の内皮細胞では，物理的・機械的刺激，低酸素状態，炎症（サイトカイン）などの病的刺激により，COX-2が発現し，PGI_2やPGE_2が産生される。また，ヒト血管平滑筋細胞でも，サイトカイン，エンドトキシン，低酸素負荷，動脈硬化などにより，COX-2が発現し，PGI_2やPGE_2が産生される[53]。ヒト微小循環の血管内皮細胞では，虚血発生時にPGE_1産生が増加するが，虚血が遷延すると低下する[55]。前者は，虚血発生直後の充血反応に関与する可能性がある[55]。

プロスタノイドによる血管平滑筋細胞のIP，EP_2，EP_4，DP-受容体の刺激は血管拡

張を, TP, EP₁, EP₃, FP-受容体の刺激は血管収縮を惹起する[53]。ヒトの多くの臓器（脳,心臓,肺,消化管,四肢,胎盤,臍帯など）の血管にはTP受容体やIP受容体が存在する[53]。また,ヒトの子宮動脈[56],陰茎動脈[56],中大脳動脈[57],肺動静脈[58]~[60]には, TP受容体やIP受容体に加え, PGE₁やPGE₂によって活性化されるEP受容体も存在し,特に, EP₃, EP₄-受容体の活性化は,生理的あるいは病理学的に重要な役割を演ずる可能性がある[53]。

LX類は血管拡張作用を有し, LXA₄やLXB₄は大動脈や肺動脈で血管弛緩を引き起こす。その機序の一部は内皮依存性であり, NOが関与する可能性がある[61]。

6 バソプレシン受容体

バソプレシン (vasopressin) は,視床下部ニューロンで産生され,下垂体後葉に貯蔵され,血漿浸透圧上昇時,循環血漿量減少時,血圧低下時に血中に放出され,抗利尿作用と昇圧作用を発揮する, 9つのアミノ酸からなるペプチドホルモンである。ヒトを含む哺乳類では,分子中にアルギニンを含むアルギニンバソプレシン (arginine vasopressin：AVP) であり,抗利尿ホルモン (antidiuretic hormone：ADH) とも呼ばれる。

AVPは,腎髄質内部の集合尿細管細胞やヘンレ係蹄上行脚細胞のV_2受容体に作用し, Gsタンパク質を介してアデニル酸シクラーゼを活性化し,細胞内cAMP濃度を上昇させ,アクアポリン-2チャネルを活性化して,自由水の再吸収を促進し,抗利尿作用を発揮する[62]。また,下垂体前葉,心房,膵臓などの細胞に存在するV_{1b}受容体を活性化し,コルチコトロピン分泌,プロラクチン分泌, ANP産生,インスリン産生を刺激する。さらに,副腎の球状層細胞や束状層細胞のV_{1a}受容体を活性化し,アルドステロンやコルチゾールの産生を刺激する。血管平滑筋細胞にはGqタンパクと共役するV_{1a}受容体が存在し, AVPにより刺激されると,イノシトールリン脂質代謝が亢進し,細胞内Ca^{2+}濃度と収縮タンパク系のCa^{2+}感受性が上昇し,血管収縮が引き起こされると長年,考えられてきた。しかし,近年,生理的濃度（<100 pM）のAVPの血管収縮作用は,イノシトールリン脂質代謝亢進ではなく, PKCの活性化と膜電位依存性Ca^{2+}チャネルを介する細胞外からのCa^{2+}流入に依存する可能性が報告された[63]。

AVPはもっとも強力な血管収縮薬の一つであり,ヒトにおける血中濃度は,健康時には3 pM未満であるが,脱水時には10 pMを超え,循環血液量減少性ショックでは500 pMを超える。特に,皮膚,筋肉,内臓領域の動脈はAVPの血管収縮作用に対する感受性が高く,循環血液量減少時や血圧低下時の重要臓器血流維持にAVPが重要な役割を演じる可能性がある[63][64]。また,うっ血性心不全でAVPの血中濃度が上昇しており,その重症度マーカーになる可能性がある[65]。さらに,くも膜下出血時にもAVPの血中濃度が上昇するので,脳動脈攣縮に関与する可能性もある[66]。したがって,心不全や脳動脈攣縮に対してAVP受容体阻害薬が有効な治療薬となる可能性がある[63]。また,カテコールアミン不応性血管拡張性ショックの治療薬として有効である可能性がある[63]。近年では,救急医学領域で,心室細動,無脈性心室頻拍,心静止,無脈性電気活動などの循環停止時の治療薬として用いられている。

7 ナトリウムペプチド受容体

　ナトリウム利尿ペプチド（natriuretic peptide：NP）は，体液や心血管系の恒常性維持に重要な役割を担うホルモンであり，心房性ナトリウム利尿ペプチド（atrial natriuretic peptide：ANP），脳性ナトリウム利尿ペプチド（brain natriuretic peptide：BNP），C 型ナトリウム利尿ペプチド（C-type natriuretic peptide：CNP）に分類できる。血管壁，心筋，脳，腎臓などで産生される。心血管系では，自己分泌や傍分泌の様式でオータコイドとしても働き，冠動脈などでの血管拡張作用，心筋虚血時の心筋細胞保護作用，心肥大抑制作用，線維芽細胞増殖抑制作用などを発揮する可能性がある[67]。

　いずれも，細胞膜上のナトリウム利尿ペプチド受容体（natriuretic peptide recptor：NPR）に結合し，その作用を発揮する。NPR は，NPR-A, NPR-B, NPR-C に分類され，前二者はグアニル酸シクラーゼと共役する。ANP や BNP は NPR-A に対する親和性が高く（ANP ≥ BNP ≫ CNP），一方，CNP は NPR-B に対する親和性が高い（CNP > ANP ≥ BNP）。言い換えれば，ANP や BNP の作用は主として NPR-A により，CNP の作用は NPR-B により媒介される[67]。クリアランス受容体と考えられてきた NPR-C に対して，ANP, BNP, CNP は同等の親和性を有する[68]。

　腎臓，副腎，血管平滑筋，血小板，中枢神経系などさまざまな組織に分布する NPR-A と NPR-B の活性化は，細胞内 cGMP 濃度を上昇させ，Na 利尿作用や血管拡張作用などの多彩な生物学的作用の出現に至る。一方，心臓（心筋細胞，線維芽細胞），血管平滑筋，血小板，消化管平滑筋，脳皮質，線条体，視床下部，副腎，骨，軟骨などの組織に幅広く分布する NPR-C の活性化は，結合した NP を血中から細胞内部へ移行させ，究極的な分解へと導くクリアランス受容体と考えられてきた。しかし近年，NPR-C の活性化が，Gi タンパクを介してアデニル酸シクラーゼの抑制とホスホリパーゼ C の活性化を引き起こす可能性，心臓細胞で L 型 Ca^{2+} 電流を選択的に抑制する可能性，非選択的陽イオン電流を活性化する可能性，心臓線維芽細胞に対して抗増殖作用を有する可能性，腸間膜動脈や冠動脈で内皮依存性に血管平滑筋細胞を過分極させる可能性なども報告されている[68]。

　ヒト ANP（human ANP：hANP）は 27 個のアミノ酸から成り，生理的条件下では，主として心房で産生されるが，心不全時などの病的状況では心室でも産生される[67]。心房伸展，アドレナリン，エンドセリン，バソプレシンなどが刺激となって分泌され，Na 利尿や血管拡張を引き起こすとともに，多くのホルモン（レニン，アルドステロン，ACTH, AVP, 甲状腺ホルモンなど）の分泌を抑制することで，血管内容量と血圧を低下させる[69]。血管拡張は，抵抗血管と容量血管の両者で引き起こされるが，その機序は，血管に対する直接的抑制作用と交感神経系に対する前接合部性抑制作用である[68)70]。前者の内皮依存性に関しては議論がある。また，腎糸球体において，輸入細動脈を拡張させる一方，輸出細動脈を収縮させることで，糸球体濾過率を上げ，利尿を引き起こす。局所で産生される ANP は，傍分泌様式で多くの内分泌系に影響を及ぼす可能性，血管内から血管外への水分移動に関与する可能性，中枢神経系では神経伝達物質

として下垂体や自律神経系の機能を調節する可能性がある[50)69)]。

ヒト BNP は 32 個のアミノ酸から成り，心室，心房，脳などに存在するが，ANP とは対照的に主として心室から分泌される。ANP と同様，心臓壁伸展が刺激となって分泌され，Na 利尿，血管拡張，レニン・アンギオテンシン・アルドステロン系に対する抑制を引き起こし，細胞外液量や血圧の調節に関与する。生理的状況のみならず病的状況でも重要な役割を演じ，心室肥大や心不全の患者で BNP の血中濃度は上昇している[67)71)]。

ANP や BNP と構造的に類似する CNP は，22 個のアミノ酸から成る CNP22 と，53 個のアミノ酸から成る CNP53 の 2 型があるが，CNP53 の構造に CNP22 のアミノ酸配列は含まれ，CNP22 が生物学的活性が高いより成熟した型である[67)]。血管内皮，消化器，尿生殖器（腎臓など），中枢神経系などに分布するが，心臓組織や血漿中にはほとんど存在しない[67)]。血管内皮から分泌される CNP は，自己分泌や傍分泌の作用様式で，もっぱら血管緊張度の調節に関与する[72)]。ヒト内皮細胞では，CNP の cGMP 上昇作用は，ANP や BNP よりも強い。また，腸間膜動脈では内皮由来過分極因子である可能性がある[67)73)]。さらに，動脈硬化など線維増殖性血管病変において，細胞増殖抑制作用を発揮する可能性もある[67)]。

8 キニン受容体

カリクレイン・キニン系は，生理的条件下や病的状況下で，血管緊張度，毛細血管透過性，水電解質バランスの調節に関与する。血漿中や組織に存在するカリクレインが，炎症発生時などに化学的・物理的刺激で活性化されると，キニノーゲンが分解され，生理活性を有するペプチドであるブラジキニン（bradykinin）やカリジン（kallidin, lysine-bradykinin）などのキニン類が産生される[2)74)]。

キニン類は，G タンパク共役型の受容体（キニン B_1，B_2-受容体）を活性化して，血管拡張作用，血管透過性亢進作用，利尿作用，ナトリウム利尿作用を発揮する[75)]。B_2 受容体は，さまざまな組織や細胞で恒常的に発現している。一方，B_1 受容体は，健康時にはほとんど発現しておらず，組織損傷，炎症性サイトカイン，成長因子，酸化的ストレスの病的刺激により，血管平滑筋細胞，血管内皮細胞，心筋細胞を含む種々の細胞で発現が促進される[76)]。したがって，生理的条件下では B_2 受容体を介して，炎症などの病的状況では B_1 受容体を介して，キニン類の作用が出現する[77)]。

ブラジキニンは，もっとも強力な内因性血管拡張物質であり，その効力はヒスタミンの 10 倍以上である[2)]。細動脈において，血管内皮細胞のキニン受容体を活性化し，血管内皮細胞より NO や PGI_2（プロスタサイクリン）を放出させ，血管を拡張させる[75)]。また，毛細血管孔を拡げ，血管透過性を亢進させ，組織の浮腫を惹起する[2)74)]。腎臓では，プロスタグランジン合成を刺激し，利尿やナトリウム利尿を刺激する[75)]。カリクレイン・キニン系は，レニン・アンギオテンシン系と連携しており，キニン類は ACE によって分解され[78)]，また，酸化ストレス下で，キニン B_1 受容体は AT-II により上方制御される[79)]。

9 ヒスタミン受容体

　ヒスタミンは，組織損傷や抗原抗体反応により活性化された毛細血管周囲組織の肥満細胞や血中の好塩基球から，ブラジキニン，セロトニン，ヘパリン，アナフィラキシー遅延反応性物質（slow reacting substance of anaphylaxis : SRS-A），リソソーム酵素などとともに放出される。また，損傷部位に接着する血小板，胃の腸クロマフィン細胞，血管内皮細胞からもヒスタミンは分泌されうる。また，病的状況でヒスタミンの放出はヒスタミン放出因子として働くサイトカインによって調節される一方[80]，ヒスタミンは血管内皮細胞や線維芽細胞におけるサイトカインの産生を刺激する[81,82]。

　ヒスタミンは，Gタンパク共役型の細胞膜受容体（ヒスタミン H_1, H_2, H_3-受容体）を介して，その多彩な作用を発揮する[80]。血管内皮細胞の H_1 受容体が刺激されれば，血管拡張物質であるNOや PGI_2 が血管内皮細胞から放出される。一方，血管平滑筋細胞では，興奮性の H_1 受容体と低親和性の抑制性の H_2 受容体が同時に刺激される。したがって，ヒスタミンに対する血管応答は，血管内皮細胞，血管平滑筋細胞，自律神経終末に存在する抑制性受容体と興奮性受容体の数や分布密度に依存する。通常，血管拡張作用が血管収縮作用を凌駕し，血管拡張が出現する。ヒトの冠動脈，内胸動脈，腎動脈では，ヒスタミンは内皮依存性に血管を拡張させる[83]。しかし，内皮機能低下病態（高血圧，糖尿病，動脈硬化など）では，内皮依存性血管拡張作用が減弱するため，ヒスタミンが血管収縮を惹起する可能性もある。事実，冠動脈攣縮の発生に関与する可能性も報告されている[84]。

　ヒスタミンの血中濃度が著明に上昇するアレルギー反応では，細動脈と細静脈が著明に拡張すると同時に，毛細血管の透過性も著明に亢進するため，低血圧と血管浮腫が出現する。また，局所的な炎症反応では，ヒスタミンの血管拡張作用は充血反応に関与する。

10 セロトニン受容体

　セロトニンは，神経細胞，腸クロマフィン細胞，松果体で産生され，中枢神経系では抑制性の神経伝達物質として働く。一方，腸管では，蠕動の生理的調節に関与する。また，血管損傷部位で凝集した血小板から，また，炎症反応やアレルギー反応では肥満細胞や好塩基球からも放出される。さらに，血管内皮細胞からも放出され，血管緊張度に影響を及ぼす[85,86]。

　セロトニンの血管に対する作用は，5-HT受容体を介して発揮される。5-HT受容体には11種（5-HT_{1A}, 5-HT_{1B}, 5-HT_{1D}, 5-HT_{2A}, 5-HT_{2B}, 5-HT_{2C}, 5-HT_3, 5-HT_4, 5-HT_5, 5-HT_6, 5-HT_7）あるが，5-HT_3 受容体のみがイオンチャネル型受容体であり，それ以外はGタンパク共役型受容体である。ヒト血管を含むさまざまな血管において，平滑筋細胞の 5-HT_{2A} 受容体や 5-HT_1 様受容体の活性化は血管を収縮させる[87,88]。また，血管平滑筋細胞の 5-HT_{1B} 様受容体や 5-HT_{1D} 様受容体の活性化も血管を収縮させる可能

性がある[89]。一方，血管内皮細胞の 5-HT$_1$ 受容体や 5-HT$_{2B}$ 受容体の活性化は，血管拡張物質である NO や PGI$_2$ を血管内皮細胞から放出させる[90]。また，血管内皮細胞から分泌されたセロトニンが，隣接する血管内皮細胞に傍分泌様式で作用し，血管拡張を惹起する可能性もある[85]。一方，ヒト臍帯動脈では，セロトニンが血管内皮から収縮因子を放出させ，血管を収縮させる可能性がある[91,92]。また，ヒト冠動脈を含む多くの血管で，セロトニンは，αアドレナリン作動物質，AT-II，ヒスタミン，PGF$_{2α}$ などの種々の血管収縮物質と相乗的に作用する可能性がある。さらに，セロトニンは，交感神経終末からの NA 放出を刺激する可能性や抑制する可能性，αアドレナリン受容体に作用する可能性，交感神経終末に偽神経伝達物質として取り込まれる可能性もある[88,93]。

上述のごとく，セロトニンは血管に対してさまざまな作用を有するため，セロトニンに対する血管応答は，ヒスタミンに対する血管応答と同様，血管内皮細胞，血管平滑筋細胞，自律神経終末に存在する受容体の種類，数，分布密度などに依存する。すなわち，血管拡張作用と血管収縮作用のネット・バランスで血管緊張度への作用が決定される。セロトニンは，血管緊張度の生理的調節のみならず，冠動脈攣縮や肺高血圧などの病態においても，なんらかの重要な役割を演じる可能性がある[88]。

11 エンドセリン受容体

血管内皮細胞の培養上清中から発見されたエンドセリン（endothelin : ET）は，21個のアミノ酸から成るポリペプチドで，もっとも強力な内因性血管収縮物質である。ヒトを含む多くの哺乳類には，異なる遺伝子によってコードされるエンドセリン-1 (endothelin-1 : ET-1)，エンドセリン-2 (ET-2)，エンドセリン-3 (ET-3) という 3 種のペプチド異性体が存在する[94]。そのような ET ファミリーの中で唯一，内皮細胞で産生される ET-1 は，血管平滑筋細胞でも産生される。低酸素，虚血，ずり応力，サイトカイン，成長因子，トロンビン，AT-II，AVP，ET-1，ET-3，酸化低密度リポタンパク質，高密度リポタンパク質，インスリン，ホルボールエステル，カルシウムイオノフォアなどのさまざまな物理・化学的刺激により，ET-1 の合成は促進される。一方，ANP，NO，ニトログリセリン，PGE$_2$，PGI$_2$，ヘパリンなどにより ET-1 の合成は抑制される[94,95]。ET は，血管組織を含むさまざまな組織で産生され，血管緊張度の調節，細胞の発生・増殖・遊走，細胞外基質リモデリングなどに関与する[94,96]。

ET は，7 回膜貫通型，G タンパク共役型の 2 つの特異的受容体（ET$_A$，ET$_B$）を活性化して，その作用を発揮する[96]。ET$_A$ 受容体は，ET-1 や ET-2 に対する親和性は高いが，ET-3 に対する親和性は低い（ET-1 ≧ ET-2 ≫ ET-3）[96]。一方，ET$_B$ 受容体は，3 種のイソペプチドに対して同等の親和性を有する[96]。ET は血管組織や非血管組織において多彩な作用を発揮するので，ET 受容体サブタイプはさまざまな組織に異なる割合で分布していると推測される。血管平滑筋細胞には両サブタイプが発現するが，ヒトの大動脈，内胸動脈，伏在静脈では，ET$_A$ 受容体の発現が優位である[96]。また，ヒト血管では，血管平滑筋細胞上の ET$_A$ 受容体と ET$_B$ 受容体が刺激されると血管収縮が，血管内皮細胞上の ET$_B$ 受容体が刺激されると血管拡張が惹起される。前者の機序は，

血管平滑筋細胞における細胞内 Ca^{2+} 濃度と筋フィラメント Ca^{2+} 感受性の上昇,後者の機序は,血管内皮細胞からの弛緩因子（PGI_2,NO,EDHF）の放出と考えられる[95)97)]。

静脈内投与された ET は,一過性の血圧下降とそれに引き続く遷延性の血圧上昇を惹起する。一過性低血圧作用は,ET-3＞ET-1＝ET-2 の順で強く,遷延性昇圧作用は,ET-2≧ET-1＞ET-3 の順で強い[97)]。ET は,濃度,血管,血管床に依存して,血管収縮あるいは血管拡張を惹起する。多くの血管床で,低濃度の ET は血管拡張を惹起する[95)97)]。また,ET は,動脈よりも静脈でより強力な（～100 倍）血管収縮作用を発揮する。血管収縮作用は ET-1 が ET-3 よりも強く,逆に,血管拡張作用は ET-3 が ET-1 よりも強い[95)]。

ET-1 は,血中では安定しているが,肺,腎,肝で急速に代謝される。したがって,血管内皮細胞から放出される ET-1 の大部分は,傍分泌や自己分泌の様式で血管平滑筋細胞や血管内皮細胞に作用することで血管緊張度を調節するオータコイド（局所ホルモン）として働いていると考えられる[95)97)]。ET の生理的役割は明らかではなく,ET-1 が血圧の維持においてなんらかの重要な役割を演じている可能性や,血管損傷時に血管を収縮させ出血量を減少させている可能性などが指摘されている。また,高血圧,肺高血圧,動脈硬化,血管再狭窄,心筋虚血,心不全,脳動脈攣縮,くも膜下出血,糖尿病,片頭痛,喘息,エンドトキシンショック,腎不全,肝不全などの数多くの病態に関与する可能性も指摘されている[95)〜97)]。

12 プリン受容体

細胞外に存在するさまざまなヌクレオシドやヌクレオチド（ヌクレオシドにリン酸基が結合した物質）は,血管緊張度や心機能の調節や止血などにおいてなんらかの重要な役割を演じている。具体的には,モノヌクレオシド（mononucleosides）,ヌクレオシドポリリン酸（mononucleoside polyphosphate）,ジヌクレオシドポリリン酸（dinucleoside polyphosphate）が挙げられ,これらの物質は,細胞膜上の 2 種のプリン受容体（P1,P2）を介して,その作用を発揮する。P1 受容体は,モノヌクレオシドであるアデノシンに対する親和性が高く,P2 受容体は,アデノシン三リン酸（adenosine 5′-triphosphate：ATP）,アデノシン二リン酸（adenosine 5′-diphosphate：ADP）,ウリジン三リン酸（uridine 5′-triphosphate：UTP）,ウリジン二リン酸（uridine 5′-diphosphate：UDP）などのヌクレオシドポリリン酸（mononucleoside polyphosphate）や,ジアデノシン三リン酸（diadenosine 5′,5′′′-P1,P3-triphosphate：AP_3A）などのジヌクレオシドポリリン酸に対する親和性が高い[98)]。P1 受容体は,さらに A_1,A_{2A},A_{2B},A_3 の 4 つのサブタイプに分類され,P2 受容体は,さらにイオンチャネル内蔵型の P2X 受容体と G タンパク共役型の P2Y 受容体の 2 つのサブタイプに分類される。P2X 受容体はさらに 7 種（$P2X_{1-7}$）のサブタイプに,P2Y 受容体はさらに 9 種（$P2Y_{1,2,4,6,11-15}$）のサブタイプに分類される[99)]。

血小板,血管内皮細胞,神経細胞,損傷を受けた細胞から放出されたヌクレオチドは,血管内皮細胞上の P2Y 受容体に作用し,血管緊張度を変化させる。具体的には,血管

損傷部位で血小板から放出された ATP や ADP は，血管内皮細胞から NO や PGI$_2$ を放出させ，血管を拡張させ，血小板凝集を抑制する。この反応には，血管内皮細胞の P2Y$_1$ 受容体と P2Y$_2$ 受容体，そしておそらく P2Y$_4$ 受容体と P2X$_4$ 受容体も関与する[99]。低酸素状態では，血管内皮細胞から放出される ATP が血管内皮細胞の P2 受容体に作用する一方，ATP 分解産物であるアデノシンが血管平滑筋細胞の P1 受容体に作用し，血管拡張が惹起されるが，前者が低酸素性血管拡張反応の主たる機序である[99]。上述のごとく，ATP は交感神経終末に共存伝達物質として存在するが，放出されると血管平滑筋細胞の P2X 受容体を活性化して，血管収縮を惹起する[99]。しかし，P2Y 受容体の活性化も血管収縮を惹起する可能性がある。

　血管系の恒常性維持に重要な役割を演じていると考えられるプリン受容体ではあるが，その正確な役割は不明である。交感神経終末から放出される ATP は血管平滑筋細胞に作用し，血管緊張度の生理的調節においてなんらかの役割を演ずると推測されるが，血管内皮機能が低下した病態では，血小板から放出された ATP，ADP，UTP は血管平滑筋細胞に直接的に作用し，病的な血管収縮を惹起する可能性が指摘されている[100]。

■参考文献

1) Weisbrodt NW, Downey JM. Regulation of regional blood flow. In：Johnson LR, editor. Essential medical physiology. New York：Raven Press；1992. p.213-20.
2) Nijhawan N, Waltier DC. Regulation of the cardiovascular system. In：Priebe H-J, Skarvan K, editors. Cardiovascular physiology. 2nd ed. London：BMJ Books；2000. p.213-39.
3) Berne RM, Levy MN. The peripheral circulation and its control, In：Berne RM, Levy MN, editors. Physiology. St. Louis：The C. V. Mosby Company；1988. p.508-24.
4) Civantos Calzada B, Aleixandre de ArtiÒano A. Alpha-adrenoceptor subtypes. Pharmacol Res 2001；44：195-208.
5) Philipp M, Brede M, Hein L. Physiological significance of alpha 2-adrenergic receptor subtype diversity：One receptor is not enough. Am J Physiol Regul Integr Comp Physiol 2002；283：R287-95.
6) Chen ZJ, Minneman KP. Recent progress in alpha1-adrenergic receptor research. Acta Pharmacol Sin 2005；26：1281-7.
7) Jensen B, Swigart P, Montgomery M, et al. Functional alpha-1B adrenergic receptors on human epicardial coronary artery endothelial cells. Naunyn-Schmiedeberg's Arch Pharmacol 2010；[Epub ahead of print]：1-8.
8) Rudner XL, Berkowitz DE, Booth JV, et al. Subtype specific regulation of human vascular alpha (1)-adrenergic receptors by vessel bed and age. Circulation 1999；100：2336-43.
9) Baumgart D, Haude M, Gorge G, et al. Augmented alpha-adrenergic constriction of atherosclerotic human coronary arteries. Circulation 1999；99：2090-7.
10) Heusch G, Baumgart D, Camici P, et al. alpha-Adrenergic coronary vasoconstriction and myocardial ischemia in humans. Circulation 2000；101：689-94.
11) Jensen BC, Swigart PM, Laden M-E, et al. The alpha-1D is the predominant alpha-1-adrenergic receptor subtype in human epicardial coronary arteries. J Am Coll Cardiol 2009；54：1137-45.
12) Barbato E. Role of adrenergic receptors in human coronary vasomotion. Heart 2009；95：603-8.

13) Giessler C, Wangemann T, Silber R-E, et al. Noradrenaline-Induced contraction of human saphenous vein and human internal mammary artery: Involvement of different a-adrenoceptor subtypes. Naunyn-Schmiedeberg's Arch Pharmacol 2002 ; 366 : 104-9.

14) Chotani MA, Mitra S, Su BY, et al. Regulation of |alpha| 2-adrenoceptors in human vascular smooth muscle cells. Am J Physiol Heart Circ Physiol 2004 ; 286 : H59-67.

15) Link RE, Desai K, Hein L, et al. Cardiovascular regulation in mice lacking alpha 2-adrenergic receptor subtypes b and c. Science 1996 ; 273 : 803-5

16) Gavin KT, Colgan MP, Moore D, et al. α_{2C}-Adrenoceptors mediate contractile responses to noradrenaline in the human saphenous vein. Naunyn-Schmiedeberg's Arch Pharmacol 1997 ; 355 : 406-11.

17) Bockman CS, Jeffries WB, Abel PW. Binding and functional characterization of alpha-2 adrenergic receptor subtypes on pig vascular endothelium. J Pharmacol Exp Ther 1993 ; 267 : 1126-33.

18) Shafaroudi MM, McBride M, Deighan C, et al. Two, "knockout" mouse models demonstrate that aortic vasodilatation is mediated via α_2a-adrenoceptors located on the endothelium. J Pharmacol Exp Ther 2005 ; 314 : 804-10.

19) Rozec B, Gauthier C. beta3-Adrenoceptors in the cardiovascular system: Putative roles in human pathologies. Pharmacol Ther 2006 ; 111 : 652-73.

20) Edvinsson L, Owman C. Pharmacological characterization of adrenergic alpha and beta receptors mediating the vasomotor responses of cerebral arteries *in vitro*. Circ Res 1974 ; 35 : 835-49.

21) Rouget C, Barthez O, Goirand F, et al. Stimulation of the ADRB3 adrenergic receptor induces relaxation of human placental arteries: Influence of preeclampsia. Biol Reprod 2006 ; 74 : 209-16.

22) Wellstein A, Belz GG, Palm D. Beta adrenoceptor subtype binding activity in plasma and beta blockade by propranolol and beta-1 selective bisoprolol in humans. Evaluation with Schild-plots. J Pharmacol Exp Ther 1988 ; 246 : 328-37.

23) Dessy C, Moniotte S, Ghisdal P, et al. Endothelial beta 3-adrenoceptors mediate vasorelaxation of human coronary microarteries through nitric oxide and endothelium-dependent hyperpolarization. Circulation 2004 ; 110 : 948-54.

24) Rozec B, Serpillon S, Toumaniantz G, et al. Characterization of beta3-adrenoceptors in human internal mammary artery and putative involvement in coronary artery bypass management. J Am Coll Cardiol 2005 ; 46 : 351-9.

25) Howell RE, Albelda SM, Daise ML, et al. Characterization of beta-adrenergic receptors in cultured human and bovine endothelial cells. J Appl Physiol 1988 ; 65 : 1251-7.

26) Ahmad S, ChrÈtien P, Daniel EE, et al. Characterization of beta adrenoceptors on cultured endothelial cells by radioligand binding. Life Sci 1990 ; 47 : 2365-70.

27) Iranami H, Hatano Y, Tsukiyama Y, et al. A beta-adrenoceptor agonist evokes a nitric oxide-cGMP relaxation mechanism modulated by adenylyl cyclase in rat aorta. Halothane does not inhibit this mechanism. Anesthesiology 1996 ; 85 : 1129-38.

28) Eglen RM. Muscarinic receptor subtypes in neuronal and non-neuronal cholinergic function. Auton Autacoid Pharmacol 2006 ; 26 : 219-33.

29) Südhof TC, Starke K, Gilsbach R, et al. Presynaptic metabotropic receptors for acetylcholine and adrenaline/noradrenaline. In: Pharmacology of neurotransmitter release. Berlin Heidelberg: Springer ; 2008. p.261-88.

30) Attinà TM, Oliver JJ, Malatino LS, et al. Contribution of the M3 muscarinic receptors to the vasodilator response to acetylcholine in the human forearm vascular bed. Br J Clin

Pharmacol 2008 ; 66 : 300-3.
31) Wessler I, Kirkpatrick CJ. Acetylcholine beyond neurons : The non-neuronal cholinergic system in humans. Br J Pharmacol 2008 ; 154 : 1558-71.
32) Casado MA, Marin J, Salaices M. Evidence for M1 muscarinic cholinoceptors mediating facilitation of noradrenaline release in guinea-pig carotid artery. Naunyn-Schmiedeberg's Arch Pharmacol 1992 ; 346 : 391-4.
33) Fernándes FA, Alonso MJ, Marín J, et al. M3-muscarinic receptor mediates prejunctional inhibition of noradrenaline release and the relaxation in cat femoral artery. J Pharm Pharmacol 1991 ; 43 : 644-9.
34) Toda N, Ayajiki K, Okamura T. Inhibition of nitroxidergic nerve function by neurogenic acetylcholine in monkey cerebral arteries. J Physiol 1997 ; 498 : 453-61.
35) Furchgott RF, Zawadzki JV. The obligatory role of endothelial cells in the relaxation of arterial smooth muscle by acetylcholine. Nature 1980 ; 288 : 373-6.
36) Kalsner S. Cholinergic constriction in the general circulation and its role in coronary artery spasm. Circ Res 1989 ; 65 : 237-57.
37) 藤井健志.「血管系においてコリン系は重要か？」への自説の展開. 日本薬理学雑誌 2000 ; 116 : 327.
38) 水流弘通. 血管系においてコリン系は重要か？ 日本薬理学雑誌 2000 ; 116 : 206.
39) 岡村富夫.「血管系においてコリン系は重要か？」(116, 206) を読んで. 日本薬理学雑誌 2000 ; 116 : 326.
40) Missale C, Nash SR, Robinson SW, et al. Dopamine receptors : From structure to function. Physiol Rev 1998 ; 78 : 189-225.
41) Pivonello R, Ferone D, Lombardi G, et al. Novel insights in dopamine receptor physiology. Eur J Endocrinol 2007 ; 156 : S13-21.
42) Rubi B, Maechler P. Minireview : New roles for peripheral dopamine on metabolic control and tumor growth : Let's seek the balance. Endocrinology ; 151 : 5570-81.
43) Goldstein DS, Holmes C. Neuronal source of plasma dopamine. Clin Chem 2008 ; 54 : 1864-71.
44) Goldberg LI, Volkman PH, Kohli JD. A comparison of the vascular dopamine receptor with other dopamine receptors. Annu Rev Pharmacol Toxicol 1978 ; 18 : 57-79.
45) Missale C, Castelletti L, Memo M, et al. Identification and characterization of postsynaptic D1- and D2-Dopamine receptors in the cardiovascular system. J Cardiovasc Pharmacol 1988 ; 11 : 643-50.
46) Amenta F, Ricci A, Vega JA. Autoradiographic localization of dopamine receptors in rat cerebral blood vessels. Eur J Pharmacol 1991 ; 192 : 123-32.
47) Mehta PK, Griendling KK. Angiotensin II cell signaling : Physiological and pathological effects in the cardiovascular system. Am J Physiol Cell Physiol 2007 ; 292 : C82-C97.
48) Navar LG, Inscho EW, Majid SA, et al. Paracrine regulation of the renal microcirculation. Physiol Rev 1996 ; 76 : 425-536.
49) Zitnay C, Siragy HM. Action of angiotensin receptor subtypes on the renal tubules and vasculature : Implications for volume homeostasis and atherosclerosis. Mineral & Electrolyte Metabolism 1998 ; 24 : 362-70.
50) Waeber B, Brunner HR, Burnier M, et al. In : Willerson JT, Cohn JN, editors. Hypertension, cardiovascular medicine. 2nd ed. New York : Churchill Livingstone ; 2000. p.1496-528.
51) Ardaillou R. Active fragments of angiotensin II : Enzymatic pathways of synthesis and biological effects. Curr Opin Nephrol Hypertens 1997 ; 6 : 28-34.

52) Hennington BS, Zhang H, Miller MT, et al. Angiotensin II stimulates synthesis of endothelial nitric oxide synthase. Hypertension 1998；31：283-8.
53) Norel X. Prostanoid receptors in the human vascular wall. Scientific World J 2007；7：1359-74.
54) Chiang N, Serhan CN, Dahlen S-E, et al. The lipoxin receptor ALX：Potent ligand-specific and stereoselective actions *in vivo*. Pharmacol Rev 2006；58：463-87.
55) Watkins MT, Al-Badawi H, Russo AL, et al. Human microvascular endothelial cell prostaglandin E1 synthesis during *in vitro* ischemia-reperfusion. J Cell Biochem 2004；92：472-80.
56) Baxter GS, Clayton JK, Coleman RA, et al. Characterization of the prostanoid receptors mediating constriction and relaxation of human isolated uterine artery. Br J Pharmacol 1995；116：1692-6.
57) Davis RJ, Murdoch CE, Ali M, et al. EP4 prostanoid receptor-mediated vasodilatation of human middle cerebral arteries. Br J Pharmacol 2004；141：580-5.
58) Qian YM, Jones RL, Chan KM, et al. Potent contractile actions of prostanoid EP3-receptor agonists on human isolated pulmonary artery. Br J Pharmacol 1994；113：369-74.
59) Walch L, Labat C, Gascard J-P, et al. Prostanoid receptors involved in the relaxation of human pulmonary vessels. Br J Pharmacol 1999；126：859-66.
60) Walch L, De Montpreville V, Brink C, et al. Prostanoid EP1- and TP-receptors involved in the contraction of human pulmonary veins. Br J Pharmacol 2001；134：1671-8.
61) Fierro IM, Serhan CN. Mechanisms in anti-Inflammation and resolution：The role of lipoxins and aspirin-triggered lipoxins. Braz J Med Biol Res 2001；34：555-66.
62) Sharshar T, Annane D. Endocrine effects of vasopressin in critically ill patients. Best Pract Res Clin Anaesthesiol 2008；22：265-73.
63) Henderson KK, Byron KL. Vasopressin-Induced vasoconstriction：Two concentration-dependent signaling pathways. J Appl Physiol 2007；102：1402-9.
64) Liard JF, Deriaz O, Schelling P, et al. Cardiac output distribution during vasopressin infusion or dehydration in conscious dogs. Am J Physiol Heart Circ Physiol 1982；243：H663-9.
65) Nakamura T, Funayama H, Yoshimura A, et al. Possible vascular role of increased plasma arginine vasopressin in congestive heart failure. Int J Cardiol 2006；106：191-5.
66) Trandafir CC, Nishihashi T, Wang A, et al. Participation of vasopressin in the development of cerebral vasospasm in a rat model of subarachnoid haemorrhage. Clin Exp Pharmacol Physiol 2004；31：261-6.
67) Baxter G. The natriuretic peptides. Basic Res Cardiol 2004；99：71-5.
68) Rose RA, Giles WR. Natriuretic peptide C receptor signalling in the heart and vasculature. J Physiol 2008；586：353-66.
69) Evrard A, Hober C, Racadot A, et al. Atrial natriuretic hormone and endocrine functions. Ann Biol Clin 1999；57：149-55.
70) Melo LG, Steinhelper ME, Pang SC, et al. ANP in regulation of arterial pressure and fluid-electrolyte balance：Lessons from genetic mouse models. Physiol Genomics 2000；3：45-58.
71) Sagnella GA. Measurement and significance of circulating natriuretic peptides in cardiovascular disease. Clin Sci 1998；95：519-29.
72) Barr CS, Rhodes P, Struthers AD. C-type natriuretic peptide. Peptides 1996；17：1243-51.
73) Scotland RS, Ahluwalia A, Hobbs AJ. C-type natriuretic peptide in vascular physiology and

disease. Pharmacol Ther 2005 ; 105 : 85-93.
74) Guyton AC, Hall JE. Local control of blood flow by the tissues ; and humoral regulation. In : Textbook of medical physiology. 10th ed. Philadelphia : W. B. Saunders Company ; 2000. p.175-83.
75) Dendorfer A, Wolfrum S, Dominiak P. Pharmacology and cardiovascular implications of the kinin-kallikrein system. Jpn J Pharmacol 1999 ; 79 : 403-26.
76) Marceau F, Hess JF, Bachvarov DR. The B1 receptors for kinins. Pharmacol Rev 1998 ; 50 : 357-86.
77) McLean PG, Perretti M, Ahluwalia A. Kinin B_1 receptors and the cardiovascular system : Regulation of expression and function. Cardiovasc Res 2000 ; 48 : 194-210.
78) Kokkonen JO, Lindstedt KA, Kuoppala A, et al. Kinin-degrading pathways in the human heart. Trends Cardiovasc Med 2000 ; 10 : 42-5.
79) Morand-Contant M, Anand-Srivastava MB, Couture R. Kinin B_1 receptor upregulation by angiotensin II and endothelin-1 in rat vascular smooth muscle cells : Receptors and mechanisms. Am J Physiol 2010 ; 299 : H1625-H32.
80) Weltman JK. Update on histamine as a mediator of inflammation. Allergy Asthma Proc 2000 ; 21 : 125-8.
81) Bachert C. Histamine — a major role in allergy? Clin Exp Allergy 1998 ; 28 : 15-9.
82) Leonardi A. Role of histamine in allergic conjunctivitis. Acta Ophthalmol Scand Suppl 2000 : 18-21.
83) Luscher TF, Vanhoutte PM. Heterogeneity and chronic modulation. The endothelium : Modulator of cardiovascular function. Boca Raton : CRC Press ; 1990. p.99-110.
84) Luscher TF, Vanhoutte PM. The endothelium : Modulator of cardiovascular function. Boca Raton : CRC press ; 1990.
85) Luscher TF, Vanhoutte PM. Local regulation of endothelium-dependent responses. The endothelium : Modulator of cardiovascular function. Boca Raton : CRC Press ; 1990. p.71-89.
86) McDuffie JE, Motley ED, Limbird LE, et al. 5-hydroxytryptamine stimulates phosphorylation of p44/p42 mitogen-activated protein kinase activation in bovine aortic endothelial cell cultures. J Cardiovasc Pharmacol 2000 ; 35 : 398-402.
87) Hoyer D, Clarke DE, Fozard JR, et al. International Union of Pharmacology classification of receptors for 5-hydroxytryptamine (Serotonin). Pharmacol Rev 1994 ; 46 : 157-203.
88) Yildiz O, Smith JR, Purdy RE. Serotonin and vasoconstrictor synergism. Life Sci 1998 ; 62 : 1723-32.
89) Ellwood AJ, Curtis MJ. Involvement of 5-HT (1B/1D) and 5-HT2A receptors in 5-HT-induced contraction of endothelium-denuded rabbit epicardial coronary arteries. Br J Pharmacol 1997 ; 122 : 875-84.
90) Luscher TF, Vanhoutte PM. Endothelium-derived relaxing factor. The endothelium : Modulator of cardiovascular Function. Boca Raton : CRC Press ; 1990. p.23-41.
91) Luscher TF, Vanhoutte PM. Disease. The endothelium : Modulator of cardiovascular function. Boca Raton : CRC Press ; 1990. p.111-46.
92) De Moraes S, Cavalcante MT, Carvalho JC, et al. Endogenous thromboxane A_2 does not contribute to the contractile response of human umbilical artery strips to 5-hydroxytryptamine. Gen Pharmacol 1997 ; 29 : 783-7.
93) Stekiel TA, Stekiel WJ, Bosnjak ZJ. The peripheral vasculature : Control and anesthetic actions. In : Yaksh TL, Lynch III C, Zapol WM, et al, editors. Anesthesia : biologic foundations. 1st ed. New York : Lippincott-Raven Publishers ; 1997. p.1135-68.

94) Douglas SA, Ohlstein EH. Signal tranduction mechanisms mediating the vascular actions of endothelin. J Vasc Res 1997；34：152-64.
95) Gandhi CR, Berkowitz DE, Watkins D. Endothelins. Anesthesiology 1994；80：892-905.
96) Ivey ME, Osman N, Little PJ. Endothelin-1 signalling in vascular smooth muscle：Pathways controlling cellular functions associated with atherosclerosis. Atherosclerosis 2008；199：237-47.
97) Kanaide H. Endothelin regulation of vascular tonus. Gen Pharmacol 1996；27：559-63.
98) Jankowski V, Van Der Giet M, Mischak H, et al. Dinucleoside polyphosphates：Strong endogenous agonists of the purinergic system. Br J Pharmacol 2009；157：1142-53.
99) Burnstock G. Purinergic signalling. Br J Pharmacol 2006；147：S172-81.
100) Kunapuli SP, Daniel JL. P_2 receptor subtypes in the cardiovascular system. Biochem J 1998；336：513-23.

〔赤田　　隆〕

II

モニタリング:心血管作動薬の使用時に必要なモニター

II. モニタリング：心血管作動薬の使用時に必要なモニター

1 圧モニター

はじめに

　BC3世紀頃のギリシャの医学者ヘロフィロス（Herophilos）は水時計を使って脈拍を計り，年齢に応じた正常脈拍数を定め，脈の速さ・大きさ・強さ・リズムについて論じている。さらに発熱時に脈拍数が増加することを観察している。

　BC1世紀頃の中国の医学書「黄帝内径」に，脈が鉄のように激しく触れるときが病の始まりであり，塩を多量に取ると脈が硬くなり早死にする，との記載があり，2000年以上前から血圧は病気と関連して認識されていた。

　ミカエル・セルベトス（M. Servetus）は，1553年に出版した自著「キリスト教の復興：Christianismi restitutio」の中で，大気中の神の霊と血液中の神の霊は同一であり，血液は肺において神の精気を得る，と肺循環の存在を記載している。解剖学的にも左右の心室隔壁には穴はなく，血液は右室から肺動脈・肺・肺静脈を経て左室に至る経路しかありえないと結論した。しかし彼の神学理論が教会より異端とされ，彼は自分の本とともに火刑に処せられたため，肺循環の発見は世に広まらなかった。

　レアルド・コロンボ（R. Colombo）も，1559年に自著「De Re Anatomica」で，心臓の4つの弁の構造から肺循環が1方向にのみ流れること，肺静脈を流れるのは空気ではなく血液のみであること，さらに心房・心室の収縮期・拡張期を正確に記載した。

　パドバ大学のコロンボの後継者であるジロラモ・ファブリシウス（G. Fabricius）は，1603年に初めて人間の静脈弁についての本「De Venarum Osteolis」を出版したが，そのときの学生の一人が21歳になったばかりのウィリアム・ハーベイ（W. Harvey）であった。ハーベイはノミや魚からガチョウや鹿に至るまで100種類以上の昆虫・爬虫類・動物を生体解剖することで，あるいは死に逝く人間の心臓を観察することで血液循環に関する知識を蓄えた。イヌの左心室容量に1分間の心拍数をかけると，数分間でイヌの全血液量を超える血液が心臓から吐き出されることになり，摂水や排尿もなしにこの大量の血液はどこで急速に産生されどこへ消えていくのか，という疑問を持った。これに対する唯一の解答は，心臓が動脈に吐き出した血液は静脈を通って心臓に帰ってくるとするものだった。また生きたヘビを使って，心臓の近くの静脈を縛ると心臓は血液の拍出を止め，心臓近くの動脈を縛ると心臓が滞った血液で膨らんだことから，静脈から受けた血液を瞬時に動脈に拍出するのが心臓の唯一の機能であると考えた。さらに，

1. 圧モニター

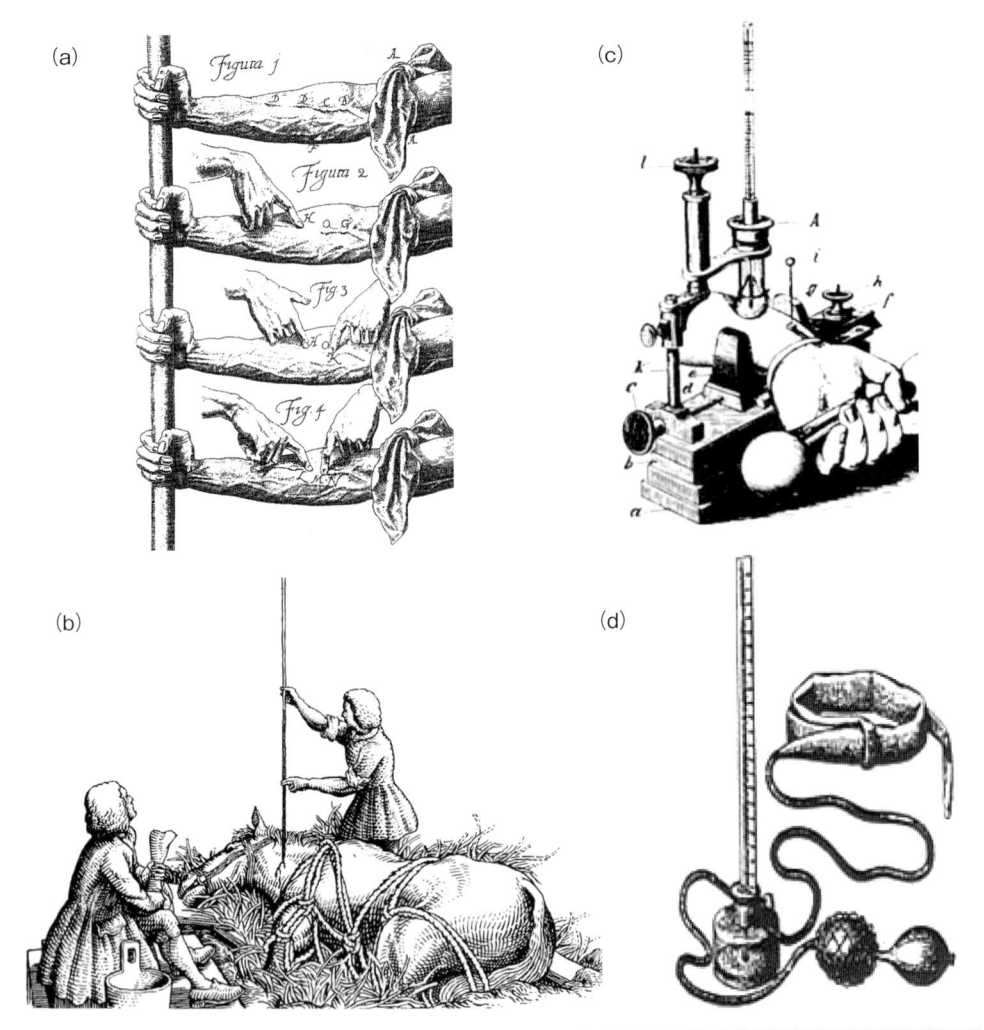

図1　血圧測定の歴史

(a) W. Harvey の実験：圧迫帯の下流で静脈は盛り上がり，上流でしぼんでいる。また静脈弁を2カ所押さえ下流の弁のみ離すと上流の弁の下方のみ静脈が膨張する。(b) S. Hales の動脈圧測定（1720年）。血液が 250 cm 管内を上昇したこと（血圧 180 mmHg に相当）を記録。(c) von Basch の sphygmomanometer（1876年）：固定した手首を左側のネジを回して圧迫し，脈を触れなくなったときの圧力を中央にある水銀柱の目盛りで読む。(d) Riva Rocci のカフを用いた血圧計。

　静脈弁は1方向にのみ血液を通すというファブリシウスの知識をもとに，ヒトの腕を縛ることで（図1-a），動脈血は心臓から遠い方向にのみ，静脈血は心臓に向かってのみ流れると結論し，血液循環説を完成した。

　彼は自著のなかで，血液循環に関する研究をした先達の考えをまったく引用しなかった。このため，一般には彼が突然血液循環説を提唱したかのように誤解されているが，実際には前述した数人以外にも多くの研究者の考えを集大成したというべきであろう。また 1661 年にマルピーギ（M. Malpighi）が顕微鏡で毛細血管を発見し動脈から静脈への移行部が証明されて，ようやくハーベイの循環説は人々から受け入れられた。

圧モニターの意義

血圧は血管内のある1点での圧力，すなわち単位面積あたりの力（dyn/cm^2）であるが，臨床医学では大気圧（約760 mmHg）を基準として水銀柱を単位とし，たとえば大気圧より100 mmHg高い場合を血圧100 mmHgという。血圧は血流の駆動力であり2点間の血圧格差が血流の駆動力となることから，動脈圧は血流の推進力，すなわち組織中の血流の灌流圧を表している。

オームの法則より，V＝IR（V：電圧，I：電流，R：抵抗）なので
　AP＝CO×SVR
　　AP：動脈圧
　　CO：心拍出量
　　SVR：血管抵抗
また，CO＝SV×HR
　　SV：1回拍出量
　　HR：心拍数
なので，AP＝SV×HR×SVR
さらに，SVR＝（AP－CVP）/CO
　　CVP：中心静脈圧

なので，血圧は，心機能や心拍数，血管抵抗，血液量，さらには自律神経機能などにも影響される複合的な機能指数といえる。

左室の仕事量は1回拍出量と平均大動脈圧の積で表され，右室は1回拍出量と平均肺動脈圧の積で表されることから，左室の仕事量は右室より約7倍大きい。さらに圧仕事量は容量仕事量より酸素消費量が大きいため，後負荷の増加のほうが前負荷の増加より，酸素消費量の増加が大きくなる。このため大動脈閉鎖不全より大動脈狭窄の患者に狭心症の合併が多くなり，圧負荷の増大は心機能に大きな影響を与える。

血圧測定

世界で初めて血圧を測ったのは，イギリスの牧師，ヘイルズ（Stephen Hales）である。彼は，1720年に馬の頸動脈に金属管を挿入し血液が250 cm管内を上昇したこと（血圧180 mmHgに相当）を記録し（図1-b），さらに動静脈で血圧が異なること，呼吸や運動で血圧が変化すること，瀉血により血圧が低下することも報告している。

流体力学の法則で有名なポアズイユ（Jean Louis Marie Poiseuille）が，1828年に医学校の博士論文として動物の血圧をU字型水銀柱圧力計で測定し報告して以後，血圧の単位がmmHgとなった。ヒトの血圧は，1858年に，フェブル（Jean Faivre）が，水銀柱血圧計に回転ドラムとペンを取り付けて，初めて観血的に測定記録したが，臨床的な応用はまったく考えられなかった。

1. 圧モニター

　非観血的血圧測定法については，1876年にフォンバッシュ（Samuel Ritter von Basch）が，橈骨動脈を皮膚の上から徐々に圧迫して脈拍を触れなくなったときの圧力を動脈圧とする触診法により正常血圧を110〜160 mmHgとした。彼はこの血圧計を，sphygmomanometerと名付けた（図1-c）。

　上腕にカフを巻き付ける方法は，1896年にイタリアの医師リバロッチ（Riva Rocci）が発明した（図1-d）。この血圧計を有名な脳外科医 Harvey Cushing が自らの手術に使うことでその有用性が広まった。リバロッチのカフは幅が5 cmと細かったため，この幅を広くすることで測定誤差を小さくできるとvon Recklinghausenが1901年に報告して以来，現在のカフ幅が用いられるようになった。

　ロシアの血管外科医コロトコフ（Nikolai Sergeyevich Korotkov）が聴診法を発表してようやく拡張期血圧が非観血的に測定できるようになり，収縮期血圧と拡張期血圧の概念が完成した（図2）。彼は日露戦争に軍医として参加し傷病兵の動静脈瘻の血管雑音を聴診したことがきっかけとなり，復員後の1905年にわずか281語からなる論文を発表した（以下）。

　リバロッチ型カフを上腕に巻いて，その末梢に聴診器を当て，圧力を下げてくると初めは何も聞こえないが，やがて短い音が聞こえてくる。そこが収縮期血圧である。さらに圧を下げると雑音が聞こえるが，やがてその音質が変化し，さらに聞こえなくなる。このときが拡張期血圧である。

　この論文は，発表当初はまったく注目されなかったが，1939年にアメリカ心臓学会とイギリス心臓学会が標準的な血圧測定法として採用することでようやく日の目を見た。

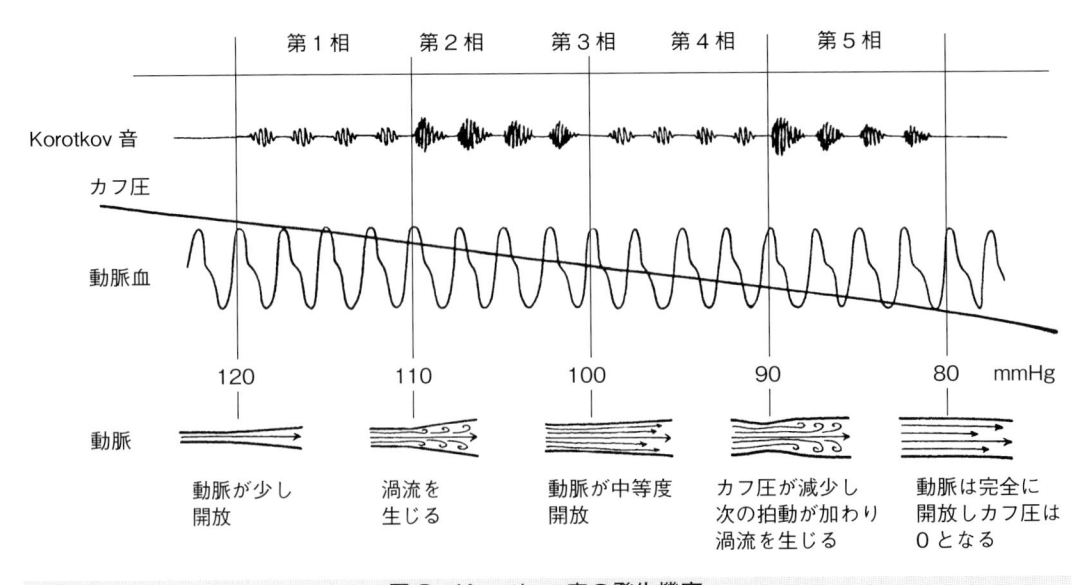

図2　Korotkov音の発生機序

自動血圧計

　1970年代になって製品化された初期の自動血圧計は，マンシェット内部にマイクロフォンを内蔵し，コロトコフ音を電気的に処理し血圧を表示していた。この方法は装置が比較的安価であったが，血圧低下時のコロトコフ音検出に限界があり，電気メスや周囲の雑音の影響を受ける欠点があった。

1 超音波方式

　カフ内に装着されたトランスデューサから発生させた超音波を動脈壁に反射させ，動脈拍動により受けるドプラー偏位を可聴音に変換し，音の出始めを収縮期血圧，消失時を拡張期血圧とし，そのときの圧力をアネロイド血圧計で読み取る。コロトコフ音が発生しない低血圧でも測定可能で精度も高いが，装置が非常に高価であることや，超音波の空気中での減衰を防ぐために超音波トランスデューサ表面にゼリーを塗布しなければならないこと，そして超音波が動脈壁から外れると大きな誤差を生じるなどの欠点から，あまり普及しなかった（図3-a）。

2 オシロメトリック方式

　現在広く普及している自動血圧計は聴診法ではなく，カフの振動の始まりと終わりを測定する振動法（オシロメトリック法）である。十分に加圧したカフ内圧を徐々に減らしていくと，振動は徐々に大きくなりピークに達しやがて小さくなっていく。この過程でのカフ内圧と振動の関係を演算処理して収縮期血圧・拡張期血圧を求める（図3-b）。

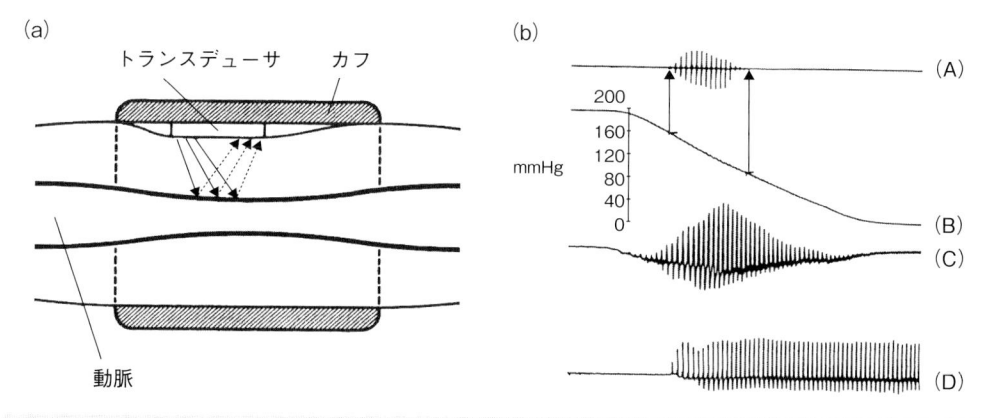

図3　自動血圧計の種類（1）
（a）超音波方式血圧計：動脈の拍動によって起きる超音波のドプラー偏位を可聴音に変換し，偏位の起き始めを収縮期血圧，偏位の消失を拡張期血圧とする。（b）オシロメトリック方式血圧計：(A) Korotkov音，(B) カフ圧，(C) カフ内圧の振動，(D) 動脈の拍動

一般に振動の変動の立ち上がり点が収縮期血圧，振動のピークが平均血圧，立ち下がり点（振動曲線を微分したときの変曲点）を拡張期血圧としている。この方法は，動脈拍動があるかぎりカフ内圧振動は存在するのでショック時の血圧低下にも強く，また外部ノイズや電気メスの影響も受けず，動脈拍動を検知できる部位なら体のどこでも血圧測定が可能という長所を有する。

3 容積補償法

指を外部から圧迫し，血管内圧変動による容積変化が0になるように圧迫圧力をサーボコントロールすると，外部からの圧力は常に血管内圧と等しくなることから，非観血的ではあるが1拍ごとの血圧を連続的に測定できる。この測定法は，PENAZ法とも呼ばれ，図のように手指に発光素子と受光素子を挟んで装着し血圧を測定する（図4-a）。

4 トノメトリー法

1963年に，Stanford Research Instituteの，Gerald PressmanとPeter Newgardにより考案されたトノメトリー法は，非観血的であるにもかかわらず連続的に1拍ごとに血圧測定が可能である。橈骨動脈を一定の圧力で圧迫したときの拍動を圧脈波センサーで経皮的に検出し，絶対値が得られないため，これを上腕のマンシェットによりオシロメトリック法で測定した血圧で拍動圧を較正する。

血圧により血管壁に垂直に作用する力をP，これにより発生する血管壁の円周方向の応力をσ，血管表面に設置されたセンサーエレメントに作用する応力をF，とすると，$F = P + \sigma$である。一定の面積を持つセンサーエレメントで血管を外部から圧迫して血管壁を平坦にすると，σのベクトルは，Fのベクトルと直交し無視できるようになり，$F = P$となり，センサーエレメントに加わる力が直接血圧を反映する（図4-b）。実際の測定では，橈骨動脈上の皮膚や血管壁の厚みや硬さに個人差があり絶対値が得られないので，オシロメトリック法で測定した血圧で較正を行うことになる。

血圧測定上の注意点

カフ幅が小さいと，収縮期血圧・拡張期血圧ともに高めに測定され，大きいと低くなる。カフの幅（W）と腕の直径（D），腕の周囲（C）の関係は，アメリカ心臓学会では，$W \geq 1.2 \times D$（1980年），$W = C/2.5$（1988年）を勧めており，JIS規格では，成人は幅13 cm，長さ22〜24 cmとなっている。カフの巻き方が緩いと，収縮期血圧・拡張期血圧ともに高めに測定され，きつすぎると収縮期血圧は影響されないが，拡張期血圧は低めに測定される。カフ送気に時間がかかると前腕がうっ血してコロトコフ音が小さくなり聞き取りにくい。またカフ脱気が早すぎると収縮期血圧・拡張期血圧ともに低めに測定される。

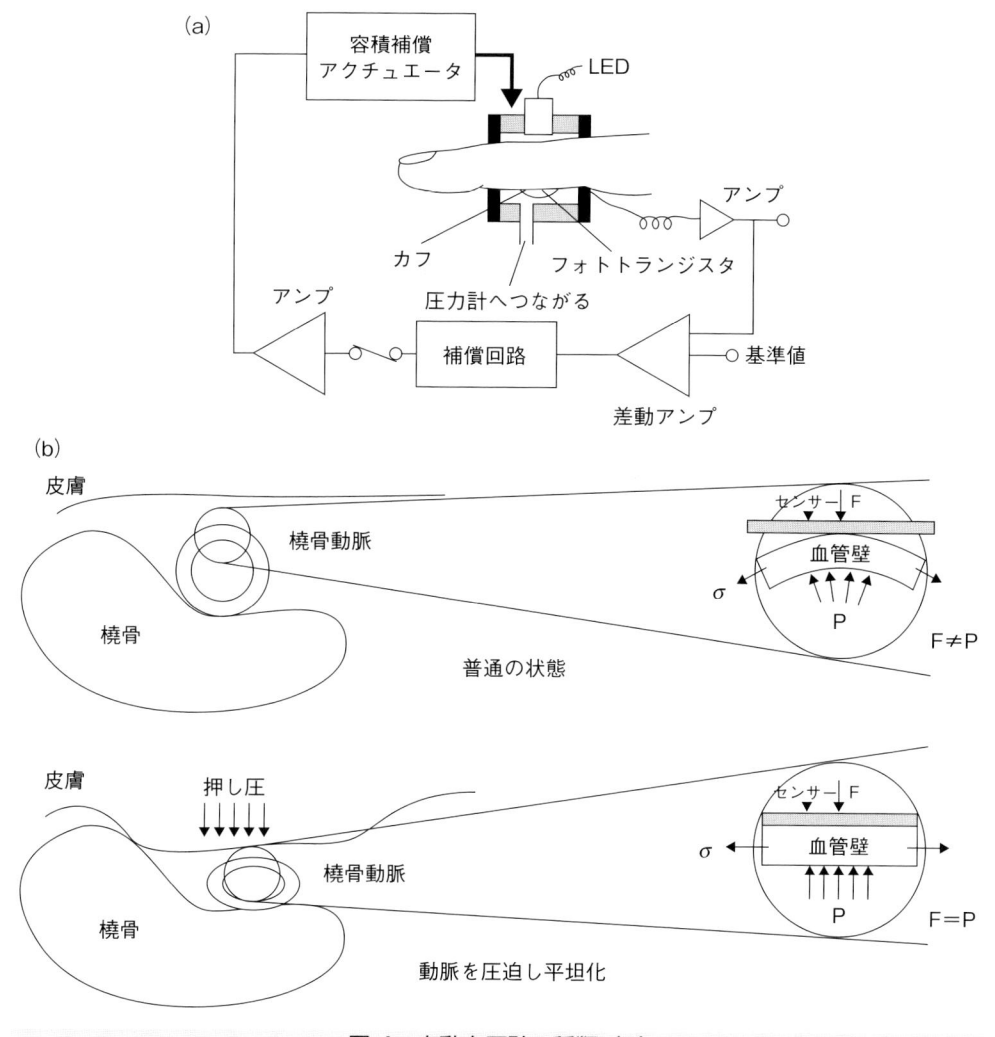

図4 自動血圧計の種類 (2)
(a) 容積補填法血圧計, (b) トノメトリー法血圧計：血管壁が圧迫により平坦化されると血管壁の円周方向の応力 σ は無視でき, F = P となる。

心臓の位置よりカフが, H cm 低いと, H × 1.055 / 13.6 mmHg だけ血圧は高くなる（血液の比重：1.055, 水銀の比重：13.6）。実際には 13 cm で 1 mmHg なので血圧に関しては大きな影響はない。

観血的動脈圧測定

観血的動脈圧モニターは,
(1) 循環動態が不安定で連続的血圧モニターを必要とする患者
(2) 人工呼吸や持続的血液透析濾過（CHDF）など頻回な動脈採血を必要とする患者

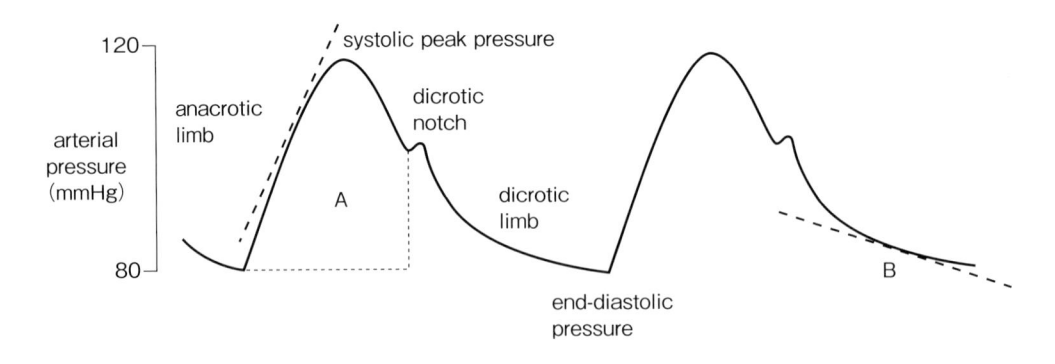

図5 観血的動脈圧波形
(中 敏夫,篠崎正博.観血的血圧モニタおよび中心静脈圧.救急・集中治療 2006；18：309-15 より改変引用)

(3) 熱傷などで四肢に血圧測定カフを巻くことができない患者

に対して適用となる。

動脈圧波形（図5）は，左室からの血液の駆出により anacrotic limb を形成し，down slope に入った後，大動脈弁閉鎖による血液の逆流のために dicrotic notch を形成する。動脈圧カニューレの入っている部位が心臓から遠くなるほど逆流の影響が小さくなるので，dicrotic notch は低くなる。収縮期動脈圧波形のAの面積は心拍出量と相関しており，次章で述べる pulse contour analysis により動脈圧波形から心拍出量を測定することが可能となった。dicrotic limb（B）の傾きは，血管抵抗と相関すると考えられている。また自発呼吸では吸気により胸腔内圧が下がるので動脈圧ラインの基線が低下するが，人工呼吸では吸気には陽圧換気のために胸腔内圧が上昇するので基線も上がる[1]。

なお，観血的動脈圧モニターは圧回路の周波数特性によって容易に修飾されるため，観血的動脈圧モニターの値と非観血的血圧の値が大きく異なる場合は，非観血的血圧の値を信用するとよい（さまざまなガイドラインの血圧も非観血的なカフ血圧計による数値をもとにしている）。

心臓カテーテル検査

心臓内に初めてカテーテルを挿入したのは，ドイツの内科医フォルスマン（Werner Forssmann）である。地方病院に勤務していた彼は，フランス人科学者マレ（Etienne Marey）が馬の頸静脈からバルーンカテーテルを心臓まで挿入し心臓内血圧を測定した論文を見つけ，ヒトでも可能であると考え，自らの左肘静脈より尿道カテーテルを 65 cm 挿入して右房に入れなんら副作用がないことを証明した（図6）。1929 年に論文にて発表したが，当時のドイツでは研究は大学研究者の特権行為であったためまったく認められなかった。しかし彼の論文をもとに，ニューヨークの循環器内科医クルナン（Andre Cournand）とリチャーズ（Dickinson Richards）が 1941 年に心臓カテーテルに

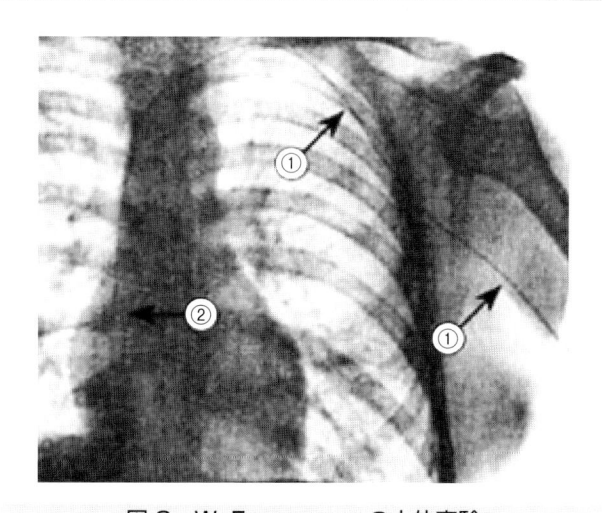

図6 W. Forssmann の人体実験
カテーテルが左腕の静脈から挿入され（矢印①）その先端が心臓に達している（矢印②）ことを示す世界初のＸ線写真である。

よる心臓や肺の診断法を発表した。彼らは第2次世界大戦中（ドイツとアメリカは交戦中）であったにもかかわらず，この論文のなかでカテーテル法の創始者はドイツのフォルスマンであることを明記していた。1956年にこの2名とともにノーベル医学生理学賞を受賞したフォルスマンは，スイスの田舎で小さな病院の勤務医をしており，突然の知らせに，まるで田舎の教会の神父が突然法皇になった気分だった，と述べている。

中心静脈圧測定

胸腔内にある上大静脈と下大静脈を中心静脈といい，その圧を中心静脈圧（central venous pressure：CVP）と呼ぶ。右房の高さを基準点（仰臥位では第4肋間と中腋窩線の交点）とし，自発呼吸下では，4〜10 cmH$_2$O（1 mmHg = 1.36 cmH$_2$O）が正常値である。右室拡張末期容量に相関し，右室の前負荷，すなわち循環血液量の変化を反映する。

正常な中心静脈圧波形を心電図波形と組み合わせて図7に示す[2]。

a波：presystolic wave：P波に続く右心房収縮による陽性波（atrial kick）
c波：systolic wave：QRS波に続く右室収縮により三尖弁が閉鎖し，三尖弁が右房内へ膨留するための陽性波
v波：diastolic wave：右房への静脈血流入による陽性波
x波：systolic collapse：右房の拡張による陰性波
y波：diastolic collapse：右心房から右心室への静脈血流出による陰性波

心房細動では有効な心房収縮がないためにa波が消失しc波が大きくなる。三尖弁閉鎖不全では，右室収縮時に右房への血液逆流のために圧が上昇し，c波，v波が大きくなり右室波形と類似するようになる。三尖弁狭窄では，右房からの血液流出が阻害され

1．圧モニター

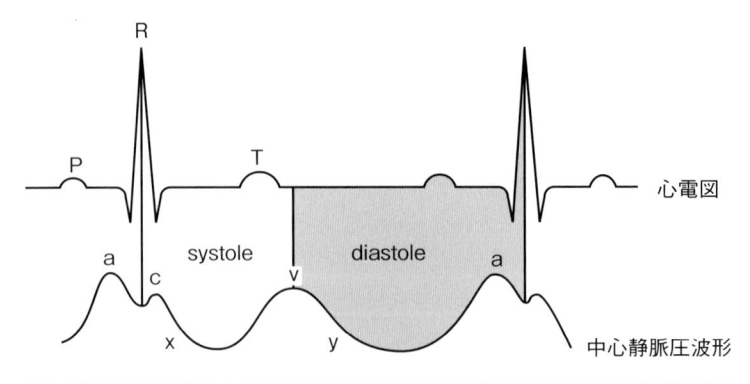

図7　中心静脈圧波形
（中　敏夫，篠崎正博．観血的血圧モニタおよび中心静脈圧．救急・集中治療 2006；18：309-15 より改変引用）

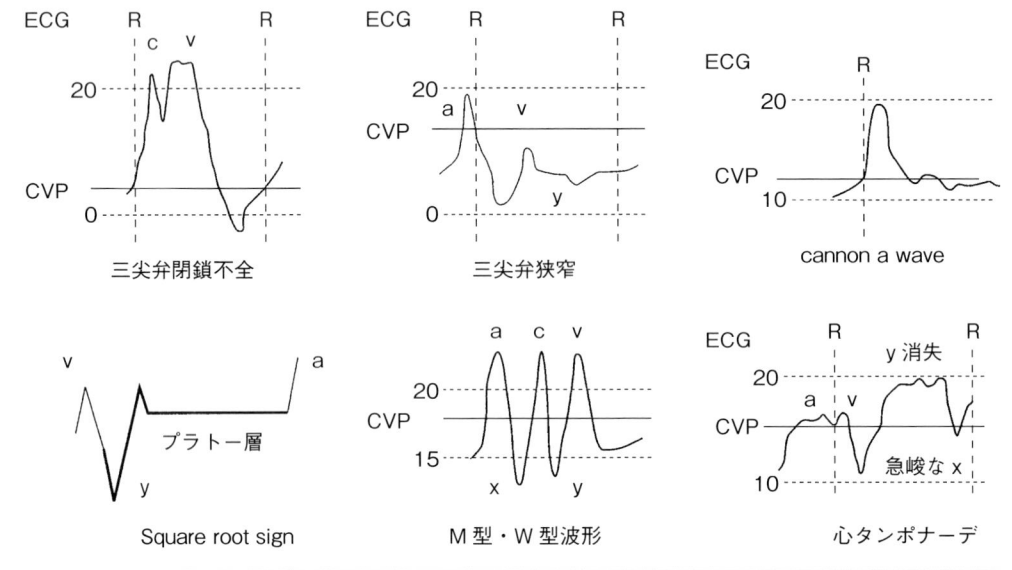

図8　病態による中心静脈圧の異常波形
（松田直之，丸藤　哲．中心静脈モニタ．救急医学 2001；25：1291-7 より改変引用）

るために圧が上昇し，a 波が大きくなり y 波もなだらかになる．房室解離や心室ペーシング，接合部調律では，右房収縮が三尖弁閉鎖時に起きるために圧が極端に上昇し，cannon a wave と呼ばれる巨大な a 波が見られる．収縮性心膜炎では，心臓のすべての心房・心室にて拡張末期圧が上昇するために，square root sign や M 型・W 型波形が認められる．心タンポナーデでは，拡張期の右房からの血液流出が阻害されるので y 波が消失する（図8）[3]．また僧帽弁逆流では，心房壁肥厚のため giant v と呼ばれる巨大な v 波が見られる．

　中心静脈圧は胸腔内圧の影響を受けやすく，自発呼吸時の吸気で低下し，人工呼吸中の吸気で上昇する．

肺動脈圧測定

1970年代初頭に，William Ganz（1919-2009），Jeremy Swan（1922-2005），James Forresterらを中心としたCedars-Sinai Medical Center（UCLA）のグループが，先端にバルーンを付けることでX線装置を使用せずにベッドサイドで肺動脈へ挿入できるカテーテルを開発したことが，肺動脈圧測定を容易にした[4]。現在はその適用について論議がある[5)6)]が，心血管作動薬の使用・選択を考慮する際に論理的な根拠が提供されるという点では重要なモニターと考える。

肺動脈カテーテルの挿入は，一般にはその圧波形の変化を見ながら行われる（図9-a）が，手術室やICUではX線透視下に行ったほうがより安全に行える。カテーテル先端

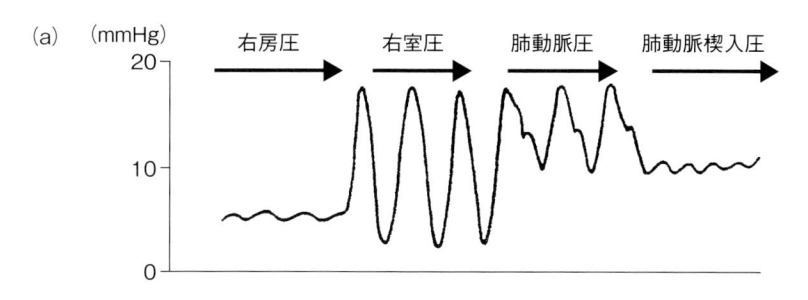

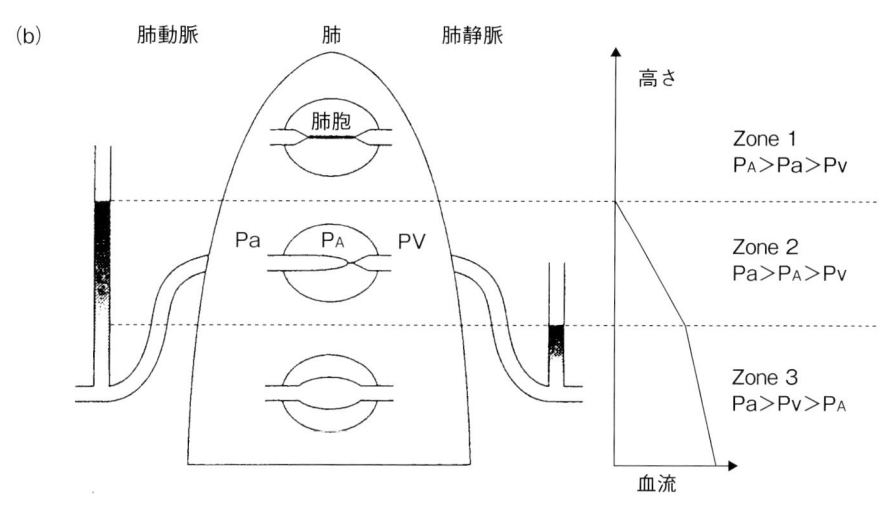

図9 肺動脈圧測定

(a) 肺動脈カテーテル挿入時の圧波形の変化：右室から肺動脈に入ったときに拡張期圧のみが上昇する。

(b) Westの肺のzone分類
P_A：肺胞気圧，P_a：肺動脈圧，P_v：肺静脈圧
肺血管は高さをもった低圧系なので，P_A，P_a，P_vの相対的な圧関係から肺野は理論的に3つのzoneに分けられる。肺動脈楔入圧は，zone 3においてのみ平均左房圧が反映されるが，zone 1・2では肺胞気圧を反映する。

（West JB, Dollery CT, Naimark A. Distribution of blood flow in isolated lung：Relation to vascular and alveolar pressures. J Appl Physiol 1964；19：713-24より改変引用）

が右室流出路から肺動脈に入ると，収縮期には肺動脈弁が開くので収縮期圧は右室圧と同様であるが，拡張期には肺動脈弁が閉じるので拡張期圧のみが上昇する。

肺動脈圧は，肺血管抵抗や左房圧の増加によって上昇する。急性の肺高血圧を生じる病態としては，肺塞栓血栓症，低酸素血症（hypoxic pulmonary vasoconstriction），パラコート中毒などがある。

肺動脈楔入圧は，肺動脈系が相互に吻合のない終末動脈系であることを利用している。バルーン閉塞によって肺動脈圧を遮断すると，僧帽弁疾患がなければ，バルーンより末梢の圧は平均左房圧（左室拡張終期圧）と平衡する。しかし，肺循環は組織として高さをもった低圧系なので重力の影響を受けやすく，肺動脈楔入圧が平均左房圧を反映するのは，カテーテルの先端が，Westのzone 3にあることが前提である[7]。カテーテル先端がzone 1や2にあると肺胞気圧を反映していることになる（図9-b）。PEEPの負荷やCOPDなどの病態では，理論的なzone 1・2の領域が増えることになる。

おわりに

わずか150年前に初めてヒトの血圧を知った人類は，そのあくなき好奇心から今では心臓内の圧も自由に測定し，心血管作動薬の適応などの治療に役立てている。ノーベル賞を取ったForssmannやノーベル賞を取る代わりに特許申請で巨万の富を得たSwanやGanzらの画期的な研究によって，この分野は一歩ずつ進化を遂げてきた。今後は，non-invasive, real-time and continuousというキーワードのもとにさらなる進化を必要としている。

■参考文献

1) MacGhee BH, Bridge MEJ. Monitoring arterial blood pressure：What you may not know. Critical Care Nurse 2002；22：60-79.
2) 中　敏夫，篠崎正博．観血的血圧モニタおよび中心静脈圧．救急・集中治療 2006；18：309-15.
3) 松田直之，丸藤　哲．中心静脈モニタ．救急医学 2001；25：1291-7.
4) Swan HJC, Ganz W, Forrester JS, et al. Catheterization of the heart in man with use of a flow-directed balloon-tipped catheter. New Engl J Med 1970；283：447-51.
5) Harvey S, Harrison DA, Singer M, et al. Assessment of the clinical effectiveness of pulmonary catheters in management of patients in intensive care（PAC-Man）：A randomised controlled trial. Lancet 2005；366：472-7.
6) The ESCAPE Investigators and ESCAPE Study Coordinators：Evaluation study of congestive heart failure and pulmonary artery catheterization effectiveness. The ESCAPE trial. JAMA 2005；294：1625-33.
7) West JB, Dollery CT, Naimark A. Distribution of blood flow in isolated lung：Relation to vascular and alveolar pressures. J Appl Physiol 1964；19：713-24.

〈溝部　俊樹〉

II. モニタリング：心血管作動薬の使用時に必要なモニター

2 血流モニター

はじめに

William Ganz, Jeremy Swan, James Forrester らが，先端にバルーンを付けて肺動脈にまで挿入できるカテーテルを開発し[1]，さらにそのカテーテルを使って熱希釈法により心拍出量を測定したことが血流モニターの嚆矢といえる[2]。1970年に紹介された Swan-Ganz catheter は，急速に世界中に普及し，1996年には約200万本が世界中で販売され，その年の売り上げはアメリカだけで約20億ドルとなった。その有用性について現在は反省期となっている[3,4]が，右心系である静脈に入れたカテーテルによって心拍出量や左房圧などの左心系の情報がデジタルでかつリアルタイムに得られるという臨床的インパクトは絶大であり，それまでの経験による心血管作動薬の選択が客観的に行えるようになった。

血流モニターの意義

血流量とは，血管内のある1点を単位時間に通過する血液量のことである。たとえば，心臓から1分間に駆出される血液量は心拍出量（l/min）として表され，主として末梢組織の酸素需要に応じて血流量が調節されている。動脈血中にはヘモグロビン結合酸素と血漿への溶存酸素とが存在し，動脈血酸素含量（Ca_{O_2}：ml/dl）は，以下の式で表される。

$Ca_{O_2} = 1.34 \times Sa_{O_2}/100 \times Hb + 0.0031 \times Pa_{O_2}$

Sa_{O_2}（％）：動脈血酸素飽和度
Hb（g/dl）：ヘモグロビン濃度
Pa_{O_2}（mmHg）：動脈血酸素分圧

Sa_{O_2} 98％，Hb 15 g/dl，Pa_{O_2} 100 mmHg とすると，Hb 結合酸素 19.7 ml/dl，溶存酸素 0.3 ml/dl となり，動脈血 100 ml 中に約 20 ml の酸素が存在することになる。この式から分かるように，溶存酸素は高圧酸素療法室のような特殊な状況（100％酸素で 2.8 気圧にすると，溶存酸素のみで 6.4 ml/dl となる）を除くと，ほとんど無視できること

になる（20 ml に対して 0.3 ml）。
$Ca_{O_2} \fallingdotseq 1.34 \times Sa_{O_2}/100 \times Hb$

また，Fick の公式より
$\dot{V}_{O_2} = CO \times (Ca_{O_2} - C\bar{v}_{O_2})$
$\phantom{\dot{V}_{O_2}} = 1.34 \times Hb \times CO\ (Sa_{O_2} - S\bar{v}_{O_2})$
   CO（l/min）：心拍出量
   $C\bar{v}_{O_2}$（ml/dl）：混合静脈血酸素含量
   $S\bar{v}_{O_2}$（%）：混合静脈血酸素飽和度

この式で Hb，Sa_{O_2} はほとんど一定で，$S\bar{v}_{O_2}$ も 75％前後で 1〜2 割しか変化しない（$C\bar{v}_{O_2}$ は，約 15 ml/dl）ことから，酸素消費量（組織への酸素供給量）はもっぱら CO によって規定される。すなわち心拍出量測定はそのまま末梢組織への酸素供給量を測定しているともいえる。

（注）心拍出量は単位が，l/min であることからも分かるように速度，すなわち血流を表しており，容量を意味する量という訳語は誤解を招きやすく不適切かもしれない。

熱希釈法 （thermodilution method）

1870 年に Adolf Fick が発表した Fick の原理をもとに，肺動脈カテーテルを用いた熱希釈法が現在でも心拍出量測定の gold standard である。指示薬として定量の低温の 5％ブドウ糖液あるいは生理食塩液を肺動脈カテーテルの右房ポートよりボーラス投与すると，温度が低下した血液は肺動脈にあるカテーテル先端の温度センサーに到達する（図 1-a）。この際，基線下部（灰色部分）の面積は血流量（心拍出量）に反比例する。

1 熱希釈法の原理

熱量保存の法則に従い，低温の指示薬が受け取る熱量は血液が与える熱量 ΔQ に等しい。血液（容量：ΔV）は指示薬に熱量を与え温度が低下する（ΔT_B）。血液濃度を C_B，血液比熱を λ_B とすると，
$\Delta Q = C_B \cdot \lambda_B \cdot \Delta T_B \cdot \Delta V$
時間あたりの熱量の変化は，両辺を微分して
$\Delta Q/\Delta T = C_B \cdot \lambda_B \cdot \Delta T_B \cdot \Delta V/\Delta T$
上式で，$\Delta V/\Delta T$ は，時間あたりの容量変化なので，血流量，すなわち心拍出量（CO）である。
$\Delta Q/\Delta T = C_B \cdot \lambda_B \cdot \Delta T_B \cdot CO$
両辺を時間で積分し変形すると
$CO = Q/(C_B \cdot \lambda_B \cdot \int \Delta T_B dt)$ ……………… ①

図1　熱希釈法
(a) 冷水ボーラス投与時の熱希釈曲線
(アボットジャパン社の説明資料より改変引用)
(b) CCO測定の電熱線の加熱パターン(上)と加熱された血液の温度変化パターン(下)
(Yelderman M. Continuous measurement of cardiac output with the use of stochastic system identification techniques. J Clin Monit 1990 ; 6 : 322-32 より改変引用)

指示薬の濃度を C_I，比熱を λ_I，温度を T_I，容量を V_I とすると，
$$Q = C_I \cdot \lambda_I \cdot (T_B - T_I) \cdot V_I \quad \cdots\cdots\cdots\cdots \text{②}$$
①に②を代入し，カテーテルの熱容量に依存する定数を α とすると
$$CO = \alpha \cdot C_I \cdot \lambda_I \cdot (T_B - T_I) \cdot V_I / \left(C_B \cdot \lambda_B \cdot \int \Delta T_B dt \right)$$

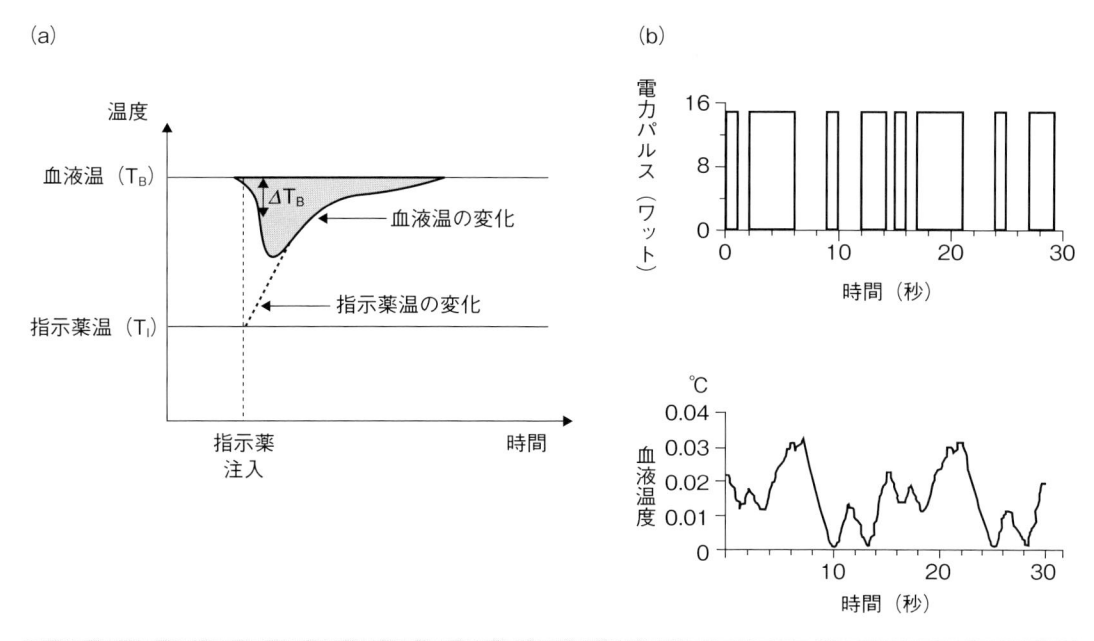

指示薬容量を 10 ml，7F カテーテルでは，$\alpha = 0.839$ とすると
$$CO = 0.542 \cdot (T_B - T_I) / \int \Delta T_B dt \text{ となる。}$$

2 指示薬のボーラス投与による心拍出量測定の誤差要因

心拍出量の式を変形すると，$\Delta Q/Q = \Delta T_I/(T_B - T_I)$ となる。したがって，$T_B = 36℃$，$T_I = 0℃$ の場合，1℃の誤差は，心拍出量にして2.8%の誤差を生む。誤差を小さくするために指示薬温度は常温よりも0℃が推奨されている。

同様に，$\Delta Q/Q = \Delta V_I/V_I$ なので，指示薬容量が10 mlの場合，1 mlの誤差は，心拍出量にして10%の誤差を生む。

呼吸により胸郭内圧が変動し心臓への静脈還流が変化するため心拍出量も変動する。呼吸サイクルに対するボーラス投与タイミングによる心拍出量の変動は，5～20%とされ，吸気終末時に投与することが推奨されている[5]。

また，呼吸により肺毛細血管血液温度が 0.01 〜 0.086℃変動するため，心拍出量の再現誤差は最大 6.7 ％となる．すなわち，同じ吸気終末時にボーラス投与しても，自発呼吸では過小評価し，陽圧呼吸では過大評価することになる[6]．

3 連続心拍出量測定の原理

ボーラス法では冷水を注入してその温度低下を測定するが，連続法では電熱線により血液を加温して，その温度変化から心拍出量を演算する．図 1 (b) のように肺動脈カテーテルの右室相当部位にある電熱線から，あらかじめ決められた電力パルス（pseudo random binary sequence）を繰り返す．これにより電熱線温度は約 5℃上昇するが，カテーテル先端の肺動脈血液温度は約 0.01 〜 0.03℃上昇し，その温度変化は電力パルスを反映している．しかし，後半の温度ピークは前半の電力パルスの影響も受けるためにその演算処理は複雑で，積和演算となり，熱希釈曲線ではなく熱希釈特性関数を使って心拍出量を得る[7]．

CCO は確かに連続して心拍出量を測定（20 秒ごと更新）するが，その数値は過去 2 〜 10 分間の移動平均として表示される．したがって急激な心拍出量の変化に対する即時性には乏しい．trend mode よりも反応時間が短いとされ，30 〜 60 秒ごとに更新される STAT mode も，その演算処理には以前の更新データを利用していることから，実際の反応時間はおよそ 10 分かかる．即時性に乏しい CCO 測定用肺動脈カテーテルは，$S\bar{v}_{O_2}$ により心拍出量の相対的変化（ΔCO）をリアルタイムに感知することで，その欠点を補っている．

Omega Critical Care（www.omegacriticalcare.com）から発売されている truCCOM™ は，肺動脈カテーテルに埋蔵され血液温度を反映する熱伝導体を常に血液温より 2℃高く維持するために必要なエネルギーを 1 秒間に 7.5 回演算処理にて求めることで，リアルタイム CCO 測定ができるといわれているが，残念ながら今のところ本邦での発売予定はない．

動脈圧波形解析法（pulse contour analysis）

動脈圧波形によって心拍出量を測定する基本的な pulse contour analysis は，Wesseling らによって確立された[8]．すなわち，1 回拍出量は，収縮期の動脈圧波形を積分し，それを大動脈インピーダンスで割ることで求められる．

$$SV = \left(\int_{systole} P(t)dt \right) / Z$$

SV：1 回拍出量 stroke volume
Z：大動脈インピーダンス aortic impedance

ここで Z は独立変数ではなく SV と大動脈コンプライアンスに規定されるため，較正のために別の方法でいったん SV を求める必要がある．

動脈圧波形解析法を用いた心拍出量測定機器では SV を求めていることから，1 回拍

II. モニタリング：心血管作動薬の使用時に必要なモニター

出量変動（SVV）により循環血液量，輸液反応性を診断することも可能である。

1 PiCCO plus™（pulsion medical systems）

　心拍出量をいったん熱希釈法で求め，これを較正値として pulse contour analysis で連続的心拍出量測定を行うシステムである。注入液の温度センサー付き中心静脈カテーテルと，血液温度センサー付き大腿動脈カテーテルとを患者に留置する。中心静脈より注入した冷水による温度変化を動脈カテーテルで感知することで熱希釈法による心拍出量を得て，これを較正値として動脈圧波形解析による連続的心拍出量を計測する（図2）。PiCCO plus™ のアルゴリズムには，熱希釈法で得られた患者固有の係数や，大動脈コンプライアンス，圧波形の形状も加えて精度を向上させた結果，熱希釈法による較正は8時間ごとでよいとされている[9]。心内シャントや不整脈がある症例では正確な測定ができないと考えられる。また，大腿動脈にカテーテルを長時間留置することによる血栓形成や血腫形成に注意を要する。

　肺動脈カテーテルによる熱希釈法は右心系の心拍出量を求めているが，本法で用いる熱希釈法は中心静脈と末梢動脈を使用していることから，左心系の心拍出量を測定しているといえる。本法は呼吸サイクルの影響を受けにくく，弁機能異常に影響されにくいなどの利点があるが，温度変化が微小で測定に長時間かかり精度を保つのが難しいという欠点もある。また，PiCCO plus™ ではSVVに加えて胸腔内血液容量，肺血管外水

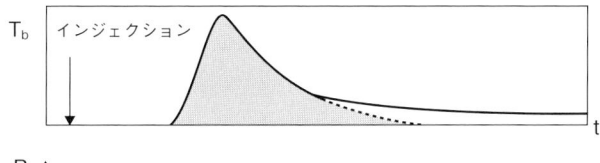

まず，冷水ボーラス投与による熱希釈法にて心拍出量（CO）を求め，これにより下記の固有係数や大動脈コンプライアンスを計算する

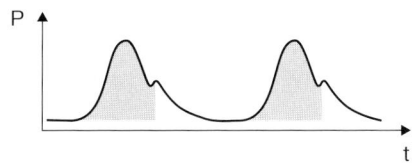

$$PCCO = cal \cdot HR \cdot \int_{Systole} \left(\frac{P(t)}{SVR} + C(p) \cdot \frac{dP}{dt} \right) dt$$

　　　　　　　(1)　(2)　　　(3)　　　(4)　　(5)

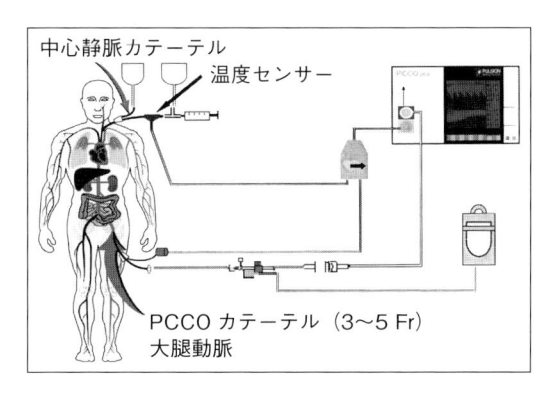

(1) 熱希釈法により決定される患者の固有係数
(2) 心拍数
(3) 収縮期動脈圧波形下部の面積を血管抵抗で除する
(4) 大動脈コンプライアンス
(5) 動脈圧波形の性状

図2　PiCCO plus™ の動脈圧波形解析のアルゴリズム

分量，肺血管透過性も測定できる。

2 FloTrac™/Vigileo™

FloTrac™ センサーを動脈に留置し，これを統計学的データを含んだ Vigileo™ モニターに接続することで，pulse contour analysis でありながら較正を必要としない連続的心拍出量測定が可能となった。

$CO = HR \times SV$　　SV（1回拍出量 stroke volume）
$PP \propto SV$　　　　 PP（脈圧 pulse pressure）
$PP \propto SD_{AP}$　　　SD_{AP}（血圧の標準偏差）
$APCO = HR \times (SD_{AP} \times K)$　　K：補正係数
　arterial pressure based cardiac output（APCO）

K（補正係数）に影響を与える因子として以下の2つがある。

a) 大動脈コンプライアンス
　大動脈コンプライアンスが同一患者で短時間に変化することはないので，あらかじめ患者属性（年齢・性別・身長・体重）を Vigileo™ モニターに入力することで統計学的に求められる。

b) 末梢血管抵抗
　末梢血管抵抗の変化は動脈圧波形の変化として認識できるので，波形の歪曲度や尖曲度などを因子として含んだ多変量重回帰分析のアルゴリズムをもとに計算される。

SD_{AP} は，動脈圧波形を 100 Hz で 20 秒間の測定ごとに標準偏差を求め，K は 1 分ごとに更新され，心拍出量は 20 秒ごとあるいは 5 分ごとに算出される。補正係数を使うことで，PiCCO とは異なり外部較正が不必要となり，信頼性の高い連続的な心拍出量測定が簡便に行えるようになった[10]。しかし，動脈圧波形に影響を与える心房細動などの不整脈，大動脈弁閉鎖不全，IABP 使用症例などでは正確な測定ができない。それでも即時性は，肺動脈カテーテルを用いた CCO に優っており，褐色細胞腫などのように短時間に循環動態が大きく変化する症例で信頼性が高い。

また，敗血症などの hyperdynamic state では，SVR 低下を認識するアルゴリズム改変により信頼性が高まった。すなわち，収縮期時間，拡張期時間，収縮期の動脈波形面積，収縮終期ポイントの 4 つのパラメータから SVR の低下が認識できるようになった[11]。

色素希釈法（dye dilution method）

1897 年に Stewart が，一定量の色素を溶液に入れた後に色素の濃度を測定してその溶液量を求める方法を，流体である血流量の測定に応用した。1932 年に Hamilton は，

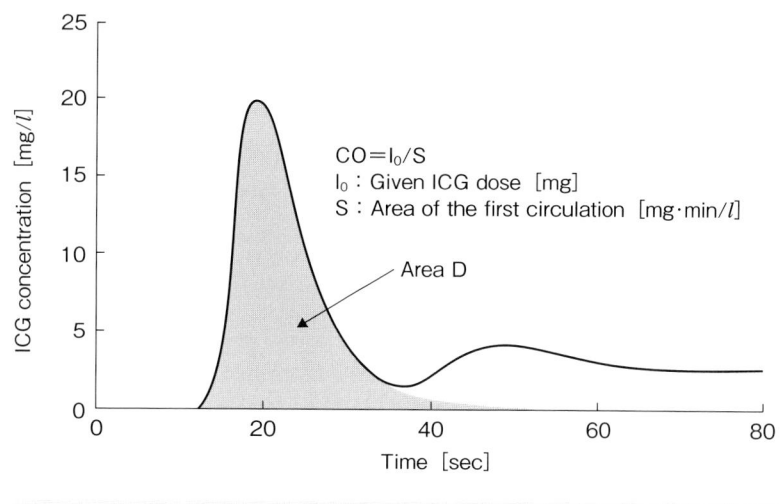

図3 初循環で得られる色素濃度図

色素の1回注入で血流量が測定できることを示した。すなわち，再循環のない脈管系の血流量は，投与色素量を希釈曲線下の面積で除したStewart-Hamiltonの式で求められる（図3）。

$CO = I_0/S$

　I_0：投与されたインドシアニングリーン（ICG）量（mg）

　S：希釈曲線下（Area D）の面積（mg·min/l）$= \int \mathrm{Conc}(t)\,dt$

心拍出量測定の場合，再循環があるので色素希釈曲線の下行脚に影響を与えるが，下行脚を指数関数とみなすことで補正が可能である。

現在，ベッドサイドで使用できる機器としてはDDGアナライザ（DDG-3300™，日本光電）があり，指示薬としてICGを静注し，指や鼻にプローベを装着するだけで簡便に心拍出量が測定できる。また本機器では，

　注入色素量　＝　薄められた容積　×　薄められた濃度

の関係から，循環血液量の測定も可能である。しかし，心内シャントや脈波が検出できないような末梢循環不全では測定が不正確となる。また，連続的な測定には，しばらく時間を空けなくてはならない。

海外では，同様の原理でリチウムを指示薬とするLiDCO（lithium dilution cardiac output）がある。リチウムは生体内にほとんど存在せず，尿中へすべて排泄され，血漿蛋白と結合しない，など理想的な指示検査薬であり，その測定値も信頼度が高い。しかし，わが国ではリチウムが臨床検査薬として認められていないため，LiDCOは使用できない。

ちなみに，Ganzらは色素希釈法をgold standardとして，熱希釈法の精度が高いことを証明している[2]。

CO₂再呼吸法（partial CO₂ rebreathing method）

患者の気管チューブと呼吸回路との間に再呼吸ループを取り付けるだけで心拍出量を測定できる機器として，NICO™（non-invasive cardiac output, Novametrix，フクダ電子）がある．Fickの原理を応用して，二酸化炭素（CO_2）を一部再呼吸させたときのCO_2産生量の変化と呼気終末CO_2分圧の変化から，心拍出量を非侵襲的にモニターする[12]．

Fickの方程式をCO_2に応用すると

$$CO = \dot{V}_{CO_2}/(C\bar{v}_{CO_2} - Ca_{CO_2})$$

　　　　CO：心拍出量，$\dot{V}_{CO_2}$：CO_2産生量
　　　　$C\bar{v}_{CO_2}$：混合静脈血CO_2含量，Ca_{CO_2}：動脈血CO_2含量

この式を再呼吸しないとき（non-rebreathing：N）と再呼吸するとき（rebreathing：R）に当てはめると

$$CO = \dot{V}_{CO_2N}/(C\bar{v}_{CO_2N} - Ca_{CO_2N}) = \dot{V}_{CO_2R}/(C\bar{v}_{CO_2R} - Ca_{CO_2R})$$

これを変形して

$$CO = (\dot{V}_{CO_2N} - \dot{V}_{CO_2R})/(C\bar{v}_{CO_2N} - Ca_{CO_2N}) - (C\bar{v}_{CO_2R} - Ca_{CO_2R})$$

再呼吸の時間（約35秒）を血液の循環時間（約60秒）より短くすると
$C\bar{v}_{CO_2N} = C\bar{v}_{CO_2R}$となるので

$$CO = (\dot{V}_{CO_2N} - \dot{V}_{CO_2R})/(Ca_{CO_2R} - Ca_{CO_2N}) = \Delta\dot{V}_{CO_2}/\Delta Ca_{CO_2}$$
$$= \Delta\dot{V}_{CO_2}/\Delta et_{CO_2}$$

　　　　$\Delta\dot{V}_{CO_2}$：再呼吸時の呼出CO_2の変化量
　　　　Δet_{CO_2}：呼気終末CO_2分圧の変化量

NICOセンサーと再呼吸回路を患者呼吸回路に装着すると，約1分間のcontrolのための通常換気，CO_2再呼吸を35秒，その後85秒の通常換気という約3分のサイクルで心拍出量の測定を行うため，気管挿管されて人工呼吸管理されている成人であれば簡便に使用できる（図4）．測定時には再呼吸回路の死腔（約150〜450 ml）が加わり，再呼吸により動脈血CO_2分圧が5 mmHg程度上昇するため，頭蓋内圧亢進症例や肺高血圧症例には使用できない．測定に3分かかりこの間の心拍出量は変化しないとの前提があること，もともと動脈血と混合静脈血のCO_2分圧は，6 mmHg程度の差しかないため，わずかな測定上のエラーが大きく影響すること，CO_2-Hb解離曲線の直線性が$Pa_{CO_2} > 30$ mmHgでのみ保証されていることなどの測定上の制限もあり，現在は販売中止となっている．

インピーダンス法（impedance method）

電流の広い意味での抵抗の指標であるインピーダンスから，血流量変化に対応する部分を取り出して心拍出量を測定するのがインピーダンス心拍出量計である．頸部と胸部に心電図用電極を4つ貼るだけで，小児や新生児を含めて非観血的かつ非侵襲的に心拍

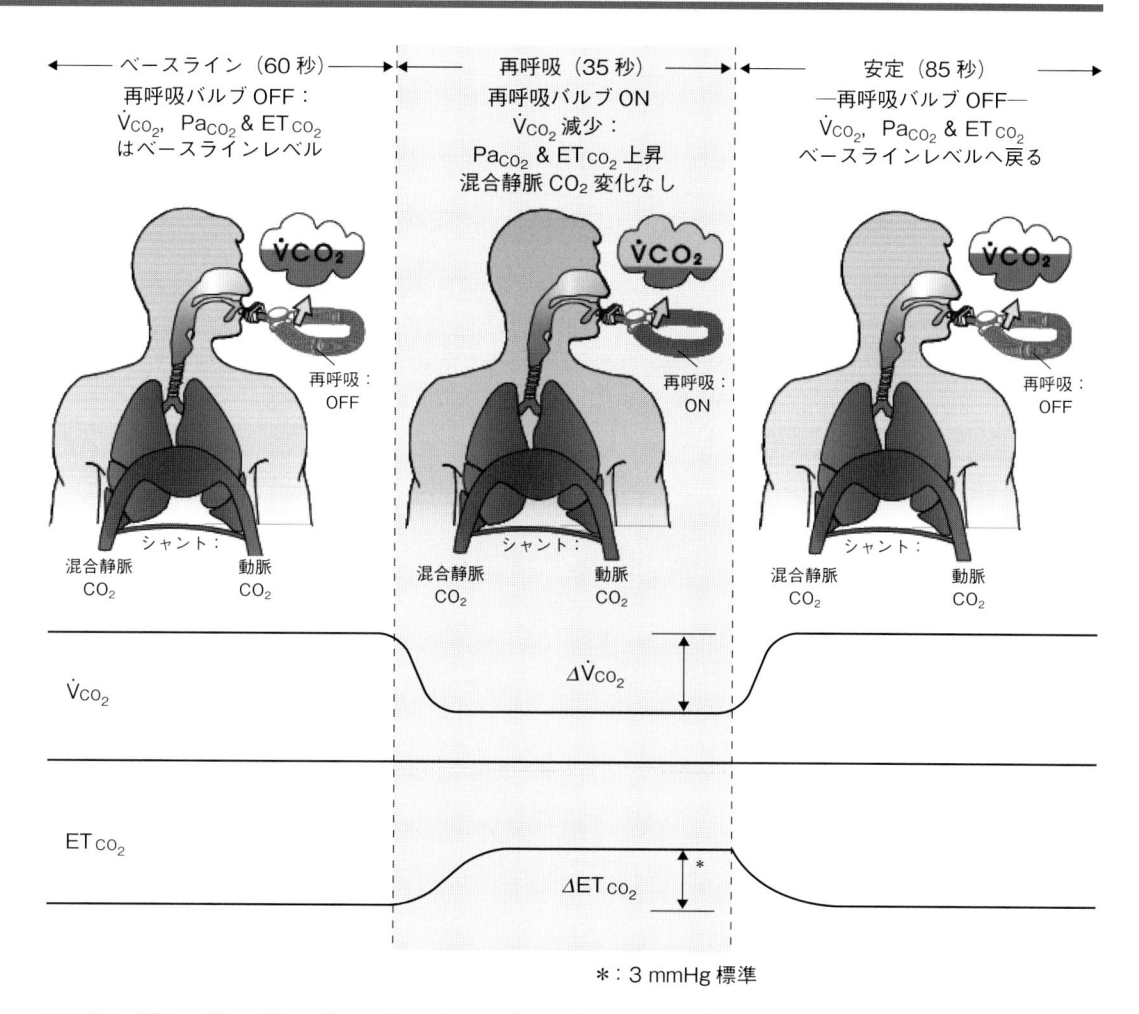

図4　CO_2 再呼吸法による心拍出量の測定

出量を測定できる．胸郭の電気的バイオインピーダンス（transthoracic electrical bio-impedance：TEB）を連続的に測定すると，心臓周期と関連した波形が得られる．胸郭内では血液がもっとも伝導率が高い組織であること，そしてバイオインピーダンスの急激な変化は大動脈弁が開いた直後の収縮早期に起こることから，この波形変化から心拍出量を求める試みがなされてきた．

バイオインピーダンスの急激な変化は，大動脈弁が開いたことにより柔軟な上行大動脈が拡張し，上行大動脈に一時的に貯留する血液量が増えてバイオインピーダンスが減少する（胸郭の伝導率が増加する）ことによる．すなわち，上行大動脈の容積変化がその特性変化の起源であると考えたモデルが，impedance cardiography（ICG）である（図5-a）．ICGに基づいて作られた機器の信頼性について多くの解析がなされたが，その結果に整合性が認められなかったため，あまり普及しなかった[13]．

最近発表された電気的速度測定法（electrical velocimetry：EV）は，TEBの最大変化率を平均大動脈血流加速度のオーム相当値と解釈するアルゴリズムに基づいている．

2. 血流モニター

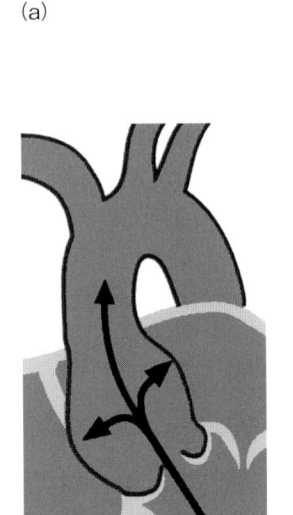

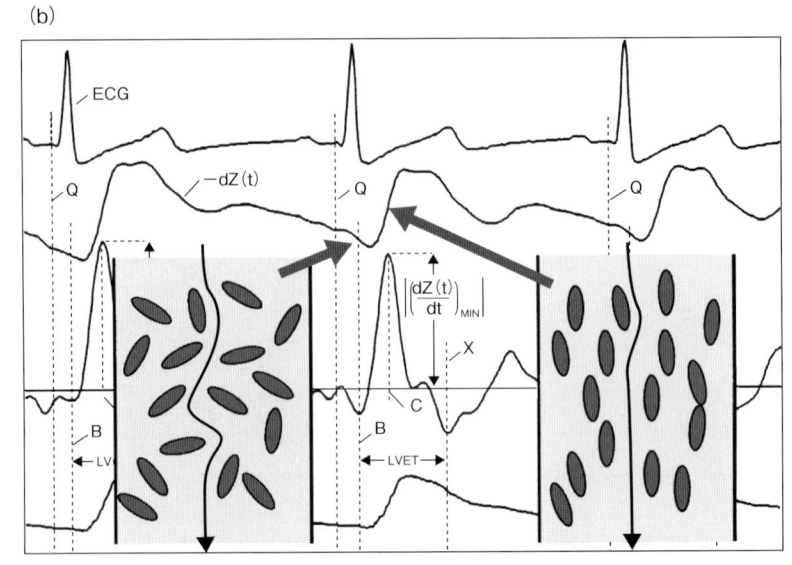

図5　インピーダンス法

（a）impedance cardiography（ICG）の原理：大動脈弁開放直後の上行大動脈の容積増大がインピーダンスの変化をもたらし1回拍出量と相関すると考えた。

（b）electrical velocimetry（EV）の原理：上より，ECG，インピーダンス波形〔−dZ（t）〕，インピーダンス波形の1次導関数〔dZ（t）/dt〕，およびSp$_{O_2}$。Q：電気的収縮，B：大動脈弁開放，C：1次導関数の最大偏差，X：大動脈弁閉鎖，LVET：左室駆出時間。

インピーダンス波形の1次導関数の急激な変化は，左室からの血液の拍動駆出に伴い赤血球がランダム配列から整列配列することによると考える。1次導関数の大きな波形変化は動脈圧波形と類似しており，また時間的にもLVETと一致していることが分かる。

すなわち，拍動流の特徴として，赤血球の配列が大動脈弁開放前のランダム配列から，開放約60 msec 後，軸流に平行して円盤状の赤血球が整列する状態へと変化することにより，大動脈内の血液の抵抗性が変化し，これが平均大動脈血流加速度に相当すると考える（図5-b）。これに基づいて作られたエスクロン心拍出量計（Aesculon^{TM}, Osypka Medical，ベルリン，ドイツ）は，大動脈弁疾患，低ヘマトクリット，病的肥満などの影響を受けるものの，従来のICGと比べると高い信頼性が認められており，非侵襲的かつ連続的に1拍ごとの心拍出量が測定でき，小児でも有効である[14)15)]。また，1回拍出量を測定していることから，SVVの測定も可能である。しかし，急性心不全や心臓外科手術後などでは，胸部の水分含有量が増え電気伝導性が増すために精度が下がる可能性もある。同様の理由で，手術中のモニターとしてはまだ制限が多い。

経食道ドプラー法（transesophageal Doppler method）

第5・6胸椎（第3肋間）の高さで食道と下行大動脈が平行して走っている解剖学的特徴を利用して，食道に7Frのプローブを挿入し，パルスドプラーにて下行大動脈の

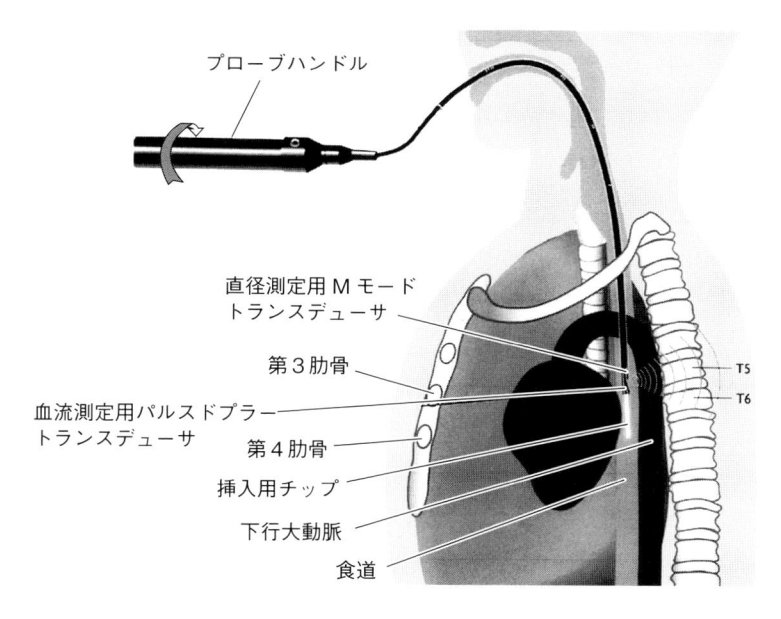

図6 経食道ドプラー法による心拍出量の測定

血流を，Mモードエコーにて下行大動脈の直径を測定する（図6）。下行大動脈の血流は心拍出量の70％と仮定して，血流速と血管断面積の積から心拍出量を求める。なおHemosonic 100™（Arrow）では大動脈径をMモードエコーにて測定する[16]が，CardioQP™（Deltex，日本光電）では，年齢，身長，体重から推測する[17]。

このプローブは挿入が容易で，胃管挿入と同程度の低侵襲性で心拍出量がリアルタイムかつ連続的に測定できるという利点がある。しかし，心拍出量に占める下行大動脈血流は一定ではなく，血圧，交感神経活動，麻酔深度などにより変化すること，超音波ビームと下行大動脈の角度が一定であると仮定していることなどから，精度の点で改良の余地がある。ちなみに現在，Hemosonic 100, CardioQPともに本邦では発売中止となっている。

おわりに

現在，日本で臨床使用可能な心拍出量モニターのなかで，侵襲度が低いのはインピーダンス法や色素希釈法であろう。また，信頼性では1回ボーラス注入による熱希釈法とPiCCO™が優れている。今後は侵襲度と信頼性の兼ね合いから，補正を必要としない動脈圧波形解析法を用いたFloTrac™/Vigileo™のような機器が主流となっていくと考える。

心拍出量測定のgold standardである熱希釈法を基準として，動脈圧波形法，CO_2再呼吸法，インピーダンス法，経食道ドプラー法の4つの低侵襲心拍出量測定法をEBMによって検討した結果では，いずれの方法もいまだ臨床的信頼性に欠けると報告されており，臨床使用にはさらなる測定精度の向上と即時性の向上が要求される[18]。

■参考文献

1) Swan HJC, Ganz W, Forrester JS, et al. Catheterization of the heart in man with use of a flow-directed balloon-tipped catheter. N Engl J Med 1970 ; 283 : 447-51.
2) Ganz W, Donos R, Marcus HS, et al. A new technique for measurements of cardiac output by thermodilution in man. Am J Cardiol 1971 ; 27 : 392-9.
3) An update report by the American Society of Anesthesiologists Task Force on pulmonary artery catheterization. Anesthesiology 2003 ; 99 : 988-1014.
4) Shah MR, Hasselblad V, Stevenson LW, et al. Impact of the pulmonary artery catheter in critically ill patients : Meta-analysis of randomized clinical trials. JAMA 2005 ; 294 : 1664-70.
5) Stevens JH. Thermodilution cardiac output measurement : Effects of the respiratory cycle on its reproducibility. J Am Med Assoc 1985 ; 253 : 2240-2.
6) Woods M. Practical considerations for the uses of a pulmonary artery thermister catheter. Surgery 1976 ; 79 : 469-75.
7) Yelderman M. Continuous measurement of cardiac output with the use of stochastic system identification techniques. J Clin Monit 1990 ; 6 : 322-32.
8) Wesseling KH, deWit B, Weber AP, et al. A simple device for the continuous measurement of cardiac output : Its model basis and experimental verification. Adv Cardiovasc Phys 1983 ; 5 : 16-52.
9) DeWaal EE, Kalkman CJ, Rex S, et al. Validation of a new arterial pulse contour-based cardiac output device. Crit Care Med 2007 ; 35 : 1904-9.
10) Manecke GR Jr, Auger WR. Cardiac output determination from the arterial pressure wave : Clinical testing of a novel algorithm that does not require calibration. J Cardiothorac Vasc Anesth 2007 ; 21 : 3-7.
11) Biais M, Nouette-Gaulain K, Cottenceau V, et al. Uncalibrated pulse contour-derived stroke volume variation predicts fluid responsiveness in mechanically ventilated patients undergoing liver transplantation. Br J Anaesth 2008 ; 101 : 761-8.
12) Carpek JM, Roy RJ. Noninvasive measurement of cardiac output using partial CO_2 rebreathing. IEEE Trans Biomed Eng 1988 ; 35 : 653-61.
13) Raaijmakers E, Faes TJ, Scholten RJ, et al. A meta-analysis of three decades of validating thoracic impedance cardiography. Crit Care Med 1999 ; 27 : 1203-13.
14) Schmidt C, Theilmeier G, Van Aken H, et al. Comparison of electrical velocimetry and transoesophageal Doppler echocardiography for measuring stroke volume and cardiac output. Br J Anaesth 2005 ; 95 : 603-10.
15) Norozi K, Beck C, Osthaus WA, et al. Electrical velocimetry for measuring cardiac output in children with congenital heart disease. Br J Anaesth 2008 ; 100 : 88-94.
16) Cariou A, Monchi M, Joly LM, et al. Noninvasive cardiac output monitoring by aortic blood flow determination : Evaluation of the Sometec Dynemo 3000 system. Crit Care Med 1998 ; 26 : 2066-72.
17) Knirsh W, Kretschmar O, Tomaske M, et al. Comparison of cardiac output measurement using the CadrioQP oesophageal Doppler with cardiac output measurement using the thermodilution technique in children during heart catheterization. Anaesthesia 2008 ; 63 : 851-5.
18) Peyton PJ, Chong SW. Minimally invasive measurement of cardiac output during surgery and critical care : A meta-analysis of accuracy and precision. Anesthesiology 2010 ; 113 : 1220-35.

(溝部　俊樹)

II. モニタリング：心血管作動薬の使用時に必要なモニター

3 心室圧容積関係

はじめに

　血圧は，麻酔中の循環をモニターする主要なパラメータの一つである。循環調節の目的は血圧を一定に保つことといっても過言ではない。かつて，目的の血圧を定め，神経節遮断薬であるトリメタファンを持続的に静脈内投与してフィードバック制御で低血圧麻酔を試行したことがあった[1]が，すべての麻酔症例に適用できなかった。それは，血圧調節が血管の収縮と拡張のみで行われているわけではないからである。実際の麻酔では，麻酔科医は，血圧だけを診て麻酔薬や循環作動薬の投与量などを調節しているのではなく，術野を観察して侵襲を予測し，麻酔薬や循環作動薬を作用とその効果発現のタイムラグも見積もって投与するなど，臨機応変に適切な対策を講じている。その結果として血圧が一定に保たれている。このため機械による全身麻酔の自動化はいまだに難しいといわざるをえない。

　急性心不全の動物実験では，心筋収縮力や心後負荷および心前負荷を個々に調節するために，ドブタミンとニトロプルシドおよびデキストランを使用して血圧の自動調節に成功した報告があり[2]，臨床応用も近い印象を受ける。循環生理に限れば，生体の循環は相当堅牢な安定機構を備えているので，その安定度あるいは脆弱性の程度を事前に評価し，症例を選択すれば，機械的に制御できる可能性も生じてきた。ここでは，循環作動薬などで循環を調節する際に便利なツールとして，左心室の圧容積関係の利用方法を解説する。この概念が，循環動態の現状の把握だけでなく，その安定度の評価にも有用であり，また，循環作動薬や輸液の投与のトライアンドエラーを減らし，より安全で余裕のある麻酔に貢献できることを期待する。

ガイトンの循環モデル

　Guytonら[3]は血圧や心拍出量を調節する機構として，フランク・スターリングの心機能曲線とガイトンの静脈還流曲線の関係を中心に置き，腎による体液量調節や頸動脈反射など，さまざまな循環調節機構を付加し，精密なシミュレーション・プログラムを作成した。これは順次改良が加えられ，現在の高機能シミュレーション人形にも組み込ま

3. 心室圧容積関係

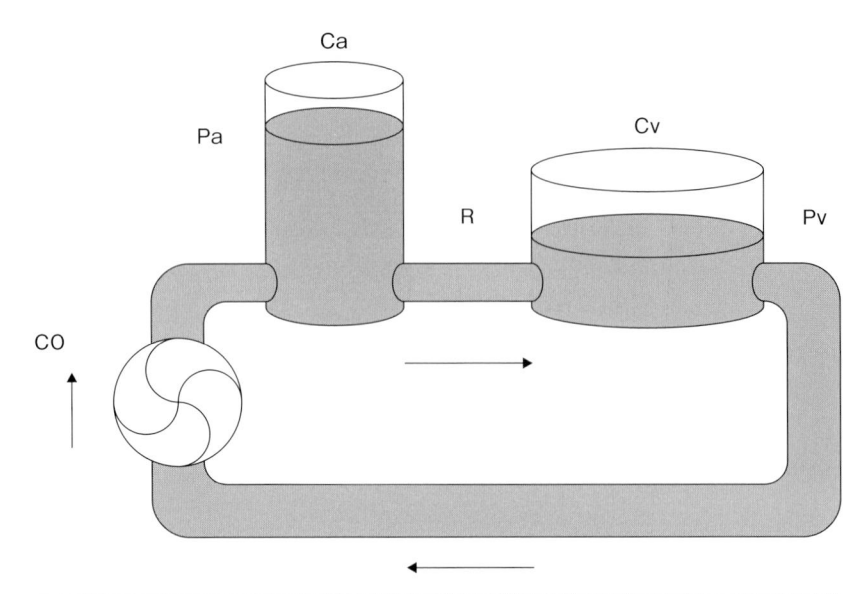

図1 もっとも基本的な循環モデル
CO：定常流心拍出量, R：末梢血管抵抗, Pa：平均動脈圧, Pv：中心静脈圧, Ca：動脈コンプライアンス, Cv：静脈コンプライアンス
（重見研司. 循環管理. 小栗顕二, 横野諭編. 周術期麻酔管理ハンドブック―理論から実践まで/救急から緩和まで. 京都：金芳堂；2008. p.191-224 より引用）

れ，生体に近い反応が得られている．しかし，あまりに精密で複雑なので，暗算して臨床に応用することが難しい．そこで，そのモデルの核となる部分だけを抽出し，動脈コンパートメントと静脈コンパートメントを連結管で接続して，静脈側から動脈側へポンプで送水するもっとも基本的なモデルを図1に示した[4]．

このモデルでは，各コンパートメントの水面の高さがそれぞれの圧を，連結管の抵抗が末梢血管抵抗を，循環する水が循環血液量を表す．たとえば心拍出量の減少をシミュレートすると，ポンプの送水量が減少することで，細く背の高い動脈コンパートメントの水面（動脈圧）が低下し，同時に太く背の低い静脈コンパートメントの水面（静脈圧）が上昇する．また，両コンパートメントの間の連結管の抵抗が大きくなると左の水柱の水面は上昇するし，血液量を表す回路内の水の減少は両水柱の水面の高さを低下させる．このようにこのモデルは，心拍出量や総末梢血管抵抗，血液量と動脈圧および中心静脈圧の関係を理解するのに有用である．しかし，実際の心拍出量は，静脈還流量や動脈圧などに影響を受けるので，それらの関係はそれぞれ別々に検討する必要がある．

フランク・スターリングの心機能曲線とその限界

フランク・スターリングの心機能曲線は，心前負荷を表すガイトンの静脈還流曲線と組み合わせ，心前負荷と心機能の関係から，中心静脈圧（central venous pressure：CVP）と心拍出量（cardiac output：CO）を理解するときに有用である．たとえば，心

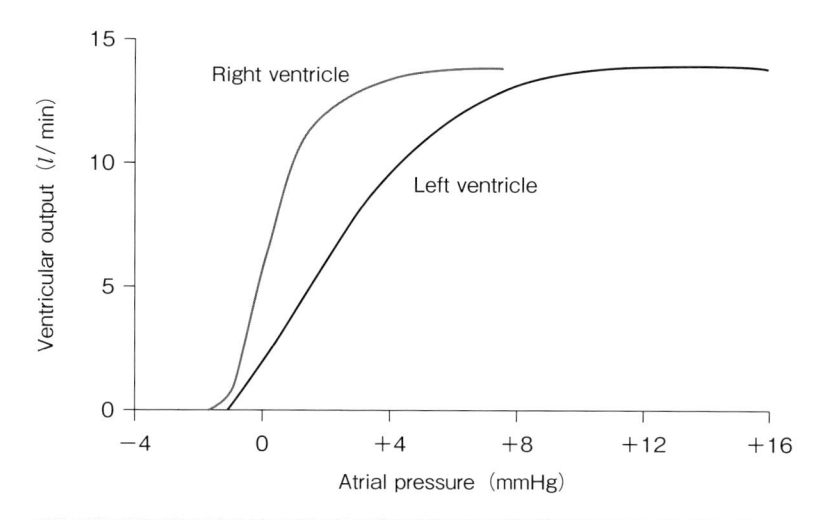

図2 同一心臓の左右の心室拍出量

右心室に比較して左心室のほうが後負荷が大きいので，左心室の心機能曲線が右下に描かれている。

(重見研司．循環管理．小栗顕二，横野諭編．周術期麻酔管理ハンドブック—理論から実践まで/救急から緩和まで．京都：金芳堂；2008. p.191-224 より引用)

　機能が低下し，心機能曲線が下方へ押し下げられると，CVP が上昇し CO が低下する。しかし，図2に示したようにひとつの心臓の右心室と左心室の心機能曲線を同一座標上に描くと，右心室の曲線のほうが左上方に位置する。これは，右心室のほうが左心室より心機能がよいことを意味するかのようだが，実際はそうではない。後負荷として右心室には肺動脈が接続し，左心室には大動脈が接続しているため，このような齟齬が生じる。フランク・スターリングの心機能曲線を用いて心機能を比較する場合，後負荷が同じでなければ心収縮力を比較することはできない。右心室に大動脈を接続することができたならば，右心室の曲線は左心室のものより右下方に位置すると考えられる。

　心不全の治療として後負荷軽減療法がある。これをフランク・スターリングの曲線を用いて解析すると，心後負荷の減少は心機能曲線を左上方に移動し，心機能は改善したと評価できる（図3）。詳しく説明すると，図3において，①の正常状態から心不全に陥ると，フランク・スターリングの心機能曲線は右下方に低下し，心拍出量が低下する結果，ガイトンの静脈還流曲線に沿って CVP は上昇して②の点で平衡状態となる。そこで，輸液をして静脈還流曲線を右方向へシフトさせると平衡点は③へ移動し，CVP の上昇の割には心拍出量が増加しないことが示される。ここで強心薬を使用して心機能曲線を立ち上げると，④で示したように心拍出量は回復するが，CVP は上昇した状態となる。このように強心薬を使用すると一時的には症状が改善されるが，長期予後の改善は認められないばかりか，かえって短命に終わる症例も多い。後負荷を軽減して心機能曲線を立ち上げるほうが，長期予後が改善されることが分かっている。

　心筋線維を考えたとき，後負荷を軽減することによって収縮距離は増加する。これは心筋線維が力強くなったというより，負荷が取れてより多く収縮することが可能になったと見るべきで，心収縮力そのものの増加ではない。このように，フランク・スターリ

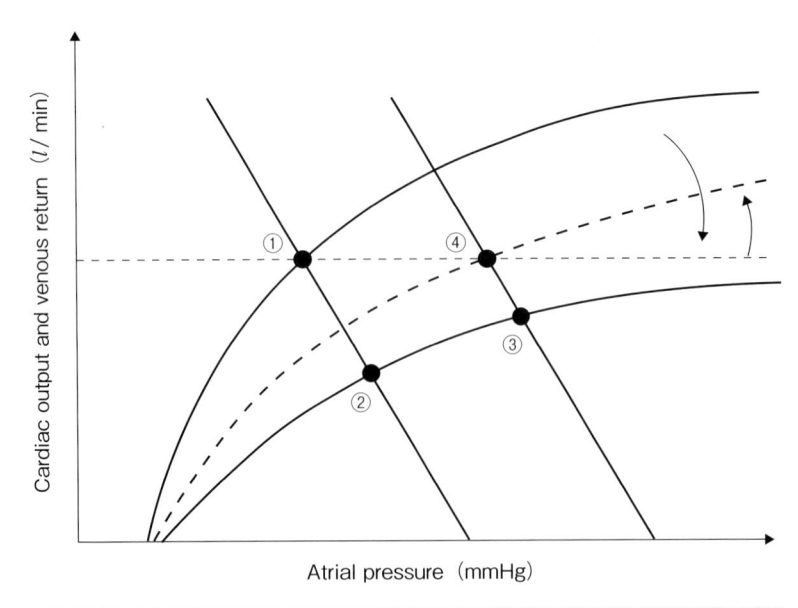

図3 心不全の解析図

(重見研司. 循環管理. 小栗顕二, 横野諭編. 周術期麻酔管理ハンドブック―理論から実践まで/救急から緩和まで. 京都：金芳堂；2008. p.191-224より引用。詳細は本文参照)

ングの心機能曲線は心前負荷と心拍出量の関係を検討するときには有用であるが，心拍出量に対する後負荷の影響については別に検討する必要がある。

左心室圧容積関係（left ventricular pressure volume relationship：LVPVR）

　血圧や心拍出量を維持するために必要な種々のパラメータは，心前負荷と心収縮力，心後負荷，心拍数の4つのカテゴリにまとめることができる。左心室は血液駆動の源で，拡張期に十分血液を充満させ，収縮期にできるだけ多量の血液を駆出することを繰り返す。血液の充満には，それに見合うだけの静脈還流が確保される必要がある。また，動脈血圧の維持には，駆出された血液をしっかり受け取る大動脈が必要である。さらに，心筋には高い動脈圧に太刀打ちしてなお血液を駆出する収縮力が求められ，かつ，これを際限なく繰り返す能力が必要である。この連鎖を左心室の内圧と容積の関係から定量的に解析することにより，麻酔中の循環を理解し，麻酔方針の決定に役立てることができる。

　LVPVRを示すループを検討することにより，血圧や心拍出量を維持する際に必要な要素を漏れなくチェックできる。縦軸に左心室内圧（P）を，横軸に左心室容積（V）を取って1心拍のループを描く（図4）。V_0は左心室の内圧がゼロとなる容積で，左心室のアンストレストボリュームと呼ばれる。VesとVedはそれぞれ収縮末期と拡張末期の容積を表し，1回拍出量（stroke volume：SV）はその差（SV＝Ved－Ves）である。駆出率（ejection fraction：EF）はSVとVedの比（SV/Ved）として表される。Pmax

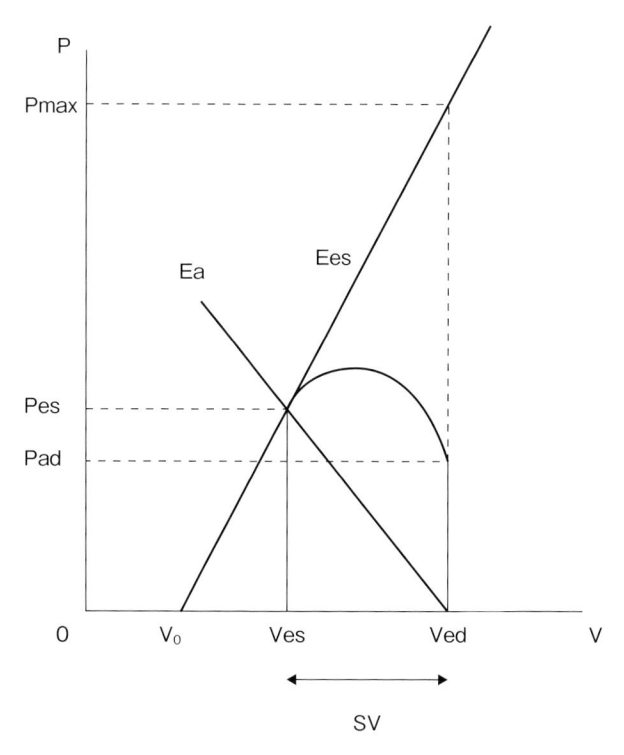

図4 左心室の圧容積関係
P：左心室内圧，Pmax：左心室から血液が駆出されないと仮定したときの収縮末期圧，Pes：収縮末期圧，Pad：拡張末期圧，V：左心室容積，Ved：拡張末期容積，Ves：収縮末期容積，V_0：左心室アンストレストボリューム，SV：1回拍出量，Ees：左心室収縮末期エラスタンス（心筋収縮能），Ea：大動脈エラスタンス（心後負荷，末梢血管抵抗で近似できる）

と Pes，Pad はそれぞれ，血液が駆出されなかったと仮定したときに到達すると考えられる内圧と，通常の収縮末期動脈圧すなわち動脈切痕の圧，および拡張期動脈圧である。Pes は通常，収縮期動脈圧（最高血圧）より若干低く，平均血圧に近い。Pmax は仮想の値で，これを実測することや予測することが，左心室圧容積関係の解析方法の一つとなる（後述）。

1 心収縮力（左心室収縮末期エラスタンス，Ees）

ループの左肩は左心室収縮末期の圧容積関係を示し，V_0 とこの点を通る右上がりの直線の傾き（Ees または Emax）が心筋収縮力を表す[5]。Ees は心筋の収縮末期のエラスタンスである。エラスタンスはコンプライアンスの逆数で，心筋の硬さを表す。収縮力が増すとより高い内圧でより多くの SV が得られるため，この直線の傾きが急勾配となり Ees は大きくなる。たとえばカテコールアミンを投与した場合，心筋は収縮末期に，より硬く収縮することができるが，これを傾きが急峻になることで示すことができる。

逆に心不全状態では傾きが緩やかとなり，心筋は強く収縮することができず，弛緩した状態であることが示される。この直線はフランク・スターリングの心機能曲線とは異なり，後負荷から独立しており，心収縮力そのものを表す点で心機能の解析に有用である。

2 心前負荷（左心室拡張末期容積，Ved）

ループの右下は左心室拡張末期の圧容積関係を示し，この容積（Ved）がすなわち心前負荷となる。心前負荷は中心静脈圧や平均循環充満圧，肺動脈楔入圧などによりモニターできるが，いずれも最終的にはVedを知るためのものと理解できる。麻酔中に出血や脱水などで循環血液量が減少するとVedが小さくなり，SVが減少して血圧も下がる。また，深麻酔では容量血管が拡張して静脈還流量が減少し，相対的に循環血液量が減少して出血時と同様にVedが減少する。このように，Vedの増減を来す状態を検討することにより，心前負荷の程度が定量的にチェックできる。

3 心後負荷（動脈エラスタンス，Ea）

左心室と大動脈はPesにて整合し，この圧で血液を駆出する左心室の力を示す硬さ（Ees）と，血流を受け取る大動脈の抵抗を示す硬さ（Ea）とが釣合う。Eesは右上がりの直線の傾きで，Eaはループの左肩と右下隅を繋いだ左上がりの直線の傾きで表される。EesはSVの血液を送り出す際に必要な圧（Pes）を規定し，EaはSVの血液を受け取った場合に示す圧（Pes）を規定する。正確に解析すると，Eaには心拍数の要素も加わり，インピーダンスとしての特性も併せ持つ[6]が，臨床的には総末梢血管抵抗に近似して問題はない。血管抵抗が大きくなるとEaは大きくなり，大動脈の特性を示す直線の傾きは急峻となり，Pesは高くなるがSVは小さくなる。

単位を見ても分かるように，エラスタンス（$mmHg\cdot ml^{-1}$）は本来，コンプライアンス（$ml\cdot mmHg^{-1}$）の逆数である。これを抵抗（$mmHg\cdot min\cdot ml^{-1}$）に近似できるのは，心拍数（$min^{-1}$）の要素を無視した場合と考えるとよい。

4 心拍数（HR）

心拍出量（CO）はSVとHRの積（CO = SV・HR）であるから，1拍における左心室のループの解析にHRの要素を加えなければ，左室の全身に対する酸素供給能（$ml\cdot min^{-1}$）が解析できない。

同じCOを得るためのSVとHRの組み合わせはいくつも考えられる。図5に示したように，LVPVRを示すループの面積〔外的仕事（external work：EW）〕とその左側の三角形の部分の面積〔機械的ポテンシャルエネルギー（potential energy：PE）〕の合計〔収縮期圧容積面積（systolic pressure-volume area：PVA）〕が心筋の酸素消費量に比例する[7]ので，これが最低値となるようなSVとHRの組み合わせがもっとも効率の

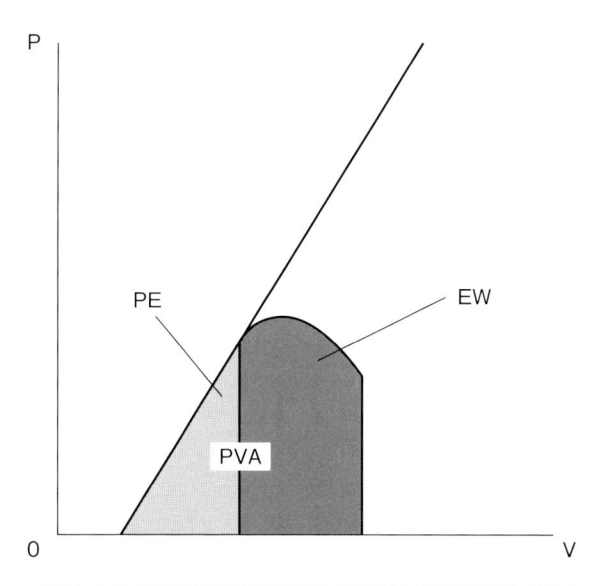

図5 左心室の酸素消費量
PVA：systolic pressure-volume area, PE：potential energy, EW：external work（詳細は本文参照）

よい循環状態と考えられる。心筋虚血を合併した症例では、心筋の酸素消費量をできるだけ少なくするような麻酔をするが、LVPVRを用いた解析から、安全で最適な脈拍と血圧の組み合わせを求めることも可能である。

4 要素の血圧に対する影響

LVPVRのループを用いて、血圧を規定する各要素の影響と、それぞれに対する通常の反応を図6に示した。

1 左心室拡張末期容量（Ved）

心前負荷の減少は静脈還流量の減少であるが、図6（a）に示したように、ループではVedの減少として示される。その結果、Eaを表す直線が左へ平行移動し、Pesを示す交点がEesを示す直線に沿って低下する。このとき、心収縮力と動脈エラスタンスは変化しないので、EesとEaの比は保たれる。代表的な例は出血で、それに対して通常は図6（a'）に示すように交感神経系が賦活されるため、心機能が亢進してEesが増加し、総末梢血管抵抗も上昇してEaも増加し、血圧が回復する。

2 心収縮力（Ees）

一般に心収縮力が低下すると血圧も低下するが、それを図6（b）に示した。Eesを

3. 心室圧容積関係

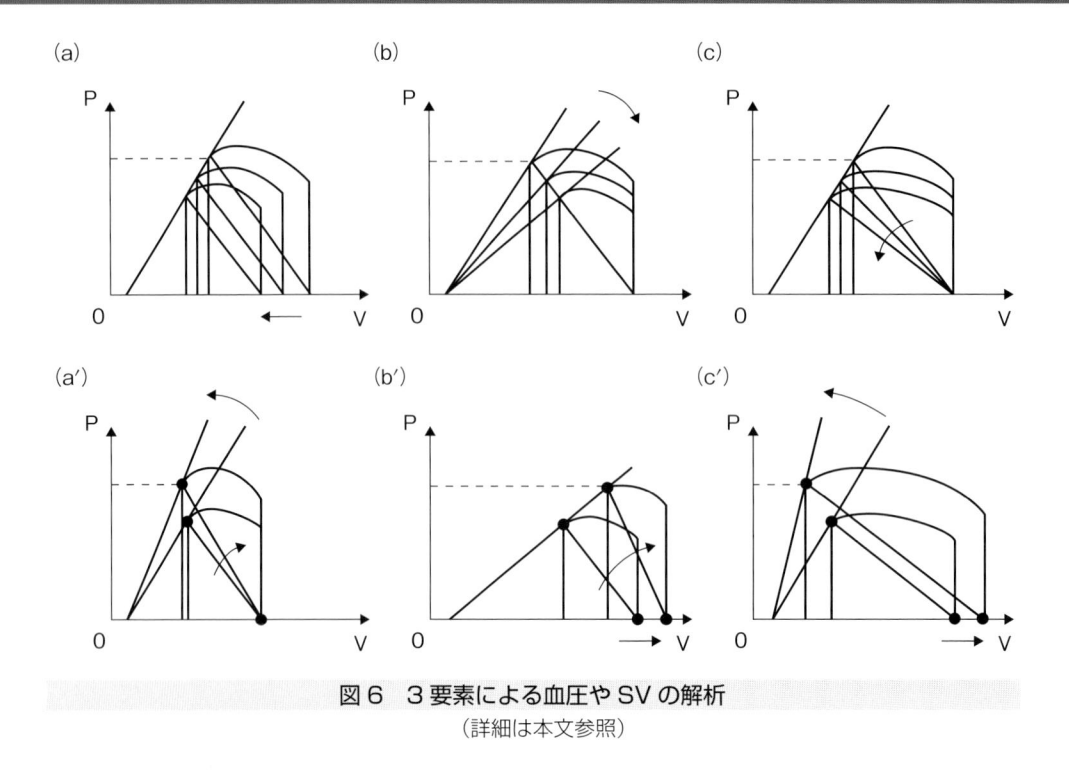

図6　3要素による血圧やSVの解析
（詳細は本文参照）

表す直線の傾きが緩やかになってくると，Pesを示す交点がEaの直線に沿って右下に低下し，ループが徐々に小さくなり，同時にSVも減少する。この状態に対して通常は交感神経系が興奮し，抵抗血管も容量血管も収縮する。それは図6（b'）に示すように，Eaを表す直線の傾きが急峻になり，また前負荷を示すVedも増加し，PesとSVの回復を図る。

3 動脈エラスタンス（Ea）

　心後負荷の減少によって，血圧は低下するがSVは増加する。これを図6（c）に示した。心後負荷の減少はEaを表す直線の傾きが緩やかになることで示され，Pesを示す交点はEesを示す直線に沿って低下する。心前負荷は保たれているのでVedは変化せず，ループは背が低くなると同時に幅が広くなり，これがSVの増加を定量的に示す。このように，後負荷の減少による心拍出量の増加は心収縮力の増加ではないことが明確に示される。フランク・スターリングの心機能曲線では，この状態と心収縮力の亢進による心拍出量の増加とを区別することができない。"心機能"の定義を血液駆出のパフォーマンス全体とするか心収縮力とするかを明らかにして検討しなければ，議論の混乱を来す。

　Eaの減少の代表例は敗血症性ショックで，Eesが増加しても血圧が回復せず，大量輸液によりVedの増加を図る〔図6（c'）〕。加えて，通常はノルアドレナリンなどの強力な血管収縮薬を使用して抵抗血管のEaの増加を図るとともに，容量血管の収縮作用

によるVedのさらなる増加を期待することも多い．

4 心拍数（HR）

　COはSVとHRの積であるから，SVが一定であればCOはHRに直接関連する．HRが増加するとCOの増加，ひいては血圧の上昇が期待されるが，それは間違いである．これまで，ループを用いた解析で3要素を独立して検討してきたが，ここで検討するHRは，SVとの組み合わせがCOや血圧の調節に関与する．左室が充満するためには相応の心前負荷と左心室拡張能が必要であるから，単純にHRの増減がCOの増減と線形関係になるわけではない．一般に徐脈では拡張時間が延長し，その分，前負荷が増加するのでSVが増加する．逆に頻脈では，充満時間が短縮するためSVは減少する．このように，HRを変化させても静脈還流量が一定であればCOも一定に保たれる．HRとともにCOも増加させるためには，SVを保つために静脈還流量を増加させなければならない．それは，HRが一定であればVedが増加するわけであるから，前負荷の増加によってCOが増加することを意味する．

　効率よく生存することを考えたとき，循環血液量が減少した場合や血中ヘモグロビン濃度が低下した場合などに，COや血圧あるいは酸素供給能を維持する目的でHRが増加するのは，心筋の効率を犠牲にしても酸素供給を優先する状態と考えられる．しかし，一般にHRは，血圧を維持するために必要な回数ではないと考えられている．それよりも心筋の効率が優先され，全身に必要な酸素を供給するポンプである心筋の酸素消費量が最低値となるよう，SVとHRとヘモグロビン値の最適な組み合わせが選択され，その心拍が規定されていると考えられている．

5 人工心肺離脱時における4要素の考え方

　血圧調節の具体的な事例として，心臓大血管手術時に人工心肺から離脱する際の循環の制御方法を4要素から解析する．自己心拍が再開して人工心肺からの離脱を判断するとき，心収縮の様子を目視し，左心室が身を捩るように活発に収縮する様子を観察するが，その収縮が見られなければカテコールアミンの投与を検討する．同時に，左心室の拡張期におけるいわゆる心臓の張り具合を目視し，充満が不足していれば人工心肺からの送血を指示する．心拍数はペースメーカを装着して，相応の回数を確保する．それでも血圧が低い場合，血管収縮薬を投与して総末梢血管抵抗を上昇させる．

　以上の過程は，経験的な修行を要する技術のように思われるが，ループを用いた解析を行うと，Eesの傾きの確保，Vedの大きさの確保，HRの確保の3要素を適切に調節したうえでEaを徐々に大きくして，Pesが示す交点を適切な値に設定するといった，定量的な表現が可能となる．

　HRの設定は年齢相応の数値を選択するが，理想的にはSVやヘモグロビン値との組み合わせが重要であり，ループを用いた解析によって心筋の酸素消費量が最低値となるようにするとよい．自己心拍に委ねる症例が多いので，特に麻酔科医が人為的に調節し

なくてもよい場合もあるが，HR を規定する根拠として留意するべきと考える。

4 要素の血圧に寄与する割合

　　人工心肺から離脱する際には HR の確保が重要であるが，麻酔中は一般に HR が変化しても RR 間隔が短ければ充満量が少なく，逆に RR 間隔が延びると充満量が増加する。結局，CO は一定に保たれ，結果的に血圧も一定に保たれる。このように，一般的に麻酔中は HR が血圧に寄与する割合は少ない。

　　一方，心前負荷と心後負荷は血圧に大きな影響を与える[8]。すなわち，麻酔中は心前負荷と心後負荷を適切に保つことで血圧を一定に保つことができる。血管作動薬は通常，容量血管と抵抗血管の両方に作用し，心前負荷と心後負荷を調節して血圧を制御する。たとえば，ニトログリセリンは容量血管への作用が強いといわれている。その降圧機序は，Ea の減少より Ved の減少であると考えられる。また，ノルアドレナリンは抵抗血管と容量血管の両方に作用して Ea を大きくするだけでなく，Ved も増加させて血圧を上昇させると考えられる。血圧を上昇させるためには，その増分だけ動脈を血液で満たす必要がある。輸液・輸血をせずにそれを補うためには，いわゆる溜め血を動員する必要があり，それはすなわち容量血管の収縮によって補充される。

拡張能障害の解析

　　近年，心不全の半数は EF が保たれており，駆出率が保たれた心不全（heart failure with preserved ejection fraction：HFpEF，または heart failure with normal ejection fraction：HFNEF）と呼ばれ，その際には左室拡張能の低下が認められることが報告されている[9]。その状態をこのループで解析すると，通常平坦である拡張期の内圧容積関係の勾配が立ち上がることで表される（図7）。拡張能が保たれていれば Ved の内圧はゼロに近いが，拡張能が障害されると内圧は上昇し，静脈還流の妨げとなるため静脈圧が上昇し，心不全の全身症状を来すことが理解できる。こうした症例に血管拡張薬を投与すると，Ea が減少して血圧が低下し，SV が増加する方向に働く。一方，同時に容量血管も拡張するので Ved が減少する。これは SV が減少する方向に作用するが，中心静脈圧は低下するので心不全症状の軽減が期待できる。

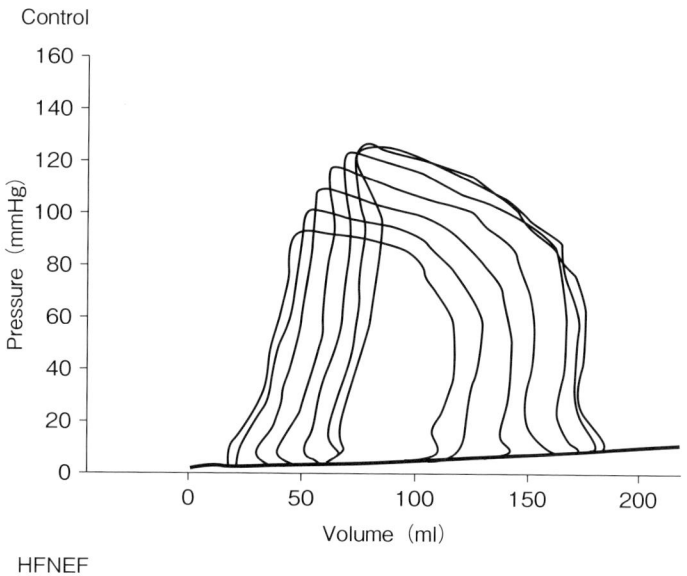

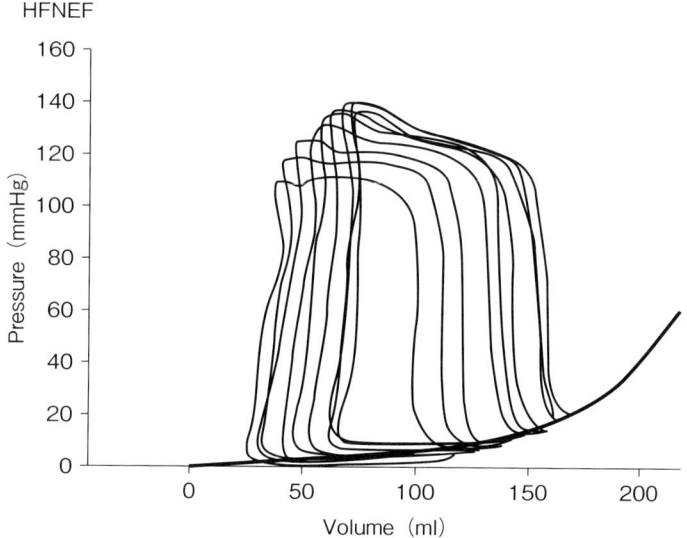

図7 拡張機能障害の圧容積関係
(Westermann D, Kasner M, Steendijk P, et al. Role of left ventricular stiffness in heart failure with normal ejection fraction. Circulation 2008;117:2051-60 より引用)

左心室圧容積関係の測定

1 圧容積関係のループを直接測定する方法

　左心室の圧容積関係による循環の解析は循環制御に有用であるが，その測定方法が侵

襲的であるため,応用は動物実験や重症症例に限られている。左心室の内圧を得るには,左心室内に圧測定プローブを挿入する必要がある。ヘパリン加生理食塩液を満たしたカテーテルを挿入し,圧トランスデューサを心臓の高さに設置してその高さでゼロ点を補正して測定する方法では,カテーテルによる圧波形の歪みや波形の伝播による測定値の遅れが問題となるため,通常はカテーテル先端に圧トランスデューサを埋め込んだミラーのカテーテルを使用する。一方,左室容積の測定は,左室内で先端を心尖部に位置させたコンダクタンス・カテーテルを使用する[10]。このカテーテルは先端から等間隔に電極が埋め込まれており,先端と各電極との間の電気抵抗を測定し,その値から電極周辺の血液の分布状況を算定する。動物実験では,心臓の周りを薄いビニルシートなどの絶縁体で遮蔽し,周囲の電気的特性の影響を受けないように工夫する。この2本のカテーテルによって内圧と容積が同時に測定され,ループが1つ得られる。傾き Ees の直線を得るためには,Ees と Ea が一定で,異なる大きさのループを得る必要がある。このためには下大静脈にフォガティー・カテーテルを挿入し,心拍数が5拍ないし10拍程度の期間にわたって,先端のバルーンを徐々に膨らませて静脈還流を減少させ,Ved の変化から複数のループを得る必要がある。以上のように,得られるデータは有用なものであるが,その測定には大きな侵襲を必要とするため臨床応用には限界がある。

2 等容量収縮時間(PEP)と駆出時間(ET)を規格化して Ees を予測する方法

心筋は等容量収縮期と駆出期とで,それぞれ一定の速度で収縮することが明らかとなっている。等容量収縮期の心筋収縮速度は,閉じていた大動脈弁が開く圧である Pad を,弛緩状態から駆出に至るまでを示す心電図の R 波から大動脈血圧波形の立ち上がりまでの時間(pre-ejection period:PEP)で除した値である。一方,駆出期の心筋収縮速度は,Pmax と Pad の差を駆出時間(ejection time:ET)で除した値である。Senzaki ら[11]は図8に示したように,駆出期の心筋収縮速度は,収縮時間で規格化することにより,等容量収縮期に比較して一定の割合で減少していることを明らかにし,これを利用して Ees が非侵襲的に予想できることを示した。

3 Pmax を実測する方法

ループを描かずに Ees を得るには Pmax を実際に測定すればよい。左心室圧容積座標上の(Ved, Pmax)と(Ves, Pes)の2点を結ぶ直線が内圧容量関係を示す複数のループの左肩を結んだ直線に一致し,この直線の傾き(Ees)が心収縮力を示す[12]。Pmax は,総末梢血管抵抗を無限大とし,左室の駆出量をゼロとした場合に,左室内圧が到達する最高圧である。動物実験では,心収縮にタイミングを合わせて一時的に大動脈起始部を物理的に鉗子でクランプすることで得ることができる。しかし,この方法は侵襲が大きく,動物実験ではよく用いられるが,ヒトを対象とした臨床では実用的な方法ではない。

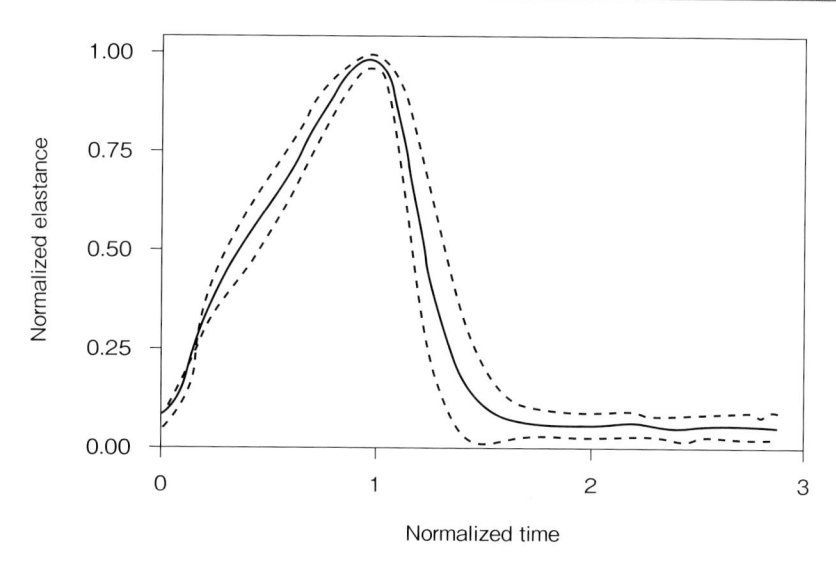

図8 収縮時間で規格化した時変エラスタンスカーブ
(Senzaki H, Chen CH, Kass DA. Single-beat estimation of end-systolic pressure-volume relation in humans. A new method with the potential for noninvasive application. Circulation 1996；94：2497-506 より引用)

4 Pmax を予測する方法

Pmax を高い精度で予測するために，いくつかの非侵襲的な方法が提案されている（図9）。

a. 左心室の圧波形にカーブフィッティングして Pmax を予測する方法

Takeuchiら[13]は図9（a）に示したように，左心室の圧波形がおおむね台形であることに着目し，この起始部と終息部にサインカーブをフィッティングさせ，そのピークを Pmax として Ees を求めた。

b. 左心室の圧波形の接線によって Pmax を予測する方法

Shihら[14]は，図9（b）に示したように左心室の圧波形の起始部と終息部の接線で三角形を描き，その頂点から Pmax を予測した。

c. 左心室の時変エラスタンスカーブを2直線で近似して Pmax を予測する方法

Senzaki らは，左心室のエラスタンスの経時的変化を収縮時間で規格化してその最高値を算定したが，Shishidoら[15]は図10に示したように，等容量収縮期と駆出期の心筋収縮速度をそれぞれ直線で近似し，その傾きの減少の割合が駆出率（EF）と高い相関関係を持つことを見出し，動物実験で得られた関係式を使用して非侵襲的に Ees を得た。ヒトで同様の近似式を得るにはやはり侵襲的な操作を要するため，十分なデータがそ

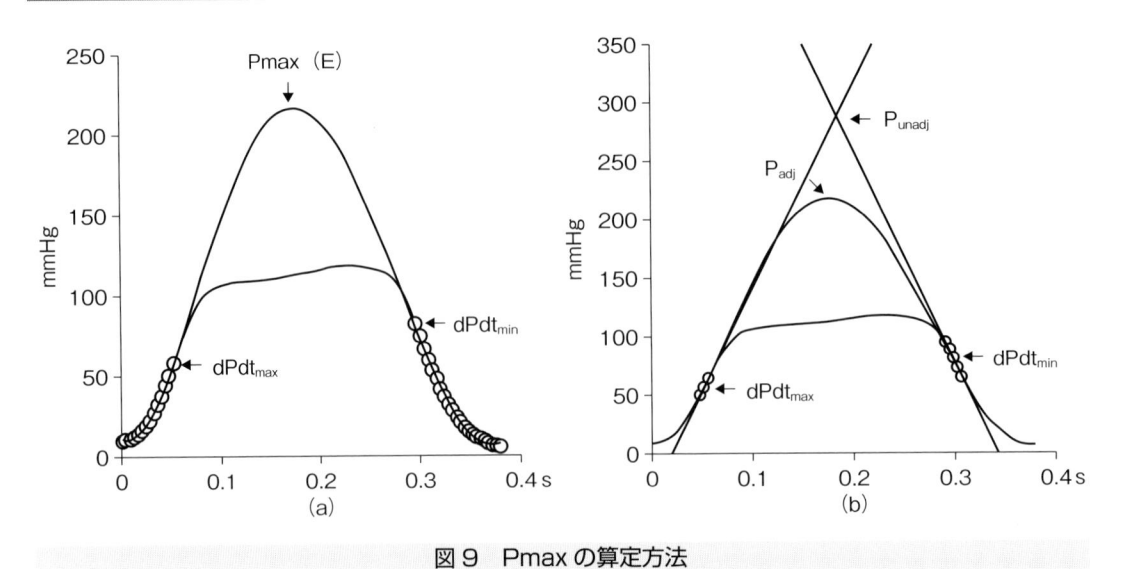

図9 Pmaxの算定方法

(Kjørstad KE, Korvald C, Myrmel T. Pressure-volume-based single-beat estimations cannot predict left ventricular contractility *in vivo*. Am J Physiol 2002；282：H1739-50 より引用)

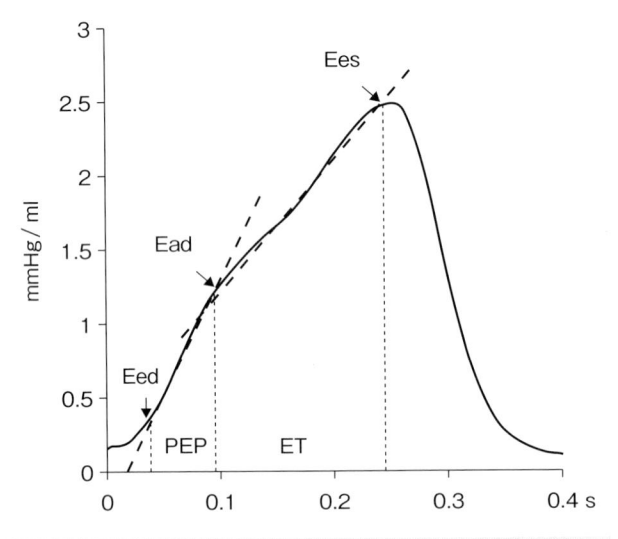

図10 左心室時変エラスタンスカーブの2直線近似

Ees：収縮末期の左心室エラスタンス，Ead：動脈拡張末期の左心室エラスタンス，Eed：左心室拡張末期の左心室エラスタンス，PEP：pre-ejection period，ET：ejection time。

(Kjørstad KE, Korvald C, Myrmel T. Pressure-volume-based single-beat estimations cannot predict left ventricular contractility *in vivo*. Am J Physiol 2002；282：H1739-50 より引用)

ろっていないのが現状である。

5 近似測定方法の限界

　PVRを臨床的に利用するために，簡便にEesを求める方法が種々考案されたが，いずれもある程度の仮定を必要とするため，測定値の精度には問題がある。Kjørstadら[16]は豚を使用して，血圧を20 mmHg上昇させる程度のドパミンを投与した際に，従来の方法ではEesは増加したが，低侵襲の新しい方法[12)~15)]ではEesの増加を認めないため，心不全症例には臨床的に使用できないとした。しかし，麻酔科学的には，異常の程度を評価するより，正常から異常へ変化するのを早期に発見することが重要である。

左心室大動脈結合状態モニターの有用性

1 非侵襲的なEes/Eaの求め方

　Eesを非侵襲的に求める理論[15]を応用して，PEP，ET，PadおよびPesから左心室大動脈結合状態を表すEesとEaの比（Ees/Ea）求めることができ[17]，その結果をノモグラムとして図11に示した。値の組み合わせによっては実数解が得られず，虚数解となる場合がある。しかし，Ees/Eaは低値のことが多く，正常値付近では高い精度が得られる。つまり本法は，心不全の悪性度を測定するより，麻酔中など正常値のモニターとして有用であり，危機的状況に陥ることを未然に防ぐときに有用と考えられる。これはパルスオキシメータと同様に，悪い状態の程度を測定するのではなく，正常から異常へ陥るのをいち早く検知するものとして期待できる。

2 左心室大動脈結合状態と血圧の関係

　Ees/Eaは心収縮末期の左心室と大動脈のエラスタンスの比であり，このバランスによって血液の駆出が調節され，血圧が規定される。換言すると，同一の血圧であっても複数のEes/Eaが存在する（図12）。たとえば，敗血症性ショックであれば総末梢血管抵抗は減少するので，Eaの直線は緩やかな傾きとなり，Eesは急峻となる。一方，心不全状態では，Eesは緩やかな傾斜となり，Eaは急峻となって血圧が保たれる[18]。
　これは血圧波形にも反映され，Ees/Eaが大きいほどPVRを示すループは幅が広くなり，動脈圧波形も面積が広くなる。一方，Ees/Eaが小さいほど，動脈圧波形はやせて急峻になる（図13）。
　全身麻酔中，Ees/Eaが適度に大きければ，十分な心収縮力と適度な末梢血管抵抗が保たれ，余裕のある循環動態といえる。一方，Ees/Eaが小さいと，血圧は同じでも心収縮力は弱まり，代償的に血管収縮が強くなるため危機的状況が近いことが分かる。出血時なども，通常のモニターでは血圧が低下して初めてアラームが作動するが，

3. 心室圧容積関係

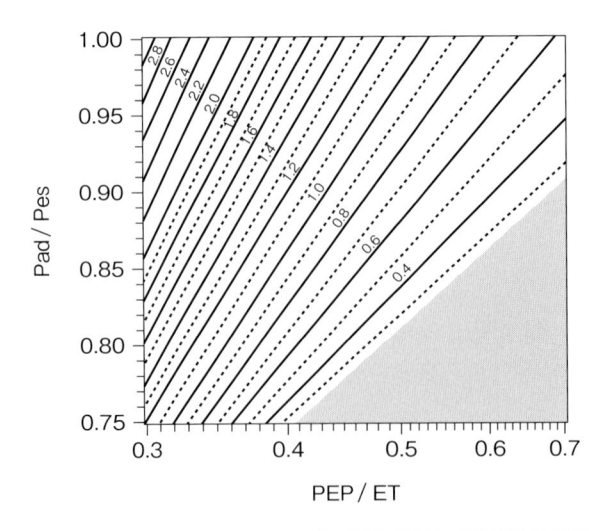

図11　Pad/PesとPEP/ETからEes/Eaを求めるノモグラム

Pad：動脈の拡張期圧（最低動脈圧），Pes：動脈の収縮末期圧（動脈切痕の圧），PEP：pre-ejection period, ET：ejection time, Ees/Ea：左心室大動脈カップリング。

（Hayashi K, Shigemi K, Shishido T, et al. Single-beat estimation of ventricular end-systolic elastance-effective arterial elastance as an index of ventricular mechanoenergetic performance. Anesthesiology 2000；92：1769-76 より）

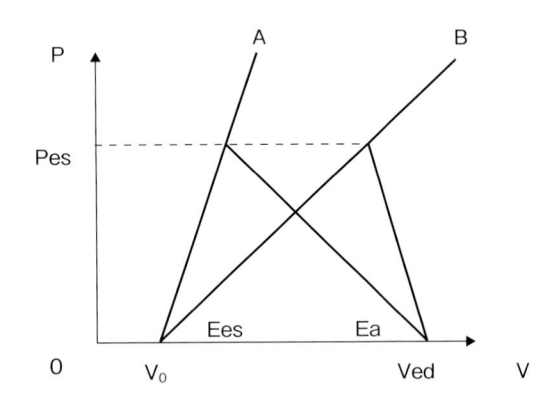

図12　同じ血圧を与えるEesとEaの複数の組み合わせを示す図

左心室のPVRのループを描かずに，EesとEaを示す直線のみを示した。Aは心機能亢進状態を表し，Bは心不全状態を表す。

Ees/Eaの変化をモニターすると，血圧低下を来す前に血管収縮が徐々に強まり，限界に近いことを知ることができる。

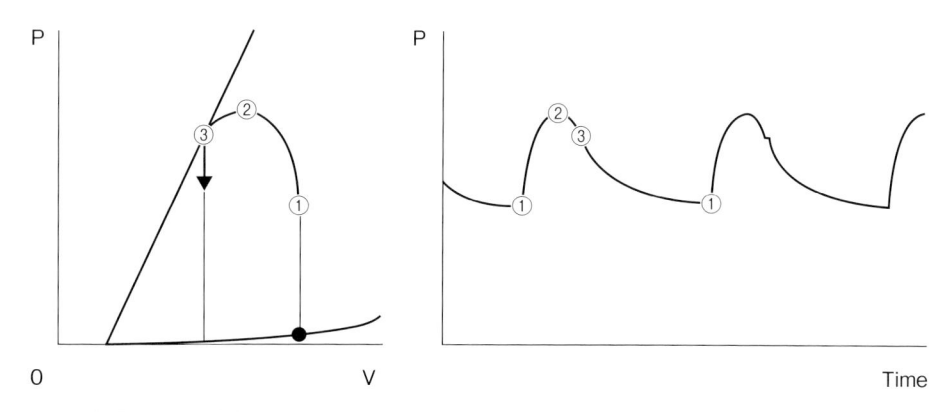

図13 左室のPVRと動脈圧波形の関係

左心室のPVR（左図）の番号がそれぞれ動脈圧波形（右図）の番号に一致する。SVが小さい場合は左心室の収縮時間が短く，①から③へ短時間で経過するため，動脈圧波形が痩せ細ることを示した。
（重見研司．循環管理．小栗顕二，横野諭編．周術期麻酔管理ハンドブック—理論から実践まで／救急から緩和まで．京都：金芳堂；2008. p.191-224より引用）

3 Ees/Eaと平均血圧の組み合わせによる循環動態の解析（林の分類）

　血圧が同一であっても，Ees/Eaをモニターすることで循環動態の詳細が明らかとなる。林ら[19]はPesが平均血圧と近い値であるとして，平均血圧の正常範囲を60～90 mmHg，Ees/Eaの正常範囲を1.0～2.0として，血圧とEes/Eaの関係から循環動態を9つに分類した。

　血圧が高くEes/Eaが低い場合は過度の血管収縮状態と考えられ，ノルアドレナリンなどの血管収縮薬を使用中であればその投与量を減らし，また血管拡張薬を適切に使用して血圧を下げるのがよい。血圧が高くEes/Eaが正常であればVedが過大であり，輸液・輸血の過剰がもっとも考えられる。また，血圧が高くEes/Eaが大きい場合は，カテコールアミンの過剰投与が考えられる。このように，血圧が十分高い場合にEes/Eaをモニターすることにより，総末梢血管抵抗が大きいのか，前負荷が大きいのか，あるいは，心収縮力が強いのかを定量的に判別することができる。実際に集中治療室で測定した症例を図14に示した。

　血圧が低い場合は，心不全か，抵抗血管の虚脱か，前負荷の減少なのかの判別が必要となるが，Ees/Eaをモニターすることによりそれが可能となる。血管の虚脱の場合，抵抗血管と容量血管ともに虚脱することが考えられる。それぞれのパラメータの組み合わせによるバランスの確保を念頭に置いて循環を管理すれば，血管収縮薬の投与や輸液・輸血など，試行錯誤を繰り返すことなく，より早くより正確に対処できると考えられる。

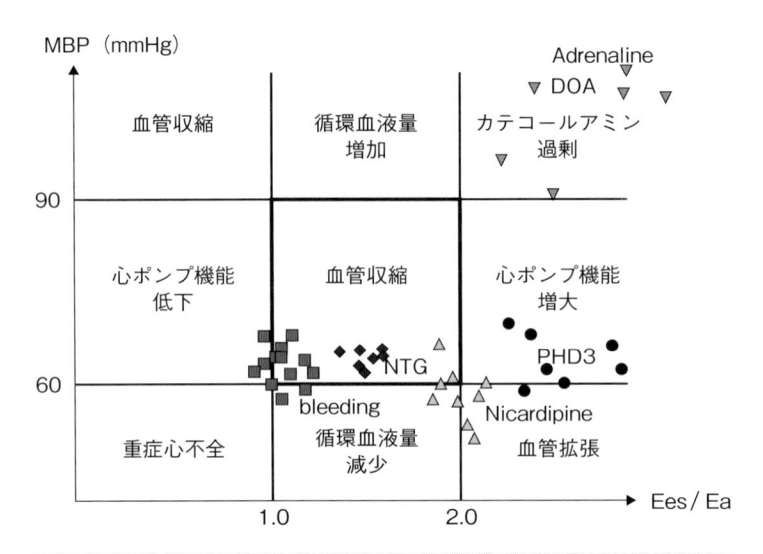

図14 平均血圧とEes/Eaの関係における"林の分類"
▼：アドレナリン（adrenaline）やドパミン（DOA），●：ミルリノン（PHD3），■：出血（bleeding），▲：ニカルジピン（nicardipine），◆：ニトログリセリン（NTG）などを投与した症例の測定結果をプロットした。
（林 和子．心血管整合バランスの推定と応用．循環制御 2001；22：309-16 より引用）

4 Ees/Eaの連続測定の有用性

　血圧が正常範囲内にある場合でも，Ees/Eaによって心収縮力と総末梢血管抵抗のバランスを定量的にモニターできる。たとえば，ホスホジエステラーゼⅢ（phosphodiesterase Ⅲ：PDE3）阻害薬の使用時など，適切な投与量を決定する場合に有用となる可能性がある。PDE3阻害薬は心収縮力を増強し，同時に抵抗血管を拡張する作用を持っているため，適切な投与量の判断が難しい。この際，Ees/Eaのバランスをモニターすることでその指標とすることが可能である。ミルリノンを投与してオンラインでEes/Eaをモニターした実例を図15に示した。この症例ではPEP/ETを連続的に測定するために食道聴診器を自作し，心音図と心電図および動脈圧波形からPEP，ET，Pes，Padをモニターし，オンラインでEes/Eaを算定して表示した。その結果，ミルリノンを投与している間にEes/Eaが1.2から2.2へ上昇した[20]。現在はまだ正常値や目標とするべき値が定まっていないが，新しい指標となることが期待できる。

5 Ees/EaからEesが得られる可能性

　Ees/Eaを求め，Eaを総末梢血管抵抗で近似してEesを算定する方法もある。この場合，連続的に心収縮力をモニターできることになるが，まだ実用に至っていない。

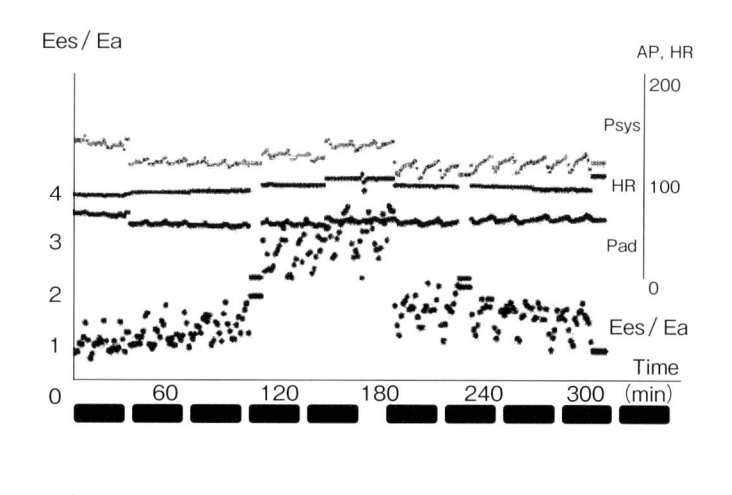

図15 Ees/Ea の連続モニタリング
〔林 和子,重見研司,杉町 勝ほか.左心-動脈カップリング（Ees/Ea）自動モニタリングの試み.日臨麻会誌 2000；20：422-9 より引用。詳細は本文参照〕

まとめ

血圧の調節で，心前負荷，心収縮力，心後負荷，心拍数の4カテゴリによる解析を用いると，低血圧の原因検索では系統的に漏れなく各項目をチェックでき，短時間で適切な対処が可能である．また，左心室圧容積関係の，傾きが Ees である直線と，傾きが Ea である直線の交点である Pes を平均血圧として循環動態を解析すると，Ees/Ea と平均血圧との関係から，循環動態の現状とその安全度が明らかになることを示した．

■参考文献

1) 田中義文．コンピュータによる自動制御の現況．池田和之，尾山 力編．麻酔・集中治療とコンピュータ．東京：克誠堂出版；1985．
2) Uemura K, Kamiya A, Hidaka I, et al. Automated drug delivery system to control systemic arterial pressure, cardiac output, and left filling pressure in acute decompensated heart failure. J Appl Physiol 2006；100：1278-86.
3) Guyton AC, Coleman TG, Granger TG. Circulation：Overall regulation. Ann Rev Physiol 1972；34：13-44.
4) 重見研司．循環管理．小栗顕二，横野諭編．周術期麻酔管理ハンドブック―理論から実践まで/救急から緩和まで．京都：金芳堂；2008．p.191-224．
5) Suga H, Sagawa K, Shoukas AA. Load independence of the instantaneous pressure-volume

ratio of the canine left ventricle and effects of epinephrine and heart rate on the ratio. Circ Res 1973 ; 32 : 314-22.
6) Sunagawa K, Maughan WL, Burkhoff D, et al. Left ventricular interaction with arterial load studied in isolated canine ventricle. Am J Physiol 1983 ; 245 : H773-80.
7) Suga H. External mechanical work from relaxing ventricle. Am J Physiol 1979 ; 236 : H494-7.
8) Sakamoto T, Murayama Y, Tobushi T, et al. Quantitative synthesis of impact of baroreflex on dynamic circulatory equilibrium : Model based analysis and experimental validation. 19th International Conference of the CSDS Program and Abstract ; 2010. p.298.
9) Westermann D, Kasner M, Steendijk P, et al. Role of left ventricular stiffness in heart failure with normal ejection fraction. Circulation 2008 ; 117 : 2051-60.
10) Baan J, van der Velde E, Bruin HG. Continuous measurement of left ventricular volume in animals and humans by conductance catheter. Circulation 1984 ; 70 : 812-21.
11) Senzaki H, Chen CH, Kass DA. Single-beat estimation of end-systolic pressure-volume relation in humans. A new method with the potential for noninvasive application. Circulation 1996 ; 94 : 2497-506.
12) Kono A, Maughan WL, Sunagawa K, et al. The use of left ventricular end-ejection pressure and peak pressure in the estimation of the end-systolic pressure-volume relationship. Circulation 1984 ; 70 : 1057-65.
13) Takeuchi M, Igarashi Y, Tomimoto S, et al. Single-beat estimation of the slope of the end-systolic pressure-volume relation in the human left ventricle. Circulation 1991 ; 83 : 202-12.
14) Shih H, Hillel Z, Declerck C, et al. An algorithm for real-time, continuous evaluation of left ventricular mechanics by single-beat estimation arterial and ventricular elastance. J Clin Monit 1997 ; 13 : 157-70.
15) Shishido T, Hayashi K, Shigemi K, et al. Single-beat estimation of end-systolic elastance using bilinearly approximated time-varying elastance curve. Circulation 2000 ; 102 : 1983-9.
16) Kjørstad KE, Korvald C, Myrmel T. Pressure-volume-based single-beat estimations cannot predict left ventricular contractility *in vivo*. Am J Physiol 2002 ; 282 : H1739-50.
17) Hayashi K, Shigemi K, Shishido T, et al. Single-beat estimation of ventricular end-systolic elastance-effective arterial elastance as an index of ventricular mechanoenergetic performance. Anesthesiology 2000 ; 92 : 1769-76.
18) 重見研司, 林 和子, 田中義文ほか. 左心室時変エラスタンスと心収縮期時相の解析による左心室-大動脈カップリング（Ees/Ea）の算定法. 循環制御 1999 ; 20 : 10-7.
19) 林 和子. 心血管整合バランスの推定と応用. 循環制御 2001 ; 22 : 309-16.
20) 林 和子, 重見研司, 杉町 勝ほか. 左心-動脈カップリング（Ees/Ea）自動モニタリングの試み. 日臨麻会誌 2000 ; 20 : 422-9.

〈重見　研司〉

III

心血管作動薬の使用法：
薬力学と薬物動態を踏まえて

III. 心血管作動薬の使用法：薬力学と薬物動態を踏まえて

1 エフェドリン，フェニレフリン，アトロピン

エフェドリン

1 歴史

　1885年，長井長義（エフェドリン"ナガヰ®"の名の由来）は麻黄からエフェドリンの単離抽出に成功したが，その薬理作用は明らかではなかった。1924年にSchmidtらはエフェドリンに気管支拡張効果があることを発表し，その翌年，TG Millerが初めて気管支喘息に臨床使用し報告した。これによりエフェドリンは，気管支拡張薬として世界中に周知されることとなった。現在，エフェドリンはα，β両アドレナリン受容体を刺激する昇圧薬として頻用されているが，その作用はそれまで副作用として認知されていたものである。選択的β_2作動薬の登場により，エフェドリンが気管支拡張薬として使用されることは少なくなり，現在は昇圧薬として使用されることが一般的となった。

　エフェドリンは近年，その中枢神経作用による習慣性や安易な使用が問題となっている。米国ではダイエット薬に含まれていたエフェドリンによる高血圧，脳卒中，心筋梗塞が社会問題化し，米国食品医薬品局（FDA）は2003年に，エフェドラあるいはそれを含むサプリメントの販売を禁止した。また，直接的な中枢興奮作用があり，容易にアンフェタミンに変換できるため，覚醒剤原料物質に指定されている。

　本邦では長らく，全身麻酔中の低血圧に対する静脈内投与は保険適用外であった。しかし，日本麻酔科学会からの要望と使用実態調査を受け，2007年に厚生労働省から使用承認が下りた。

2 薬物動態と薬力学

a. 薬物動態

　エフェドリンは作用発現に1〜2分を要し，4分程度で最大効果となる。効果持続時間は10〜15分で，持続時間はアドレナリンよりも7〜10倍長いが，昇圧作用の強さ

は1/100～1/200である。エフェドリンは肝臓でモノアミン酸化酵素（monoamine oxidase：MAO）により，わずかに脱メチル化を受けて不活化される。カテコール-O-メチル基転移酵素（catechol-O-methyltransferase：COMT）では代謝されない。血中半減期は3～6時間で，投与後，大部分は未変化体のまま尿中に排泄される。

b. 作用機序

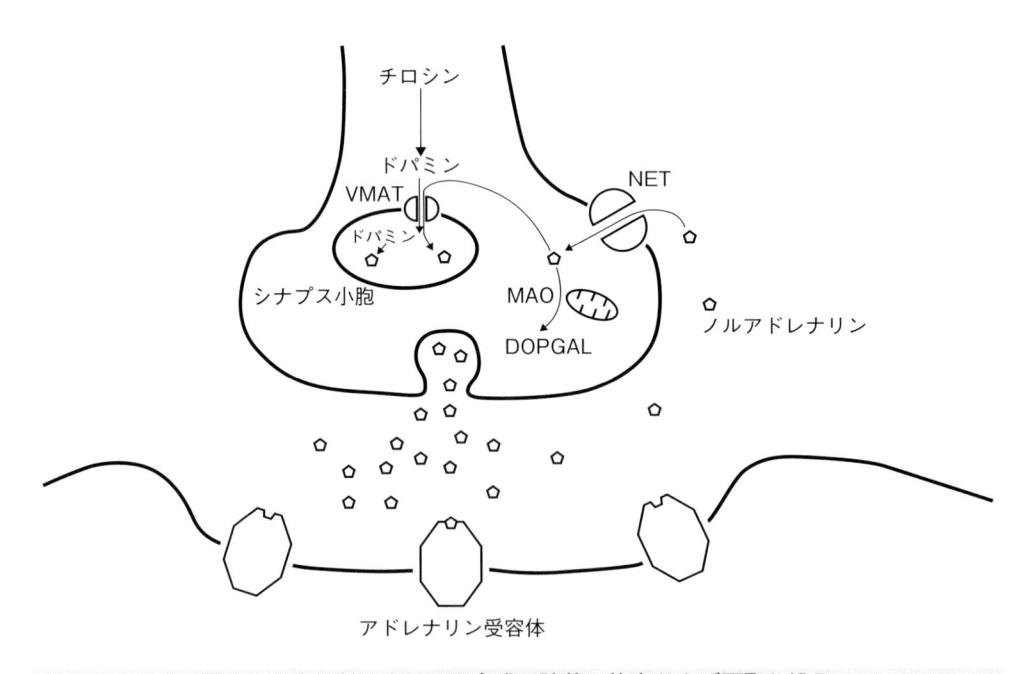

図1にノルアドレナリンの合成，貯蔵，放出，および再取り込みを図示してある。エフェドリンは，①交感神経節後神経に作用してノルアドレナリン放出を促進し，交感神経系の働きを亢進させる作用（間接作動型）と，②アドレナリン受容体を直接刺激する作用（直接作動型）の両者を有するが，一般的には間接作動型が主とされる[1]。直接的作用はαおよびβアドレナリン受容体を刺激し，作用を発揮する。一方，間接作用の機序は諸説あるが，①交感神経節後神経のシナプス小胞に取り込まれ，ノルアドレナリン遊離を増強させる，②神経終末の非シナプス小胞性ノルアドレナリン放出を促進させる，③MAOを抑制する，と報告されている[1]。

間接的な交感神経興奮作用はアンフェタミンやコカインなどの薬物にも見られる。アンフェタミンなどの薬物を反復投与すると神経終末のノルアドレナリンが枯渇し，タキフィラキシー（tachyphylaxis）と呼ばれる急性の脱感作を生じる。エフェドリンでも脱感作が生じるため，反復投与すると昇圧作用が減弱する。

図1 ノルアドレナリンの合成，貯蔵，放出および再取り込み

チロシンから合成されたドパミンはVMAT（小胞性モノアミン輸送体）を通してシナプス小胞内へ移動し，ノルアドレナリンとして貯蔵される。放出されたノルアドレナリンはアドレナリン受容体に結合して効果を発揮する。残ったノルアドレナリンはNET（選択的ノルアドレナリン輸送体）によってシナプス前終末に回収され，一部は再びシナプス小胞に移動し，一部はミトコンドリアのMAO（モノアミン酸化酵素）によって分解され，DOPGAL（3,4-dihydroxyphenylglycoaldehyde）となる。

エフェドリンの昇圧作用は，陽性変力作用と静脈容量血管の収縮による心拍出量の増大によるところが大きい。しかし，体血管抵抗への作用の詳細は明らかでない。エフェドリンは $\alpha \cdot \beta$ のアドレナリン受容体に作用するため，α_1 受容体刺激による血管収縮と β_2 受容体刺激による血管拡張という，相反する作用を起こす。過去，体血管抵抗に関して増加，不変，減少，もしくは増加の後に減少する二相性変化[2]，といったさまざまな報告がなされているが，条件によって反応が異なり，いまだその結論は出ていない。

　エフェドリンが起こしうる作用としては，このほかに低カリウム血症がある。エフェドリンの β 刺激によりアデニル酸シクラーゼ活性が上昇し，それにより生成されたサイクリックアデノシン 3′,5′−一リン酸（adenosine cyclic 3′,5′-monophosphate：cAMP）が細胞膜のナトリウム−カリウムポンプを活性化させるためと考えられている。

フェニレフリン

1 歴　史

　フェニレフリンはアドレナリンより水酸基が 1 個少ない化合物である。1910 年に Barger らが初めて薬理作用を研究し，心臓に対する毒性は低いにもかかわらず，血管作用は強力なことを明らかにした。1942 年に Keys らが初めて臨床応用し，製品化された。本邦では 1955 年からネオシネジン® として販売，使用されている。

2 薬物動態と薬力学

a. 薬物動態

　作用発現は速やかで，持続時間は 5 〜 10 分とアドレナリンよりも少し長い。この理由は，フェニレフリンのほとんどが MAO により肝臓や小腸で代謝されるが，アドレナリンと違い，COMT では代謝されないためである。

b. 薬力学

　フェニレフリンは選択的に α_1 受容体に作用し，末梢血管収縮により昇圧作用を示す。昇圧作用はアドレナリンの約 1/5 だが，心刺激作用はアドレナリンの 1/20 以下である。昇圧により反射性徐脈を来すため注意が必要であるが，頻脈を起こさずに昇圧して冠血流を増加させる。このため，冠動脈疾患や大動脈弁狭窄症の血圧低下時に好んで用いられる。ただし，高用量をボーラス投与すると左室壁運動の異常や収縮末期壁ストレスが増加して左室収縮能が低下するとの報告[3]もあるため，注意が必要である。

　フェニレフリンは心拍数にほとんど影響しないため，心臓迷走神経反射に代表される圧受容体感受性（baroreceptor reflex sensitivity：BRS）を測定することができる。す

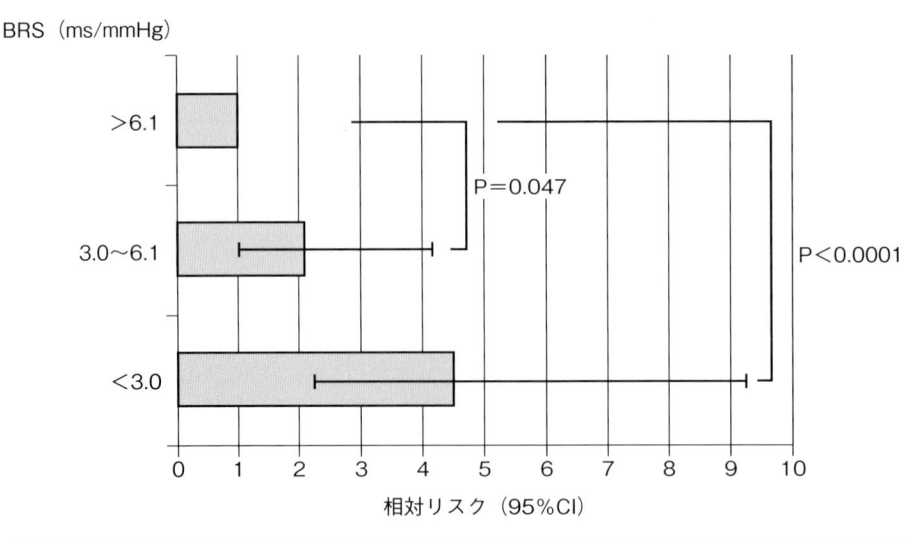

図2 心筋梗塞後のフェニレフリン昇圧試験による圧受容体感受性(BRS)と死亡率の相対リスク
圧受容体感受性が高いほど相対リスクが減少した。
〔La Rovere MT, Bigger JT Jr, Marcus FI, et al. Baroreflex sensitivity and heart-rate variability in prediction of total cardiac mortality after myocardial infarction. ATRAMI (Autonomic Tone and Reflexes After Myocardial Infarction) investigators. Lancet 1998;351:478-84 より改変引用〕

なわち,血圧の上昇によって変化する心電図 R-R 間隔(msec)を y 軸に,収縮期血圧(mmHg)を x 軸にプロットすると,その直線部分の傾きから BRS が求められる(Oxford 法)。フェニレフリン昇圧試験の感受性が高い(BRS の傾きが大きい)ほど,心筋梗塞後の生存率がよいことが知られている(ATRAMI study[4];図2)。

エフェドリンとフェニレフリンとの比較

　麻酔中,エフェドリンとフェニレフリンは単回投与で用いられるが,フェニレフリンは持続投与も行われている。これは両薬の作用機序と代謝に違いがあるためで,①フェニレフリンは直接αアドレナリン受容体を刺激するのに対し,エフェドリンは交感神経末端からノルアドレナリンを放出する間接型が主たる作用機序であるため,持続投与しているとしだいに昇圧効果が減弱すること,②フェニレフリンは MAO で比較的速やかに代謝されるのに対し,エフェドリンはわずかしか代謝されないこと,が関与している。
　麻酔中に両薬剤は,①区域麻酔時の低血圧,②全身麻酔薬による低血圧,③術中の腸間膜牽引による低血圧など,一過性の軽〜中等度低血圧に使用される場面が多い。麻酔中に低血圧が起こる原因には,麻酔薬による心抑制と血管拡張(相対的な循環血液量不足)が関与している。この低血圧に対し,容量負荷のみによって血圧を上昇させると術後に輸液過剰負荷から浮腫を引き起こし,手術ストレスからの回復が遅れることが懸念されている。周術期管理を考慮した場合,輸液負荷は最小限に抑えて昇圧薬を適切に用

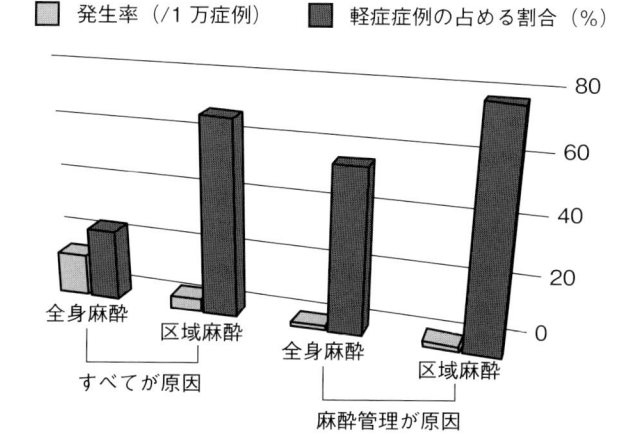

図3 全身麻酔と区域麻酔における高度低血圧の発生率（対1万症例）と軽症症例の占める割合（％）
区域麻酔中は高度低血圧の発生率が低下するが，軽症症例の割合が高くなる。
（入田和男，川島康男，森田 潔ほか．区域麻酔で発生している危機的偶発症の現況：「麻酔関連偶発症例調査 1999−2002」の解析結果より．麻酔 2005；54：440-9 より改変引用）

いることが，術後に生理的機能の回復を促進させると考えられるようになってきた。

1 区域麻酔時の低血圧

Carpenter[5]は，脊髄くも膜下麻酔を施行した患者の33％に，収縮期血圧が90 mmHg未満の低血圧が生じるとしている。また，日本麻酔科学会の麻酔関連偶発症例調査[6]では，ASA physical status（ASA-PS）が1と2の症例で全身麻酔中に高度低血圧を発症したのが24.7％であったのに対し，区域麻酔中には68.0％で生じたことを報告している（図3）。区域麻酔中に低血圧が発生する原因は，交感神経遮断によって①容量血管が弛緩し静脈還流量が減少する，②抵抗血管も弛緩して末梢血管抵抗が低下する，③ブロックの範囲が心臓交感神経（$T_{1\sim5}$）に及ぶと心拍数と心収縮力の低下が起こる，ことが主因である。血圧低下の機序を考えると，交感神経末端からノルアドレナリンを放出させるエフェドリンの投与が理にかなっている。一方，血圧低下の主因は血管拡張であり，頻脈を引き起こさないことがフェニレフリンを選択するゆえんでもある。

2 帝王切開中の昇圧薬の選択

帝王切開中の昇圧薬の選択についてはいまだに議論が続いている。以前は帝王切開中にフェニレフリンを使用すると子宮動脈が収縮するため，子宮胎盤血流量が減少して胎児へ悪影響を及ぼすことが危惧されていた。一方，エフェドリンは子宮血流量を増やすため，帝王切開時の第一選択の昇圧薬であった。しかし Kee ら[7]は，エフェドリンのほ

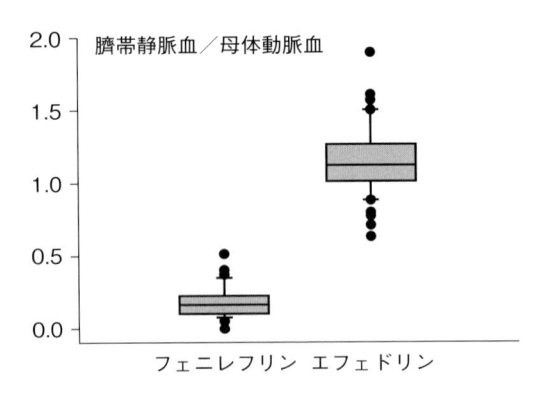

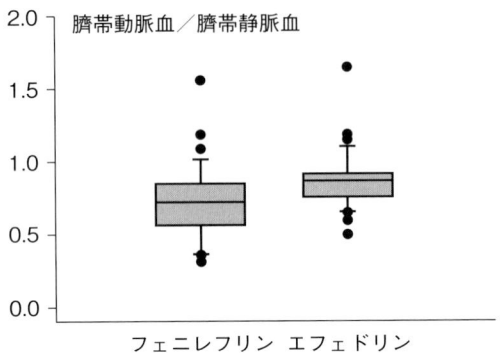

図4 フェニレフリンとエフェドリンの臍帯静脈血／母体動脈血および臍帯動脈血／臍帯静脈血の濃度比

エフェドリン群とフェニレフリン群とを比較すると、臍帯静脈血／母体動脈血比（中央値 1.13 vs 0.17；P＜0.001）、臍帯動脈血／臍帯静脈血比（0.83 vs 0.71；P＝0.001）ともにエフェドリン群のほうが有意に高かった。

（入田和男，川島康男，森田　潔ほか．区域麻酔で発生している危機的偶発症の現況：「麻酔関連偶発症例調査　1999-2002」の解析結果より．麻酔 2005；54：440-9 より改変引用）

うがフェニレフリンよりも胎盤を通過しやすく、胎児内でエフェドリンが代謝されにくいことを示した（図4）。さらに、臍帯動脈と臍帯静脈のpHとBEがエフェドリンによって低下することも報告している。ただし、出生体重とアプガースコアはどちらの昇圧薬を使用しても差はなかった。この研究から、エフェドリンはフェニレフリンよりも胎児への酸素供給では有利であっても、胎児内で酸素需要を増やす可能性があり、必ずしもエフェドリンが胎児に有用であるとは明言できないことが示された。

　低侵襲心拍出量モニターを用い、血圧維持より心拍出量維持を念頭に置いた研究もいくつか行われている。Langesaeter ら[8)]は、帝王切開時の脊髄くも膜下麻酔施行直後に生じる体血管抵抗（SVR）の低下と心拍出量の増加が、局所麻酔薬の減量と予防的フェニレフリン（0.25 μg/kg/min）投与によって抑制されることを報告した。Dyer ら[9)]は重症子癇前症患者に脊髄くも膜下麻酔を行った後、血圧を基準としフェニレフリンを投

与すると，平均動脈圧とSVRは有意に上昇するものの，心拍出量は減少する傾向があることを報告した。Langesaeterらは少量フェニレフリンの予防的投与を支持してはいるが局所麻酔薬の減量が重要であることを述べており，Dyerらは$\alpha+\beta$作動薬のほうがα作動薬より帝王切開時の昇圧に適している可能性を示唆している。これらの研究では胎児アシドーシスは検討されておらず，どちらかの薬剤を支持するものではない。現在までのところ，帝王切開中の昇圧薬として，エフェドリンとフェニレフリンとの間に優劣はないと考えられている。

3 全身麻酔中の低血圧

麻酔関連偶発症例調査[6]によると，開腹手術の区域麻酔併用全身麻酔中には，冠虚血が引き起こされることが多いとされている。この原因はまだ分かっていないが，多くの場合，冠虚血は昇圧薬の投与を契機に起こっている。一方，区域麻酔単独の場合は冠虚血の発生が少ない。静脈麻酔薬や吸入麻酔薬は，間接作用（交感神経系の抑制）と直接作用（心筋および血管平滑筋の収縮抑制）の2つにより，血圧を低下させる。全身麻酔中は麻酔深度を調節しながら循環動態を維持すべきであり，安易な全身麻酔中の昇圧薬投与にはリスクが伴うことを念頭に置いておく必要がある。

4 術中の腸間膜牽引による低血圧

術中の腸間膜牽引によって血管内皮細胞から血管拡張物質〔プロスタサイクリン（PGI_2）〕が放出され，高度の血圧低下と頻脈，顔面や四肢の紅潮が起こることを腸間膜牽引症候群と呼ぶ。エフェドリンでは血圧が上がらないばかりか，いっそうの頻脈を来すことがあり注意が必要である。このような場合，フェニレフリンやフルルビプロフェンの投与が有効なことがある。本疾患の鑑別疾患にはアナフィラキシー反応があり，手術操作中に突然の低血圧が生じた際，腸間膜牽引症候群と誤認してしまう可能性がある。

アトロピン

アトロピンはムスカリン受容体拮抗薬であり，副交感神経節後線維の神経伝達物質であるアセチルコリンが効果器で作用するのを遮断する。アトロピンは洞結節，房室結節における迷走神経の作用に拮抗し，洞結節の自動能を増し房室結節の伝導を促進する。

かつてアトロピンは，麻酔前投薬として日常的に使用されていた。しかし，頻脈を起こすなどのマイナス面から，現在その使用は年々減少している[10]。ただし，小児麻酔中や迷走神経反射時の徐脈，筋弛緩薬の拮抗時（ネオスチグミンとの併用），揮発性吸入麻酔薬による房室伝導抑制など，臨床的にアトロピンの投与が必要となる場合は散見される。アトロピンを少量投与すると，延髄迷走神経核を興奮させて一過性に徐脈を来すこともある。徐脈予防（0.005 mg/kg 静注または 0.01 mg/kg 筋注）～迷走神経反射に

よる徐脈発生時（0.01 mg/kg 静注）まで，投与量には注意が必要である．

アトロピンは心肺蘇生の場においても用いられてきた．米国心臓協会（AHA）やヨーロッパ蘇生協議会（ERC）の 2000 年と 2005 年のガイドラインでは，心静止や徐脈性の無脈性電気活動（PEA）患者に対してアトロピン投与が支持されていた．これは，これらの患者でアトロピン投与により生存率が改善した後ろ向き研究があったためである．しかし，2010 年の AHA ガイドライン[11]では，心静止および PEA 患者にアトロピンを投与しても効果に乏しいとされ，心停止アルゴリズムから削除された．また，2010 年の ERC ガイドライン[12]においても，アトロピンをルーチンに使用することは勧められないと記載が変更された．

■参考文献

1) Smith NT, Corbascio AN. The use and misuse of pressor agents. Anesthesiology 1970；33：58-101.
2) Wright PMC, Iftikhar M, Fitzpatrick KT, et al. Vasopressor therapy for hypotension during epidural anesthesia for cesarean section：Effects on maternal and fetal flow velocity ratios. Anesth Analg 1992；75：56-61.
3) Goertz AW, Schmidt M, Lindner KH, et al. The effect of phenylephrine bolus administration on left ventricular function during isoflurane-induced hypotension. Anesth Analg 1993；77：227-31.
4) La Rovere MT, Bigger JT Jr, Marcus FI, et al. Baroreflex sensitivity and heart-rate variability in prediction of total cardiac mortality after myocardial infarction. ATRAMI（Autonomic Tone and Reflexes After Myocardial Infarction）investigators. Lancet 1998；351：478-84.
5) Carpenter RL. Hyperbaric lidocaine spinal anesthesia：Do we need an alternative? Anesth Analg 1995；81：1125-8.
6) 入田和男，川島康男，森田　潔ほか．区域麻酔で発生している危機的偶発症の現況：「麻酔関連偶発症例調査　1999-2002」の解析結果より．麻酔 2005；54：440-9.
7) Kee N, Warwick D, Khaw KS, et al. Placental transfer and fetal metabolic effects of phenylephrine and ephedrine during spinal anesthesia for cesarean delivery. Anesthesiology 2009；111：506-12.
8) Langesaeter E, Rosseland LA, Stubhaug A. Continuous invasive blood pressure and cardiac output monitoring during cesarean delivery：A randomized, double-blind comparison of low-dose versus high-dose spinal anesthesia with intravenous phenylephrine or placebo infusion. Anesthesiology 2008；109：856-63.
9) Dyer RA, Piercy JL, Reed AR, et al. Hemodynamic changes associated with spinal anesthesia for cesarean delivery in severe preeclampsia. Anesthesiology 2008；108：802-11.
10) 中木敏夫．「麻酔前投薬に関するアンケート」結果報告．LiSA 2006；13：580-5.
11) Neumar RW, Otto CW, Link MS, et al. Part 8：Adult advanced cardiovascular life support：2010 American Heart Association Guidelines for cardiopulmonary resuscitation and emergency cardiovascular care. Circulation 2010；122：S729-67.
12) Deakin CD, Nolan JP, Soar J, et al. Section 4. Adult advanced life support. European Resuscitation Council Guidelines for resuscitation 2010. Resuscitation 2010；81：1305-52.

〈杉浦　聡一郎，土田　英昭〉

III. 心血管作動薬の使用法：薬力学と薬物動態を踏まえて

2 カテコールアミン

A ドパミン

はじめに

ドパミンは，心原性ショックや敗血症性ショックを含め，急性循環不全の治療薬として，よく用いられる。血行動態に対する作用のほか，利尿作用などについても理解しておく必要がある。

化学構造

ドパミン（$C_8H_{11}NO_2$, 分子量 153.178）は生理的に存在するカテコールアミンであり，ノルアドレナリンの前駆体である。ドパミンは中枢神経系および末梢神経系における神経伝達物質として作用するほか，心収縮性や血管の収縮や拡張，利尿などにも関与している。

生体内ではフェニルアラニンからチロシン，ドーパを経て合成される。ドパミンは dopamine β-hydroxylase の作用によりノルアドレナリンとなり，さらにアドレナリンとなる（図）。

代 謝

ドパミン塩酸塩は，大半がモノアミン酸化酵素（monoamine oxidase：MAO），catechol-O-methyltranferase（COMT）の作用を受けて代謝されるが，一部は副腎などでノルアドレナリン，アドレナリンに転換された後に代謝されると推定されている。

α_1 アドレナリン受容体および $\beta_1 \cdot \beta_2$ アドレナリン受容体，ドパミン（D）$_1$ 様受容体，D_2 様受容体に作用する（第Ⅰ章-2. 血管平滑筋細胞に存在する受容体とその作用の項を参照）。

2. カテコールアミン（A ドパミン）

図　ドパミンを含むカテコールアミンの合成経路

用量依存性の受容体刺激作用

ドパミンの投与量により作用する受容体が変化し，異なった血行動態が得られることが知られている[1,2]。

1) $0.5 \sim 2$ (3) $\mu g/kg/min$ 以下の低用量では D_1 様受容体刺激作用により腎血流量増加，腹部内臓血管の拡張により腹部内臓血流量が増加する。腎血流量増加と腎臓への作用により利尿が起こる。D_2 様受容体への作用により，神経終末からのノルアドレナリン放出が抑制されることも血管拡張に関係していることが示唆されている[3]。

2) 2 (3) $\sim 5\mu g/kg/min$ の中等量では，直接の β_1 アドレナリン受容体刺激と間接的な交感神経終末からのノルアドレナリン放出増加により，心拍数増加，心収縮性増加が起こる。心拍数増加と1回拍出量増加により心拍出量が増加する。この用量での効果の $80 \sim 100\%$ はドパミン受容体刺激によるものであるが，$5 \sim 20\%$ は β アドレナリン受容体刺激によるものと考えられている。

3) $5 \sim 10\mu g/kg/min$ では，β アドレナリン受容体刺激が主となり，しだいに α アドレナリン受容体刺激効果が出現してくる。

4) $10\mu g/kg/min$ 以上の高用量では，β アドレナリン受容体刺激作用に加え，α アドレナリン受容体刺激作用により血管収縮が起こる。体血管抵抗が増加するため，心機能が低下している症例では心拍出量の増加が起こりにくい。肺血管抵抗も上昇する。

投与量と血中濃度が必ずしも相関しないことが指摘されている。これについては後述する。

製　剤

イノバン®，カタボン®，カコージン® など。

適用と禁忌

1 適　用

急性循環不全（心原性ショック，出血性ショック）：① 無尿，乏尿，利尿薬で無効，② 脈拍数が増加した状態，他の強心-昇圧薬が無効，副作用発現

出血性ショックでは，輸液や輸血による循環血液量，心臓の前負荷の維持が優先する。それが達成されるまでの，一時的緊急処置としてドパミン投与を行う。

2 禁　忌

● 褐色細胞腫

ドパミンは神経末端からのノルアドレナリン分泌を増加させるため，褐色細胞腫では，高度の高血圧が起こることがある。

3 慎重投与

① 末梢血管障害（動脈硬化症，バージャー病，レイノー症候群，糖尿病など）：α 作用による血管収縮で，症状が増悪することがある。
② 未治療の頻脈性不整脈，心室細動：β_1 アドレナリン受容体刺激作用により，頻脈が悪化する可能性がある。
③ 糖尿病，その疑い（アンプル製剤を除く）：製剤中に添加物としてブドウ糖が含まれるため。

投与上の注意

① 中心静脈内に投与する。α アドレナリン受容体刺激作用を持つため，末梢静脈からの投与で血管外漏出が起きた場合には，皮膚の壊死を起こすことがある。
② シリンジ製剤，バッグ製剤ともに 0.1％ と 0.3％ 溶液がある。製剤濃度の十分な確認が必要である。
③ 高齢者では少量から投与を開始する。
④ 妊婦では子宮動脈収縮により，たとえ血圧上昇が起きていても子宮血流量減少が起きる可能性がある。

薬物相互作用

① フェノチアジン誘導体（プロクロルペラジンなど），ブチロフェノン誘導体（ドロペリドールなど）：フェノチアジン誘導体やブチロフェノン誘導体は α アドレナリン受容体遮断作用があるため，ドパミンの α アドレナリン受容体刺激作用が減弱する。また，フェノチアジン誘導体とブチロフェノン誘導体は抗ドパミン作用を持つため，ドパミン受容体を介した腎血流量増加が減弱する。
② モノアミン酸化酵素阻害薬：ドパミンの代謝が阻害されるため，ドパミンの作用が増強したり，作用が延長することがある。
③ ハロゲン化麻酔薬：ハロタンでは心筋の感受性亢進のため，心室性不整脈が発生す

る可能性がある。セボフルランやイソフルラン，デスフルランではその可能性は低い。

薬力学・薬物動態

・作用発現時間：5 分
・作用持続時間：投与終了後 10 分以内
・除去半減期：2 分

副作用

　ドパミンの副作用で特に問題となるのは，頻脈と不整脈である。投与量が増加すると，β アドレナリン受容体刺激作用のために，心拍数が増加する。心収縮性や心拍数増加のために，心筋酸素需給バランスが悪化し，心筋虚血を起こす可能性がある。また，高用量では，α アドレナリン受容体刺激により血管収縮が起こり，高度の高血圧が起こる場合がある。肺動脈圧上昇が起こる場合もある。動脈硬化性病変がある患者では末梢の虚血が起こる可能性がある。

　ドパミン添付文書にはそのほかの副作用についても記載されている（表）[4]。

血行動態に対する影響

　β_1 アドレナリン受容体刺激による陽性変力作用，陽性変時作用により心拍出量は増加する。β_2 アドレナリン受容体刺激により，血管拡張が起こるが，投与量によっては α アドレナリン受容体刺激作用により血管収縮作用が認められる。心拍数増加と血圧上昇が起こる。ドパミン受容体刺激による腎血流増加，上腸管膜動脈血流増加が起こる。

表　ドパミンの副作用

麻痺性イレウス	0.08%
末梢虚血（四肢冷感など）	0.5%
不整脈（心室性期外収縮，心房細動，心室頻拍など）	5%以上
動悸	0.1 ～ 0.5%未満
嘔気，嘔吐，腹部膨満，腹痛	0.1 ～ 0.5%未満
静脈炎，注射部位の変性壊死，起毛	0.1%未満

（協和醗酵きりん株式会社．イノバン注 0.1%シリンジ／イノバン注 0.3%シリンジ／イノバン注 0.6%シリンジ添付文書より引用）

2. カテコールアミン（A ドパミン）

心不全における使用

　心筋症などによる慢性心不全の急性増悪や，急性心筋梗塞による急性心不全，人工心肺からの離脱時など外科手術に関係する急死心不全の治療に用いられる。
　末梢静脈路からの投与では，血管外漏出が起きたときに皮膚壊死を起こすリスクがあるため，原則として中心静脈路から投与する。初回投与量は 2 〜 3 μg/kg/min とすることが多い。その後，血圧や心拍出量増加など効果を観察しながら，投与量を調整する。ドパミン投与による尿量増加は，腎臓に対する作用も関係し，必ずしも腎灌流の改善を意味しない。過度の尿量増加のために循環血液量減少を起こす可能性もあるので注意する。ドパミンの腎臓に対する作用や腎保護効果については後述する。ドパミン投与により高度の頻脈となったり，不整脈が出現した場合には投与量を減少させる必要がある。
　体血管抵抗減少による血圧低下に対しては，ドパミンに加え，ノルアドレナリンの投与が必要となる場合がある。

敗血症性ショックにおける使用

　敗血症性ショックの初期治療においては，初期輸液による中心静脈圧の 8 〜 12 mmHg の維持，ドパミンやノルアドレナリン投与による平均血圧の 65 mmHg 以上への維持が含まれている[5]。心充満圧上昇や心機能低下が認められる場合には，ドブタミンあるいはノルアドレナリンを投与する。両者への反応が不十分な場合には，アドレナリンを投与する（2B，すなわち弱い勧奨で中等度のエビデンス）。
　ドパミン投与によりナトリウム利尿が起き，腎灌流が低下しているにもかかわらず多尿（300 〜 500 ml/hr）となることがある[6]。これは，L-amino acid decarboxylase 活性上昇による局所におけるドパミン産生増加や，ドパミンがナトリウム利尿ホルモンとして作用することに関係していると考えられている。

投与量と血中濃度

　ドパミンの投与量とアドレナリン作用性受容体に対する作用は，前述のように単純なものではないことに注意する必要がある。
　23 〜 45 歳の男性ボランティアにおいてドパミンを 10 μg/kg/min で 10 分間投与した場合の血漿ドパミン濃度は，123,000 〜 201,500 ng/l と大きく異なることや，3 μg/kg/min で 90 分間持続静注した場合の血漿濃度は 1,880 から 18,300 ng/l と大きな個人差があることが報告されている[7]。体重あたりの投与量が同じでも，その効果には大きな個人差があることを経験するが，これはこの報告にあるように，投与量が同じであっても血漿濃度が大きく異なることが関係していると考えられる。ドパミン投与に際して

は，絶対的な投与量によるのではなく，血行動態の指標を参考にして，その投与量を決定するのがよい。

ドパミンの腎臓における作用

　ドパミンは腎臓の近位尿細管において L-amino acid decarboxylase の作用により L-dopa から合成される[8]。腎臓への腎神経にもドパミンが含まれているが，その生理的意義は明らかではない。腎臓で産生されるドパミンと，循環血液中のドパミンは D_1 および D_2 様受容体に作用する。ドパミンは，主として近位尿細管におけるナトリウム再吸収を低下させることによりナトリウム利尿を起こす[9]。ドパミンは集合管からのナトリウム再吸収も低下させる。これには，アルドステロン分泌低下や，腎尿細管における Na-K-ATPase ポンプ活性の低下を介したものが関係していることが示唆されている[10]。循環血液量を増加させると，局所的なドパミン産生量は増加し，ナトリウム利尿が促進される[11]。

　ドパミンの低用量（0.5〜3 μg/kg/min）投与では，葉間動脈（interlobar artery）を拡張し，流入細動脈（preglomerular）も流出細動脈（postglomerular）も拡張させる[12]。その結果，腎血流量は増加するが，糸球体における圧較差が増大しないため糸球体濾過率（GFR）は変化しないか，わずかに上昇するのみである[13]。ドパミンの投与量を増加させ（＞5 μg/kg/min），α アドレナリン受容体作用が出現するようになると腎血流量は減少する。

腎保護効果に関する議論

　低用量ドパミン投与により腎血流量増加，尿量増加が起こることから，低用量ドパミンには腎保護作用があると信じられていた。しかし，メタ分析や大規模無作為化試験では，低用量ドパミンとプラセボでは，最高血清クリアチニン濃度や，人工透析の必要度，尿量，腎機能正常化までの期間などに差がないことが示された[14,15]。ICU や病院からの生存しての退出や，入院期間，不整脈の発生頻度にもドパミンとプラセボとで有意差のないことが示されている。Surviving Sepsis Campaign のガイドラインにおいても，腎保護のための低用量ドパミン投与は行うべきではないとされている[15]。

ドパミンの呼吸への影響

　ドパミンは動物実験において，呼吸抑制を起こすことが知られている[16]。臨床的にも，心不全患者において，ドパミンを投与すると分時換気量が減少することが報告されている[17]。

まとめ

ドパミンは重症患者管理で，しばしば用いられる薬物である。その薬理作用や副作用について，よく理解しておく必要がある。

■参考文献

1) Leier CV, Heban PT, Huss P, et al. Comparative systemic and regional hemodynamic effects of dopamine and dobutamine in patients with cardiomyopathic heart failure. Circulation 1978；58：466-75.
2) D'Orio V, el Allaf D, Juchmes J, et al. The use of low doses of dopamine in intensive care medicine. Arch Int Physiol Biochim 1984；92：S11-20.
3) Lee MR. Dopamine and the kidney：Ten years on. Clin Sci（Lond） 1993；84：357-75.
4) 協和醱酵きりん株式会社．イノバン注0.1％シリンジ／イノバン注0.3％シリンジ／イノバン注0.6％シリンジ添付文書．
5) Surviving Sepsis Campaign：International guidelines for management of severe sepsis and septic shock：2008. Crit Care Med 2008；36：296-327.
6) Polansky D, Eberhard N, McGrath R. Dopamine and polyuria（letter）. Ann Intern Med 1987；107：941.
7) MacGregor DA, Smith TE, Prielipp RC, et al. Pharmacokinetics of dopamine in healthy male subjects. Anesthesiology 2000；92：338-46.
8) Carey RM. Theodore Cooper Lecture：Renal dopamine system：Paracrine regulator of sodium homeostasis and blood pressure. Hypertension 2001；38：297.
9) Olsen NV, Hansen JM, Ladefoged SD, et al. Renal tubular reabsorption of sodium and water during infusion of low-dose dopamine in normal man. Clin Sci（Lond） 1990；78：503.
10) Satoh T, Cohen HT, Katz AI. Intracellular signaling in the regulation of renal Na-K-ATPase. I. Role of cyclic AMP and phospholipase A2. J Clin Invest 1992；89：1496.
11) Alexander RW, Gill JR Jr, Yamabe H, et al. Effects of dietary sodium and of acute saline infusion on the interrelationship between dopamine excretion and adrenergic activity in man. J Clin Invest 1974；54：194.
12) Steinhausen M, Weis S, Fleming J, et al. Responses of *in vivo* renal microvessels to dopamine. Kidney Int 1986；30：361.
13) Lauschke A, Teichgräber UK, Frei U, et al. 'Low-dose' dopamine worsens renal perfusion in patients with acute renal failure. Kidney Int 2006；69：1669.
14) Bellomo R, Chapman M, Finfer S, et al. Low-dose dopamine in patients with early renal dysfunction：A placebo-controlled randomised trial. Australian and New Zealand Intensive Care Society（ANZICS）Clinical Trials Group. Lancet 2000；356：2139-43.
15) Kellum J, Decker J. Use of dopamine in acute renal failure：A meta-analysis. Crit Care Med 2001；29：1526-31.
16) Wypych B, Szereda-Przestaszewska M. Depression of ventilation by dopamine in cats：Effects of bilateral cervical sympathetic and vagal trunk section. Exp Physiol 1995；80：255-63.
17) van de Borne P, Oren R, Somers VK. Dopamine depresses minute ventilation in patients with heart failure. Circulation 1998；98：126-31.

〔稲田　英一〕

III. 心血管作動薬の使用法：薬力学と薬物動態を踏まえて

2 カテコールアミン

B ドブタミン

はじめに

ドブタミンは心不全治療に用いられる標準的な薬物の一つである．有用性も高いが，頻脈や不整脈，血行動態の変化などの副作用に注意する必要がある．

化学構造

ドブタミン（$C_{18}H_{23}NO_3$）は合成カテコールアミンである（図）．

代　謝

catechol-*O*-methyltransferase（COMT）により代謝される．代謝産物は活性を持たない．代謝産物は尿中に排泄される．

図　ドブタミンの化学構造式
（−）鏡像異性体と（＋）鏡像異性体を含む．

2. カテコールアミン（B ドブタミン）

作用する受容体

主として β_1 アドレナリン受容体に作用する。弱い β_2 アドレナリン受容体刺激作用および α アドレナリン受容体刺激作用を持つ。

（−）鏡像異性体（enantiomer）は α アドレナリン受容体アゴニストである。（＋）鏡像異性体は α_1 アドレナリン受容体の部分アゴニストである。（−）鏡像異性体は α アドレナリン受容体と結合するが、アゴニスト作用は持たない。ドパミンとは異なり、ノルアドレナリン放出作用はない。ドパミン受容体は刺激しない。長期間の投与で、β アドレナリン受容体のダウンレギュレーションが起こるため、効果が減弱する。

適　用

■ 急性循環不全での心収縮力増強

内科的疾患や、心臓手術による心収縮性低下による心臓非代償状態に対する短期間の強心治療に用いる。

禁　忌

■ 閉塞性肥大型心筋症（特発性肥大型大動脈弁下狭窄）

心収縮性増加や、末梢血管拡張により左室−大動脈圧較差が増大し、左室流出路狭窄が悪化する可能性がある。

慎重投与

1 重篤な冠動脈疾患

心収縮性増加や心拍数増加による心筋酸素消費量増大や、心拍数増加による心筋酸素供給量減少のため、心筋酸素需給バランスが悪化し、心筋虚血を起こす場合がある。以上のことから、運動負荷試験が実施できない患者で、ドブタミン負荷試験が行われる場合がある（後述）。

2 心房細動

房室伝導促進のため，心室心拍数が増加することがある。

3 高血圧

β アドレナリン受容体刺激による心拍出量増加に加え，α アドレナリン受容体刺激による血管収縮により血圧上昇が起こる場合がある。

4 糖尿病（アンプル製剤を除く）

バッグ製剤やシリンジ製剤にはブドウ糖が添加されているため，血糖値の上昇する可能性がある。

副作用

ドブタミンは心拍数を増加させにくいとされている。しかし，副作用として多く見られるのは頻脈と不整脈であり，そのために，減量が必要となる場合もしばしばある。

頻脈は，約 10% の患者で起こる。心拍数が 30 bpm 以上増加する場合もある。不整脈は 5% 程度の患者で起こり，その頻度は用量依存性に上昇する。心室性不整脈が起こるが，心室頻拍に至ることはまれである。心房細動の患者では，房室伝導促進のために心室心拍数が増加することがある。

β_2 受容体刺激のために血管拡張が起き，血圧が低下する場合がある。通常はドブタミン投与量の減量や，投与中止で改善する。一方，過度の血圧上昇が起こる場合があるが，これには α_1 アドレナリン受容体刺激作用と β アドレナリン受容体刺激作用の両者が関与している可能性がある。7.5% の患者で，収縮期血圧が 50 mmHg 以上上昇する。

β アドレナリン受容体刺激によりカリウムが細胞内に取り込まれ，低カリウム血症が起こる場合がある。

そのほか，さまざまな副作用が添付文書には記載されている（表1）[1]。ドブトレックス®注射液 100 mg では，2.55% で副作用が認められた。

薬力学・薬物動態

・作用発現時間：1〜2 分
・最大効果発現時間：10 分
・作用持続時間：投与終了後 10 分以内

2. カテコールアミン（B ドブタミン）

表1　ドブタミンの副作用

不整脈（頻脈，期外収縮など）	5%以上または頻度不明
血圧低下	5%以上または頻度不明
過度の血圧上昇	0.1〜0.5%未満
動悸	0.1〜0.5%未満
胸部不快感	0.1〜0.5%未満
狭心痛	0.1〜0.5%未満
胸部熱感	0.1〜0.5%未満
息切れ	0.1〜0.5%未満
悪心，腹部痛など	0.1〜0.5%未満
注射部位の発赤，腫脹など	0.1〜0.5%未満
血清カリウム低下	5%以上または頻度不明
頭痛	0.1〜0.5%未満
発疹	0.1〜0.5%未満
好酸球増加	0.1〜0.5%未満

・血中除去半減期：2分

薬物相互作用

βアドレナリン受容体遮断薬との併用では，ドブタミンの効果が認められないことがある。また，末梢β_2アドレナリン受容体遮断が起きると，ドブタミンの持つα_1アドレナリン受容体刺激作用により体血管抵抗が上昇する場合がある。

ニトロプルシドとの併用で，心拍出量のより大きな増加や，肺動脈閉塞圧の低下が起こる。

投与量と他剤との併用

添付文書には，以下のように記載されている。0.5〜1 μg/kg/min で投与を開始し，血圧，心拍数，心拍出量，不整脈の出現などを観察しながら，投与量を数分ごとに調節する。通常は 2〜20 μg/kg/min を投与する。時には 40 μg/kg/min 必要な場合もある。

しかし，実際には，3 μg/kg/min 程度から開始することが多い。血行動態反応を観察しながら，投与量を調節する。15 μg/kg/min 以上投与しても，血行動態の改善が見られることは少ない。その程度の投与量ではしばしば頻脈となる。

体血管抵抗が減少しているために血圧上昇が不十分な場合には，ノルアドレナリンを併用することが多い．ドパミン高用量との併用では，心拍数増加が高度となる場合がある．

人工心肺を用いた心臓手術後の低心拍出量状態（心係数 1.6 l/min/m^2 程度）に，ドブタミン 10～20 μg/kg/min を投与した場合と，ミルリノンを 50μg/kg の負荷量投与後に 0.5μg/kg/min の維持量で投与した場合とで，血行動態変化について検討した報告がある[2]．ドブタミン群のほうが心係数，心拍数，血圧上昇の程度が大きかったのに対し，ミルリノン群のほうは肺動脈閉塞圧低下の程度が大きかった．一方，ドブタミン群では洞性脈から心房細動への移行が18％と，ミルリノン群の5％よりも高かった．

心収縮性の大きな増加と心拍出量増加が必要な場合には，ミルリノンやオルプリノンといったホスホジエステラーゼIII（phosphodiesterase III：PDE3）阻害薬と併用すると，相加的効果が得られる[3]．両薬物には強心作用に関して相乗作用があることも示唆されている[4]．

過量投与に対する対応

ドブタミンの過量投与では，陽性変力作用および変時作用による血圧上昇，頻脈性不整脈，心筋虚血，心室細動が起こる可能性がある．過量投与時の血管拡張による低血圧などが生じる可能性もある．動悸，息切れ，胸痛などの症状が出現することがある．

過量投与が起きた場合，投与を中止する．ドブタミンの除去半減期は短いため，5分以内に，血行動態変化は改善する．頻脈に対しては，術中であればエスモロールの単回静注や持続静注，ランジオロールの持続静注を行う．術後であればランジオロールの持続静注を行う．重症の心室性頻脈性不整脈に対しては，リドカインなどの抗不整脈薬の投与が必要となる場合がある．

投与上の注意点

pH 8以上のアルカリ性の注射液（炭酸水素ナトリウム注射液，アミノフィリン注射液など）と混合しない．このような注射液と混合した場合，混合液がpH 8以上になることがあり，ドブタミンの分解が促進されるほか，着色や混濁・沈殿を生じることがある．

血行動態に対する作用

臨床的投与量では β_1 受容体刺激による心拍数増加，収縮性増加が起こる．β_2 受容体刺激作用により血管拡張が起き，体血管抵抗は減少する．中心静脈圧低下や肺動脈閉塞圧低下が起こる．肺血管抵抗はほとんど変化しない．心機能改善により交感神経系の緊

張度が低下し，心拍数が減少することがある。一般的に心拍数増加は起こりにくいとされるが，時に5～15 bpmの心拍数の増加が認められる。血圧は変化しないことがあるほか，低下，時には上昇が起こる。10～20 mmHgの収縮期血圧上昇はしばしば認められる。腎血流量は増加するが，これは心拍出量増加による。

ドブタミン負荷心エコー法（dobutamine stress echocardiography）

　冠動脈疾患の診断に運動負荷試験が用いられるが，整形外科的な疾患などで運動負荷試験が実施できない場合に，ドブタミン負荷心エコー法が行われることがある。ドブタミンは心収縮性増加と心拍数増加を起こすことにより，心筋酸素消費量を増加させる。ドブタミン以外に，アデノシンやジピリダモールが薬物負荷試験として用いられる場合がある。アデノシンは気管支収縮を起こす可能性があるので，慢性閉塞性肺疾患患者や気管支喘息患者では禁忌である。ドブタミン負荷試験の禁忌は以下のようなものである。

- 心室性不整脈
- 最近の心筋梗塞（1～3日以内）
- 不安定狭心症
- 血行動態的に有意な左室流出路狭窄
- 大動脈解離
- 収縮期高血圧

　ドブタミン負荷心エコー法は冬眠心筋（hibernating myocardium）の診断にも用いられる[5]。

　心拍数が年齢ごとの目標値に達するまで，ドブタミンの投与量を増加させる。ドブタミンは5～10 μg/kg/minで開始し，必要に応じて30～40 μg/kg/minまで増加させる。ドブタミン持続静注のエンドポイントは以下のようなものである。

- 最大予測心拍数の85％以上に達した場合
- 収縮期血圧＞230 mmHg あるいは拡張期血圧＞130 mmHg
- 収縮期血圧＜80 mmHg
- 高度の狭心痛や耐えられない症状
- ST部分の2 mmを超える低下
- 5拍よりも多く連続する心室頻拍
- 上室性頻脈あるいは心房細動
- 2：1房室ブロックあるいは完全房室ブロックの出現

　心エコー図検査で心室壁運動の低下が起きた場合に，冠動脈疾患があると判定する。ドブタミンのみでは目標心拍数に達しない場合には，アトロピンを投与する場合もある[6]。ドブタミンとアトロピンを併用することにより，冠動脈血流量はベースラインの5倍以上に増加する。その増加の程度は，アデノシンやジピリダモールによる冠動脈血流量増加と同程度である。

ドブタミン負荷心エコー法による虚血の範囲は，その後に発生する心イベントや，心臓手術および非心臓手術の心イベント発生の予測因子として有用であることが示されている[7]。低リスク患者や，低リスク患者でβ遮断薬を服用している場合には，予後予測の価値は低下する[8)9]。ドブタミン負荷心エコー法の血管手術の周術期死亡や非致死的心筋梗塞発生率予測の感度は85％，特異度は75％と報告されている[10]。

ドブタミン負荷心エコー法のほかに，核医学的手法を用いた心筋虚血の診断法としてradionuclide myocardial perfusion imaging（rMPI）や single photon emission computed tomography（SPECT）がある。負荷試験は一般に，心イベント発生に関して陰性適中率が90〜100％と高いが，陽性適中率は6〜67％と低い[11]。

合併症として重症不整脈（0.2％）や心筋梗塞（0.1％）がある。

敗血症性ショックにおける使用

敗血症性ショックの初期治療においては，患者を集中治療室に入室させ，early goal-directed therapy を行う[12]。Surviving Sepsis Campaign 2008における初期6時間の血行動態管理の目標値や治療の概略は以下のようになる（エビデンスレベルと勧告の強さ，表2）。

- 低血圧または血中乳酸値 4 mmol/l（36 mg/dl）以上の場合，ただちに蘇生を開始する（1C）。
- 初期6時間で以下の目標を達成（1C）
  ▶ 中心静脈圧（CVP）8〜12 mmHg（1B）
    ◇晶質液（1000 ml），膠質液輸液（300〜500 ml）/30 min
  ▶ 平均血圧（MAP）≧ 65 mmHg
  ▶ 血管作動薬ノルアドレナリンあるいはドパミンを第一選択。敗血症性ショックにおいては，アドレナリン，フェニレフリン，バソプレシンは第一選択として投与しない（2C）。ノルアドレナリンやドパミンにより血圧上昇が起こりにくい場合，アドレナリンを代替として使用する第一選択薬とする（2B）。
    ◇昇圧薬を必要とする場合には，動脈カテーテルをできるだけ早期に挿入する。
  ▶ 尿量≧ 0.5 ml/kg/hr
  ▶ 中心静脈血酸素飽和度（Scv_{O_2}）≧ 70％，または混合静脈血酸素飽和度（$S\bar{v}_{O_2}$）≧ 65％

Scv_{O_2} または $S\bar{v}_{O_2}$ の目標を達成できない場合（2C）
- 輸液負荷を考慮
- ヘマトクリット値を30％以上にする必要があれば赤血球濃厚液輸血
- ドブタミン投与（最大 20 μg/kg/min）（1C）
  ▶ 心充満圧が上昇し，低心拍出量が存在し心機能低下がある患者ではドブタミンを投与する（1C）。
  ▶ 心拍出量を supuranormal にまで増加させてはならない（1B）。

2. カテコールアミン（B ドブタミン）

表2　エビデンスレベルと勧告の強さ

エビデンスレベル

- 1b　少なくとも1つのランダム化比較試験
- 2a　ランダム割付を伴わない同時コントロールを伴うコホート研究（前向き研究，prospective study, concurrent cohort study など）
- 2b　ランダム割付を伴わない過去のコントロールを伴うコホート研究（historical cohort study, retrospective cohort study など）
- 3　ケース・コントロール研究（後ろ向き研究）
- 4　処置前後の比較などの前後比較，対照群を伴わない研究
- 5　症例報告，ケースシリーズ
- 6　専門家個人の意見（専門家委員会報告を含む）

勧告の強さ

- グレードA：行うよう強く勧められる
- グレードB：行うよう勧められる
- グレードC1：行うことを考慮してもよいが，十分な科学的根拠がない
- グレードC2：科学的根拠がないので，勧められない
- グレードD：行わないよう勧められる

・人工呼吸管理下または左室コンプライアンスの低下がある場合，CVPの目標値を12〜15 mmHgとすることを推奨する。

　初期輸液による中心静脈圧の8〜12 mmHgの維持，ドパミンやノルアドレナリン投与による平均血圧の65 mmHg以上への維持が含まれている。心充満圧上昇や心機能低下が認められる場合には，ドブタミンを投与する。

supranormal cardiac output に関する議論

　敗血症性ショック患者において，ドブタミン投与により心拍出量を正常よりも高く維持することにより患者の予後が改善すると考えられた時期があった。しかし，ドブタミン投与を行い心係数を正常より高く（supranormal）維持しても，重症患者の死亡率や合併症発生率は低下させないことが示されている[13]。ドブタミン投与により，重症患者の予後はむしろ悪化する可能性も示されている[14]。

心臓手術におけるドブタミン投与と予後

　人工心肺後にはしばしば，心機能低下や低心拍出量状態となることがある。術前から

心機能の低下している症例や，大動脈遮断時間が長い症例などでは，人工心肺後に心機能低下が起こりやすい。調律や心拍数の調整も重要である。心拍出量を保つためには，心房収縮（atrial kick）による心室の充満も重要である。心拍数が少ない場合は，可能であれば心房ペーシングを行う。ドブタミンやドパミンのようにβ_1アドレナリン受容体刺激作用を持つ薬物は，心拍数増加に有用である。人工心肺後の血行動態維持には，輸液や輸血により循環血液量を補正し，前負荷を十分に保つ必要がある。前負荷が十分にもかかわらず1回拍出量が不十分な場合には，心収縮性の増加や，後負荷の減少が必要となる。心収縮性が低下している場合には，ドブタミン，ドパミン，アドレナリンなどβ_1アドレナリン受容体刺激作用を持つ薬物が適用となる。心収縮性低下と体血管抵抗上昇がある場合には，ドブタミンはよい適用となる。ドブタミンに加え，ニトログリセリン，ニカルジピン，ニトロプルシドといった血管拡張薬を併用する場合もある。PDE3阻害薬は，強心作用に加え血管拡張作用を持つため，心機能低下があり体血管抵抗が高い症例ではドブタミンと併用する場合がある。ドブタミン投与にあたっては，心拍数の過度の増加が起きないように注意する。

人工心肺を用いた心臓手術においてドブタミンを用いた症例では，心室性不整脈や術後心筋梗塞，大動脈内バルーンパンピングの使用といった周術期心臓合併症発生率や入院死亡率が上昇することが報告されている[15]。明確な適用がある場合にのみ，ドブタミンを使用すべきであると示唆されている。

まとめ

ドブタミンは主としてβ_1アドレナリン受容体刺激作用を持つ。心機能低下患者の治療に，単独で，あるいはほかのカテコールアミンやPDE3阻害薬，血管拡張薬などと併用される場合がある。副作用として頻脈や不整脈，血圧の過度の上昇や低下を起こす場合がある。急性循環不全の治療のほか，ドブタミン負荷心エコー法など診断のために用いられることもある。

■参考文献

1) ドブトレックスキット点滴静注用600mg 添付文書，塩野義製薬．
2) Feneck RO, Sherry KM, Withington PS, et al. Comparison of the hemodynamic effects of milrinone with dobutamine in patients after cardiac surgery. J Cardiothorac Vasc Anesth 2001；15：306-15.
3) Gage J, Rutman H, Lucido D, et al. Additive effects of dobutamine and amrinone on myocardial contractility and ventricular performance in patients with severe heart failure. Circulation 1986；74：367-73.
4) Honerjäger P. Pharmacology of positive inotropic phosphodiesterase III inhibitors. Eur Heart J 1989；10（suppl C）：25-31.
5) Bansal M, Jeffriess L, Leano R, et al. Assessment of myocardial viability at dobutamine echocardiography by deformation analysis using tissue velocity and speckle-tracking. JACCC Cardiovasc Imaging 2010；3：121-31.
6) Poldermans D, Rambaldi R, Bax JJ, et al. Safety and utility of atropine addition during

dobutamine stress echocardiography for the assessment of viable myocardium in patients with severe left ventricular dysfunction. Eur Heart J 1998 ; 19 : 1712-8.
7) Krivokapich, J, Child JS, Walter DO, et al. Prognostic value of dobutamine stress echocardiography in predicting cardiac events in patients with known or suspected coronary artery disease. J Am Coll Cardiol 1999 ; 33 : 708-16.
8) Poldermans D, Arnese M, Fioretti PM, et al. Improved cardiac risk stratification in major vascular surgery with dobutamine-atropine stress echocardiography. J Am Coll Cardiol 1995 ; 26 : 648-53.
9) Boersma E, Poldermans D, Bax JJ, et al. Predictors of cardiac events after major vascular surgery : Role of clinical characteristics, dobutamine echocardiography, and beta-blocker therapy. JAMA 2001 ; 285 : 1865-73.
10) Kertai MD, Boersma E, Bax JJ, et al. A meta-analysis comparing the prognostic accuracy of six diagnostic tests for predicting perioperative cardiac risk in patients undergoing major vascular surgery. Heart 2003 ; 89 : 1327-34.
11) Auerbach A, Goldman L. Assessing and reducing the cardiac risk of noncardiac surgery. Circulation 2006 ; 113 : 1361-76.
12) Dellinger RP, Levy MM, Carlet JM, et al. Surviving Sepsis Campaign : International guidelines for management of severe sepsis and septic shock : 2008. Crit Care Med 2008 ; 34 : 296-327.
13) Gattinoni L, Brazzi L, Pelosi P, et al. A trial of goal-oriented hemodynamic therapy in critically ill patients. N Engl J Med 1995 ; 333 : 1025-32.
14) Hayes MA, Timmins AC, Yau EHS, et al. Elevation of systemic oxygen delivery in the treatment of critically ill patients. N Engl J Med 1994 ; 330 : 1717-22.
15) Fellahi JL, Parienti JJ, Hanouz JL, et al. Perioperative use of dobutamine in cardiac surgery and adverse cardiac outcome : Propensity-adjusted analyses. Anesthesiology 2008 ; 108 : 978-87.

〔稲田　英一〕

III. 心血管作動薬の使用法：薬力学と薬物動態を踏まえて

2 カテコールアミン

C アドレナリン

はじめに

19世紀の終わりごろ，副腎に昇圧物質があることは分かっており，多くの研究者が争ってその物質を抽出していた．1901年に日本の高峰譲吉は助手の上中啓三と，アドレナリンをウシの副腎から世界で初めて結晶化した．ところが，アメリカ合衆国の研究者であるAbelは1899年に羊の副腎からエピネフリンを分離していた．当初，エピネフリンはアドレナリンとは異なる物質との認識であったが，ほどなく同じものであることが分かった．そのため，Abelは高峰の研究は自分の盗作であると主張した．後年，上中の残した詳細な実験ノートから反証が示され，高峰と上中の発見が盗作でないことが確かめられた．このような背景から，現在この物質にはアドレナリンとエピネフリンという2つの名前が存在している．そして，主にアメリカではエピネフリンと呼ばれ，イギリスなどのヨーロッパではアドレナリンと呼ばれている．

アドレナリンの構造と生体内局在[1]

アドレナリンはカテコール核とアミンを含む側鎖からなる化合物の総称であるカテコールアミンの一つであり，生体内では副腎髄質ホルモンとして知られている．一般に，カテコール核とアミンを含む側鎖からなる化合物であればカテコールアミンと呼ばれるが，特に生体内にもともと存在するいわゆる生体内カテコールアミンはアドレナリン，ノルアドレナリン，ドパミンの3つである．そのおよそ80％が副腎髄質細胞に貯蔵されているアドレナリンである．また，アドレナリンは副腎髄質細胞のほかに脳内の中枢性アドレナリン神経にも分布し，神経伝達に関与している．

アドレナリンの生体内での合成，貯蔵，放出[1]

　生体内カテコールアミンであるアドレナリン，ノルアドレナリン，ドパミンはすべて，チロシンの酸化によって合成される〔第Ⅲ章-2 A ドパミンの項図1参照（p.100）〕。これらカテコールアミン合成は主に交感神経終末で行われるが，アドレナリン合成は副腎髄質クロム親和性細胞で行われ，中枢アドレナリン神経でも一部合成される。カテコールアミン合成の基質となるチロシンは食物として摂取されるか，必須アミノ酸であるフェニルアラニンからフェニルアラニンヒドロキシラーゼにより変換されたものである。まず，チロシンは能動輸送により副腎髄質クロム親和性細胞や交感神経終末に取り込まれ，チロシン水酸化酵素により3位が水酸化されL-ドーパに変換される。L-ドーパはドーパ脱炭酸酵素によりドパミンに変換され，ドパミンはドパミンβ水酸化酵素によりノルアドレナリンになる。副腎髄質クロム親和性細胞や中枢性アドレナリン神経では，ノルアドレナリンはフェニルエタノールアミン-N-メチル基転移酵素により N-メチル化され，アドレナリンが合成される。合成されたアドレナリンは放出されるまで，副腎髄質クロム親和性細胞および中枢神経の特殊な細胞内顆粒（クロマフィン顆粒）に貯蔵されている。

　カテコールアミンの放出は中枢神経系ニューロンから発せられる刺激に始まる。中枢神経系ニューロンの興奮により，これとシナプスを形成している交感神経節前線維が興奮し，交感神経節より化学伝達物質としてのアセチルコリンが分泌される。アセチルコリンはクロム親和性細胞膜にあるニコチン受容体と結合し，細胞膜の脱分極に伴う Ca^{2+} チャネルの開口がアドレナリン分泌につながる。アドレナリンの分泌はエクソサイトーシスと呼ばれる顆粒ごとに放出される様式のため，一度に大量のアドレナリンが分泌される。褐色細胞腫の麻酔中，手術操作などに伴って急激に血中アドレナリン濃度が上昇し，循環管理に難渋することがあるが，その原因はこのアドレナリンの分泌形式によるところが大きい。遊離したアドレナリンは血中に放出され，標的細胞膜上に存在するアドレナリン受容体に結合し，作用を発現する。一方，アドレナリン神経終末から遊離したアドレナリンはシナプス後膜に存在するアドレナリン受容体と結合し，標的細胞に作用を及ぼす。

アドレナリンの薬物動態と代謝[1]

　アドレナリンを経口投与しても消化管粘膜で分解され，肝臓で急速に抱合，酸化されるため，経口投与では効果が見られない。通常，静脈内投与，皮下・筋肉内投与，気道からの吸入，局所での浸潤など，用途に応じた投与法が選択される。緊急に確実な効果が必要となる場合は，主に静脈内へボーラス投与または持続投与を行う。皮下投与はアドレナリンのα作用による皮膚血管の収縮により，吸収が遅く作用の発現も緩やかである。筋肉内投与では皮下投与に比較すると吸収が速い。

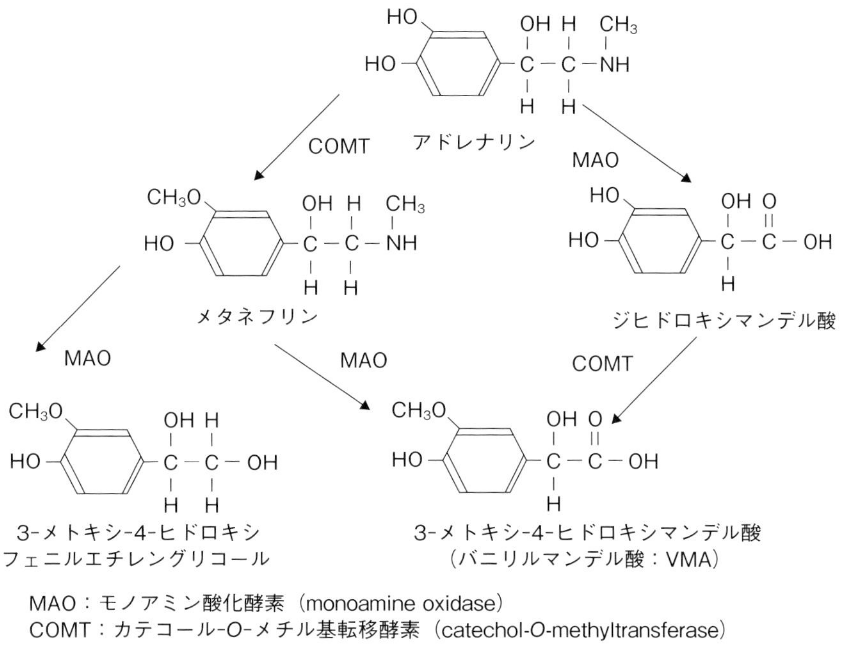

図1 アドレナリンの代謝

MAO：モノアミン酸化酵素（monoamine oxidase）
COMT：カテコール-O-メチル基転移酵素（catechol-O-methyltransferase）

　カテコールアミンの生体内での代謝にはモノアミン酸化酵素（monoamine oxidase：MAO）とカテコール-O-メチル基転移酵素（catechol-O-methyltransferase：COMT）という2つの酵素が関与する（図1）。細胞内ではミトコンドリア外膜に結合しているMAOにより酸化的脱アミノ化され，細胞外では腎臓や肝臓など生体内に広く分布するCOMTによりカテコール核のm位の水酸基がメチル化され活性を失う。これら2つの酵素による代謝過程を経て，アドレナリンは最終産物である3-メトキシ-4-ヒドロキシマンデル酸（VMA）と3-メトキシ-4-ヒドロキシフェニルエチレングリコールとなり，尿中に排泄される。このようにアドレナリンは，即効性があるとともに体内で急速に代謝，排泄される薬物であり，排泄半減期は1分に満たない。また，正常人ではVMAの尿中排泄量はわずかであるが，褐色細胞腫患者では大量となり，その測定は褐色細胞腫の診断に有用である。アドレナリンやノルアドレナリン自体も尿中に排泄されるが，酸化により容易に分解するため，大量に排出されてもその定量性には疑問がある。

アドレナリンの薬理作用

　アドレナリンをはじめとするカテコールアミンはアドレナリン受容体に結合し，これを活性化し，さまざまな作用を発揮する。

2. カテコールアミン（C アドレナリン）

1 アドレナリン受容体

　アドレナリンの発見以来，さまざまな循環作動物質が見出されたものの，その作用機序は長く明らかではなかった。それというのもある物質は心臓への作用が強かったり，あるものは血管への作用が強かったりで，さまざまな生理作用をうまくまとめきれなかったためのようである。これを打破する契機となったのが Ahlquist[2]で，これらの物質が作用する部位として α，β という2つのアドレナリン受容体が存在するという考えを1948年に発表した。当時は今のような分子生物学的な技術はないので，彼はこの2つの受容体を具体的に示したのではなく，あくまでもこのような受容体があれば都合がよいという仮説にすぎなかった。しかし，この仮説は多くの支持を得て，だれもがそのようなものがあると信じた。言い換えれば，それほどにこの仮説はそれまでのモヤモヤを吹き飛ばしてくれたといえる。

　この仮説を裏づける次の研究が β 遮断薬の開発であり，世界で最初に臨床応用可能な β 遮断薬として世に出たのがプロプラノロールである。次の大きな進歩は Lands ら[3]が β 受容体を2つのサブタイプ β_1，β_2 に分けたことである。彼らは β_1 は心臓にあって心収縮力の増強に関与し，β_2 は気管や血管の平滑筋にあってその拡張作用に関与するという斬新なアイデアを発表した。その後，α 受容体についてもサブタイプがあることが示され，現在では α 受容体は α_1 と α_2，β 受容体は β_1 から β_3 のサブタイプがあることが知られている。図2にその主な局在と作用をまとめた。厳密には α_1 受容体は α_{1A} から α_{1D}（ただし，現在は α_{1C} は α_{1A} と同じと考えられているので α_1 サブタイプは3つ）

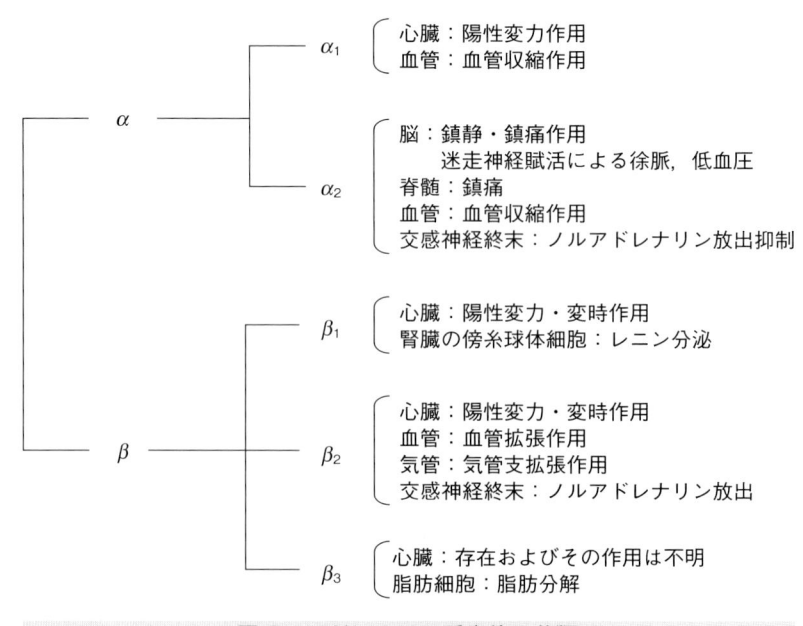

```
              ┌ α₁ ┤ 心臓：陽性変力作用
              │    └ 血管：血管収縮作用
         α ───┤
              │    ┌ 脳：鎮静・鎮痛作用
              │    │    迷走神経賦活による徐脈，低血圧
              └ α₂ ┤ 脊髄：鎮痛
                   │ 血管：血管収縮作用
                   └ 交感神経終末：ノルアドレナリン放出抑制

              ┌ β₁ ┤ 心臓：陽性変力・変時作用
              │    └ 腎臓の傍糸球体細胞：レニン分泌
              │
              │    ┌ 心臓：陽性変力・変時作用
         β ───┤ β₂ │ 血管：血管拡張作用
              │    │ 気管：気管支拡張作用
              │    └ 交感神経終末：ノルアドレナリン放出
              │
              └ β₃ ┤ 心臓：存在およびその作用は不明
                   └ 脂肪細胞：脂肪分解
```

図2　アドレナリン受容体の分類
各受容体のサブタイプの発現部位と作用

表1 アドレナリンの投与速度と作用する受容体

受容体	持続投与速度	主な作用
$\beta_1 + \beta_2$	2～10 µg/min（25～120 ng/kg/min）	心臓刺激作用　骨格筋血管拡張
α	>10 µg/min（>120 ng/kg/min）	血管収縮

アドレナリンは α 受容体，β 受容体の両方を刺激する．アドレナリンが低濃度の場合，$\beta_1 + \beta_2$ 受容体への効果が優位であり，心収縮力と心拍数が増加し，骨格筋血管が拡張する．高濃度では α 受容体への効果が優位になり，全身の血管収縮を起こす．

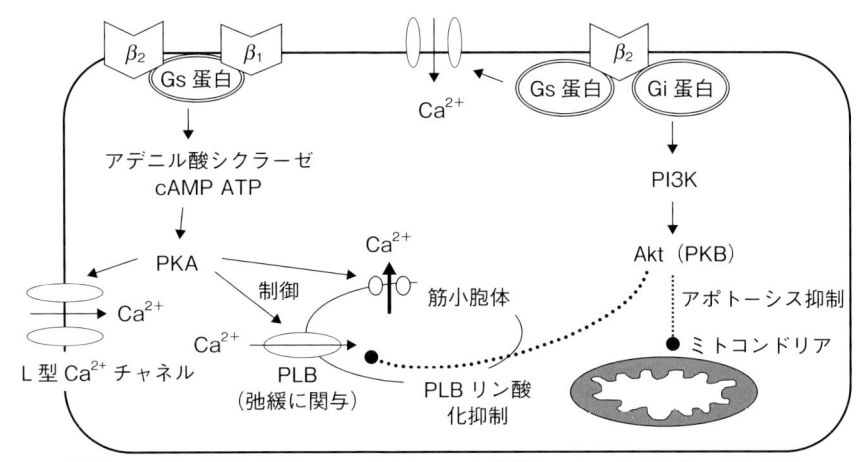

cAMP : cyclic AMP, PKA : protein kinase A, PI3K : phosphatidylinositol 3-kinase, PKB : protein kinase B, PLB : phospholamban

図3　心筋細胞における β 受容体のシグナル伝達

　β_1 および β_2 受容体を刺激すると，Gsと呼ばれるGTP結合蛋白質（G蛋白）が活性化し，次にアデニル酸シクラーゼが活性化，サイクリックAMPが産生，これが細胞内にあるリン酸化酵素の代表的なもののひとつであるプロテインキナーゼAを活性化し，さまざまな蛋白のリン酸化を導く．細胞膜の Ca^{2+} チャネルの活性化からこのチャネルが開口し Ca^{2+} が細胞内に流入することを契機として細胞内の筋小胞体と呼ばれる Ca^{2+} の貯蔵庫から細胞内に大量の Ca^{2+} が放出する．この Ca^{2+} により心筋の収縮が起こる（本文参照）．一方，細胞質に放出された上昇した Ca^{2+} が筋小胞体に取り込まれることで細胞質内の Ca^{2+} 濃度が低下することで弛緩が促される．この Ca^{2+} を取り込むポンプが sarcoendo plasmic reticulum calcium-ATPase（SERCA）といわれるものだが，ホスホランバン（PLB）はSERCAを制御し，PLBがリン酸化されることで，このポンプ機能を最大限に引き出す．つまり，より早く心筋は弛緩できる．つまり，PLBの機能修飾が心筋の拡張能に関与している．
　さらに β_2 受容体刺激はGs蛋白に加えてGi蛋白を刺激し，PIK3を活性化，Aktを介してミトコンドリアを安定化させ，アポトーシスを抑制する作用も有しているが，同時にPLBのリン酸化を抑制し，Ca^{2+} の筋小胞体内への回収を抑制し，拡張不全から心機能障害を招く可能性が指摘されている．

まで，α_2 受容体は α_{2A} から α_{2C} までさらに細分化されている．ただし，それぞれのサブタイプの作用は細分化されていない（違うサブタイプでも同じ作用をもたらす）ことと，それぞれのサブタイプに特異的な薬物の開発にまでは至っていないため，現時点では臨床的にあまり意味がない．

コラム

心臓の β_2 受容体 (図3)

心臓の β 受容体のサブタイプは Lands ら[1]の研究により β_1 とされていた。しかし，その後の研究（主に受容体結合実験）で β_2 の存在も明らかになった。ただし，β_1 サブタイプがほぼ7割近くを占めることから，アドレナリンなどのカテコールアミンの作用は β_1 を介するものと考えられ，β_2 を介する作用は β_1 の補助的な役割とされてきた。しかし，最近の研究では β_2 受容体の新たな働きに注目されている。たとえば，Engelhardt ら[2]や Dorn ら[3]の研究では，カテコールアミンの過度の被曝により心肥大，心不全を招くのは β_1 サブタイプであり，β_2 サブタイプはむしろそれに対して抑制的に働くという。また，β_2 受容体の細胞内伝達系は β_1 受容体と異なり，Gi 蛋白を介して PI3K (phosphatidylinositol 3-kinase) を活性化，続いて Akt または protein kinase B と呼ばれるリン酸化蛋白を活性化することが示されている。Akt の活性化はいくつかの経路を経てミトコンドリアの機能維持に貢献し，これはプレコンディショニングの有力なメカニズムと考えられ，心保護的に働く[4]。一方，Akt は筋小胞体蛋白であるホスホランバン（PLB）を抑制し，筋小胞体への Ca^{2+} の回収を滞らせることで拡張障害から心収縮力を低下させる可能性が示されている[5]。まだ β_2 受容体が臨床的な意義を持つまでには至っていないが，今後の発展性のある分野であろう。

●参考文献
1) Lands AM, Arnold A, McAuliff JP, et al. Differentiation of receptor systems activated by sympathomimetic amines. Nature 1967 ; 214 : 597-8.
2) Engelhardt S, Hein L, Wiemann F, et al. Progressive hypertrophy and heart failure in β_1-adrenergic receptor transgenic mice. Proc Natl Acad Sci 1999 ; 96 : 7059-64.
3) Dorn II GW, Tepe NM, Lorenz JN, et al. Low- and high-level transgenic expression of β_2-adrenergic receptors differentially affect cardiac hypertrophy and function in Gαq-overexpressing mice. Proc Natl Acad Sci 1999 ; 96 : 6400-5.
4) Murphy E, Steenbergen C. Preconditioning : The mitochondrial connection. Annu Rev Physiol 2007 ; 69 : 51-67.
5) Leblais V, Jo SH, Chakir K, et al. Phosphatidylinositol 3-kinase offsets cAMP-mediated positive inotropic effect via inhibiting Ca^{2+} influx in cardiomyocytes. Circ Res 2004 ; 95 : 1183-90.

2 アドレナリンと受容体

アドレナリンは基本的に強力な β 受容体作動薬であるが，投与量の増加に伴い α 受容体も活性化する。なお β 受容体サブタイプに対する選択性は明確でない。作用する受容体は薬剤の投与速度や投与量に依存するという特徴を持つ（表1）。図2に見られるようにアドレナリンの主な作用部位は心臓と血管平滑筋である。心血管系以外の主な作用としては，気管支平滑筋の拡張作用や血管収縮作用を応用した局所麻酔薬の効果増強作用などが挙げられる。アドレナリンは血液脳関門をほとんど通過できないため，通常の治療に用いる低用量の投与では中枢作用はほとんど見られない。高用量の投与では，不穏，不安，頭痛，振戦といった中枢刺激作用が現れることがある。以下に主だった作用について詳しく述べる。

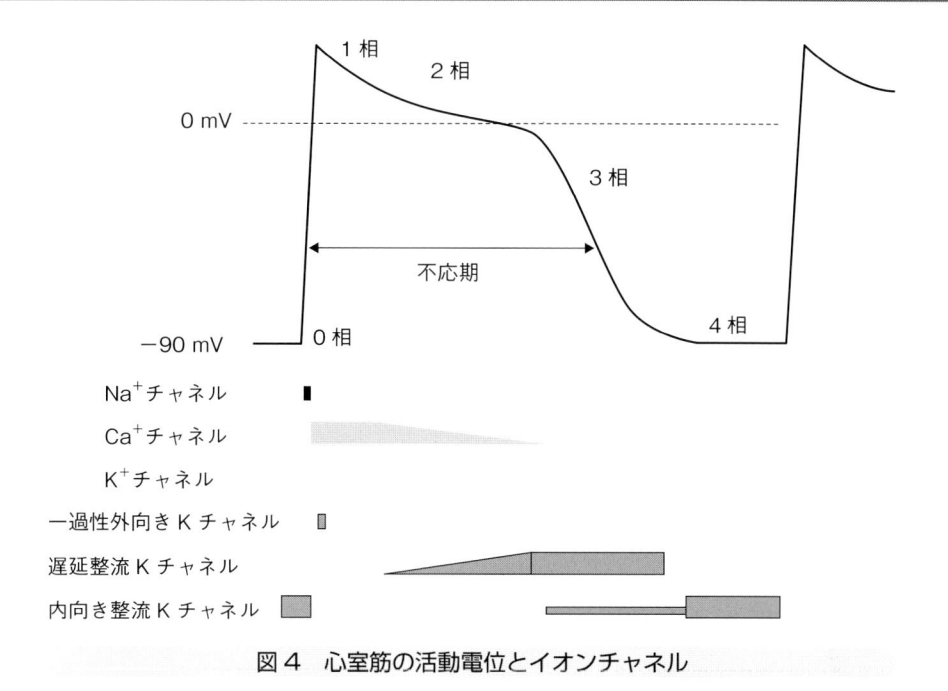

図4 心室筋の活動電位とイオンチャネル

3 循環系への作用

アドレナリンは心筋細胞の β_1 受容体を介して直接作用する。洞房結節ではアドレナリン刺激はペースメーカを担うイオンチャネル（Ca^{2+} および Na^+ チャネル）の開口を促し、ペースメーカを加速させ頻脈を招く。心収縮力が増大し、心室筋の弛緩が促進され、心拍出量は増加する。そのため心筋の酸素消費量は増大する。アドレナリンのこれらの強力な作用は心機能を高めるにはきわめて有効であるが、反面、時に重篤な不整脈を招くこともある（後述）。心臓には β_1 受容体のほかに β_2 受容体も作用し、ほぼ同様の作用をもたらすとされているが、その役割についてはいまだ議論がある[4]（コラム参照）。

a. β受容体と細胞内伝達機構（図3）

心臓のβ受容体を刺激すると、Gsと呼ばれるGTP結合蛋白質（G蛋白）が活性化し、次にアデニル酸シクラーゼが活性化、サイクリックAMPが産生、これが細胞内にあるリン酸化酵素の代表的なものの一つであるプロテインキナーゼAを活性化し、さまざまな蛋白のリン酸化を導く。イオンチャネルを含む細胞内や細胞膜にある蛋白質は、リン酸化によりその機能がON/OFFされるが、プロテインキナーゼAのターゲットで一番有名なのが Ca^{2+} チャネルで、このチャネルが開口し Ca^{2+} が細胞内に流入することを契機として細胞内の筋小胞体と呼ばれる Ca^{2+} の貯蔵庫から細胞内に大量の Ca^{2+} が放出される[4]。これがいわゆる Ca^{2+}-induced Ca^{2+} release と呼ばれる現象で、この Ca^{2+} がトロポニンCと結合してこれを活性化し、トロポニンIと結合する。トロポニンCと

結合したトロポニンIは本来有するアクチンとミオシンとの結合の抑制を失い，その結果，ミオシンのアクチンへの結合が促され心臓の収縮が起こる。

b. アドレナリンの催不整脈作用

アドレナリンの催不整脈作用には上述したCa^{2+}チャネルの開口が影響する。心筋のイオンチャネルについて単純に述べると，静止膜電位を形成しているのがK^+チャネル，脱分極に関与するのがNa^+とCa^{2+}チャネル，プラトー相を作るのがCa^{2+}チャネルとK^+チャネル，再分極に関与するのがK^+チャネルといえる（図4）。ここでK^+チャネルにはいくつかの種類があって，それぞれ働き場所が違う。チャネルが開くと各イオンは細胞内外の濃度差を大きな機動力として動くので，Na^+とCa^{2+}は細胞外から内に，K^+は内から外に流れると考えてよい。β受容体刺激に伴い，Ca^{2+}チャネルがいつもより開いた場合，外から内への陽イオンの流れが多くなり，プラトー相がいつもより長く続き活動電位の持続時間は一度は延長する。ところが，細胞内のCa^{2+}濃度が上昇すると，遅延整流K^+チャネルと呼ばれる再分極をもたらすK^+チャネルの流れが促進され，再分極が促進される。その結果，活動電位の持続時間が短縮し，その作用はCa^{2+}チャネルによる持続時間の延長を凌駕してしまい，β受容体刺激により活動電位の持続時間は短縮する[5]。

本来，心筋細胞は脱分極と再分極を繰り返し，いったん脱分極するとしばらくはどんな電気刺激が来ても反応しない。これを不応期といい，心臓がリズミカルに動くのに貢献している。ここで，どこか1個の心筋細胞が正規でない電気活動（脱分極）をしたとする。しかし，1個の細胞が異常な脱分極をしても，その周りのすべての細胞がそれに反応しなければ，つまりすべてが不応期であれば，それは単に1個の細胞の電気活動にすぎず，心筋全体からすれば無視できるものである。しかし，その周りに1つでも不応期を過ぎた細胞があれば，その異常な電気活動が周りへ伝わり，そのような偶然のタイミングが続いて初めて大きな電気伝導が起こり，不整脈と認識される。不応期が短くなると異常な電気活動をした細胞の周りに不応期を過ぎた細胞のある確率が高くなるので，不整脈が出やすくなる。さらに，心筋細胞ひとつひとつがまったく同じ数だけのイオンチャネルを有しているわけではない。またそれぞれの細胞に個性があり，イオンチャネルの種類，数や機能は厳密には千差万別なので，β受容体刺激による不応期の短縮もすべてが同じになるわけでない。このため，ますます不応期が終わるタイミングが多彩になり，不整脈を起こしやすくする環境を作ってしまう。ただ，アドレナリンを使うたびにいつも不整脈が起こるわけでなく，これに心筋細胞の活動電位へ影響を与えるなんらかの因子が加わることで不整脈を，時には致死的な不整脈を招くことになる。一番有名なのが揮発性麻酔薬であり，中でも今は使われなくなったハロタンがよい例である。現在使用しているセボフルランやイソフルランも心筋細胞の活動電位に影響するため，アドレナリンの不整脈誘発を助長するが，臨床的に問題となるレベルではない[6]。

c. 血管への作用[1]

アドレナリンはα作用を有するので，きわめて強力な血管収縮薬であるが，血管拡

表2 アドレナリンの心血管系への影響

		効果
心臓	心拍数	↑
	心収縮性	↑↑
	心拍出量	↑↑
	酸素消費量	↑↑
血圧	収縮期血圧	↑↑
	平均血圧	↑
	拡張期血圧	↑〜↓※
血管	体血管抵抗	↑〜↓※
	肺血管抵抗	↑

↑：上昇　↓：低下
※：高用量投与で↑，低用量投与で↓

張に働く β_2 作用もある。皮膚や内臓血管には主に α 受容体が分布しており，アドレナリンの作用により血管が収縮し，皮膚血流が低下する。また，骨格筋には α・β_2 受容体が分布し，アドレナリンが作用すると α 受容体による血管収縮と β_2 受容体による血管拡張が同時に起こるが，β_2 受容体による作用がまさる結果，骨格筋血流は増加する。脳血管に対しては治療用量ではほとんど作用を及ぼさない。一方，肺血管はアドレナリンの直接作用により収縮する。高用量のアドレナリンを投与すると体血管が収縮し，体血流の一部が肺血流へシフトする結果，肺動静脈圧が上昇し肺水腫が引き起こされる。

冠血管はアドレナリンの作用により拡張するとされているが，いまだ結論は出ていない。小動脈や細動脈には β_2 受容体が分布し拡張に働くが，比較的太い冠動脈には α 受容体が分布しているため，血管収縮に働く。実際，冠血流はアドレナリンの投与により増加する。

血圧はわれわれがもっともよく目にする循環動態の指標であるが，アドレナリンにより上記のような心臓および血管への作用が見られることから，アドレナリンの心血管系への作用は概して表2のようにまとめられる。

4 呼吸器系への作用

気管支平滑筋には β_2 受容体が分布している。アドレナリンは β_2 受容体に作用し，気管支平滑筋の弛緩を起こすため，臨床的に強力な気管支拡張薬として使用される。また，アドレナリンは気道粘膜の充血を減少させ，気管支分泌物を減少させる作用もあり，気道の開通に有効である。これら物理的な気道の拡張作用以外に，抗原によって誘発される肥満細胞からの炎症性メディエータの遊離抑制作用も持つ[1]。

5 代謝系への作用

アドレナリンは膵島の α_2 受容体に作用し，インスリンの分泌を抑制し，末梢組織へ

のグルコースの取り込みを減少させる。また，肝臓のα受容体およびβ₂受容体への作用によりグリコーゲンの分解が促進され，血中のグルコース濃度は上昇する。この作用は褐色細胞腫の麻酔管理で重要で，腫瘍摘出後の急激なアドレナリン濃度低下は低血糖を招くおそれがあるので，血糖値の測定は必須となる。さらに，アドレナリンは脂肪細胞のβ₃受容体に作用し，脂肪分解を促進させ，血中の遊離脂肪酸濃度を上昇させる。これはβ₃作用により脂肪細胞中のトリグリセリドリパーゼが活性化し，トリグリセリドの分解が促進され，遊離脂肪酸とグリセロールが産生されるためである。アドレナリンにより全身の熱産生は増加し，酸素消費量は増大する。

また，アドレナリンは骨格筋のβ₂受容体に作用し，K^+の細胞内への取り込みを促進させる。そのため，血清K^+濃度は減少する。アドレナリンに限らずβ₂受容体へ作用する薬剤は血清K^+濃度の減少をもたらす。心臓外科手術で人工心肺離脱によく低K血症が見られるが，それは単に尿量の増加のみでなく，併用する循環作動薬の影響もあることに留意する。また，リトドリン（ウテメリン®）は切迫早産に用いられるβ₂作動薬（子宮平滑筋の弛緩をもたらす）であるが，この薬剤使用時にも低K血症に注意が必要である。

6 その他の作用

アドレナリンは眼房水の流出を増加させ，眼圧を低下させる働きがある。消化管の平滑筋はアドレナリンのα・β受容体作用により弛緩し，胃腸管の蠕動は抑制される。ヒトの妊娠子宮はアドレナリンにより弛緩する。膀胱底部はβ受容体作用により弛緩し，膀胱基底部，尿道括約筋はα受容体作用により収縮する。

アドレナリンの臨床使用

1 心停止からの蘇生[7]（図5）

心停止とは，心室細動（ventricular fibrillation：VF），無脈性心室頻拍（pulseless ventricular tachycardia：pulseless VT），心静止（asystole），無脈性電気活動（pulseless electrical activity：PEA）の4つのリズムをいう。いずれのリズムも有効な心拍出のない危機的な状況であり，即座に冠血流や脳血流を再開させる必要がある。アドレナリンは強力なαおよびβ作用を有するが，蘇生において有効とされるのは，α作用による強力な血管収縮による蘇生中の冠灌流圧や脳灌流圧の上昇と考えられている。したがって，心室細動や無脈性心室頻拍では電気的除細動が第一選択であることは疑う余地がないが，これが一度では成功せず，再度胸骨圧迫を行う場合も珍しくない。その際にアドレナリンを投与することで，胸骨圧迫中の脳や冠動脈への灌流圧を上げる効果を期待できる。一方，アドレナリンのβ作用は心筋の仕事量を増加させ，心内膜下の血流を減

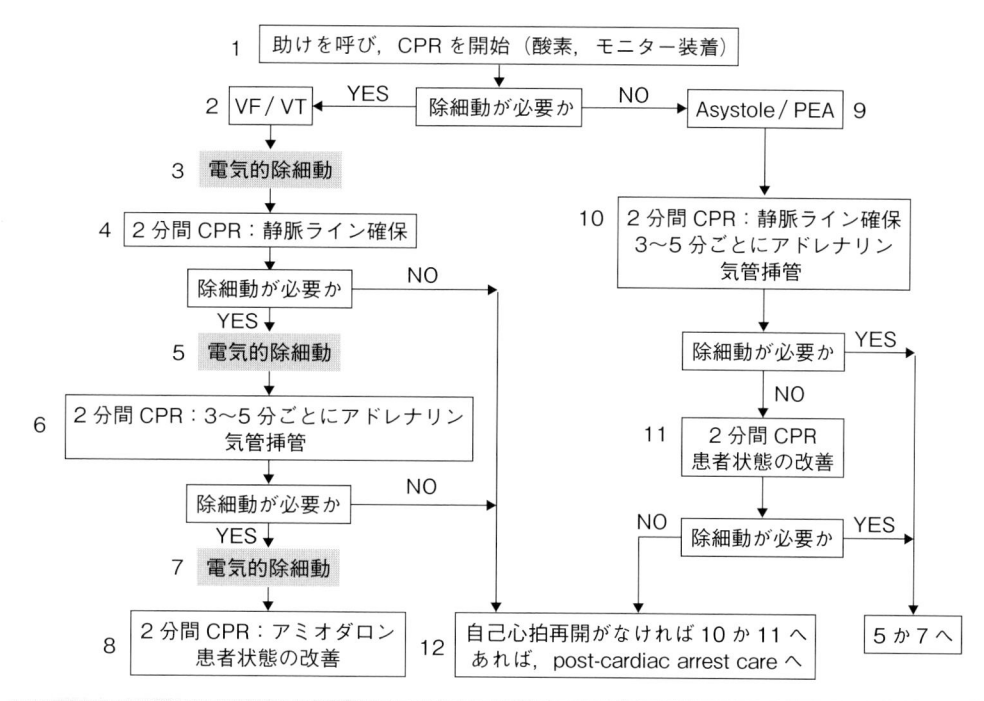

III. 心血管作動薬の使用法：薬力学と薬物動態を踏まえて

```
1  助けを呼び，CPR を開始（酸素，モニター装着）
                    ↓
2  VF/VT ←YES─ 除細動が必要か ─NO→ Asystole/PEA  9
    ↓                                      ↓
3  電気的除細動                    10  2 分間 CPR：静脈ライン確保
    ↓                                  3～5 分ごとにアドレナリン
4  2 分間 CPR：静脈ライン確保              気管挿管
    ↓                                      ↓
   除細動が必要か ─NO→              除細動が必要か ─YES→
    ↓YES                                   ↓NO
5  電気的除細動                    11  2 分間 CPR
    ↓                                  患者状態の改善
6  2 分間 CPR：3～5 分ごとにアドレナリン      ↓
   気管挿管                         NO← 除細動が必要か ─YES→
    ↓                                     
   除細動が必要か ─NO→              
    ↓YES                          
7  電気的除細動                    
    ↓                             
8  2 分間 CPR：アミオダロン    12  自己心拍再開がなければ 10 か 11 へ    5 か 7 へ
   患者状態の改善                   あれば，post-cardiac arrest care へ
```

図 5　成人における心停止時の対処法

注 1．CPR の胸骨圧迫では強く押し（5 cm 以上），完全に胸が戻るのを待って次を行う。ただし，できるだけ間隔は短くする。このときの換気は大きすぎないこと。胸骨圧迫は 2 分ごとに交代。胸骨圧迫と人工呼吸は 30：2 で行う。呼気終末二酸化炭素分圧が 10 mmHg 未満や拡張期圧 20 mmHg 未満は CPR としては不十分と判断し，CPR の質を上げること。

注 2．自己心拍再開とは脈拍と血圧が得られたこと，呼気終末二酸化炭素分圧が 40 mmHg 以上，動脈圧波形が見られること，をいう。

注 3．電気的除細動：120～200 J，2 度目は同程度かより高い設定が必要（単相では 360 J）。

注 4．薬物療法：アドレナリンは 3～5 分ごとに 1 mg。バソプレシンは 40 単位をアドレナリンに代えて投与。アミオダロンは最初に 300 mg ボーラス投与し，次に 150 mg。

注 5．気管挿管を施行後は 1 分間 8～10 回の人工呼吸を胸骨圧迫と並行して行う。

注 6．患者状態の改善に含まれる病態：ハイポボレミア，低酸素血症，アシドーシス，低または高カリウム血症，低体温，緊張性気胸，心タンポナーデ，薬物過量，肺塞栓症，冠動脈塞栓症。

注 7．VF：ventricular fibrillation，VT：pulseless ventricular tachycardia，PEA：pulseless electrical activity

（Neumar RW, Otto CW, Link MS et al. Part 8：Adult advanced cardiovascular life support：2010 American Heart Association guidelines for cardiopulmonary resuscitation and emergency cardiovascular care. Circulation 2010；122：S729-67 より改変引用）

少させる可能性があるため，蘇生時の是非にはいまだ議論がある。アドレナリンは心停止の蘇生にほぼルーチンに使用されてきたが，現時点でアドレナリン投与が生存退院率を高めたという証拠はない。しかし，自己心拍再開率（return of spontaneous circulation：ROSC）を高めるという証拠は存在する。

　成人の場合，1 mg を 3～5 分ごとに静注または骨髄内投与する。小児では，0.01 mg/kg を 3～5 分ごとに静注する。高用量の投与は，β遮断薬などの過量投与といった特殊な状況を除いては，生存率の改善を期待できない。静注または骨髄内投与が不可能である場合，成人では 2～2.5 mg を 5～10 ml の滅菌水または生理食塩液で希釈したも

2. カテコールアミン（C アドレナリン）

のを，小児では 0.1 mg/kg を気管内投与することも可である。ただし気管内投与では，アドレナリンの吸収および血中濃度が予測不能であり，期待する作用が発現しない可能性もある。アドレナリン投与のタイミングとして，VF，VT の場合は少なくとも1回の除細動が不成功となり，2分間の心肺蘇生（CPR）中に，心静止や PEA の場合はできるかぎり早期に投与を開始する。

バソプレシンは抗利尿作用を持つ生体内ホルモンであり，非アドレナリン作動性の強力な末梢血管収縮薬である。「アメリカ心臓協会　心肺蘇生と救急心血管治療におけるガイドライン 2010」によると，心停止の治療において初回または2回目のアドレナリン投与の代わりにバソプレシン 40 単位を静注または骨髄内投与してもよいとされている。心停止からの蘇生におけるアドレナリンとバソプレシンの有効性の比較についてはいくつかのランダム化比較試験が行われているが，いずれもその効果に差を認めず，ガイドライン上でも優先的にバソプレシンの使用を勧めるだけの根拠はないとしている。

なお，CPR においてバソプレシンおよびアドレナリンの効用は強力な血管収縮作用と考えられているが，他の血管収縮薬であるノルアドレナリンやフェニレフリンの効果はアドレナリンに劣ることが示されている。

2 ショック

ショックとは組織の血流減少に伴い，全身の臓器不全や組織の嫌気性代謝，乳酸アシドーシスを引き起こす急性心血管症候群である。ショックはさまざまな原因で起きるが，基本的な3種類の機序は，循環血液量減少によるショック，血管抵抗減少によるショック（敗血症性ショックを含む），心原性ショックである。これらの臨床症状，代謝における特徴は重複するところが多い。

ショック管理の基本は，ショックの原因となっている疾患の検索と治療，異常な血行動態の改善である。循環血液量減少性ショックと血管抵抗減少性ショックでは，循環血液量の絶対的もしくは相対的な欠乏が常に存在するため，補液による循環血液量の最適化が最優先である。重症のショック患者では循環血液量の補正を行うと同時に，脳血流や冠血流を維持するため，しばしば血管収縮薬の投与が必要となる。たとえば，敗血症性ショックの管理ガイドライン[8]によると，平均動脈圧を 65 mmHg 以上に維持することが推奨されている。血管収縮薬の第一選択にはノルアドレナリンまたはドパミンが推奨され，アドレナリンやフェニレフリン，バソプレシンは第一選択とはされていない。しかし，敗血症性ショック患者においてアドレナリンの投与がノルアドレナリンに比べて悪い結果をもたらすという臨床的な証拠はないので，ノルアドレナリンやドパミン投与による改善が見られない場合に使用する価値はあるだろう。

心原性ショックでは，肺水腫を来していない患者には最適な前負荷を保持するように，補液を行う。心原性ショックの多くは広範な心筋梗塞によって起きるが，過剰補液による左室拡張終期圧の上昇はさらなる冠血流の減少を来すため，補液を行う際は肺毛細血管楔入圧など血行動態パラメータの監視が重要である。また最適な心拍出量を得るために，後負荷の減少を目的とした血管拡張薬と心拍出量増加作用を持つ強心薬の投与が有

効である．アドレナリンはしばしばニトログリセリンやニトロプルシドなどの血管拡張薬と併用される．

　投与量として，緊急時には2～10 μgを1回静注し，0.01～0.30 μg/kg/minを持続静注する．ただし個々の患者により効果は多様であり，特定の投与量や投与速度より患者の臨床症状や血行動態パラメータの監視下に調節することが望ましい．

　なお，アナフィラキシーショックではアドレナリンが第一選択[9]となる．

3 アナフィラキシー

　アナフィラキシーとは急速に起こる重篤な全身性のアレルギー反応であり，IgE抗体・IgG抗体・補体の活性化などによって引き起こされる．基本的な成因はいわゆるアレルギーと同じで，肥満細胞や好塩基球の表面に結合したIgE抗体にアレルゲンが付着すると，炎症性メディエータ（ヒスタミン，トリプターゼ，ロイコトリエン，プロスタグランジンなど）が放出されて起こる．手術中のアナフィラキシーでは血圧低下・心停止，気管支攣縮・上気道浮腫といった症状が出る[9]．手術中は患者が布で覆われているため，皮膚症状が出ていても気付かないことが多く，また皮膚症状を伴わずに血圧の突然の低下から心肺虚脱を引き起こすこともあり，術中のアナフィラキシーの診断は難しい．呼吸器症状には喘鳴や気道内圧上昇（陽圧換気時）があり参考になる．

　アナフィラキシーの循環不全の原因は血管透過性の亢進と平滑筋の収縮である．循環血液量の50％が短時間のうちに血管外へ漏出し，急激に循環虚脱に陥る．手術中のアナフィラキシー発症率は1/3,500から1/20,000であり，そのうち4％が死に至り2％が脳障害を残すとされる．また，最近のデータでは周術期にアナフィラキシーを起こす確率は1/10,000から1/20,000であるともいわれている[10]．心臓手術はさらにリスクが高い．アナフィラキシーの初期治療は十分な酸素化と補液，迅速なアドレナリンの投与である．アドレナリンは，α作用による昇圧作用と$β_2$作用による気管支平滑筋の弛緩作用，肥満細胞から放出されるケミカルメディエータの遊離抑制作用を持つ．アドレナリンの治療安全閾は狭いものの，現在もアナフィラキシー治療の第一選択薬として位置づけられている．アナフィラキシーによる死亡原因は通常，アドレナリン投与の遅れや重篤な呼吸器系・心血管系合併症，またはその合併による．アナフィラキシー治療においてアドレナリン投与の絶対的禁忌は特にない[9]．

　投与量は1,000倍希釈のアドレナリン（1 mg/ml）0.2～0.5 mlを5分ごとに筋肉内または皮下注射する．小児では0.01 mg/kg（最大0.3 mg）を筋肉内または皮下注射する．アドレナリンの血中濃度の速やかな上昇の観点から，筋肉内への注射部位は大腿外側が望ましい．

　心停止，十分な輸液負荷やアドレナリンの筋肉内注射に反応せず重症低血圧が続くときは，大量アドレナリン静注を考慮する．成人で1～3 mgを3分以上かけて緩徐に静注し，その後，4～10 μg/minで持続静注を開始する．小児では初期投与量を0.01 mg/kgとし，これを3～5分ごとに繰り返す．

a. 気管支喘息の急性増悪

アドレナリンは β_2 作用による気管支平滑筋弛緩作用と α 作用による気道粘膜浮腫の除去による気管支拡張作用を持ち，中等度以上の喘息発作時の発作治療薬として使用する。

投与量は 1,000 倍希釈のアドレナリン（1 mg/ml）0.1 ～ 0.3 ml を皮下注射する。20 ～ 30 分ごとに反復投与が可能である。ただし，血圧や心拍数のモニタリング下に施行すべきである。

4 心臓手術の周術期心機能不全

心臓手術の周術期には，20％以上の患者で心血管系の機能不全を来すと推定されている[11]。心臓外科の麻酔管理でカテコールアミンを使用することは日常的であるが，その使用指針について絶対的なものはない。アドレナリンはその強力な α および β 作用がゆえに，特に低心機能状態で使用されるものと推察される。人工心肺後の低心拍出量に対して 0.03 μg/kg/min のアドレナリン投与は心係数，心拍数を増加させる[12]。

心臓手術の麻酔管理では，まずドパミンあるいはドブタミンを投与するケースが多いと思われる。これらの薬物でも十分な循環動態が得られない場合に，より強力なアドレナリンやノルアドレナリンの投与を躊躇する理由はない。状況しだいではかなり大量かつ複数のカテコールアミンを使用するケースもありうる。

a. 大量のカテコールアミン使用時の注意点

人工心肺からの離脱が思わしくない場合に，とりあえず複数のカテコールアミンを大量に使って人工心肺から離脱させようとすることがある。その場合，アドレナリンを使うことも珍しくないが，アドレナリンを使用する際にはアドレナリンよりも作用の弱い

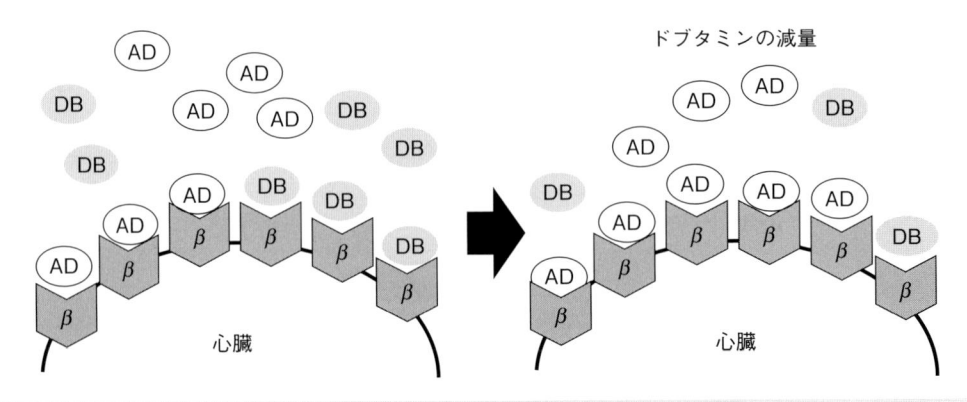

図6 大量カテコールアミン投与時のドブタミン減量の効果
大量のアドレナリン（AD）とドブタミン（DB）で心臓の β 受容体が占拠されている場合は，ドブタミンを減量させることでアドレナリンの受容体占拠率が増加し，結果的により強い β 受容体刺激が得られる可能性がある。

β刺激薬（ドブタミンやドパミン）を併用すると，かえってアドレナリンの効力が低下することがある．つまり，ドブタミンやドパミンがアドレナリンの遮断薬のように働くことが理論的にありうる[13]．図6にその概略を図示する．大量のアドレナリンとドブタミン投与で心臓の受容体がほぼ占拠されており，受容体に結合していないアドレナリンやドブタミンがフリーで余っているような状況では，ドブタミンを減量させることでアドレナリンの受容体占拠率が上昇し，その結果β受容体刺激がより強く現れると考えられる．逆にドブタミンを増量すると，受容体を占拠しているアドレナリンがドブタミンに代わり，かえって作用が減弱すると考えられる．実際にこのようなことが臨床で起こりうるかは明確ではないが，大量のカテコールアミンを使っているにもかかわらず状況が芳しくない場合に，多少の勇気を持ってドパミンやドブタミンを減量してみるのも一法といえる．

5 その他

アドレナリンを皮膚や粘膜などの局所に投与すると，その血管収縮作用により血流が低下するため，術野からの出血量が減少する．さらに，浸潤麻酔または硬膜外麻酔，脊髄くも膜下麻酔施行時に局所麻酔薬にアドレナリンを添加して投与すると，血管収縮作用により局所麻酔薬の血管への吸収が緩やかになる結果，麻酔薬の作用持続時間が延長し，急速な血中濃度の上昇が抑制できる．

投与量は局所麻酔薬10 ml あたり 1,000 倍希釈のアドレナリンを 0.05 〜 0.1 ml 添加する（濃度は 1 : 10 〜 20 万）．

アドレナリンの副作用

アドレナリンを過量投与すると，不穏，頭痛，振戦などの副作用が現れる．さらに高血圧，頻脈，心室性不整脈が惹起され，急激な血圧上昇により脳出血や肺水腫を起こすこともある．頻脈と強力な心臓刺激作用により心筋の酸素需要量が増大するので，心臓への酸素供給の予備能が低下している冠動脈疾患患者では急性冠症候群を引き起こす可能性もある．また，アドレナリンは血中グルコース濃度を上昇させるため糖尿病患者では注意を要する．揮発性麻酔薬は心筋のカテコールアミン感受性を増強させ，心筋の不整脈閾値を低下させる．先に述べたが，揮発性麻酔薬はアドレナリンによる心室性不整脈を誘発しやすくする．また，動物実験ではプロポフォールでも同様の作用が見られる．ただし，現在よく使用される麻酔薬であるセボフルラン，イソフルラン，プロポフォール麻酔下にアドレナリンを投与しても不整脈の発生が問題となることはない．抗不整脈薬の Na^+ チャネル遮断薬，Ca^{2+} チャネル遮断薬や K^+ チャネル遮断薬との併用は不整脈の発生を予防する[14]．麻酔管理で大量のアドレナリンが分泌されたり，投与する必要のあるときは，これらの抗不整脈薬を同時に投与することが望ましい．

131

2. カテコールアミン（C アドレナリン）

■参考文献

1) Moss J, Glick D. The autonomic nervous system. In：Miller RD, editor. Miller's anesthesia. Vol 1. 6th ed. New York：Churcill Livingstone；2010. p.617-877.
2) Ahlquist RP. A study of adrenotropic receptors. Am J Physiol 1948；153：586-600.
3) Lands AM, Arnold A, McAuliff JP, et al. Differentiation of receptor systems activated by sympathomimetic amines. Nature 1967；214：597-8.
4) Opie LH. Mechanisms of cardiac contraction and relaxation. In：Braunwald E, Zipes DP, Libby P, editors. Heart disease. 6th ed. Philadelphia：Saunders；2001. p. 443-78.
5) 山下武志. 心筋細胞の電気生理学. 東京：メディカル・サイエンス・インターナショナル；2002. p.112-4.
6) Hayashi Y, Kagawa K. Dysrhythmogenicity of anesthetics. Current Anaesthesia and Critical Care 1998；9：312-7.
7) Neumar RW, Otto CW, Link MS, et al. Part 8：Adult advanced cardiovascular life support：2010 American Heart Association guidelines for cardiopulmonary resuscitation and emergency cardiovascular care. Circulation 2010；122；S729-67.
8) Dellinger RP, Levy MM, Carlet JM, et al. Surviving Sepsis Campaign：International guidelines for management of severe sepsis and septic shock：2008. Crit Care Med 2008；36：296-327.
9) Sampson HA, Munoz-Furlong A, Bock SA, et al. Symposium on the definition and management of anaphylaxis：Summary report. J Allergy Clin Immunol 2005；115：584-91.
10) Levy JH, Adkinson NF Jr. Anaphylaxis during cardiac surgery：Implications for clinicians. Anesth Analg 2008；106：392-403.
11) Mebazaa A, Pitsis AA, Rudiger A, et al. Clinical review：Practical recommendations on the management of perioperative heart failure in cardiac surgery. Crit Care 2010；14：201-14.
12) Gilles M, Bellomo R, Doolan L, et al. Bench-to-bedside review：Inotropic drug therapy after adult cardiac surgery — A systematic literature review. Crit Care 2005；9：266-79.
13) Prielipp RC, NacGregor DA, Royster RL, et al. Dobutamine antagonizes epinephrine's biochemical and cardiotonic effects. Anesthesiology 1998；89：49-57.
14) Ito I, Hayashi Y, Kawai Y, et al. Diabetes mellitus reduces antiarrhythmic effect of ion channel blockers. Anesth Analg 2006；103：545-50.

〔宮田　由香，林　　行雄〕

III. 心血管作動薬の使用法：薬力学と薬物動態を踏まえて

2 カテコールアミン

D ノルアドレナリン

はじめに

　ノルアドレナリンは闘争や逃避行動といった，いわゆる fight or flight reaction に際して放出される興奮性ホルモンである。局所の交感神経終末から分泌されたノルアドレナリンは，交感神経支配下の効果器を活性化させ，循環，代謝，運動機能の亢進をもたらす。さらに交感神経刺激は，副腎髄質からさらなるノルアドレナリンの放出を促し，心臓や全身の血管に分布するアドレナリン受容体を介して循環動態の亢進をもたらす。しかしながら，これら内因性防御システムの作用時間は短く，また破綻しやすい。したがって，ショックが長引き循環虚脱に陥った際には，カテコールアミンに代表される心血管系作動薬を投与して循環の回復に努めなければならない。本項では，麻酔科医に必要とされるノルアドレナリンの基礎的な薬理作用や収縮のメカニズムを紹介し，臨床での投薬のタイミングや投与量，またその効果に関する要点を整理し解説する。

ノルアドレナリンの合成と代謝

　ノルアドレナリンは，交感神経終末においてチロシンを前駆物質としてチロシン水酸化酵素によりドーパへ，次に芳香族 L-アミノ酸脱炭酸酵素によりドパミンへ変換され，ドパミン β-水酸化酵素によりその合成が完了する（図1）。副腎髄質では，これらの過程に加え，フェニルエタノールアミン N-メチルトランスフェラーゼにより約80％のノルアドレナリンはアドレナリンへ変換され貯蔵される。一方，褐色細胞腫では97％のノルアドレナリンがそのまま貯蔵されており，ノルアドレナリン優位型の循環変動を来すことが多い[1]。ノルアドレナリン，ドパミン，アドレナリンの構造上の違いはわずかであるが，α・β アドレナリン受容体，ドパミン受容体への親和性は大きく異なり，ホルモンの効果に著しい差を生じることは興味深い（図1）。

　交感神経終末から放出されたノルアドレナリンの80〜90％は，再び神経末端から再

2. カテコールアミン（D ノルアドレナリン）

図1 カテコールアミンの合成

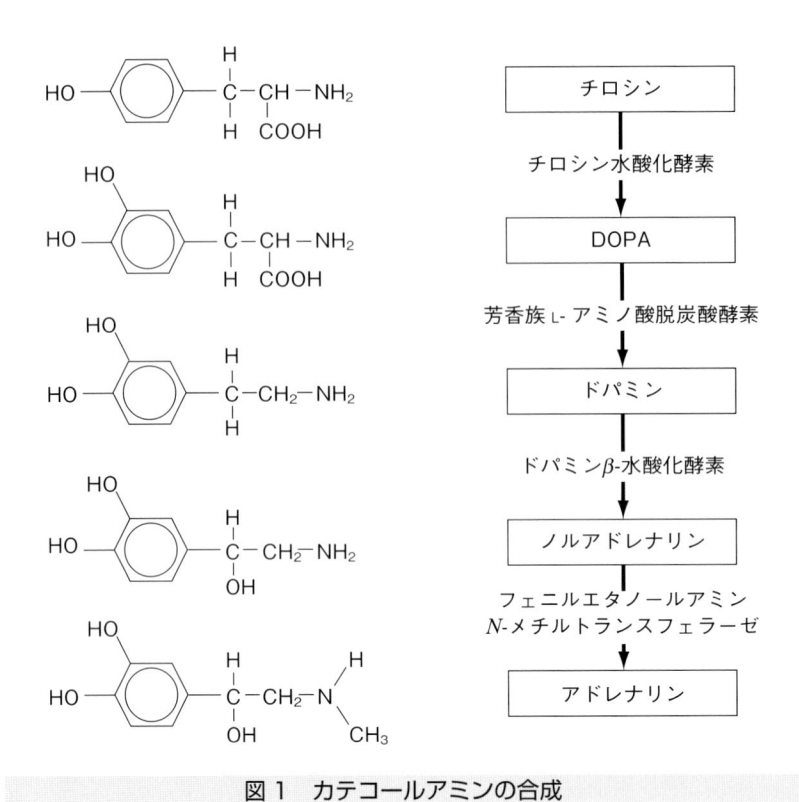

吸収され，新たに作られたノルアドレナリンとともに小胞内に取り込まれ，貯蔵される。残りは血中に流出し，副腎髄質から分泌されたノルアドレナリンの一部とともに，モノアミン酸化酵素（MAO）やカテコール-O-メチル基転換酵素（COMT）により代謝され，ホモバニリン酸（HVA）やバニリルマンデル酸（VMA）となり尿中へ排世される[1]。

薬理学的特性

ノルアドレナリンはαおよびβアドレナリン受容体を介して血管と心臓に作用する。αアドレナリン受容体はα_1とα_2へ，またβアドレナリン受容体はβ_1，β_2，β_3へ細分類される。ノルアドレナリンは血管平滑筋内のα_1アドレナリン受容体を介して，血管平滑筋を収縮させて血圧を上昇させる。その効果は全身の血管に及ぶが，特に抵抗血管と称される内臓や四肢の動脈に強く発現し，静脈系にも相応に認められる[2)3)]。ノルアドレナリンは同時に，血管拡張作用を有するβ_2アドレナリン受容体とも結合するが，その拡張反応はα_1アドレナリン作動性の血管収縮反応に比較して弱いため，ノルアドレナリン投薬時にはα_1アドレナリン作動性の収縮に打ち消される。一方，冠動脈はノルアドレナリンや交感神経の興奮に対して特異的に反応する。心外膜にある太い冠動脈はα_1アドレナリン受容体がβ_2アドレナリン受容体に比して多いため収縮するが，心筋内にあるより細い冠動脈はβ_2アドレナリン受容体が多くなり血管拡張を生じる[4]。この作

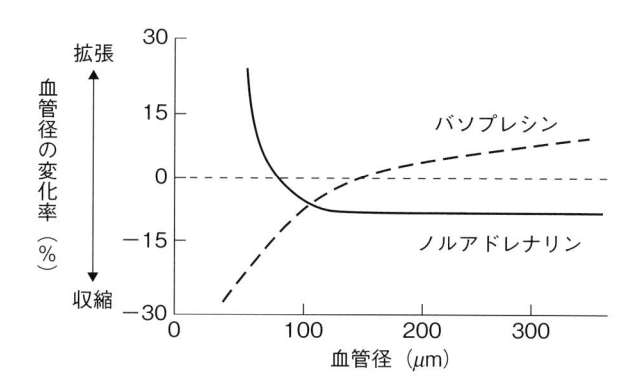

図2 冠動脈におけるノルアドレナリン, バソプレシンの反応性

ノルアドレナリンは100μmより太い冠動脈をわずかに収縮させる一方で, より細い冠動脈を拡張させる。この作用はバソプレシンの作用と対照的である。

(Marcus ML, Chilian WM, Kanatsuka H, et al. Understanding the coronary circulation through studies at the microvascular level. Circulation 1990 ; 82 : 1-7 より改変引用)

用は, 太い冠動脈を拡張させ細い冠動脈を収縮させるバソプレシンの作用と対照的である (図2)[5]。

また, やや細かい話となるが, ノルアドレナリンは, α_2アドレナリン受容体を介して血管拡張と収縮の両面に作用する[1]。拡張反応は, 交感神経末端から分泌されたノルアドレナリンが, シナプス前にあるα_2アドレナリン受容体に作用して, 神経末端からのノルアドレナリン放出を抑制することで生じる。これは, ノルアドレナリンの過剰な収縮反応に対するnegative feed backとして作用すると考えられている。一方, 血管壁内にもα_2アドレナリン受容体は存在し, 神経終末とは対照的に受容体の刺激で血管収縮を生じる。この壁内のα_2アドレナリン受容体はシナプス外に分布しており, 血中ノルアドレナリン濃度に比例して血管を収縮させる。

心臓において, ノルアドレナリンはβ_1アドレナリン受容体を介した強心作用を発現するが, その作用はアドレナリンほど強くない。これは, 両ホルモンのβ_1アドレナリン受容体への親和性の違いとして一般に解釈されている。しかしながら, ノルアドレナリンはアドレナリンと同程度のβ_1アドレナリン受容体への親和性を有しているとの報告もある。ノルアドレナリンの強心作用がアドレナリンより劣るのは, ノルアドレナリンによる強い血管収縮作用により迷走神経反射が生じ, 心機能を神経因性に抑制することがその要因とも考えられている[1,4]。

臨床効果

ノルアドレナリンを投与すると, α_1刺激作用により全身の血管床が収縮し, 末梢血

2. カテコールアミン（D ノルアドレナリン）

管抵抗が増加し血圧が上昇する．肺動脈も収縮するが，その作用は抵抗血管に比べてきわめて弱く，肺血管抵抗の上昇はわずかである．ノルアドレナリンによる腹腔動脈の収縮は，内臓血流や肝血流の減少をもたらす．また，腸管は弛緩して蠕動運動が抑制され，瞳孔は散大する．腎動脈の収縮により腎血流量は減少するが，腎血流の自動調節能により糸球体濾過量は一定に保たれるため，尿量は維持される．心機能はβ_1アドレナリン作用により亢進し，心収縮力および心拍数は増加する．しかし，前述のように後負荷上昇に伴う迷走神経反射で拮抗されるため，結果として徐脈になり，心拍出量は変わらないかやや減少する．冠動脈が通常のノルアドレナリン投薬量で過度に収縮することはなく，細動脈は拡張するため冠血流は維持される[5]．ノルアドレナリンの投与で，体血管収縮作用が強いわりに心筋虚血に陥りにくいのはこの理由による．しかしながら，過量投与ではβ_1アドレナリン作用が強く発現し，頻脈や心筋の過剰収縮により心筋酸素消費量が増加する結果，心筋虚血が生じやすくなる．また，アドレナリンと同様に房室解離，接合部リズム，心室頻拍などの不整脈も出やすくなる．

作用時間

ノルアドレナリンの血中半減期は，約2.5分と短い．血液中に放出されたノルアドレナリンは10～30秒間は非常に強い活性を示すが，その活性は急速に失われ，1～数分で作用は消失する[1]．

投 与 量

ノルアドレナリンは単回投与，持続投与のいずれでの方法でも投薬できるが，半減期が短いため，持続投与で用いられる場合が多い．単回投与では1回につき10～50 µgを中心静脈ルートより投与するが，患者の病態によっては急激な血圧上昇を来すため，慎重な投薬が必要となる．持続投与では0.05～1.0 µg/kg/minを中心静脈ルートより投与する．0.03 µg/kg/min以下ではβ_1アドレナリン作動性の強心作用が発現し，0.05 µg/kg/min以上ではα_1アドレナリン作動性による抵抗血管の収縮を呈する[6]．実際には，ノルアドレナリンのβ_1アドレナリン作動性を期待して超低用量から用いられることはなく，血管収縮作用を目的として0.05 µg/kg/min以上から投薬される．ノルアドレナリンよる血管収縮作用は用量依存性ではあるが，0.5～1.0 µg/kg/minで限界に達する．それ以上の投薬は過度のβ_1アドレナリン作動性を誘発することから推奨されない．当施設では，0.4 µg/kg/minのノルアドレナリンを上限とし，それ以上の血管収縮薬が必要とされる血管拡張性のショック患者には，心機能が良好で前負荷も十分との条件でバソプレシンの併用を考慮している．

投与のタイミング

　アナフィラキシーショック，敗血症性ショック，体外循環などで生じた過度の低血圧において，心収縮力は保たれているが血管拡張がその原因となる場合に投与される。臨床上，持続的に投与できる血管収縮薬は，ドパミン，ノルアドレナリンの2種類がある。まずドパミンを投与して後負荷の増加を図るが，5～10 μg/kg/min 以上のドパミンでも末梢血管抵抗の上昇が不十分な場合や，過量のドパミンにより心機能が亢進して頻脈などの副作用が強く出現する場合にはノルアドレナリンの投与を行う。ノルアドレナリンによる後負荷上昇により心臓に負荷がかかるため，投薬に際しては心係数が $2.2\ l/m^2$ 以上の良好な心機能が望まれる。低い心係数の患者に投与する際には，肺動脈カテーテルや経食道心エコーなどを用いた慎重な心機能の評価のもとで投薬する。さらに，ノルアドレナリンによる β_1 アドレナリン作動性の亢進作用は迷走神経反射による抑制を受けるため，自律神経機能が障害された患者では予期せぬ心機能の亢進に注意を要する。たとえば，敗血症性ショック患者では自律神経反射がすでに障害されており，迷走神経反射の減弱からノルアドレナリンの β_1 アドレナリン作用が出現しやすい。また，出血による急激な血圧低下では，頸動脈や大動脈弓部にある圧受容器からのインパルスが減弱することで交感神経が緊張し，頻脈，心筋収縮力の増強，動静脈の収縮が増強しており，迷走神経反射が生じにくい状況にある。このため，ノルアドレナリンの β_1 アドレナリン作動性が強く出現し，心機能を過度に亢進させる危険性がある。

副作用

　全身性の強力な血管収縮作用から，末梢循環不全，内臓血流の低下，虚血性変化，腎不全などのリスクが高まる。肺高血圧症患者では，肺血管抵抗がさらに上昇する。心機能の低下した患者では，後負荷の増大から心機能のさらなる悪化を招くことがある。肝血流の減少から肝代謝が抑制され，肝臓依存性の薬物代謝が遅延する。また，ノルアドレナリンが血管外へ漏出すると容易に組織の壊死が生じるため，必ず中心静脈より投与する。誤って漏出した際には，フェントラミンの局所浸潤が治療として効果的との報告もある[6]。

血管収縮のメカニズム

　ノルアドレナリンによる血管収縮は，血管平滑筋の細胞内 Ca^{2+} 濃度（$[Ca^{2+}]i$）に依存した血管収縮と $[Ca^{2+}]i$ に依存しない収縮とに分けられる[2]。$[Ca^{2+}]i$ に依存した収縮反応はリン酸化説で説明されている（図3）。すなわち，$[Ca^{2+}]i$ が増加すると，① Ca^{2+} はカルモジュリンと結合し，②ミオシン軽鎖キナーゼ（MLCK）を活性化し，③

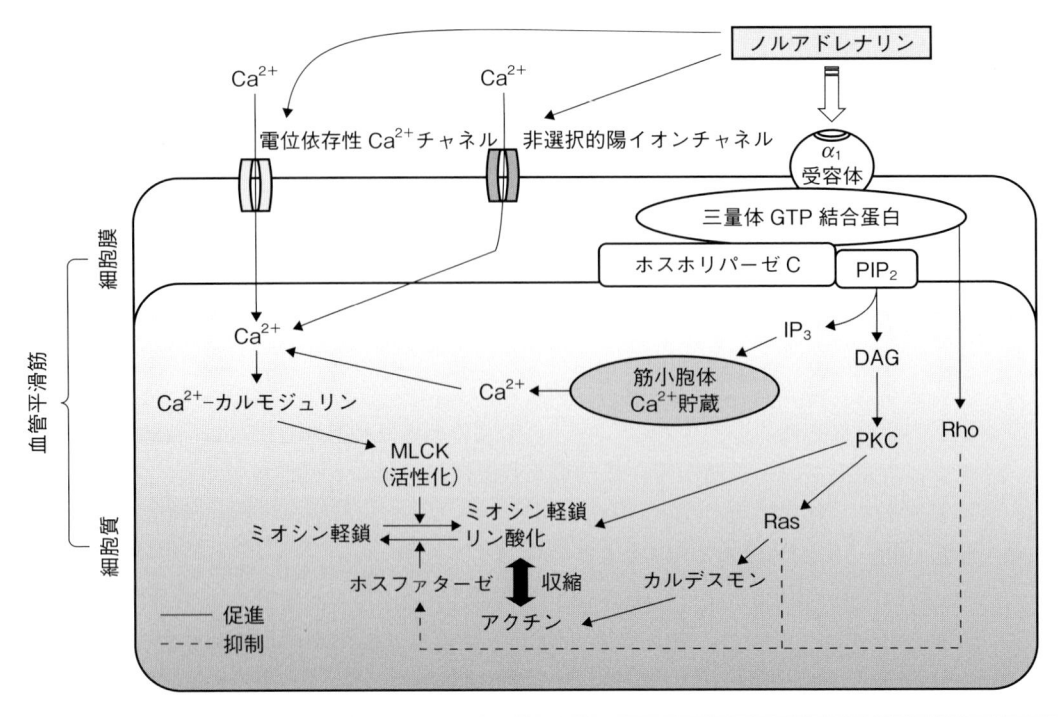

図3 血管収縮のメカニズム

PIP₂：ホスファチジルイノシトール 4,5-二リン酸, IP₃：ホスファチジルイノシトール 1,4,5-三リン酸, DAG：ジアシルグリセロール, PKC：プロテインキナーゼ C, MLCK：ミオシン軽鎖キナーゼ

ミオシンがリン酸化され，④アクチンによるミオシン ATPase の活性化が起こり，その結果，⑤ ATP を消費してミオシンとアクチンの線維が相互作用し，張力が発生する。⑥ミオシン軽鎖ホスファターゼによりミオシン軽鎖のリン酸化が脱リン酸化され，収縮は終了する[7]。

in vitro の実験で，Ca^{2+} 蛍光指示薬を負荷した血管平滑筋細胞にノルアドレナリンを投与すると，$[Ca^{2+}]i$ の急速な上昇とともに血管収縮力が増大し，10〜20 秒ほどで最高点に達した後，急速に下降して静止レベルより高い位置で安定する。したがって，血管の収縮は $[Ca^{2+}]i$ に依存性であると考えられている（図4-A）。一方，Ca^{2+} を除去した溶液中では，初期の一過性 $[Ca^{2+}]i$ の上昇は残存するが，その後の持続的な収縮は強く抑制される（図4-B）。この結果から，ノルアドレナリンによる初期の Ca^{2+} 上昇による血管収縮は，細胞内 Ca^{2+} 貯蔵部位（筋小胞体）からの Ca^{2+} の遊離により発生し，また後半の持続する収縮相は細胞外からの Ca^{2+} の流入によるものと考えられている。前者の筋小胞体からの Ca^{2+} の遊離よる収縮を phasic 収縮，後者の細胞外液からの Ca^{2+} の流入による収縮を tonic 収縮と呼び，区別している。

それでは，どのようにしてノルアドレナリンは phasic 収縮と tonic 収縮において $[Ca^{2+}]i$ を制御しているのであろうか。図3に示すように，ノルアドレナリンは受容体を介して細胞膜にある三量体 GTP 結合蛋白（G 蛋白質）と共役したホスホリパーゼ C（phospholipase C：PLC）を活性化し，活性化された PLC はホスファチジルイノシトー

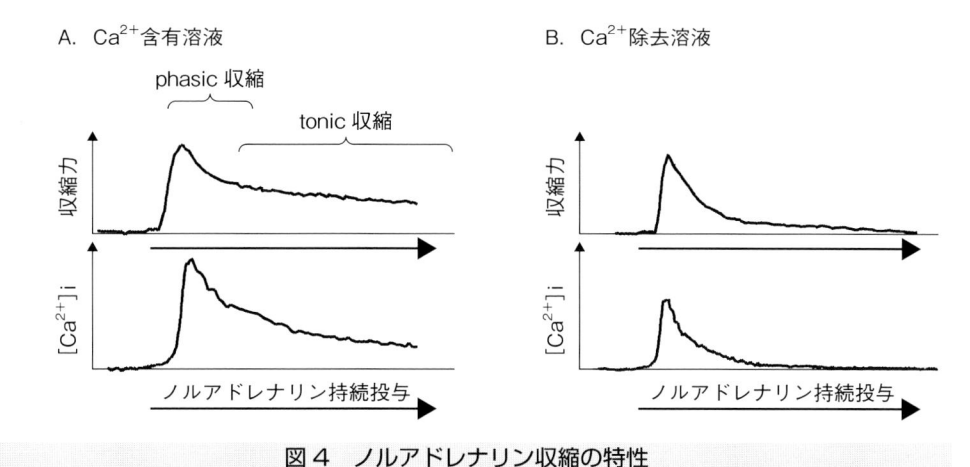

A. Ca²⁺含有溶液　　　　　　　　　　B. Ca²⁺除去溶液

図4　ノルアドレナリン収縮の特性

　ノルアドレナリンは細胞内カルシウム濃度（[Ca²⁺]i）の上昇に合わせて収縮力を発生させる（A）。一方，Ca²⁺を除去した溶液中では，初期の一過性[Ca²⁺]iの上昇と収縮は残存するが，その後の持続する収縮は消失する（B）。

ル 4,5-二リン酸（phosphatidylinositol 4,5-bisphosphate：PIP₂）を加水分解し，ホスファチジルイノシトール 1,4,5-三リン酸（inositol 1,4,5-triphosphate：IP₃）とジアシルグリセロール（diacylglycerol：DAG）の産生を促す。IP₃ は，筋小胞体にある IP₃ 受容体へ結合して，筋小胞体から大量の Ca²⁺ を放出させる。ノルアドレナリンによる IP₃ の産生は急速かつ一過性であり，受容体の刺激後およそ 15 〜 30 秒で細胞質内の IP₃ はピークに達し，その後 1 〜 5 分で刺激前の値まで減少する。IP₃ の動きに合わせて筋小胞体から Ca²⁺ が放出され，短時間の急峻な立ち上がりを持った［Ca²⁺］i の上昇と収縮が発生し（phasic 収縮），数分で両者は減弱に転じる。引き続いて，電位依存性 Ca²⁺ チャネル（L-type Ca²⁺ チャネル）や非選択的陽イオンチャネルなど複数の Ca²⁺ チャネルによる細胞外液からの持続的な Ca²⁺ の流入により，安定した収縮が持続する（tonic 収縮）。

　それ以外の［Ca²⁺］i の上昇メカニズムとして，細胞内に増加した Ca²⁺ 自体が筋小胞体にあるリアノジン受容体を活性化することで，筋小胞体からのさらなる Ca²⁺ 遊離を促進させる calcium-induced calcium release（CICR）反応がある。この Ca²⁺ による Ca²⁺ 放出機構は，心筋における主な［Ca²⁺］i 増加のメカニズムであるが，血管平滑筋でも弱いながら認められる。

　以上のように，［Ca²⁺］i に依存した血管平滑筋の収縮は，ノルアドレナリン収縮の主要なメカニズムとなっている。しかしながら，in vitro の実験において，ノルアドレナリンは単純に［Ca²⁺］i の増加量に比例して収縮を増加するのみならず，［Ca²⁺］i の増加に乖離してより大きな収縮力を発生させている[8]。この［Ca²⁺］i に依存しない収縮増強効果を，カルシウム（calcium：Ca）感受性の増強と呼ぶ（図5）。Ca 感受性の増加は，［Ca²⁺］i に依存しないミオシン軽鎖のリン酸化を維持するシステムにより生じ，理論的には収縮を司るミオシン軽鎖キナーゼ活性の増加あるいはアクチンとミオシンの結合を解離させるミオシン軽鎖ホスファターゼの抑制によるものと考えられている（図6）。実際に，前述したようにノルアドレナリンは PIP₂ から DAG の産生を促すが，DAG は

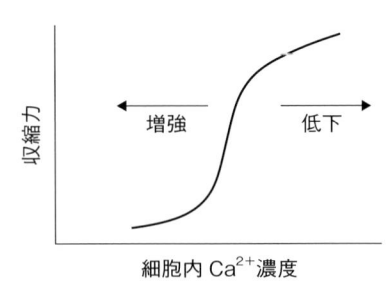

図5 収縮の模式図とカルシウム感受性

ノルアドレナリンは細胞内カルシウム濃度（[Ca^{2+}]i）の増加に乖離してより大きな収縮力を発生させており、これをカルシウム（Ca）感受性の増強と呼ぶ。通常の収縮（実線）に対して左方移動すると、少ない[Ca^{2+}]iで収縮することになりCa感受性が増強したとみなされ、反対に右方移動で低下したことになる。

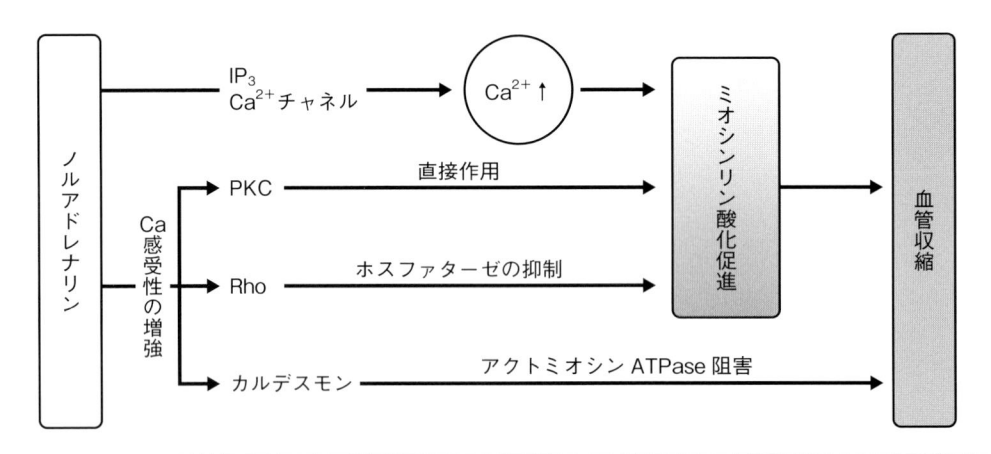

図6 ノルアドレナリン収縮の概要

IP_3（ホスファチジルイノシトール1,4,5-三リン酸）とCa^{2+}チャネルは、細胞内カルシウム濃度（[Ca^{2+}]i）を増加させてミオシンリン酸化を促進し収縮を発生させるのに対して、PKC（プロテインキナーゼC）、Rho、カルデスモンは、カルシウム（Ca）感受性の増強を介して収縮を増強させる。

プロテインキナーゼC（PKC）を活性化し、直接的にミオシンのリン酸化を促進し、Ca感受性を増強する。またG蛋白質の一種である低分子量G蛋白質Rhoは、Rhoキナーゼを介してミオシン軽鎖ホスファターゼを抑制しCa感受性を増強する（図6）。これらのCa感受性の増加による収縮は、[Ca^{2+}]i依存性の収縮に比較して弱いが、臨床的に高血圧症との関連性が指摘されている。

また、これまでアクチン側はミオシン側に比べて収縮機序にあまり関与しないと考えられていたが、近年、アクチン側も血管収縮に一定の役割を果たしていることが明らかとなった。たとえば、アクチン結合蛋白の一種であるカルデスモンは、アクトミオシンATPaseを阻害することでアクチン・ミオシンのクロスブリッジを抑制し血管を弛緩させるが、ノルアドレナリンはこれらをリン酸化することでその機能を抑制し、Ca感受

血管内皮依存性拡張反応

　ノルアドレナリンは血管収縮作用のみならず，血管拡張反応も同時に発現する．図7に示すように，ノルアドレナリンは血管内皮にあるα_2アドレナリン受容体（α_1アドレナリン受容体とする報告者もいる）を刺激し，血管平滑筋と同じくG蛋白質からIP$_3$を介した機序で内皮細胞の[Ca^{2+}]iを増加させ，L-アルギニンから血管拡張因子の一酸化窒素（nitric oxide：NO）を産生する[10]．NOはα_1アドレナリン収縮を抑制し，血管トーヌスを調節するのみならず，血管平滑筋の増殖抑制，血小板の凝集抑制や白血球の血管内皮への接着抑制，神経系での情報伝達など，実に多彩な作用を有している．この点でノルアドレナリンは，単なる循環作動性ホルモンとしての役割以外に，NOをはじめとする生体保護に働くネットワークシグナルを活性化し，さまざまな経路で病態の回復に寄与しているといえる．

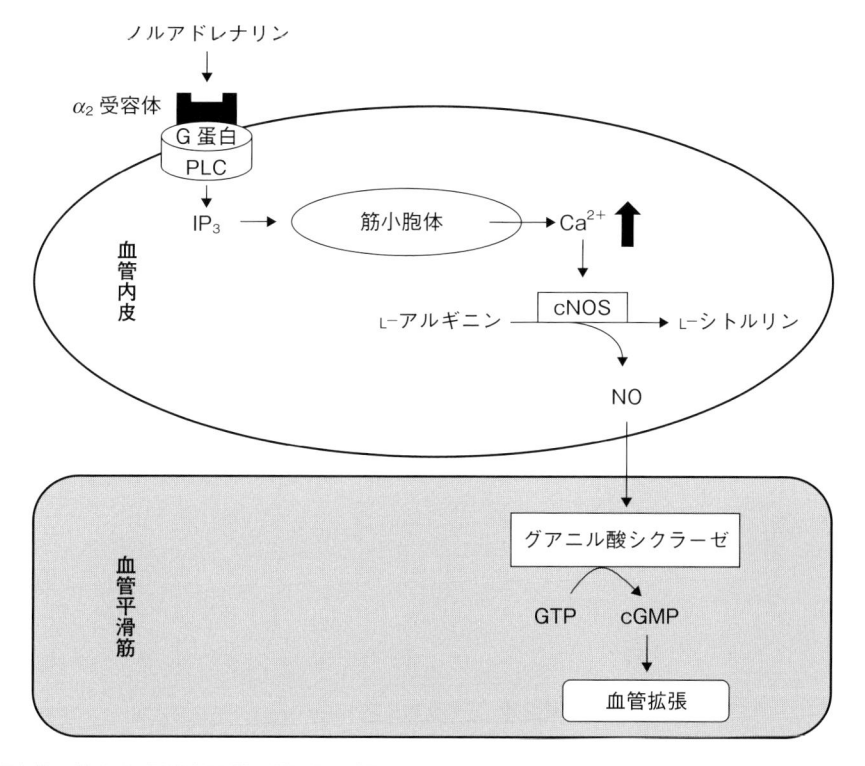

図7　血管内皮依存性拡張反応

　ノルアドレナリンは血管内皮にあるα_2アドレナリン受容体を刺激し，G蛋白質からIP$_3$（ホスファチジルイノシトール1,4,5-三リン酸）を介した機序で細胞内カルシウム濃度を増加させ，cNOS（構成型NO合成酵素）を活性化し，L-アルギニンから血管拡張因子nitric oxide（NO）の産生を促す．PLC：ホスホリパーゼC，GPT：グアノシン三リン酸，cGMP：サイクリックグアノシ一リン酸

おわりに

ノルアドレナリンは，その強力な血管収縮作用から末梢循環不全の悪化を招く危険なイメージが先行し，投薬が躊躇される傾向にあった。しかしながら，ノルアドレナリンの特性をよく理解し，患者の病態に即して使用するなら，とても重宝する循環作動薬である。持続的に投与できる血管収縮薬が限られている以上，選択の余地は少ない。麻酔科医がノルアドレナリンのよき理解者となり，その妙味をうまく引き出すことで，循環管理の質が向上することを切に期待したい。

■参考文献
1) Hoffman BB, Lefkowiz R. In：Gilman AG, editor. The pharmacological basis of therapeutics. 10th ed. New York：McGraw-Hill；2001. p.209-10.
2) Tsuneyoshi I, Akata T, Boyle WA. In：Evers AS, Maze M, editors. Vascular reactivity anesthetic pharmacology：Physiologic principles clinical practice. A Comparison to Miller's anesthesia. New York：Churchill Livingstone；2004. p.297-321.
3) Raffetto JD, Qiao X, Beauregard KG, et al. Functional adaptation of venous smooth muscle response to vasoconstriction in proximal, distal, and varix segment of varicose veins. J Vasc Surg 2010；51：962-71.
4) Guyton AC, Hall JE. In：Guyton AC, Hall JE, editors. The circulation：Textbook of medical physiology. Philadelphia：WB Sanders Company；1996. p.209-59.
5) Marcus ML, Chilian WM, Kanatsuka H, et al. Understanding the coronary circulation through studies at the microvascular level. Circulation 1990；82：1-7.
6) Moss J, Glick D. 自律神経. In：Miller RD, editor. 武田純三監訳. ミラー麻酔科学. 東京：メディカル・サイエンス・インターナショナル；2007. p.487-532.
7) Horowitz A, Menice CB, Laporte R, et al. Mechanisms of smooth muscle contraction. Physiol Rev 1996；76：967-1003.
8) Karaki H, Ozaki H, Hori M, et al. Calcium movements, distribution, and functions in smooth muscle. Pharmacol Rev 1997；49：157-230.
9) Lee YR, Lee CK, Park HJ, et al. c-Jun N-terminal kinase contributes to norepinephrine-induced contraction through phosphorylation of caldesmon in rat aortic smooth muscle. J Pharmacol Sci 2006；100：119-25.
10) Guimarães S, Moura D. Vascular adrenoceptors：An update. Pharmacol Rev 2001；53：319-56.

（恒吉　勇男）

III. 心血管作動薬の使用法：薬力学と薬物動態を踏まえて

3 アドレナリン受容体遮断薬

はじめに

アドレナリン受容体遮断薬には，α遮断薬とβ遮断薬，αβ遮断薬がある．1) 受容体にサブタイプがあること，2) そのため各受容体の効果が多様であること，3) 各薬物が作用するサブタイプが一律でないことなどから細かく分類される．受容体の特性と薬物の作用機序を理解することにより，適切な薬物の選択が可能となる．すでに投与されている薬物による循環動態の修飾も推測可能となるので，術前評価，周術期管理にも必要な知識である．

αアドレナリン受容体遮断薬

本邦で静脈投与できるαアドレナリン受容体遮断薬（以下，α遮断薬）はフェントラミンだけである．トラゾリンにも静注可能な製剤は存在するが，本邦では皮下注射用の製剤である．α遮断薬には，αアドレナリン受容体拮抗作用のみを持つものとβアドレナリン受容体拮抗作用を併せ持つものとがある．αβ遮断薬にはカルベジロールやアロチノロール，ラベタロールなどがあるが，アモスラロール以外はβアドレナリン受容体拮抗作用のほうが優位である（表1）．

α遮断薬は降圧薬としての第一選択薬ではないが，メタボリックシンドロームや前立腺肥大のある患者には有用な選択肢となる．また，褐色細胞腫の血圧コントロールには有用である．主なα遮断薬を表2に示した．

表1　αβ遮断薬の受容体選択性

αβ遮断薬	$\alpha_1 : \beta$
アモスラロール	1 : 1
アロチノロール	1 : 8
カルベジロール	1 : 8
ラベタロール	1 : 5
ベバントロール	1 : 14

表2　主なα遮断薬の消失半減期と投与量

α遮断薬	受容体非選択性/選択性	消失半減期	投与経路	投与量	糖・脂質代謝への影響
ウラピジル	α₁受容体選択性	3.8 ± 1.6時間（30 mg内服時）	経口	30 mg/dayから開始し，最高120 mg/dayまで	なし
テラゾシン	α₁受容体選択性	10.11 ± 2.67時間（β相。2.0 mg内服時）	経口	0.5 mg/dayから開始し，最高8 mg/dayまで	?
ドキサゾシン	α₁受容体選択性	10〜16時間（2 mg内服時）	経口	1〜4 mg/day 褐色細胞腫の場合には16 mg/dayまで	あり
ブナゾシン	α₁受容体選択性	1.51時間（2 mg内服時）	経口	3〜6 mg/day 最高12 mg/dayまで 3〜9 mg/day（最高9 mg/dayまで。徐放剤の場合）	?
プラゾシン	α₁受容体選択性	約2時間（2 mg内服時）	経口	1.5〜6 mg/day 最高15 mg/dayまで	あり
トラゾリン	非選択性	3〜10時間（新生児に静脈投与した場合）	皮下	10〜80 mg/dayを分割投与	?
フェントラミン	非選択性	19分（β相。0.5 mg/kg静注時）	経静脈（経筋肉）	1〜5 mg 適宜（0.2〜0.9 mg/kg/hr*）	あり？（低血糖を来す）

〔日本医薬品集2011年度版．東京：じほう；2010．*：文献10）より引用〕

1 内科的高血圧治療

　本邦で得られるα遮断薬は選択性α₁遮断薬と非選択性のα遮断薬のみである。α₁アドレナリン受容体拮抗は高血圧治療の合理的なアプローチである。ノルアドレナリンの結合を抑制することにより平滑筋を弛緩させ，血管緊張を下げ，末梢血管抵抗を減少させる。また，前立腺肥大症や神経因性膀胱に伴う排尿障害の改善も期待される。しかし内科的には，α₁遮断薬単剤投与は高血圧治療の第一選択とはならない。これはALLHAT（antihypertensive and lipid-lowering treatment to prevent heart attack trial）試験により，高血圧治療をドキサゾシン（α₁遮断薬）とクロルタリドン（利尿薬）とで比較した場合，ドキサゾシンのほうがうっ血性心不全を発症する患者が有意に多いことが示されたこと（4年間の治療期間で約2倍：図1）[1]，プラゾシンの投与が死亡率を増加させることが示されたこと[2]などによる。ALLHAT試験におけるドキサゾシン群の心不全は体液貯留によるものと考えられている。一方，ASCOT（Anglo-Scandinavian cardiac outcomes trial）試験では，ドキサゾシンの併用が有効であることも示されている。具体的には，第一選択としてアムロジピンかアテノロール，第二選択としてペリンドプリルかベンドロフルメチアジドを投与し，第三選択としてドキサゾシンを投与した場合，心不全を来すことなく良好な血圧のコントロールを得ることができたことから，改めてα遮断薬の有用性が示された[3]。

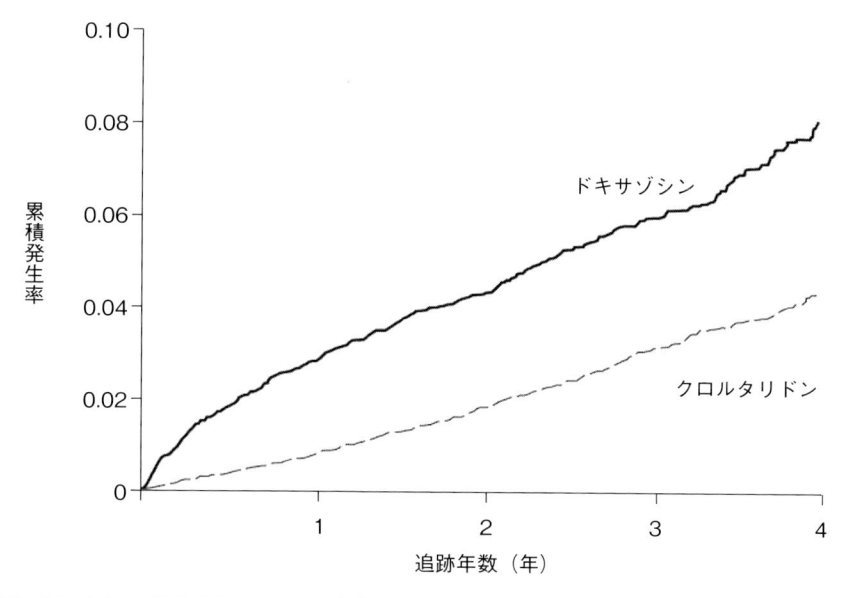

図1 ドキサゾシンとクロルタリドンそれぞれの治療群における心不全の累積発生率
〔ALLHAT Collaborative Research Group. Major cardiovascular events in hypertensive patients randomized to doxazosin vs chlorthalidone：The antihypertensive and lipid-lowering treatment to prevent heart attack trial（ALLHAT）. JAMA 2000；283：1967-75 より改変引用〕

2 代謝への作用

α遮断薬は脂質とブドウ糖代謝に有利な効果を持つ[4]。

a. 脂質代謝への影響

血漿中の総コレステロール，中性脂肪，low-density lipoprotein（LDL）コレステロール，apolipoprotein（Apo）B濃度の減少，LDLコレステロール酸化の減少，high-density lipoprotein（HDL）コレステロールとApo A-1濃度の増加などの作用が知られている[3)~5)]。ドキサゾシンはHDLコレステロール濃度を上昇させるが，これはα_1アドレナリン受容体拮抗によるものではなく，activator protein（AP）2αの脱リン酸化によるものと考えられている。AP2αはATP-binding cassette transporter A1（ABCA1）を抑制的に調節するが，脱リン酸化によりこの反応が抑制されてABCA1遺伝子の発現が上昇し，その結果としてHDLコレステロールが増加する[6]。

b. ブドウ糖代謝への影響

高インスリン血症，耐糖能を改善する。α-グルコシダーゼ阻害薬であるアガルボース（グルコバイ®）を投与されている耐糖能異常患者にドキサゾシンを併用すると，空腹時血漿インスリン濃度とhomeostasis model assessment index（HOMA-index）が有意に減少する[5]。また，フェントラミンは心不全患者のブドウ糖の取り込みを改善する可能性がある（図2）[7]。

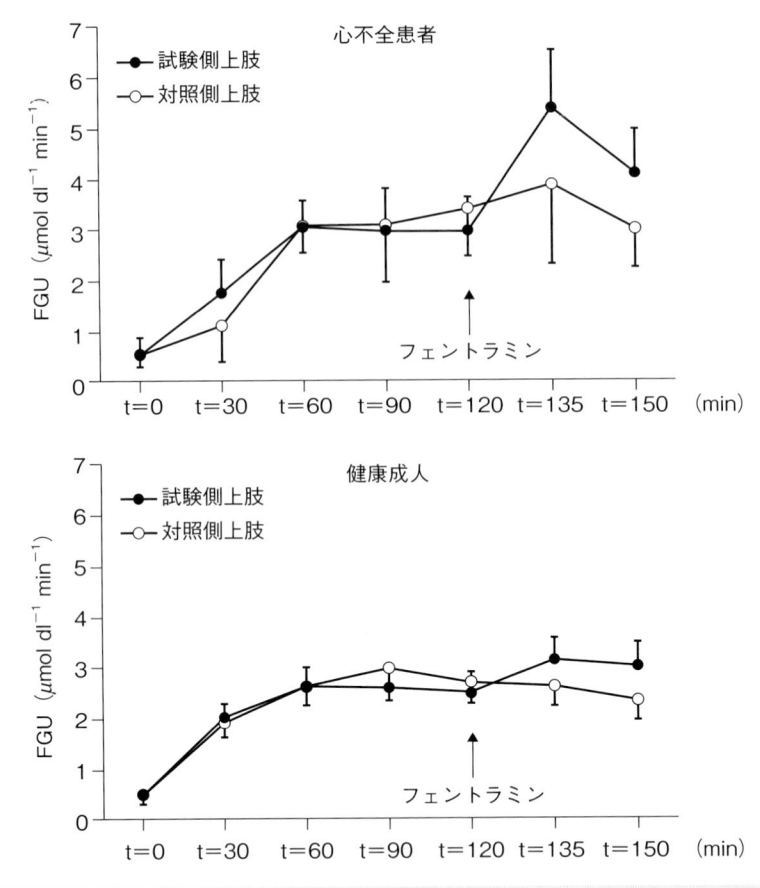

図2 前腕におけるブドウ糖取り込み速度に対するフェントラミンの影響

心不全患者と健康成人の前腕におけるブドウ糖取り込み速度（forearm glucose uptake：FGU）を比較している。インスリンとブドウ糖の投与開始120分後に上腕動脈からフェントラミンを0.5 μg/min/dl of forearm volumeで投与開始。心不全患者ではフェントラミン投与により試験側のFGUが対照側に比べ有意に上昇した（P = 0.03）。心不全患者と健康成人を比較した場合、フェントラミンへの反応の違いは有意であった（P = 0.01）。フェントラミンの投与による循環動態の変動はいずれにおいても認められなかった。

(Gomes ME, Mulder A, Bellersen L, et al. Alpha-receptor blockade improves muscle perfusion and glucose uptake in heart failure. Eur J Heart Fail 2010；12：1061-6 より改変引用)

c. 副作用

眠気，下痢，起立性低血圧，突然の頻脈などがある。フェントラミンでは低血糖が指摘されるが，耐糖能異常患者には有利に働く可能性がある。

3 主なα遮断薬

a. フェントラミン

本邦で唯一静脈投与できる非選択性の末梢性α遮断薬であり，投与後1～2分で効

果が現れ，持続時間は 10 〜 30 分である。5 〜 15 mg を適宜静脈投与する[8]。カテコールアミンが介在する危機的高血圧がよい適用であり，褐色細胞腫における血圧のコントロールは典型的な適用となる[9)10]。実際には持続投与が必要となるが，確立された投与量はない。投与量は適宜調節すればよく，0.2 〜 0.9 mg/kg/hr で良好にコントロールしたという例がある[10]。また，褐色細胞腫の危機的高血圧においてニトロプルシド，ニトログリセリン，ラベタロール，エスモロール，フェノキシベンザミン，ジルチアゼム，フェントラミンを投与し，唯一効果があったのがフェントラミンであったという報告がある[11]。頻脈のコントロールのために β アドレナリン受容体遮断薬の併用が望ましく，エスモロール併用についての報告が見られる[10]が，心拍数を独立してコントロールするためには β_1 アドレナリン受容体選択性のより高いランジオロールのほうが使いやすいと思われる。

α_2 アドレナリン受容体にも拮抗するため，シナプス前受容体のノルアドレナリン放出抑制作用を拮抗する。その結果，心刺激作用による頻脈と，α_1 アドレナリン受容体拮抗による血管拡張に対する反射性頻脈とが起こるので，虚血性心疾患者に対する投与には注意が必要である。過度の低血圧となった場合には，β アドレナリン受容体刺激作用の強いアドレナリンよりも，α アドレナリン受容体刺激作用の強いノルアドレナリンを投与すべきである。その他の副作用として皮膚潮紅，頭痛，吐気，低血糖などを来しうる。フェントラミンは歯科領域における局所麻酔からの"拮抗薬"としても使用されている[12]。

b. トラゾリン

静脈投与可能な非選択性の末梢性 α 遮断薬であるが，本邦では皮下注射のみが可能で，バージャー病，閉塞性動脈硬化症，レイノー病，凍瘡・凍傷，壊疽，下腿潰瘍などの末梢循環障害，網膜中心動脈閉塞症，視神経炎に適用がある。

β アドレナリン受容体遮断薬

麻酔科医が周術期に静脈投与できる β アドレナリン受容体遮断薬（以下，β 遮断薬）はプロプラノロール，エスモロール，ランジオロールに限られている。プロプラノロールは非選択性で作用時間が長いのに対し，エスモロール，ランジオロールは β_1 選択性が高く超短時間作用性であるため，後二者が周術期には使いやすい。一方，術前に患者に投与されている β 遮断薬は，β_1 選択性が高いものよりも血管拡張作用を併せ持つようなものが選択される傾向にある。したがって，術前と同じような薬理作用を持つ β 遮断薬を周術期に用いることはできない。周術期管理においては，術前の循環管理を理解したうえで，周術期の病態に合わせて異なる薬剤で対応することになる。

β 遮断薬は β アドレナリン受容体に拮抗することによってその作用を発揮し，その効果は，陰性変時作用，陰性変伝導作用，抗不整脈作用，陰性変力作用，抗虚血作用と表現される（図 3）。カルシウム拮抗薬などと同じように，β 遮断薬の薬理作用も薬物ごと

3. アドレナリン受容体遮断薬

〈β受容体遮断作用〉

陰性変時作用
陰性変伝導作用
抗不整脈作用
陰性変力作用
抗虚血作用

SA
AV

相互作用する薬剤
・結節の抑制
　ベラパミル
　ジルチアゼム
　ジゴキシン
　アミオダロン
・その他の陰性変力作用薬
　Ca^{2+}拮抗薬
　抗不整脈薬
　麻酔薬

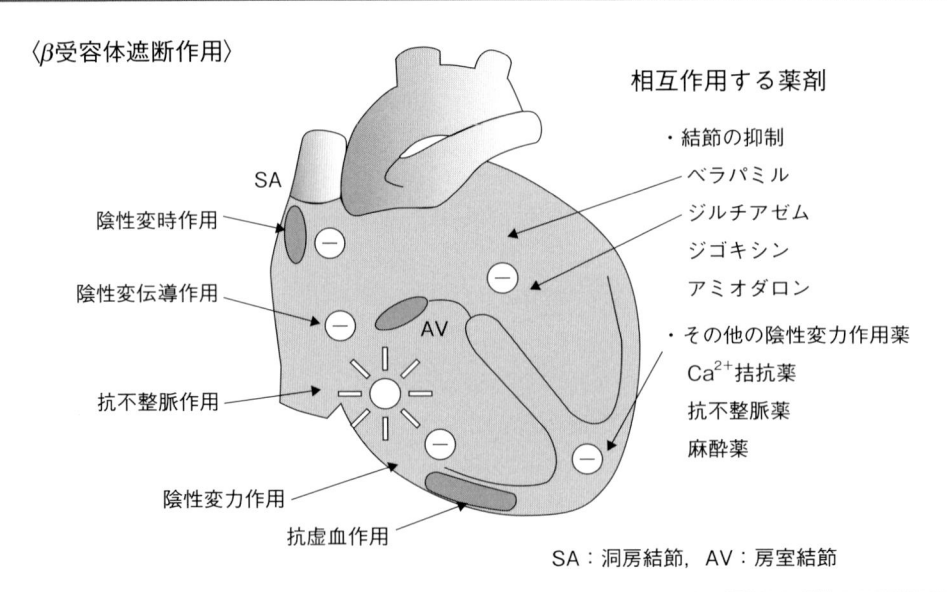

SA：洞房結節，AV：房室結節

図3　β遮断薬の心臓への効果
(Opie LH, Horowitz JD. β-Blocking agents. In：Lionel H, Opie BJG, editors. Drugs for the heart. 7th ed. Philadelphia：Saunders；2009. p.1-37 より改変引用)

に特徴があり，以下のように分類される。

1 β遮断薬の分類

β遮断薬は受容体選択性（図4）あるいは脂溶性によって分類される。脂溶性については臨床的に，代謝経路による理解のほうが実戦的かもしれない（図5）。世代によって分類されることもあるが，この分類は受容体選択性と血管拡張性とに注目している[13]。主なβ遮断薬の世代分類を表3に示した。

a. 世代による分類

1）第1世代
受容体非選択性のβ遮断薬である。選択性については$β_1$と$β_2$アドレナリン受容体のみが対象であり，$β_3$アドレナリン受容体に対する作用は考慮しない。血圧の降下作用は心拍出量の低下，特に心拍数と心収縮力の低下による。血管拡張作用はなく，心拍出量低下に対する代償作用として末梢血管が収縮する可能性がある[14]。プロプラノロールが代表的なものである。受容体非選択性β遮断薬では，$β_2$アドレナリン受容体遮断により平滑筋収縮が起こるため気管支攣縮のリスクがある。

2）第2世代
$β_2$アドレナリン受容体に比し$β_1$アドレナリン受容体に高い選択性を持ち，$β_1$選択性と呼ばれる。その選択性の程度は薬剤によって異なる。選択性は用量依存性であり，高用量になると選択性は低下あるいは消失する[15]。$β_2$アドレナリン受容体への作用は小さ

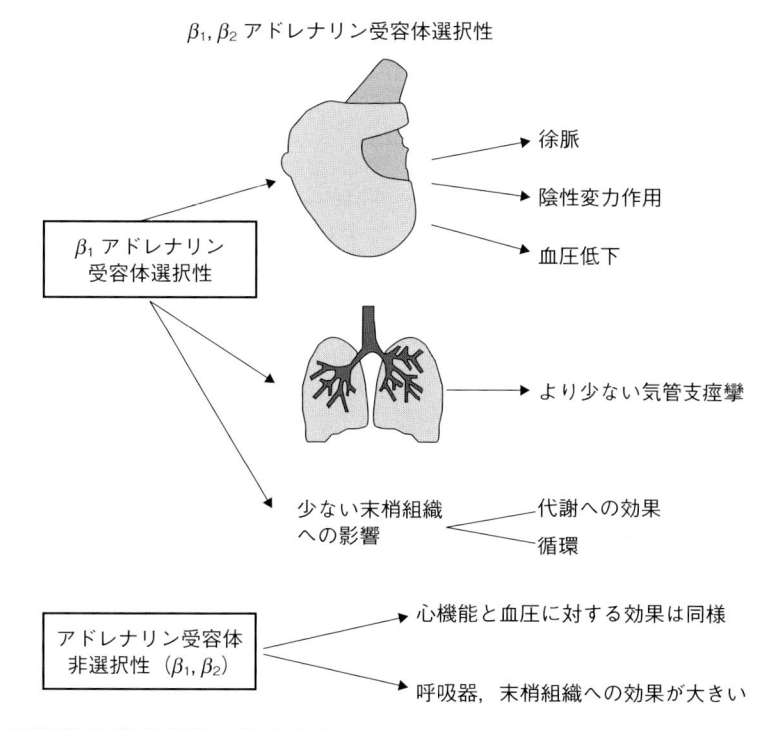

図4 β₁, β₂ アドレナリン受容体の作用部位

一般的にβ₁アドレナリン受容体選択性の薬物は呼吸器系の合併症を起こしにくいので循環管理に有利である。

(Opie LH, Horowitz JD. β-Blocking agents. In：Lionel H, Opie BJG, editors. Drugs for the heart. 7th ed. Philadelphia：Saunders；2009. p.1-37 より改変引用)

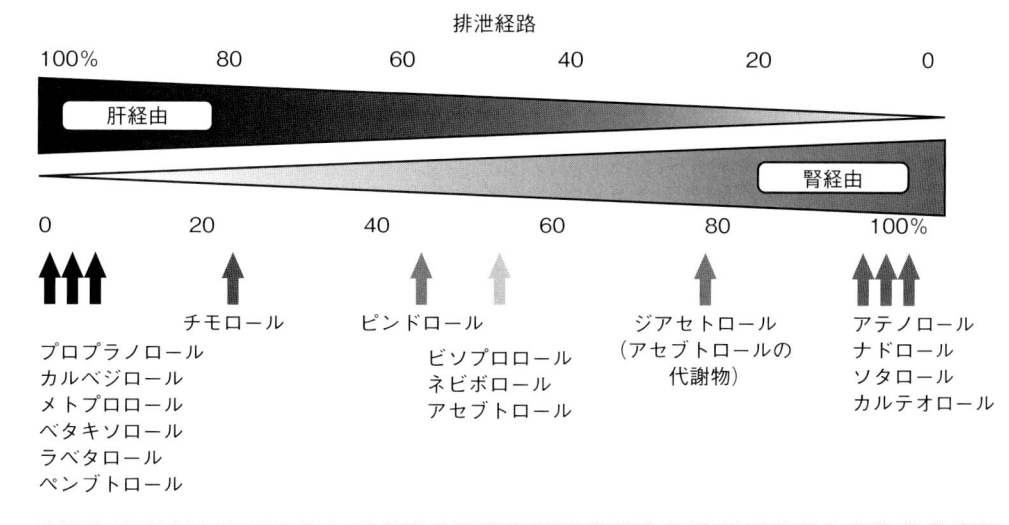

図5 β遮断薬の排泄経路

もっとも水溶性が高く脂溶性の低いものは未変化の状態で腎臓から排泄される。もっとも脂溶性が高く水溶性の低いものはその大半が肝臓で代謝される。アセブトロールは主として肝臓から排泄されるが、その代謝産物であるジアセトロールは主として腎臓から排泄される。

(Opie LH, Horowitz JD. β-Blocking agents. In：Lionel H, Opie BJG, editors. Drugs for the heart. 7th ed. Philadelphia：Saunders；2009. p.1-37 より改変引用)

表3 β遮断薬の世代分類

	β遮断薬	受容体非選択性/選択性	ISA	NO放出	α_1受容体阻害作用	脂溶性
第1世代	カルテオロール	非選択性	+			低
	ナドロール	非選択性	−			低
	ペンブトロール	非選択性	+			中
	ピンドロール	非選択性	++			高
	プロプラノロール	非選択性	−			高
	ソタロール	非選択性	−			低
	チモロール	非選択性	−			高
第2世代	アセブトロール	選択性	+			中
	アテノロール	選択性	−			低
	ベタキソロール	選択性	−			中
	ビソプロロール	選択性	−			中
	エスモロール	選択性	−(*)			低
	ランジオロール	選択性	−			低
	メトプロロール	選択性	−			高
第3世代	ブシンドロール	非選択性	+		+	中
	カルベジロール	非選択性	−	+	+	中
	セリプロロール	選択性	+			中
	ラベタロール	非選択性	+		+	低
	ネビボロール	選択性	−	+		中

ISA：intrinsic sympathomimetic activity；内因性交感神経刺激作用
 文献18)ではピンドロールを第3世代に分類し、アセブトロールは第3世代にも属するとしている。(*)：文献15)によると(−)だが、日本医薬品集によれば(+)である。
 (Lopez-Sendon J, Swedberg K, McMurray J, et al. Expert consensus document on beta-adrenergic receptor blockers. Eur Heart J 2004；25：1341-62 より一部改変引用)

いため末梢血管収縮は起こしにくい[16)]。エスモロール、ランジオロールはここに属する。

3）第3世代

血管拡張性β遮断薬（vasodilating beta-blockers）とも呼ばれる。受容体選択性、非選択性にかかわらず、血管拡張作用を持つ点に特徴がある[15)]。血管拡張作用には一酸化窒素（nitric oxide：NO）放出を介したものとα_1アドレナリン受容体遮断によるものの主に2つがある。古典的なβ遮断薬とは構造的に異なり、アルキル鎖末端の環状構造がα_1アドレナリン受容体拮抗活性を持つと考えられている（図6）。セリプロロール、ネビボロールなどに見られる血管拡張作用は、末梢血管平滑筋のβ_2アドレナリン受容体に対する刺激作用によるもので、intrinsic sympathomimetic acitivity（ISA）と呼ばれる。

＊膜安定化作用（membrane stabilizing activity：MSA）

β遮断薬を分類する際にMSAを考慮することもある。これはfast Na^+チャネルを抑制することによる心筋活動電位抑制作用のことである。MSAの発現濃度は、β遮断作用発現濃度の数十倍が必要とされ、臨床上の意義は少ないと考えられている。

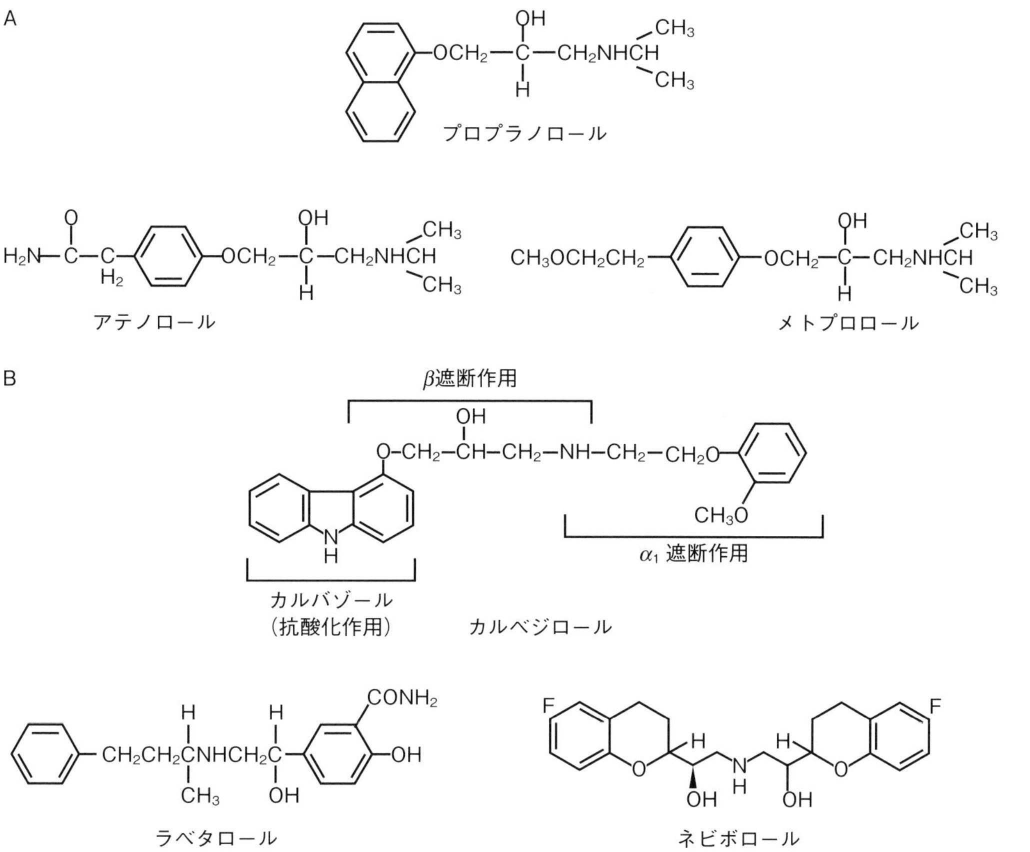

図6 主なβ遮断薬の構造式

A：従来のβ遮断薬，B：血管拡張作用を持つβ遮断薬。
(Bakris G. An in-depth analysis of vasodilation in the management of hypertension：Focus on adrenergic blockade. J Cardiovasc Pharmacol 2009；53：379-87 より改変引用)

b. 脂溶性による分類

脂溶性と水溶性，さらにその中間的性質の balanced clearance drugs がある。

1）脂溶性製剤

中枢神経系に容易に到達するため，中枢神経系の副作用を引き起こしやすいと考えられている。メトプロロール，プロプラノロール，チモロールなどの脂溶性製剤は速やかにかつ完全に腸管から吸収されるが，腸管壁や肝臓（初回通過効果*）で広範に代謝されるので，経口投与後の生体内利用率は 10 〜 30％と低い。これらの製剤は高齢者，うっ血性心不全，肝硬変など，肝血流が減少している場合は蓄積する可能性がある。消失半減期は 1 〜 5 時間と短い[15]。

＊初回通過効果

経口摂取した薬物は消化管で吸収される。消化管から門脈を経て初めて肝に入ったときに，肝

組織などで捕捉されたり代謝を受けることにより，薬物が下大静脈に入る量，すなわち全身循環系に入る量が減る。これを初回通過効果という。初回通過効果が大きいほど生体利用率は低くなる。

2）水溶性製剤

アテノロールなどの水溶性製剤は腸管壁から完全に吸収され，未変化体あるいは活性代謝物として腎臓から排泄される。半減期は 6～24 時間と長く，肝で代謝される薬物との相互作用はない。血液脳関門を通過することはほとんどない。高齢者や腎機能低下など糸球体濾過率が低下している場合には，排泄半減期は長くなる[15]。

3）balanced clearance drugs

脂溶性製剤と水溶性製剤の両者の特徴を持つ。ビソプロロールは初回通過効果が低く，中枢神経系に到達する。腎臓と肝臓からほぼ同量が排泄される。カルベジロールは初回通過効果が大きいため，経口投与後の生体内利用率は低い。血漿蛋白に結合し，肝代謝により排泄される。エスモロール，ランジオロールも含まれる。

c. 抗不整脈作用

陰性変時作用を持つという意味で抗不整脈薬であり，すべての β 遮断薬は潜在的に class II に属する抗不整脈薬である。ソタロールはさらに class III の作用も持ち合わせている（表 4）。

低濃度では心刺激作用を拮抗しても高濃度では促進する β 遮断薬がある。たとえばピンドロールやアルプレノロール，オクスプレノロールなどで，非従来型の部分的刺激薬（nonconventional partial agonist）として知られ，心筋に存在する β_1 アドレナリン受容体の高親和性部位（high-affinity site：$beta_{1H}AR$）を介して遮断作用を示し，低親和性部位（low-affinity site：$beta_{1L}AR$）を介して刺激作用を示す[17]。これらは潜在的に催不整脈性と考えられており，心不全の治療に用いるべきではないとされている[16]。

2 副作用

β 遮断薬の 4 大副作用は，(1)平滑筋収縮（気管支攣縮と四肢の冷感），(2)心臓への作用（徐脈，ブロック，陰性変力作用），(3)中枢神経系への作用，(4)代謝上の作用である[18]。

a. 平滑筋収縮

β 遮断薬は生命を脅かすような気道抵抗の増加を起こす可能性があり，喘息や気管支痙攣性の慢性閉塞性肺疾患（chronic obstructive pulmonary disease：COPD）には禁忌である。一部の COPD 患者では，β 遮断薬投与の潜在的な利益が呼吸機能を悪化させるリスクを上回る可能性がある。COPD については重篤な反応性の気道疾患でないかぎりは禁忌とならない。喘息の既往はいかなる β 遮断薬も禁忌とされてきたが，β_1 アドレナリン受容体選択性が高く作用時間の短いエスモロールやランジオロールなどが登

表4　抗不整脈薬の分類

Class	チャネル効果*	活動電位持続時間	薬物例
Ia	Na⁺チャネルブロック：（++）	延長	キニジン ジソピラミド プロカインアミド
Ib	Na⁺チャネルブロック：（+）	短縮	リドカイン フェニトイン メキシレチン トカイニド
Ic	Na⁺チャネルブロック：（+++）	不変	フレカイニド プロパフェノン
II	間接的Ca²⁺チャネルブロック	不変	β遮断薬（class III 効果を持つソタロールを含む）
III	外向きK⁺チャネルブロック	著しく延長	アミオダロン ソタロール イブチリド ドフェチリド
IV	房室結節Ca²⁺ブロック	不変	ベラパミル ジルチアゼム
IV-like	K⁺チャネル開口薬（過分極）	不変	アデノシン

*（+）：抑制効果，（++）：著しい抑制効果，（+++）：強い抑制効果
　Class II の薬物は（1）過分極活性化電流（I_f：現在は重要なペースメーカ電流であり，また，障害を受けた心臓組織の催不整脈性脱分極を促進させると考えられている），（2）内向き（L-type）カルシウム電流（I_{CaL}：組織のサイクリック AMP の減少とともに間接的に抑制される）に作用する。
（Opie LH, Horowitz JD. β-Blocking agents. In：Lionel H, Opie BJG, editors. Drugs for the heart. 7th ed. Philadelphia：Saunders；2009. p.1-37 より一部改変引用）

場してきたので，周術期の限定的な投与については今後検討の余地があろう。

　血管の β_2 アドレナリン受容体遮断と α アドレナリン受容体刺激は組織血流を減少させる。その結果として四肢の冷感やレイノー現象を招いたり，末梢血管病変の症状を悪化させうる。しかし，末梢血管病変や冠動脈疾患を持つ患者にとって，β遮断薬の臨床上の利益はとても重要かもしれない。これらの副作用は脈管拡張作用のあるβ遮断薬や β_1 アドレナリン受容体選択性のものを使用することで，抑えることができる。β遮断薬は冠動脈の血管運動神経性緊張を上昇させうるが，これは部分的には α アドレナリン受容体を介した血管収縮によるものである[15]。

b. 心臓への作用

　β遮断薬は心拍数を減少させ，異所性ペースメーカの発火率を減らし，刺激伝導を遅延させ，房室結節の不応期を延長する。したがって極度の徐脈と房室ブロックの原因となる。これらの効果は主として洞結節機能や房室伝導が障害された例に認められ，心筋梗塞症例に静脈投与された場合や慢性心不全患者に経口投与された場合にはまれである[15]。

c. 中枢神経系への作用

脂溶性製剤は中枢神経系に到達しやすいため，合併症（倦怠感，頭痛，睡眠障害，うつなど）を来しやすいと考えられている．水溶性製剤ではないが，アテノロールの主要な副作用にうつがあり，アテノロールよりも脂溶性の高いメトプロロールで中枢神経系の副作用が少ないなど，必ずしも脂溶性だけで中枢神経系の副作用の発生頻度を説明できない場合もある．一部の症例では，倦怠感は骨格筋の血流減少が原因である可能性がある[15]．

d. 代謝上の作用

非選択性のβ遮断薬は，インスリン依存性の1型糖尿病患者の低血糖発作症状である発汗などの症状はマスクしないが，振戦や頻脈をマスクする．したがって，少なくとも1型糖尿病患者には選択性のβ遮断薬が好まれる．また，β遮断薬はインスリン感受性を障害し，血糖値を 1.0〜1.5 mmol/l（18〜27 mg/dl）上昇させる可能性があり，特に利尿薬を併用した場合には顕著である．一方で,血糖値を低下させる可能性もある．カテコールアミンは肝臓においてグリコーゲンの分解を促進し血糖値を上昇させるが，β遮断薬はこれに拮抗する可能性がある．β遮断薬とインスリンの併用には注意が必要である[15]．

e. その他の副作用

腎血流の低下，妊婦への投与による子宮血管収縮，新生児の徐脈などが起こりうる．

3 薬物相互作用

薬力学的な相互作用は，洞房あるいは房室結節を抑制する薬物や陰性変力作用を持つ薬物などと併用する場合に生じる（図3）．薬物動態学的には主として肝臓において生じる[18]．喫煙，アルコール，フェニトイン，リファンピシン，フェノバルビタールは肝臓の酵素誘導を起こし，脂溶性β遮断薬の血漿濃度と消失半減期を減少させる．シメチジンとヒドララジンは肝血流を減少させ，プロプラノロールとメトプロロールの生体内利用率を増加させる可能性がある．ベラパミルはプロプラノロールやメトプロロールの肝臓における分解を抑制する．これらを防ぐには肝代謝ではない薬物を用いればよい．その他，アルミニウム塩はβ遮断薬の吸収を減少させ，インドメタシンなどのNSAIDsはβ遮断薬の降圧作用に拮抗する[15]．また，β遮断薬は肝血流を低下させるので，たとえば局所麻酔薬の血中濃度を上げ，局所麻酔薬中毒のリスクを上昇させる．

4 本邦で静脈投与できるβ遮断薬

表5に投与量を示す．

表5 プロプラノロール，エスモロール，ランジオロールの投与量

	プロプラノロール	エスモロール	ランジオロール	
$\beta_1:\beta_2$	(—)	33:1	277:1	
ISA	(—)	(+)	(—)	
MSA	(+)	(+)	(—)	
投与量	2〜10 mg/bolus 麻酔中は1〜5 mgをゆっくり投与	初回投与量：1 mg/kgを30秒かけて投与 維持量：150 µg/kg/min	麻酔中初回投与量： 0.125 mg/kg/min を1分間かけて投与 維持量：0.04(0.01〜0.04) mg/kg/min 術後初回投与量： 0.06 mg/kg/min を1分間かけて投与 維持量：0.02(0.01〜0.04) mg/kg/min	日本医薬品集
	初回投与量： 0.15 mg/kg 維持量：0.10〜0.20 mg/kg/min（*）	初回投与量：0.5 mg/kgを1〜5分間かけて投与 維持量： 0.05〜0.3 mg/kg/min（*）	周術期の心拍数コントロール：1〜3 µg/kg/min で開始し適宜調節（**）	（*）：文献15） （**）：文献24）

ISA：intrinsic sympathomimetic activity；内因性交感神経刺激作用。
MSA：membrane stabilizing activity；膜安定化作用。

a. プロプラノロール

βアドレナリン受容体非選択性で，経口投与と静脈投与が可能である。静脈投与した場合の消失半減期は約2.34時間である。蓄積すること，代謝産物である4-ヒドロキシプロプラノロールが活性を持つこと，継続的な投与により消失半減期が延長することなどから持続投与による管理は難しいが，いまだに有用性は失われていない。カリウムの細胞内再吸収を抑制するので，スキサメトニウム投与後の高カリウム血症に注意が必要である。脂溶性であり蛋白結合率が高い（90％）。

b. エスモロール

β_1アドレナリン受容体選択性である。1980年代に開発され，欧米では20年以上前から使用されている。赤血球中のエラスターゼにより血中で速やかに加水分解される。消失半減期は9.19分である。主排泄経路は腎である。代謝産物は1/1,500の作用強度を持ち，同様に腎から排泄される[19]。周術期管理上，有利な点が多く報告されている。たとえば1 mg/kgをボーラス投与し，250 µg/kg/min で持続投与をすると，麻酔導入時のプロポフォールの必要量を25％減少させることができる[20]。

c. ランジオロール

本邦で開発され，エスモロールよりもβ_1アドレナリン受容体選択性が高い。血漿中で偽コリンエステラーゼを，肝臓でカルボキシルエステラーゼを主代謝酵素として加水分解されると推定され，主排泄経路は腎である。消失半減期は3.5～4.0分である。代謝産物は不活性とされているが，消失半減期は100分以上と長く，そのほとんどが腎から排泄される[19]。用量依存性に心拍数を減少させるが，血圧の低下は用量依存性ではない[21]。気管挿管時における心拍数上昇の抑制効果に比べ，血圧上昇を抑制する効果は弱い[22]。また，エスモロールに比べ血圧降下作用は弱い[23]ので，陰性変時作用のみを期待することができる。比較的少ない投与量でも効果を得ることができる[24]。

$\alpha\beta$アドレナリン受容体遮断薬

β遮断薬には前述のごとく血管拡張作用を持つものがあり，その作用機序はα_1アドレナリン受容体遮断作用とNOを介したものとがある。前者の作用を持つものが$\alpha\beta$アドレナリン受容体遮断薬（以下，$\alpha\beta$遮断薬）であり，アモスラロール，アロチノロール，カルベジロール，ラベタノール，ベバントロール，ブシンドロールなどがある。ネビボロールの血管拡張作用はα_1アドレナリン受容体遮断によるものではないので$\alpha\beta$遮断薬には分類されない。なお，現時点において本邦で静脈投与可能な$\alpha\beta$遮断薬はない。

1 $\alpha\beta$遮断薬の特徴

a. 心血管系への作用

$\alpha\beta$遮断薬には，心室前負荷の軽減，腎血流の改善，ナトリウムの排出促進などの利点があり，βアドレナリン受容体遮断による心不全の悪化をα_1アドレナリン受容体遮断により防ぐと考えられている（図7）。α_1アドレナリン受容体遮断を介さない血管拡張薬を併用した場合には，腎血流の改善やナトリウムの排出促進を期待できない[25]。

血管拡張作用を持つβ遮断薬はその機序にかかわらず，心拍出量，1回拍出量，左室機能にほとんど影響を与えないか有利に働く。また，血管拡張作用を持たないβ遮断薬は肺血管抵抗を上昇させるが，$\alpha\beta$遮断薬は減少させる。肺血管抵抗の減少は循環動態に有利に働き，β遮断薬の欠点を補っている。

b. 代謝への作用

抗酸化作用，血管内皮増殖抑制作用がある[26]。抗酸化作用はNOの放出，フリーラジカル除去作用などによる。カルベジロールには冠動脈の血管内皮や平滑筋の増殖抑制効果がある。

また，

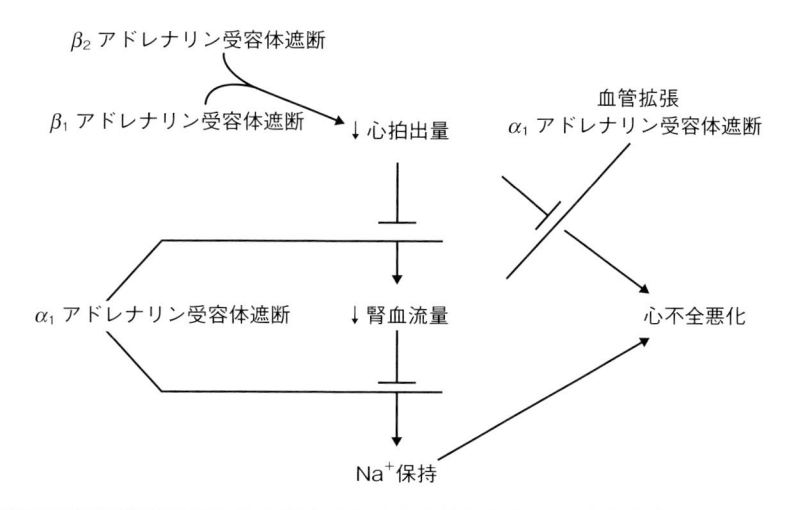

図7 アドレナリン受容体遮断による心不全増悪経路

βアドレナリン受容体遮断による心機能、腎血流、Na^+出納への悪影響はαアドレナリン受容体遮断により防ぐことができる。αアドレナリン受容体遮断によらない末梢血管拡張は心機能の悪化を改善するかもしれないが、Na^+出納への有害な効果を悪化させる可能性がある。

(Packer M. Beta-adrenergic blockade in chronic heart failure: Principles, progress, and practice. Prog Cardiovasc Dis 1998; 41: 39-52 より改変引用)

・脂質異常症の患者において血清脂質プロファイルの改善が認められること
・高血圧症とインスリン感受性障害患者において、メトプロロールはインスリン感受性を低下させるが、カルベジロールはわずかながら改善させること
・2型糖尿病を合併する高血圧症患者において、アテノロールは空腹時血糖とインスリンレベルを上昇させるが、カルベジロールは低下させること
・2型糖尿病を合併する高血圧症患者において、メトプロロールはHbA_{1C}を上昇させるが、カルベジロールは変化させないこと（Glycemic Effects in Diabetes Mellitus: Carvedilol-Metoprolol Comparison in Hypertensives 試験：GEMINI）

などが知られている。

2 主な αβ 遮断薬

a. カルベジロール

血管拡張作用は$α_1$アドレナリン受容体遮断と血管内皮からのNOの放出促進による。ISAはない。心拍出量を維持し、肺血管抵抗を下げる。$β_1$アドレナリン受容体選択性はない。

抗酸化作用はフリーラジカル除去作用、スーパーオキシドの産生抑制、酸化反応における鉄イオンのキレートなどによるもので、構造的にはカルバゾールの部分であると考えられている（図6）。

抗炎症作用を持つ可能性があり、ニコチンアミド・アデニン・ジヌクレオチドリン酸

活性の抑制あるいは抗酸化作用に関連していると考えられている。

糖代謝への影響は血管拡張による骨格筋の血流改善に関連していると考えられている。

b. ラベタロール

血管拡張作用は α_1 アドレナリン受容体遮断によるもので，NO の関与はない。ISA は弱いがある。静脈投与製剤があり高血圧性緊急症に用いられるが，本邦にこの製剤はない。心拍出量，1回拍出量にほとんど影響はなく，肺血管抵抗と心拍数を減少させる。抗酸化作用や抗炎症作用については明確なデータがないが，抗酸化作用はあるかもしれない[14]。

糖代謝への影響はない。

■参考文献

1) ALLHAT Collaborative Research Group. Major cardiovascular events in hypertensive patients randomized to doxazosin vs chlorthalidone : The antihypertensive and lipid-lowering treatment to prevent heart attack trial (ALLHAT). JAMA 2000 ; 283 : 1967-75.
2) Cohn JN. The Vasodilator-Heart Failure Trials (V-HeFT). Mechanistic data from the VA cooperative studies. Introduction. Circulation 1993 ; 87 : VI1-4.
3) Chapman N, Chang CL, Dahlof B, et al. Effect of doxazosin gastrointestinal therapeutic system as third-line antihypertensive therapy on blood pressure and lipids in the Anglo-Scandinavian Cardiac Outcomes Trial. Circulation 2008 ; 118 : 42-8.
4) Chapman N, Chen CY, Fujita T, et al. Time to re-appraise the role of alpha-1 adrenoceptor antagonists in the management of hypertension? J Hypertens 2010 ; 28 : 1796-803.
5) Derosa G, Cicero AF, D'Angelo A, et al. Synergistic effect of doxazosin and acarbose in improving metabolic control in patients with impaired glucose tolerance. Clin Drug Investig 2006 ; 26 : 529-39.
6) Iwamoto N, Abe-Dohmae S, Ayaori M, et al. ATP-binding cassette transporter A1 gene transcription is downregulated by activator protein 2alpha. Doxazosin inhibits activator protein 2alpha and increases high-density lipoprotein biogenesis independent of alpha1-adrenoceptor blockade. Circ Res 2007 ; 101 : 156-65.
7) Gomes ME, Mulder A, Bellersen L, et al. Alpha-receptor blockade improves muscle perfusion and glucose uptake in heart failure. Eur J Heart Fail 2010 ; 12 : 1061-6.
8) Chobanian AV, Bakris GL, Black HR, et al. Seventh report of the joint national committee on prevention, detection, evaluation, and treatment of high blood pressure. Hypertension 2003 ; 42 : 1206-52.
9) Kobal SL, Paran E, Jamali A, et al. Pheochromocytoma : Cyclic attacks of hypertension alternating with hypotension. Nat Clin Pract Cardiovasc Med 2008 ; 5 : 53-7.
10) McMillian WD, Trombley BJ, Charash WE, et al. Phentolamine continuous infusion in a patient with pheochromocytoma. Am J Health Syst Pharm 2011 ; 68 : 130-4.
11) Matthews MR, Al-kasspooles MF, Caruso DM, et al. Management of a trauma patient with incidental pheochromocytoma. J Trauma 1999 ; 46 : 738-40.
12) Hersh EV, Lindemeyer RG. Phentolamine mesylate for accelerating recovery from lip and tongue anesthesia. Dent Clin North Am 2010 ; 54 : 631-42.
13) Gorre F, Vandekerckhove H. Beta-blockers : Focus on mechanism of action. Which beta-

blocker, when and why? Acta Cardiol 2010 ; 65 : 565-70.
14) Bakris G. An in-depth analysis of vasodilation in the management of hypertension : Focus on adrenergic blockade. J Cardiovasc Pharmacol 2009 ; 53 : 379-87.
15) Lopez-Sendon J, Swedberg K, McMurray J, et al. Expert consensus document on beta-adrenergic receptor blockers. Eur Heart J 2004 ; 25 : 1341-62.
16) Triposkiadis F, Karayannis G, Giamouzis G, et al. The sympathetic nervous system in heart failure physiology, pathophysiology, and clinical implications. J Am Coll Cardiol 2009 ; 54 : 1747-62.
17) Kaumann AJ, Molenaar P. The low-affinity site of the beta 1-adrenoceptor and its relevance to cardiovascular pharmacology. Pharmacol Ther 2008 ; 118 : 303-36.
18) Opie LH, Horowitz JD. β-Blocking agents. In : Lionel H, Opie BJG, editors. Drugs for the heart. 7th ed. Philadelphia : Saunders ; 2009. p.1-37.
19) 三尾　寧. ランジオロールとエスモロール（長短時間作用性 $β_1$ 遮断薬）：［1］心臓に対する作用. 麻酔 2006 ; 55 : 841-8.
20) Wilson ES, McKinlay S, Crawford JM, et al. The influence of esmolol on the dose of propofol required for induction of anaesthesia. Anaesthesia 2004 ; 59 : 122-6.
21) Mizuno J, Yoshiya I, Yokoyama T, et al. Age and sex-related differences in dose-dependent hemodynamic response to landiolol hydrochloride during general anesthesia. Eur J Clin Pharmacol 2007 ; 63 : 243-52.
22) Kitamura A, Sakamoto A, Inoue T, et al. Efficacy of an ultrashort-acting beta-adrenoceptor blocker (ONO-1101) in attenuating cardiovascular responses to endotracheal intubation. Eur J Clin Pharmacol 1997 ; 51 : 467-71.
23) Sasao J, Tarver SD, Kindscher JD, et al. In rabbits, landiolol, a new ultra-short-acting beta-blocker, exerts a more potent negative chronotropic effect and less effect on blood pressure than esmolol. Can J Anaesth 2001 ; 48 : 985-9.
24) 金　徹, 坂本篤裕. 心血管作動薬の使い方―最近の知見―. 麻酔 2009 ; 58 : 272-8.
25) Packer M. Beta-adrenergic blockade in chronic heart failure : Principles, progress, and practice. Prog Cardiovasc Dis 1998 ; 41 : 39-52.
26) Pedersen ME, Cockcroft JR. The vasodilatory beta-blockers. Curr Hypertens Rep 2007 ; 9 : 269-77.

（金　　　徹, 坂本　篤裕）

III. 心血管作動薬の使用法：薬力学と薬物動態を踏まえて

4 カルシウム拮抗薬

はじめに

　カルシウム（calcium：Ca）は生体内のあらゆる組織および体液中に存在しており，5番目に多く含まれる元素である。大部分のカルシウムは骨格中に存在し，ほかの臓器には1％ないしそれ以下とされているが，体液中のカルシウムイオン（Ca^{2+}）は生体内での種々の調節を受けて絶えず一定の濃度を示している。この濃度のわずかな変化がセカンドメッセンジャーとして細胞の刺激応答にきわめて重要な役割を果たしている。Ca^{2+}チャネルに結合しそれを遮断してその薬理作用を示すものをカルシウム拮抗薬と呼ぶとすると，きわめて多種類の薬物がこの仲間に入る。

　電位依存性Ca^{2+}チャネルはL型（long-lasting），T型（transient），N型（neuronal），P型（Purkinje）などに分類されており，チャネルコンダクタンス，開口キネティクス，薬理学的特性および局在する組織が異なることが知られている[1]。L型は大きな脱分極で開口し，持続時間が長い。このチャネルはすべての興奮細胞と多くの非興奮細胞に存在する。骨格筋，心筋，平滑筋では興奮収縮連関に関与し，内分泌細胞や一部の神経細胞では興奮分泌連関に携わる。T型の機能は不明な点が多いが，洞房結節のペースメーカ活性および深い膜電位でのCa^{2+}の流入に関係があると考えられている。N型は神経ニューロンに存在し，神経伝達物質の遊離に関与すると考えられ，P型は小脳のプルキンエ細胞や副腎クロマフィン細胞に存在する。Q型およびR型のサブタイプも見つかり，現在6つのサブタイプ分類がなされている。

　このうち，特に心血管系に関与するとされているのが，L型，N型，T型Ca^{2+}チャネルであり，狭義のカルシウム拮抗薬は特異的に電位依存性L型Ca^{2+}チャネルのα_1サブユニットに結合して，細胞内へのCa^{2+}流入を遮断し，電気的活動と細胞内Ca^{2+}濃度を低下させて作用を示す[2]。臨床で用いられているのはL型Ca^{2+}チャネル遮断薬であり，以下，L型カルシウム拮抗薬を中心に，その特徴と主な使用法について解説する[3]。

歴　史

　1967年にFleckensteinが冠血管拡張薬としての有効性に基づき，ベラパミルをカルシウム拮抗薬と初めて命名して40年以上が経過した．その後の臨床経験により，上室性頻拍に対する抗不整脈作用が注目され，カルシウム拮抗薬はVaughan Williamsによる抗不整脈薬分類のⅣ群として追加された[4]．1971年にはドイツでニフェジピンが開発され，引き続きわが国でもジルチアゼムが開発された．第一世代の短時間作用型カルシウム拮抗薬であるベラパミル，ニフェジピン，ジルチアゼムが1970年頃から臨床使用された．冠攣縮性狭心症には，それまで治療の主流を占めていた硝酸薬に代わり用いられるようになった．その後，わが国では1980年末より長時間作用型カルシウム拮抗薬が相次いで発売され，降圧薬・抗狭心症薬として普及した．

細胞内カルシウム動態

　Ca^{2+}の司る役割の一つに血管トーヌスの調節がある．一般的に，平滑筋細胞内Ca^{2+}濃度上昇により細胞が収縮する．これは細胞内Ca^{2+}濃度が上昇（$>10^{-6}$ M）して形成されたCa^{2+}/カルモジュリン（calmodulin：CaM）複合体がミオシン軽鎖リン酸化酵素（myosin light chain kinase：MLCK）を活性化する結果，リン酸化したミオシン軽鎖がアクトミオシンATPase活性を増大させてアクチン・ミオシンのクロスブリッジが回転し，筋収縮に至るという機構に基づく．逆に細胞内Ca^{2+}濃度が低下するとCaMはMLCKから解離し，MLCKが不活化される．また，リン酸化されたミオシン軽鎖はCa^{2+}非依存性のミオシン脱リン酸化酵素により脱リン酸化され，アクチンと相互作用できなくなり筋は弛緩する．ただし，実際の筋収縮にはCa^{2+}非依存性の機構も存在する．平滑筋細胞内Ca^{2+}濃度調節機構には以下の3種類が知られている．

1 ストアからの放出

　細胞外からアンギオテンシンⅡやエンドセリン，バソプレシンなどの血管収縮性のアゴニストが作用することでイノシトール-1,4,5三リン酸（IP_3）を介した急激なCa^{2+}放出（スパイク）を起こす．血管平滑筋細胞内全体でCa^{2+}上昇が起こると，前述の機構により細胞は収縮する．また，悪性高熱症に関連して，われわれ麻酔科医に馴染み深いリアノジン受容体も細胞内ストアからのCa^{2+}動員に重要な役割を果たす．リアノジン受容体は骨格筋，心筋などと同様に平滑筋においても存在し，Ca^{2+}スパークと呼ばれる限局した一過性の細胞内Ca^{2+}動員を起こす．これはCa^{2+}自身がCa^{2+}放出の刺激になるという機序によるものでCa^{2+}誘発Ca^{2+}放出（Ca^{2+}-induced Ca^{2+} release：CICR）と呼ばれる．Ca^{2+}スパイクのような細胞質全体のCa^{2+}上昇とは対照的に，Ca^{2+}スパークは局所のCa^{2+}依存性K^+チャネルを活性化して細胞膜の過分極を引き起こし，筋細胞

2 細胞外からの流入

膜からの Ca^{2+} 流入に関連する分子として，膜電位依存性 Ca^{2+} チャネル，受容体作用型 Ca^{2+} 流入チャネル，TRP (transient receptor potential) チャネルファミリーなどがある。カルシウム拮抗薬は膜電位依存性であるL型 Ca^{2+} チャネルの流入経路をブロックすることにより作用を発揮し，臨床に広く応用されている。

3 細胞質からの排出

上昇した細胞内 Ca^{2+} 濃度は時間とともに細胞内ストアへ取り込まれるか，細胞外へ排出されて速やかに非刺激時の状態に回復する。

Ca^{2+} チャネルの構造と分類

Ca^{2+} チャネルは α_1, α_2, β, γ, δ の5個のサブユニットから構成されたヘテロマルチマーであり，その中の α_1 サブユニットは Ca^{2+} を選択透過させるイオン透過孔（ポア：pore）を持ち，カルシウム拮抗薬の結合部位を有する[5]。α_1 サブユニットは K^+ チャネルに類似の6回膜貫通領域（膜貫通セグメント，S1～S6）が4回繰り返された構造（ドメインⅠ～Ⅳ）をしている（図1）。第4膜貫通セグメントには正電荷を持ったアミノ酸（アルギニンまたはリジン）が3アミノ酸ごとに配列しており，このセグメントが脱分極に応じてコンホメーション変化を起こし，Ca^{2+} チャネルの開口を引き起こすと推定されている。また，各ドメイン（Ⅰ～Ⅳ）の第5・6セグメントが4つ会合してチャネル孔を形成すると推定されている。

α_1 サブユニットの種類をアミノ酸同一性で区別していくと，電位依存性 Ca^{2+} チャネルは大きく分けて高電位活性化型（HVA）と低電位活性化型（LVA）の2つに分類される（表1）。HVA Ca^{2+} チャネルは膜電位が -40 mV～-30 mV の浅い電位まで脱分極しないと開かず，L, N, P, Q, R型がある。L型は心筋や血管平滑筋に分布し，心拍数や心収縮に深くかかわるチャネルである。このL型 Ca^{2+} チャネル遮断薬が一般的にカルシウム拮抗薬として扱われる。このL型 Ca^{2+} チャネルはさらに細分化されており，主に骨格筋に分布するL型 Ca^{2+} チャネルの α_1S サブユニット（CaV1.1）変異は骨格筋の興奮収縮連関に異常を来し，悪性高熱症や低カリウム拘縮を引き起こす。

N型 Ca^{2+} チャネルは主に神経細胞に分布し，交感神経活性化に関与している。その抑制はノルアドレナリンの放出を減少させ，心拍数の増加を抑制すると考えられている。LVAのT型は -60 mV～-50 mV の深い電位でも開口し，その特徴が洞房結節細胞でのペースメーカ機能に関与しているとされている。これらが，カルシウム拮抗薬の分類と作用機序，そして組織選択性の礎となる。

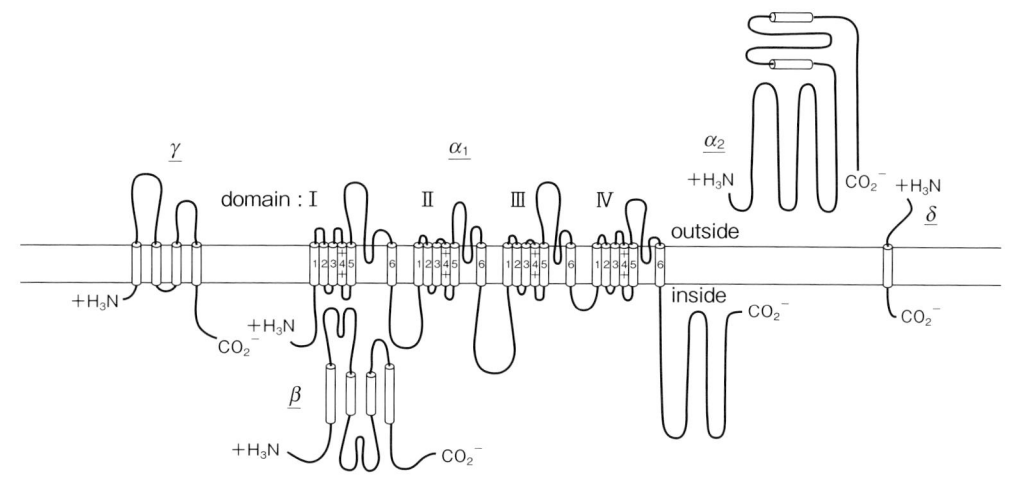

図1 電位依存性 Ca^{2+} チャネルの構造

(Hockerman GH, Peterson BZ, Johnson BD, et al. Molecular determinants of drug binding and action on L-type calcium channels. Annu Rev Pharmacol Toxicol 1997；37：361-96 より引用)

表1 電位依存性 Ca^{2+} チャネルの種類と特性

型	活性化電位	局在
L型	HVA	平滑筋，心筋，骨格筋，内分泌細胞，神経細胞
T型	LVA	洞房結節，神経細胞，脳，内分泌細胞
N型	HVA	神経細胞，脳（線条体，小脳，海馬，視床，視床下部）
P型	HVA	プルキンエ線維（小脳），海馬，大脳皮質，嗅脳
Q型	HVA	顆粒細胞（小脳）
R型	HVA	脳全体（特に大脳皮質，海馬，線条体）

HVA：高電位活性化型（high-voltage activated），LVA：低電位活性化型（low-voltage activated）

カルシウム拮抗薬の化学構造（図2）と世代分類（表2）

　第一世代のカルシウム拮抗薬は3群とその他に大きく分類される。ジヒドロピリジン（dihydropyridine：DHP）系のニフェジピン・ニカルジピン，ベンゾチアゼピン（benzothiazepine：BTZ）系のジルチアゼム，そしてフェニルアルキルアミン（phenylalkylamine：PAA）系のベラパミルなどである。第一世代の DHP 系カルシウム拮抗薬には作用時間が短いという欠点があった。また，血中濃度の立ち上がりや半減期，臨床的な降圧持続時間から生じる血圧変動性や反射性頻脈，顔面紅潮，頭痛，下肢の浮腫などが問題であった。

　DHP 骨格にある2つの側鎖を変化させて，持続時間の延長，血管特異性，N型 Ca^{2+}

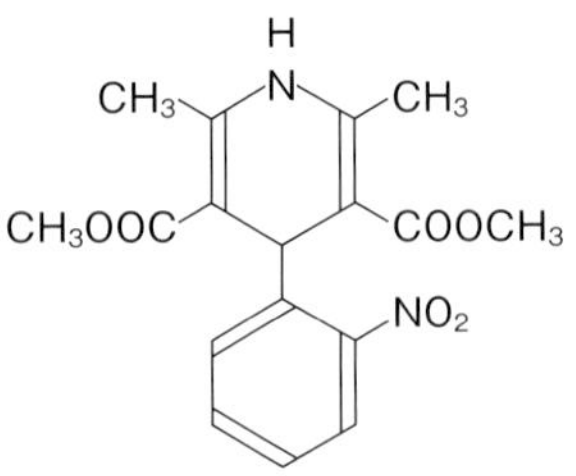

ニフェジピン

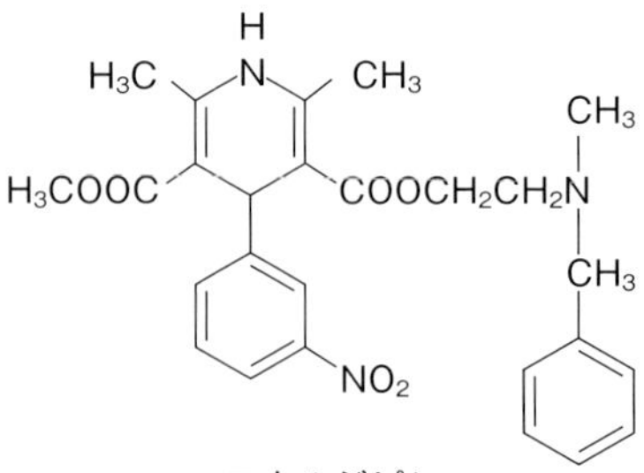

ニカルジピン

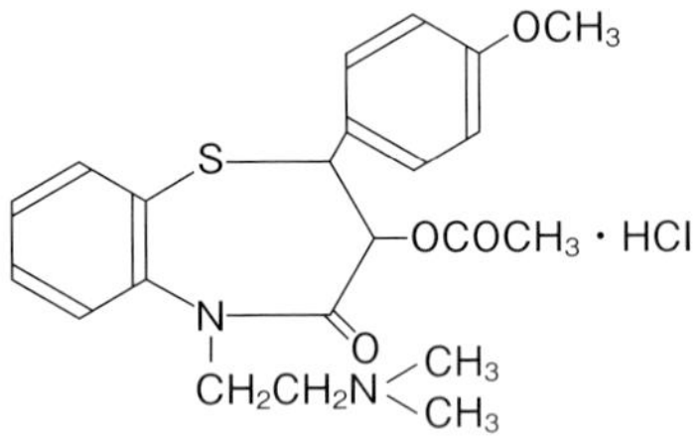

ジルチアゼム

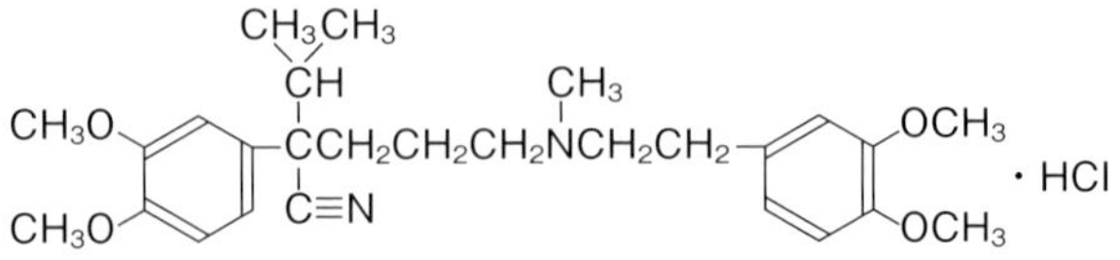

ベラパミル

図２　代表的なカルシウム拮抗薬の化学構造

表２　カルシウム拮抗薬の世代別分類

タイプ	化合物
第一世代	ベラパミル，ニフェジピン，ニカルジピン，ジルチアゼム
第二世代	
組織選択型	ニソルジピン，ニモジピン，ニトレンジピン，イスラジピン，フェロジピン，ニルバジピン
長時間作用型	ニソルジピン，ニトレンジピン，ニモジピン，マニジピン，ベニジピン，バルニジピン，フェロジピン，アニパミル，ベプリジル
新しい製剤	ニフェジピン徐放剤，ベラパミル徐放剤
第三世代	アムロジピン，エホニジピン，シルニジピン，アゼルニジピン

チャネルの遮断作用，活性酵素消去作用を改善しようと試みられた。第二世代は長時間型・組織選択性が追求され，また第一世代の徐放化製剤が作製された。第三世代は，受容体との解離速度を遅くし，特異的な作用が持続する薬剤である。アムロジピンは第三世代の代表的薬剤であり，半減期が 24 時間以上あり，緩徐な作用発現が得られるため，反射性頻脈がきわめて少なく，1 日 1 回投与で十分な降圧が維持できる。また，血管選択性が高く，陰性変力作用が少ないなどの特徴がある。アムロジピンより少し遅れて，L 型と T 型の両方の Ca^{2+} チャネルを抑制するエホニジピン，L 型と N 型の両方の Ca^{2+} チャネルを抑制するシルニジピン，さらに，脈拍数減少効果を持つアゼルニジピンも臨床応用された。作用としてはカルシウム拮抗薬とは離れるが，抗不整脈作用（ク

ラスⅠ，Ⅲ，Ⅳの作用機序を持つ）の目覚ましいベプリジルやPAA系誘導体の特異的徐拍薬が開発されている。術前診察の際に目にするさまざまなカルシウム拮抗薬にはそれぞれ異なる意味がある。

カルシウム拮抗薬の作用機序

Ca^{2+}チャネルの分子構造の知見の増加に従い，カルシウム拮抗薬はCa^{2+}チャネルの特定の部位に作用して薬効を発現することが明らかになった。

1 カルシウム拮抗薬の結合部位

代表的な3つの系のカルシウム拮抗薬はいずれもL型Ca^{2+}チャネルの$α_1$サブユニットに結合するが，それぞれ別個の結合部位を持つ。DHP系の結合部位は第3モチーフの第5・6セグメントの間と第4モチーフの第6セグメントにまたがる細胞外である。ベラパミルの結合部位は第4モチーフの第6セグメントの細胞内，ジルチアゼムもベラパミルと同様，第4モチーフの第6セグメントであるが，外口部の近くとされている。結合部位が非常に近いため，ジルチアゼムとベラパミルでは，負のアロステリック効果が認められる。この結合部位の違いが作用の違いに関係しているのではないかと考えられている。

2 電位依存性L型Ca^{2+}チャネルのステート

電位依存性L型Ca^{2+}チャネルはステート（状態）依存性と呼ばれる性質があり，膜電位に応じて，静止状態，開口状態，不活性化状態を遷移する。カルシウム拮抗薬はCa^{2+}チャネルのポアを塞いで遮断するのではない。カルシウム拮抗薬は開口状態または不活性化過程のCa^{2+}チャネルに結合して，不活性化状態に移行させることによりCa^{2+}チャネル機能を抑制する。活動電位や脱分極の間にCa^{2+}チャネルに結合したカルシウム拮抗薬はCa^{2+}チャネルが静止状態のコンホメーションに戻るに従い，徐々にCa^{2+}チャネルから解離する。この解離速度は膜電位が浅いほど遅く，深いほど速い（使用依存性遮断作用）。例えば，$-80\,mV$の深い静止膜電位を持つ正常心筋では遮断作用が加重しにくい。一方，浅い静止膜電位を持つ血管平滑筋（$-50\,mV$）や虚血心筋（$-60\,mV$），もしくは脱分極が繰り返される頻拍時にはカルシウム拮抗薬の解離が遅くなり，その作用が増強する。ベラパミルが上室性頻拍に有効であるが，心室性不整脈への効果が薄いのは，洞房結節は心室と比べて膜電位が浅いため，不活性化状態のチャネル内にベラパミルが残りやすいためである。

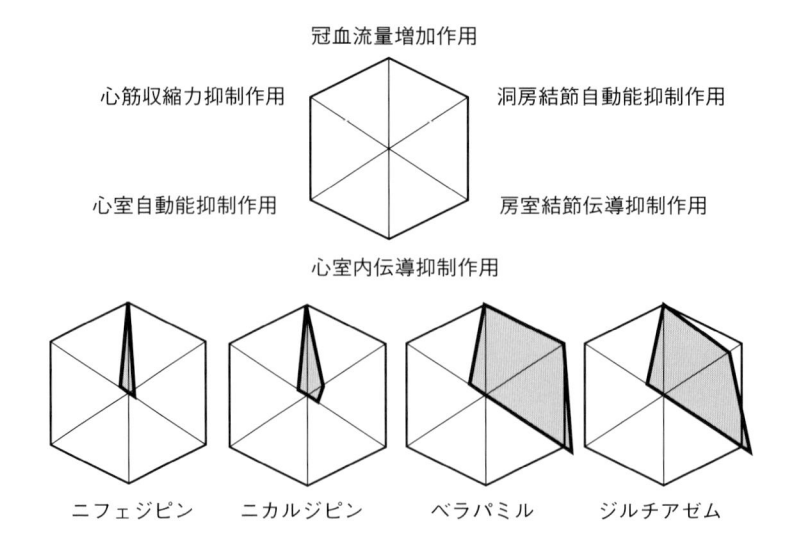

図3 代表的カルシウム拮抗薬の自動能・伝導能・収縮力・冠血流量に対する作用の選択性
外部ほど選択性が高いことを示す。ジヒドロピリジン系カルシウム拮抗薬（ニフェジピン，ニカルジピン）は血管拡張作用が主体である。

カルシウム拮抗薬の使用法

　カルシウム拮抗薬は，狭心症をはじめとする虚血性心疾患，高血圧症，末梢血管障害，脳血管障害，不整脈，肥大型心筋症を含む多くの循環系疾患の治療薬として不動の位置を確立している。DHP系カルシウム拮抗薬は血管選択性が高く，血管平滑筋拡張作用を有するため，降圧薬または冠血管拡張薬として狭心症に使用される。PAA系薬剤は主に心筋抑制作用および洞結節自動能や房室伝導抑制作用により主として抗不整脈薬とし使用され，またBTZ系薬剤は心筋と血管平滑筋に同等に作用するとされている。代表的カルシウム拮抗薬の自動能・伝導能・収縮力・冠血流量に対する作用の選択性を図3に示す[6]。

　麻酔科領域においてカルシウム拮抗薬は，麻酔前・中・後に，上室性不整脈の抑制，冠動脈や脳血管攣縮の軽減，高血圧のコントロールに用いられる。また，心筋保護や子宮弛緩を得るため，さらに低血圧麻酔を行うために用いられる可能性を有している[7]。また，揮発性麻酔薬と静脈麻酔薬は，ともに心筋および神経細胞のL電流を抑制し[8]，カルシウム拮抗薬と相互作用を示すため注意を要する。

　麻酔管理においては注射製剤などでなければ使えないので，麻酔科医が使用できる薬剤の種類は限られる。麻酔管理において使用する可能性があるベラパミル，ニフェジピン，ニカルジピン，ジルチアゼムについて述べる。

1 ベラパミル（ワソラン®）

　薬理作用：他のカルシウム拮抗薬に比し，心臓選択性が強く，細動脈選択性は弱い。蛋白結合率は90％であり，5 mg静注後の半減期はα相1分，β相32分，γ相4時間である。治療圏の血中濃度は100〜300 ng/mlである。
　適用：発作性上室性頻拍，発作性心房細動，発作性心房粗動などの頻脈性不整脈と徐拍化による心拍数コントロール，冠動脈攣縮。
　使用法：生理食塩液またはブドウ糖注射液で希釈し，5分以上かけて緩徐に静注する。上室性頻脈性不整脈に対する推奨量は75〜150 μg/kg（5〜10 mg成人）静注。初回投与で効果が確認され，効果を維持する必要があると判断された場合は，維持量として0.05〜0.2 mg/minで点滴静注を行う。
　注意点：超短時間作用性β遮断薬のエスモロールやランジオロールが登場し，ベラパミルの静注製剤の意義はやや薄れつつある。

2 ニフェジピン（アダラート®）

　薬理作用：他のカルシウム拮抗薬に比し，血管拡張作用がもっとも強く，房室伝導抑制作用や心筋収縮力抑制作用は弱い。5 mgの経口投与後の最高血中濃度は67 ng/ml, 10 mgでは132 ng/mlで最高血中濃度到達時間は1時間である。血中消失半減期はα相で54分，β相で62分である。
　適用：本態性高血圧症，腎性高血圧症，狭心症。また手術時の異常高血圧や高血圧脳症，妊娠高血圧症候群時の救急処置として長い間広く使用されてきた。しかし，現時点では手術時の異常高血圧の救急処置に適用のある他の薬物が使用可能であり，本薬を用いる必然性はない。
　使用法：通常の用法は経口投与である。従来は即効性を期待する場合にカプセルをかみ砕いた後，口中に含むか飲み込ませることもできたが，過度の降圧や反射性頻脈を来すことがあるため禁止された。
　注意点：米国FDAは過度の低血圧や脳虚血を起こす可能性があり，検討が不十分であるという理由で高血圧の救急的治療法と認めておらず，使用を中止すべきであるとしている[9]。即効性を期待する舌下投与は用いないのが望ましい。

3 ニカルジピン（ペルジピン®）

　薬理作用：血圧降下作用，脳血流増加作用，冠血流増加作用，心拍数増加作用，心拍出量増加作用，心筋保護作用，ナトリウム利尿作用，血小板凝集抑制作用がある。血漿蛋白結合率は90％以上であり，肝臓でほぼ完全に代謝される。全身麻酔下において10, 20, 30 μg/kgを単回投与すると消失相半減期はそれぞれ28, 22, 45分であり，無麻酔下において約1.1 μg/kg/minで2時間持続投与すると109分である。

適用：周術期の異常高血圧，高血圧緊急症，低血圧麻酔法に加え，急性心不全や慢性心不全の急性増悪にも適用がある。

使用法：点滴静注する場合は，生理食塩液または5％ブドウ糖注射液で希釈し，0.01〜0.02％（1 ml あたり 0.1〜0.2 mg）の溶液にして投与する。周術期異常高血圧や高血圧緊急症に対しては 10〜30 μg/kg を単回静注する。点滴静注する場合は 2〜10 μg/kg/min（緩徐な血圧下降を図るときは 0.5〜2 μg/kg/min）で開始し，血圧を監視しながら速度を調節する。急性心不全や慢性心不全の急性増悪時には普通 1 μg/kg/min（病態に応じて 0.5〜2 μg/kg/min）で点滴静注する。

注意点：発症直後で病態が安定していない重篤な急性心筋梗塞患者への投与は禁忌である[10]。

4 ジルチアゼム（ヘルベッサー®）

薬理作用：全身抵抗血管に対する血管拡張による降圧作用，上室性頻脈性不整脈抑制作用，心筋虚血に対する冠血管拡張作用・心筋保護作用を有する。血漿蛋白結合率は80％以上であり，高血圧性心疾患や特発性うっ血性心筋症の患者で 10 mg を 1 分間かけて静注すると，消失相開始時の血漿中濃度は 68 ng/ml で，消失相半減期は 1.9 時間である。全身麻酔下において持続静注を行うと，血漿中濃度は投与後 5〜6 時間で定常状態に達し，5 μg/kg/min の速度では約 200 ng/ml となる。

適用：手術時の異常高血圧の救急処置，高血圧性緊急症，上室性頻脈性不整脈，不安定狭心症，冠動脈攣縮，心筋保護。

使用法：成人には 10〜50 mg を 5 ml 以上の生理食塩液またはブドウ糖注射液に溶解して投与する。異常高血圧の救急処置として，単回静注の場合は 1 回 10 mg を約 1 分間で緩徐に静注，点滴静注の場合は 5〜15 μg/kg/min で投与する。上室性頻脈性不整脈には 1 回 10 mg を約 3 分間で緩徐に静注，不安定狭心症や冠動脈攣縮には 1〜5 μg/kg/min の速度で点滴静注する。

注意点：狭心症発作に対しては他の治療法も検討する。

■参考文献

1) Tsien RW, Ellinor PT, Horne WA. Molecular diversity of voltage-dependent Ca^{2+} channels. Trends Pharmacol Sci 1991 ; 12 : 349-54.
2) McDonald TF, Pelzer S, Trautwein W, et al. Regulation and modulation of calcium channels in cardiac, skeletal, and smooth muscle cells. Physiol Rev 1994 ; 74 : 365-507.
3) Eisenberg MJ, Brox A, Bestawros AN. Calcium channel blockers : An update. Am J Med 2004 ; 116 : 35-43.
4) Singh BN. A fourth class of anti-dysrhythmic action? Effect of verapamil on ouabain toxicity, on atrial and ventricular intracellular potentials, and on other features of cardiac function. Cardiovasc Res 1972 ; 6 : 109-19.
5) Hockerman GH, Peterson BZ, Johnson BD, et al. Molecular determinants of drug binding and action on L-type calcium channels. Annu Rev Pharmacol Toxicol 1997 ; 37 : 361-96.
6) Taira N. Differences in cardiovascular profile among calcium antagonists. Am J Cardiol

1987 ; 59 : 24B-9B.
7) Tobias JD. Nicardipine : Applications in anesthesia practice. J Clin Anesth 1995 ; 7 : 525-33.
8) Hirota K, Lambert DG. Voltage-sensitive Ca^{2+} channels and anesthesia. Br J Anaesth 1996 ; 76 : 344-6.
9) Grossman E, Messerli FH, Grodzicki T, et al. Should a moratorium be placed on sublingual nifedipine capsules given for hypertensive emergencies and pseudoemergencies? JAMA 1996 ; 276 : 1328-31.
10) Furberg CD, Psaty BM, Meyer JV. Nifedipine. Dose-related increase in mortality in patients with coronary heart disease. Circulation 1995 ; 92 : 1326-31.

(廣瀬　佳代, 川人　伸次)

III. 心血管作動薬の使用法：薬力学と薬物動態を踏まえて

5 カリウムチャネル開口薬

はじめに

　K$^+$チャネルの重要性が再認識され，詳細な研究が始まったのは比較的最近である。多くのK$^+$チャネルの存在が明らかになったが，その構造，存在部位，イオン透過性，さらに薬物反応性は多様である。K$^+$チャネルの一つであるアデノシン三リン酸（adenosine triphosphate：ATP）感受性K$^+$（K$_{ATP}$）チャネルは，心筋保護作用や麻酔薬の影響という観点から，麻酔管理における重要性が注目されている。K$_{ATP}$チャネルは，細胞内ATPの減少，または細胞内アデノシン二リン酸（adenosine diphosphate：ADP）の増加により活性化され，逆にATPの増加により抑制されるという特徴を持つ内向き整流K$^+$チャネルである。したがって，K$_{ATP}$チャネルは細胞の代謝状態（細胞内ATP/ADP濃度比の変化）と細胞興奮を関連させ，生体内のさまざまな組織で多様な細胞機能の制御を行う"metabolic sensor"としての役割を果たすと考えられている。

K$^+$チャネル開口作用を持つ薬物

　血管拡張薬であるK$^+$チャネル開口薬の標的はK$_{ATP}$チャネルである。K$^+$チャネル開口薬には多くのものが知られているが，実際の臨床に用いられているのはミノキシジル，ジアゾキシドとニコランジルぐらいである。ミノキシジルはもともと降圧薬として開発された経口薬であったが，男性型脱毛部位の毛周期を正常化させ，毛包を肥大化させる効果を有することが認められ，現在は育毛剤として使用されている。ジアゾキシドは高インスリン血症性低血糖症の治療に使用されている。

　近年，Ca^{2+}感受性増強作用とK$^+$チャネル開口作用を併せ持つ強心薬レボシメンダンが登場し，欧州の数カ国で使用可能である。その他のピナシジルやクロマカリムといった典型的なK$^+$チャネル開口薬は実際の臨床治療には用いられていない。本項では，現在，臨床使用されている本邦唯一のK$^+$チャネル開口薬であるニコランジルの特徴と主な使用法について解説する。

K$_{ATP}$ チャネルの歴史と構造

1983 年に Noma により K$_{ATP}$ チャネルが心筋細胞において初めて発見された[1]。その後の生理学的・薬理学的研究により，同様のチャネルが心筋細胞のみならず，膵 β 細胞，血管平滑筋細胞，神経細胞などにも存在することが明らかとなった。K$_{ATP}$ チャネルに作用する薬物も見出され，従来から用いられてきたスルホニル尿素系経口糖尿病治療薬が K$_{ATP}$ チャネルを抑制すること，本邦で狭心症治療薬として開発されたニコランジルが K$_{ATP}$ チャネルを活性化する薬物であること，すなわち K$_{ATP}$ チャネル開口薬であることも明らかとなった。

K$_{ATP}$ チャネルは，スルホニル尿素受容体（sulfonylurea receptor：SUR）と内向き整流 K$^+$ チャネル（inward rectifying potassium channel：Kir）6.x サブユニットからなる。機能的 K$_{ATP}$ チャネルは各サブユニットが四量体ずつ結合し，ヘテロ八量体を形成する。SUR は膜 17 回，Kir6.x は膜 2 回の貫通ドメインを持つ（図 1）。膵臓 β 細胞 K$_{ATP}$ チャネルは SUR1 と Kir6.2，心筋細胞 K$_{ATP}$ チャネルは SUR2A と Kir6.2，平滑筋細胞 K$_{ATP}$ チャネルは SUR2B と Kir6.2，血管平滑筋細胞 K$_{ATP}$ チャネルは SUR2B と Kir6.1 の複合体であると推定されている[2]。

ニコランジルは SUR2A/Kir6.2 チャネルよりも，SUR2B/Kir6.2 および SUR2B/Kir6.1 チャネルを 100 倍以上強く活性化する。SUR2A と SUR2B は同一遺伝子から産生されるスプライス変異体（splice variant）で，cDNA のアミノ酸配列の差異は C 末端領域 42 個のアミノ酸による。したがって，この領域が K$_{ATP}$ チャネル開口薬に対する感受性を決定していると考えられている。

K$_{ATP}$ チャネルは心筋細胞膜だけでなくミトコンドリアにも存在する。ミトコンドリアの K$_{ATP}$ チャネルは，1991 年にラット肝細胞で最初に報告された。ミトコンドリアの K$_{ATP}$ チャネルも心筋細胞膜に存在する K$_{ATP}$ チャネルと同様，ATP 濃度の減少や K$_{ATP}$ チャネル開口薬で開口する。ニコランジルは，心筋では主にミトコンドリアの K$_{ATP}$ チャ

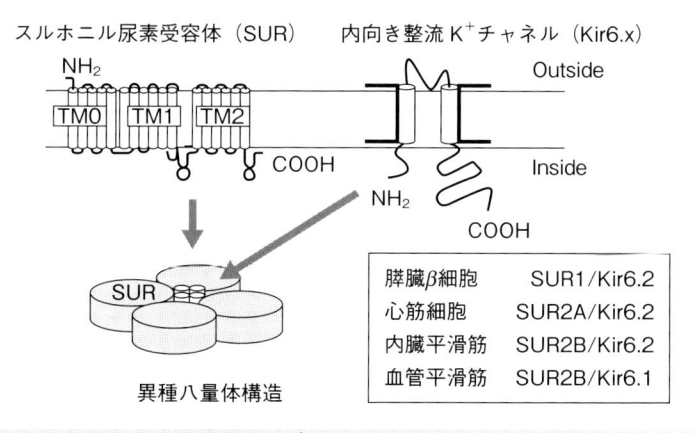

図 1　ATP 感受性 K$^+$（K$_{ATP}$）チャネルの分子構造

ネルを活性化することにより薬理学的プレコンディショニングを誘導することが示唆されている[3]。

再灌流傷害

急性心筋梗塞の最大の治療目標は梗塞サイズ縮小および致死性不整脈減少による死亡率低下と，慢性期心血管リモデリングの抑制，慢性心不全の抑止である。近年，急性心筋梗塞発症早期の経皮的冠動脈インターベンションの一般化に伴い，急性心筋梗塞の救命率は飛躍的に向上している。一方，早期再灌流療法の施行にもかかわらず，心筋壊死，心筋スタニング，再灌流性不整脈や非再灌流現象などの新しい病態が生じることが認識され，これを再灌流傷害と考えるようになった。再灌流傷害の成因を探ることは治療ターゲットを明らかにすることにつながるため，複雑なメカニズムが解明されてきている。

1 心筋内 ATP レベル低下

心筋の直接傷害因子としては心筋細胞内 ATP レベル減少が挙げられる。筋小胞体や細胞内 Ca^{2+} ポンプ機能発現には ATP が必要であることから，再灌流後の心筋スタニングの心収縮性低下は ATP 量の低下によるものと考えられている。

2 心筋内 Ca^{2+} 過負荷

心筋は虚血になると，乳酸蓄積などによりアシドーシスとなるが，アシドーシスを軽減するために，心筋では Na^+/H^+ 交換系が亢進し，その結果，細胞内 Na^+ 濃度が増加する。この細胞内 Na^+ 濃度の増加は Na^+/Ca^{2+} 交換系を介し，細胞内への Ca^{2+} の流入を促進する。このような一過性の Ca^{2+} 過負荷が生じると，中性プロテアーゼが活性化され，細胞膜上のイオンポンプやチャネルが傷害を受け，心筋細胞に可逆性，不可逆性のダメージを与え収縮性を低下させる。さらに，Ca^{2+} 過負荷は Ca^{2+} 依存性プロテインキナーゼ C を活性化するが，活性化されたプロテインキナーゼ C はトロポニン I をリン酸化し，心収縮力を低下させる。これらも，ATP 低下とともに心筋スタニングを形成する要因であると考えられる。

3 活性酸素，フリーラジカル

活性酸素は活性化された酸素やその関連物質で，フリーラジカルは不対電子を有する反応中間物質であり，相手分子を奪いラジカル化させ，連鎖反応を引き起こす。通常，活性酸素やフリーラジカルはミトコンドリアや好中球など限られた空間で生成され，消去系も存在するため生体に傷害を及ぼさないが，産生過剰や消去系の抑制などにより生

体を傷害する。

　心筋虚血・再灌流下ではキサンチンヒドロキシラーゼがキサンチンオキシダーゼに変化することや，ATP 分解で生じたヒポキサンチンによるスーパーオキシドアニオン（O_2^-）産生と，さらに活性化好中球の NADPH オキシダーゼによる大量の O_2^- 産生が生じる。心筋細胞を再酸素化後に活性化好中球と混合培養すると，細胞膜の破綻やミトコンドリアの膨化が起こり，細胞傷害を来す。フリーラジカル産生と心筋内 Ca^{2+} 過負荷は複雑に絡み合って再灌流傷害を生じている。

4 好中球・血小板の活性化と血管内皮傷害

　虚血と再灌流それぞれの局面で好中球が活性化される。好中球が血管内皮や間質でサイトカインや O_2^- を放出し，冠血流が再灌流しても冠微小血流は十分得られない非再灌流現象が生じると考えられる。

虚血プレコンディショニング

　1986 年に Murry ら[4])は，先行する短時間の心筋虚血により耐性を生じ，後の長時間虚血において心筋梗塞サイズの縮小効果が得られる現象を虚血プレコンディショニング（ischemic preconditioning：IPC）として報告した。この現象は，虚血によって傷害される心筋を保護するという観点から，臨床的に有用性のきわめて高い発見であった。そのメカニズムを解明することで，心筋梗塞患者の予後を改善する薬剤が開発されることが期待され，その後 IPC 作用における分子経路の解明がなされてきた。現在，IPC は心筋梗塞サイズの減少に加えて，気絶心筋における収縮能の回復，再灌流不整脈の抑制などに対しても効果を持つと考えられている。

　虚血によるプレコンディショニング刺激による保護効果は刺激から虚血再灌流傷害までの時間によって制限され，早期と後期に大別される。早期は虚血刺激から 1～2 時間，後期は 1～3 日までの間に虚血再灌流が生じたときに強力な心筋保護効果を現す。また，ポストコンディショニングという現象も知られており，それは，再灌流のごく早期に短時間の虚血再灌流を繰り返すと心筋保護が得られるというものである。

　IPC は効果的な心筋保護法であるが，先行虚血を作製するための人為的虚血によるリスクや倫理的問題から，その適用が制限されてしまう。この問題を解決するために，IPC における効果器であるミトコンドリア K_{ATP} チャネルを薬剤により開口させる試みがなされ，薬理学的プレコンディショニング（pharmacological preconditioning：PPC）と呼ばれている。IPC 様作用を示す薬剤がいくつか知られている。オピオイド，アデノシン，一酸化窒素そして吸入麻酔薬などである。K_{ATP} チャネルに作用して心保護効果を現す薬剤の一つがニコランジルである。ただし，ニコランジルは虚血プレコンディショニング経路への介入を目的として開発された薬剤ではない。硝酸薬として開発されたものがたまたま K_{ATP} チャネル開口作用を併せ持ち，強力な心保護効果を発揮した。

その後，K$_{ATP}$ チャネル開口作用を持つ薬剤は多数開発されているが，ニコランジルに及ぶ心保護効果を持つものは現在のところ存在しない。

大規模臨床試験

ニコランジルの有用性ついては，2002年にIONA（Impact of Nicorandil in Angina）試験で検証されている[5]。英国において安定狭心症患者を対象に，標準的治療にニコランジル（多くの患者は40 mg/日）を追加投与することが有効か否かをプラセボと比較した。冠動脈疾患死・非致死性心筋梗塞・胸痛による緊急入院からなる複合エンドポイントの発生率は17%有意に低下した（図2）。心血管死・非致死性心筋梗塞・不安定狭心症の複合エンドポイントもニコランジルにより21%有意に低下した。

日本におけるニコランジルのエビデンスとしてはJCAD（Japanese Coronary Artery Disease）Studyがある[6]。冠動脈疾患患者を対象に冠危険因子と薬剤使用状況を調査している。日本人の常用量である15 mg/日のニコランジル投与で，対照群に比較して死亡リスクが35%有意に低下した。スルホニル尿素系経口糖尿病治療薬にはK$_{ATP}$チャネル遮断作用があるが，この研究では，スルホニル尿素系経口糖尿病治療薬を服用していてもニコランジルが有効な傾向を示唆するデータが得られた。

ただし，急性心筋梗塞を対象とした日本のJ-WIND（Japan Working Group Studies on Acute Myocardial Infarction for the Reduction of Necrotic Damage by Human Atrial Natriuretic Peptide or Nicorandil）では，急性期のニコランジル静注の効果は明らかにされなかった[7]。しかし，その後の長期経口投与施行例を対象としたサブ解析では，慢性期左室駆出率の改善が認められた。

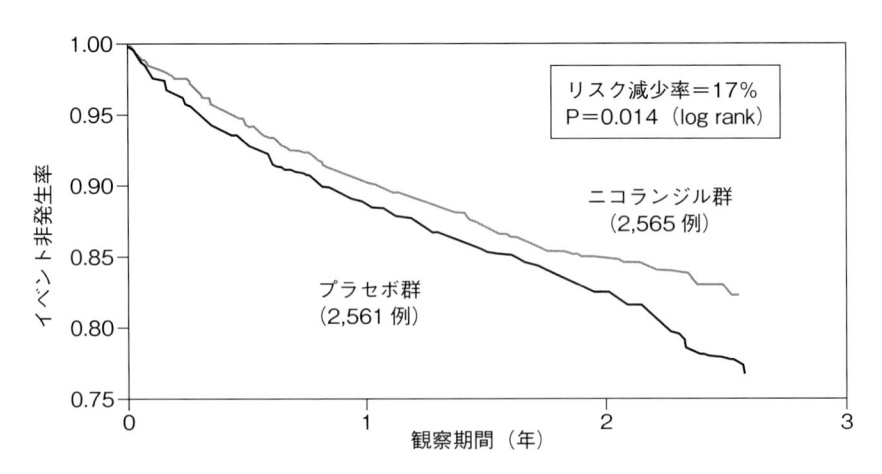

図2 IONA（Impact of Nicorandil in Angina）試験の結果
一次エンドポイント（冠動脈疾患死・非致死性心筋梗塞・胸痛による緊急入院）の発生リスクの有意な低減効果が実証された。

〔The IONA Study Group. Effect of nicorandil on coronary events in patients with stable angina：The Impact Of Nicorandil in Angina（IONA）randomized trial. Lancet 2002；359：1269-75 より改変引用〕

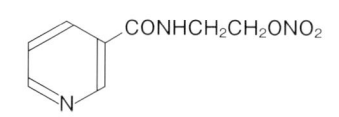

図3　ニコランジルの化学構造
ニトロ基を持つ化合物にニコチン酸残基を付けた構造である。

ニコランジルの使用法

1 歴史と構造

　ニコランジルは，カルシウム拮抗薬であるジルチアゼムとともに日本国内で開発され，国際的に使用されている稀有な薬剤である。ニトログリセリンやβ遮断薬以外に有効な狭心症治療薬がなかった1970年代，ニトログリセリンの利点を生かしながら経口投与可能な治療薬の創製を目的に開発された。

　ニトログリセリンには，作用時間が短く，血圧低下と反射性頻脈を引き起こすという欠点がある。反射性頻脈を克服するため，α刺激薬を併用して過度の血圧低下を防ぎ，反射性頻脈を抑制するという手法が用いられた。ニコランジル開発は，イヌの狭心症モデルに対してニトログリセリンとα刺激薬であるメトキサミンの配合比を1：3にして投与したとき，きわめて良好な結果が得られたことから始まる。ここから，ニトログリセリンとメトキサミンを融合するような構造式を持つ化合物の合成が開始された（図3）。

2 薬理作用

　ニコランジルは，硝酸様作用とK_{ATP}チャネル開口作用を有するハイブリッド化合物である（図4）[8]。

a. 硝酸様作用

　硝酸作用により全身の静脈を拡張させ前負荷を軽減する。また，一酸化窒素（NO）は冠血管拡張，心筋酸素消費抑制，好中球・マクロファージ活性化および接着抑制，血小板凝集抑制，交感神経末端からのカテコールアミン放出抑制など多岐にわたる作用をもって再灌流傷害を抑制しうる。

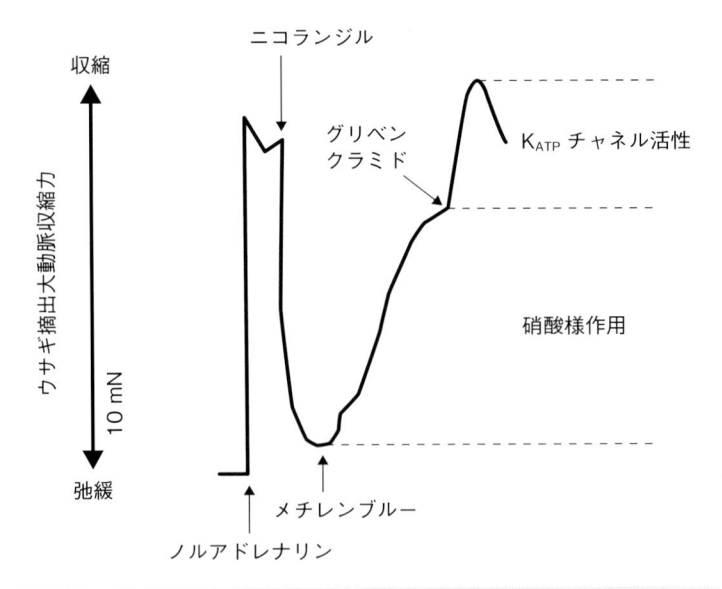

図4 ニコランジルの薬理作用

硝酸様作用と K_{ATP} チャネル開口作用を併せ持つ。グリベンクラミド：K_{ATP} チャネル特異的阻害薬，メチレンブルー：グアニル酸シクラーゼ阻害薬。
(Kreye VA, Lenz T, Pfründer D, et al. Pharmacological characterization of nicorandil by 86Rb efflux and isometric vasorelaxation studies in vascular smooth muscle. J Cardiovasc Pharmacol 1992；20 Suppl 3：S8-12 より改変引用)

b. K_{ATP} チャネル開口作用

K_{ATP} チャネルが開口すると細胞膜が過分極し，電位依存性 Ca^{2+} チャネルの開口が抑制されるため，細胞内への Ca^{2+} 流入が抑制される。また，細胞膜の過分極はイノシトール 1,4,5-三リン酸の生成を抑制するため，筋小胞体からの Ca^{2+} 放出も抑制され，血管平滑筋を弛緩させる。ニコランジルは K_{ATP} チャネル開口作用により冠抵抗血管を拡張させることで冠血流量を増加させ，心筋内 Ca^{2+} 過負荷を抑制する。また，硝酸作用とともに末梢動脈を拡張させ，後負荷を軽減させる。

c. 薬理学的プレコンディショニング（PPC）作用

K_{ATP} チャネルは動物種や細胞種を問わず，強力かつ確実な心筋保護効果を惹起する IPC に関与する因子としても注目されている。

以上のように，ニコランジルは冠血管拡張作用，前負荷軽減作用，心筋内 Ca^{2+} 過負荷抑制作用，PPC 作用，アデノシン産生増強作用など多岐にわたる相互作用を介して心保護を行う。

3 薬物動態

本剤の6時間の持続静注では，血漿中濃度は投与開始後3時間でプラトーに達し，

投与中止後は緩徐に低下する。代謝はほとんどがニコチンアミド化合物に脱ニトロ化され尿中に排泄される。

4 適　用

術中の心筋虚血の予防[9]，術中心筋虚血の治療，冠動脈バイパス術中の心筋保護[10]，その他の心臓手術時の心筋保護。

5 使用法

不安定狭心症に対しては，本剤を 0.01％の溶液にして成人には 2 mg/hr から投与を開始する。投与量は病態に応じて適宜増減するが，最高用量は 6 mg/kg までとする。急性心不全または慢性心不全の急性増悪に対しては，通常成人には 0.2 mg/kg を 5 分程度かけて緩徐に静注し，引き続き 0.2 mg/kg/hr で持続投与を開始する。状態に応じて 0.05 〜 0.2 mg/kg/hr の範囲で調整する。

6 注意点

シルデナフィル投与中の患者，高度の肺高血圧のある患者，右室梗塞のある患者などでは血圧低下が強く起こる可能性があり，禁忌である。

■参考文献

1) Noma A. ATP-regulated K$^+$ channels in cardiac muscle. Nature 1983 ; 305 : 147-8.
2) Inagaki N, Gonoi T, Clement JP 4th, et al. Reconstitution of IKATP : An inward rectifier subunit plus the sulfonylurea receptor. Science 1995 ; 270 : 1166-70.
3) Sato T, Sasaki N, O'Rourke B, et al. Nicorandil, a potent cardioprotective agent, acts by opening mitochondrial ATP-dependent potassium channels. J Am Coll Cardiol 2000 ; 35 : 514-8.
4) Murry CE, Jennings RB, Reimer KA. Preconditioning with ischemia : A delay of lethal cell injury in ischemic myocardium. Circulation 1986 ; 74 : 1124-36.
5) The IONA Study Group. Effect of nicorandil on coronary events in patients with stable angina : The Impact Of Nicorandil in Angina (IONA) randomized trial. Lancet 2002 ; 359 : 1269-75.
6) Japanese Coronary Artery Disease (JCAD) Study Investigators. Current status of the background of patients with coronary artery disease in Japan. Circ J 2006 ; 70 : 1256-62.
7) Kitakaze M, Asakura M, Kim J, et al. Human atrial natriuretic peptide and nicorandil as adjuncts to reperfusion treatment for acute myocardial infarction (J-WIND) : Two randomized trial. Lancet 2007 ; 370 : 1483-93.
8) Kreye VA, Lenz T, Pfründer D, et al. Pharmacological characterization of nicorandil by 86Rb efflux and isometric vasorelaxation studies in vascular smooth muscle. J Cardiovasc Pharmacol 1992 ; 20 Suppl 3 : S8-12.
9) Kishimoto S, Seki M, Ishiguro T, et al. Nicorandil decreases cardiac events during and af-

ter noncardiac surgery. J Clin Anesth 2007 ; 19 : 44-8.
10) Hayashi Y, Sawa Y, Ohtake S, et al. Controlled nicorandil administration for myocardial protection during coronary artery bypass grafting under cardiopulmonary bypass. J Cardiovasc Pharmacol 2001 ; 38 : 21-8.

（廣瀬　佳代，川人　伸次）

III. 心血管作動薬の使用法：薬力学と薬物動態を踏まえて

6 硝 酸 薬

はじめに

硝酸薬は狭心症の予防および治療に用いられるが，現在本邦で臨床使用可能な硝酸薬はニトログリセリン（nitroglycerin），二硝酸イソソルビド（isosorbide dinitrate），一硝酸イソソルビド（isosorbide mononitrate），亜硝酸アミル（amyl nitrite）である。

化学特性

硝酸薬は硝酸または亜硝酸のエステルや塩の構造を有した化合物であり，一酸化窒素（NO）の供与体である（表1）。

作用機序

ニトログリセリンは1846年イタリアの科学者Ascanio Sobreroにより初めて合成され，その後Alfred Nobelによって爆薬として実用化された。その後，狭心症を患いながらダイナマイト工場で働いていた従業員が，自宅で静養しているときは狭心症発作が起こるのに，工場で働いているときは起こらないことがきっかけで，狭心症の特効薬として使用されるようになったというエピソードは有名である。1879年にWilliam Murrellはニトログリセリン舌下錠を狭心症発作に使用した。Lauder Bruntonは亜硝酸アミルの吸入により狭心痛が軽快することを見出した。このように硝酸薬は100年以上前から臨床使用されていながら，その作用機序は長い間不明であった。しかし，1970年代後半，Muradらにより硝酸薬がNO供与体として働くことが初めて明らかにされた[1)2)]。

硝酸薬は血管内皮非依存性に血管を拡張させるが，その血管拡張作用はその構造から一酸化窒素（nitric oxide：NO）を遊離することにより生じる。NO遊離の機序は完全に解明されているとはいえず，酵素を介した反応および非酵素的生体内変換過程がかかわっていると考えられている。どの酵素がNOの遊離に関与しているかについてはいま

表1 硝酸薬の化学特性

一般名	ニトログリセリン Nitroglycerin	二硝酸イソソルビド Isosorbide dinitrate	一硝酸イソソルビド Isosorbide 5-mononitrate	亜硝酸アミル Amyl nitrite
分子式	$C_3H_5N_3O_9$	$C_6H_8N_2O_8$	$C_6H_9NO_6$	$C_5H_{11}NO_2$
構造式	(構造式)	(構造式)	(構造式)	(構造式)
分子量	227.09	236.14	191.14	117.15
商品名	ニトログリセリン ミリスロール ミリステープ ニトロペン バソレーター ミオコール ニトロダーム TTS	ニトロール ニトロール R フランドル サークレス	アイトロール	亜硝酸アミル

だ研究中であるが，最近はミトコンドリアに存在するアルデヒド脱水素酵素が有力視されている[3]。その他，チオール基の存在下で非酵素的に NO が遊離される機序もある。

硝酸薬から遊離された NO は血管内皮細胞由来の内因性 NO と同様に，血管平滑筋細胞質内の可溶性グアニル酸シクラーゼ（soluble guanylcyclase：sGC）を刺激する。この酵素はグアノシン三リン酸（guanosine triphosphate：GTP）からサイクリックグアノシン 3',5'-一リン酸（guanosine cyclic monophosphate：cGMP）を産生する酵素であり，この活性化により細胞内の cGMP レベルが上昇する。cGMP 濃度の上昇は cGMP 依存性タンパクキナーゼ（cGMP-dependent protein kinase：PKG）を介してさまざまな機序で血管平滑筋を弛緩させる。PKG は電位依存性 Ca^{2+} チャネル（voltage-dependent channel：VDC）に抑制的に働き，Ca^{2+} の細胞内への流入を減少させる。またアデノシン三リン酸（adenosine triphosphate：ATP）感受性および Ca^{2+} 依存性 K^+ チャネルを活性化することにより細胞膜を過分極させ，VDC からの Ca^{2+} 流入量がさらに減少する。細胞内 Ca^{2+} 濃度低下はミオシン軽鎖キナーゼ（myosin light-chain kinase：MLCK）の活性を低下させ，ミオシン軽鎖（myosin light-chain：MLC）のリン酸化が妨げられる。加えて，PKG は脱リン酸化酵素であるミオシン軽鎖ホスファターゼ（myosin light-chain phosphatase：MLCP）活性を亢進させて，MLC の脱リン酸化を促進し，さらにリン酸化 MLC の割合は低下する。これらの結果，血管平滑筋は弛緩し，血管は拡張する（図1）。

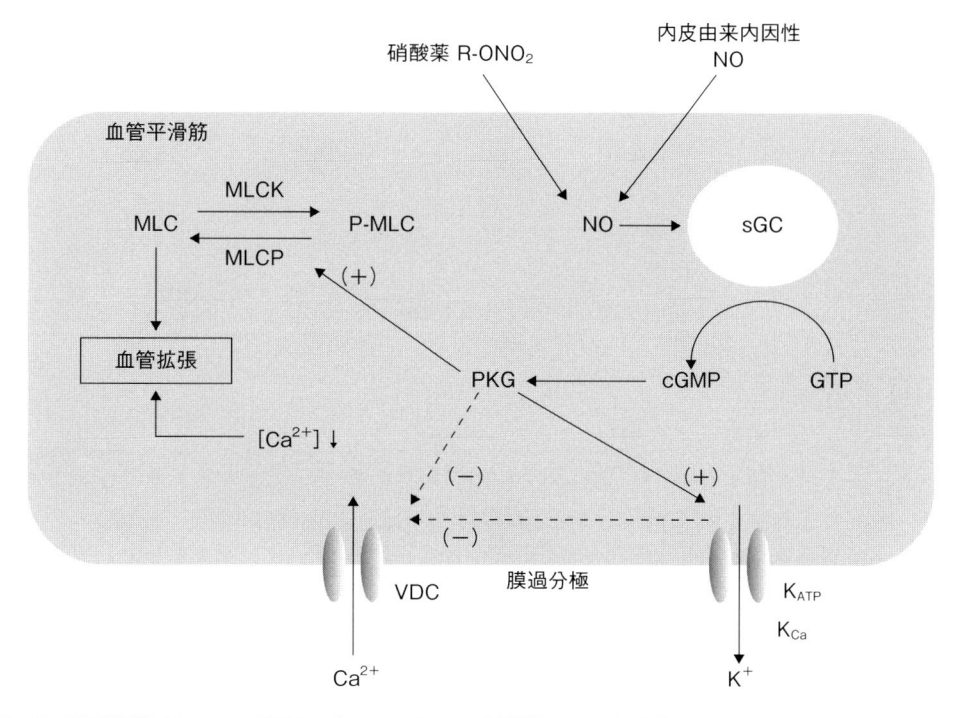

図1 硝酸薬の血管平滑筋弛緩機序

sGC：可溶性グアニル酸シクラーゼ，GTP：グアノシン三リン酸，cGMP：サイクリックグアノシン3',5'—リン酸，PKG：cGMP 依存性タンパクキナーゼ，MLC：ミオシン軽鎖，p-MLC：リン酸化ミオシン軽鎖，MLCK：ミオシン軽鎖キナーゼ，MLCP：ミオシン軽鎖ホスファターゼ，VDC：電位依存性Ca^{2+}チャネル，K_{ATP}：ATP 感受性 K^+ チャネル，K_{Ca}：Ca^{2+}依存性 K^+ チャネル

薬物動態

　硝酸薬は口腔粘膜，消化管粘膜または皮膚から迅速に吸収される。ニトログリセリンは主として肝で二硝酸塩と硝酸イオンに分解され，さらに二硝酸塩はグルタチオン還元酵素により一硝酸塩に分解され尿中に排泄される。一部は血管壁や血液中でも代謝される。舌下投与された場合，作用発現は1～2分で4分以内に最大血中濃度に達し，作用持続時間は30分程度である。アトロピンなど唾液分泌を抑制する薬物と併用すると，硝酸薬の口腔粘膜からの吸収が減少する。消化管から吸収された場合は肝での初回通過効果が大きいため，体循環にはほとんど検出されない。したがって，ニトログリセリンは静脈内投与以外では舌下もしくは経皮投与がよく用いられる。経皮投与の場合，肝での初回通過効果を受けないので安定した血中濃度が長時間維持される。

　二硝酸イソソルビドは肝で脱ニトロ化され，グルクロン酸抱合を受けて，腎から尿中に排泄される。舌下投与後5分以内に最大血中濃度に達し，半減期は約60分である。ニトログリセリン同様，肝で初回通過効果を受けるが，比較的大量を経口投与した場合は肝における代謝機構が飽和され，有効血中濃度を維持することが可能であると考えられており，有効血中濃度を長時間維持するため徐放剤が開発されている。肝での中間代

謝物 2--一硝酸イソソルビドと 5--一硝酸イソソルビドは活性を有し，その半減期はそれぞれ 2 時間と 4 時間程度である。5--一硝酸イソソルビドはアイトロール®として発売されており，臨床使用可能である。5--一硝酸イソソルビドはニトログリセリンや二硝酸イソソルビドとは異なり水溶性であり，肝での初回通過効果を受けにくい。経口投与の場合，生体内利用率はほぼ 100％であり，さらに耐性も生じにくいとされる。服用後の血中濃度上昇は 20 ～ 30 分後と緩やかで，半減期が約 4 ～ 5 時間と長いため，主に狭心症の予防に用いられる。

薬理作用

　　ニトログリセリンや硝酸イソソルビドなどの硝酸薬は血管平滑筋を弛緩させるが，動脈よりも静脈を強く拡張させる。この原因として，硝酸薬構造から NO を遊離させる機構が静脈平滑筋では動脈平滑筋より強く働いているためと考えられている。低濃度では主に静脈，すなわち容量血管を拡張させるため，静脈還流量が減少し，心室拡張終期圧が低下することにより心筋酸素消費量が減少する。これが硝酸薬の抗狭心症作用の主たる機序と考えられている。この場合，全身血管抵抗はほとんど低下せず，心拍出量は前負荷の程度にもよるが，やや減少する。より高濃度では動脈を拡張させ後負荷を軽減するが，全身血管抵抗低下により低血圧が生じ，代償性に交感神経反射で頻脈が生じる。

　　冠動脈拡張作用は血管のサイズにより異なる。太い冠動脈（直径 200 μm 以上）はニトログリセリンに対し感受性が高く，低濃度から拡張するが，細い冠動脈（直径 100 μm 以下）は感受性が低く，高濃度にならないと拡張しない[4)5)]。これは NO を遊離させるのに必要なチオール基などの還元物質の含量の違いと考えられている[6)]。心外膜側の比較的太い冠動脈を主に拡張させるニトログリセリンは，ジピリダモールなど細い抵抗血管に強い拡張作用を示す薬物でしばしば見られるような冠動脈スチール（coronary steal）現象を起こさない[7)]。心外膜側の狭窄部位の血管を拡張させることにより，冠動脈抵抗血管径を変化させることなく，狭窄部より末梢の虚血部位の血流を増加させる。さらに側副血行路を拡張させることにより，虚血部心筋への血流供給の再配分を促す[8)]。硝酸イソソルビドも同様の容量血管に対する作用と太い冠動脈を選択的に拡張させる作用を有する[9)]。硝酸薬は前負荷および後負荷軽減による心筋酸素消費量減少に加え，虚血部への酸素供給増加により抗心筋虚血作用を発揮する。

　　また，硝酸薬は NO を介して血小板内 cGMP を増加させ，血小板凝集や血管壁への粘着を阻害し[10)]，冠動脈内の血栓形成を抑制することにより間接的に急性冠動脈閉塞の症状を軽減する。

臨床使用

　　本邦では内服薬，舌下薬，貼付薬，スプレー薬，静注薬，軟膏と多くの硝酸薬製剤が

表 2 本邦で臨床使用可能な主な硝酸薬

	一般名	薬剤名	製薬会社	容量	作用発現	作用持続
舌下錠	ニトログリセリン	ニトログリセリン	日本化薬	0.3 mg	1～2分	30分
		ニトロペン	日本化薬	0.3 mg		
	二硝酸イソソルビド	ニトロール	エーザイ	5 mg	2～5分	60分
噴霧薬	ニトログリセリン	ミオコール	トーアエイヨー/アストラス	0.3 mg/1噴霧	1～2分	20～30分
	二硝酸イソソルビド	ニトロールスプレー	エーザイ	1.25 mg/1噴霧	1～2分	30～120分
	亜硝酸アミル	亜硝酸アミル	第一三共	0.25 ml	30秒～1分	10分
内服薬	二硝酸イソソルビド	ニトロール	エーザイ	5 mg	30～90分	6～10時間
		フランドル	トーアエイヨー/アストラス	20 mg		
	一硝酸イソソルビド	アイトロール	トーアエイヨー/アストラス	10 mg, 20 mg	20～30分	7時間以上
貼付薬	ニトログリセリン	ミリステープ	日本化薬	5 mg	30分	12時間
		バソレーター	三和化学	27 mg		
		ニトロダームTTS	ノバルティス	25 mg	1時間	24～48時間
	二硝酸イソソルビド	フランドルテープ	トーアエイヨー/アストラス	40 mg	2時間	24～48時間
		アンタップR	帝人	40 mg		
軟膏	ニトログリセリン	バソレーター	三和化学	2% 30 g	15分	6～8時間
注射薬				用量		
	ニトログリセリン	ミリスロール	日本化薬	0.5 mg/ml	0.2～5 μg/kg/min	
		ミオコール	トーアエイヨー/アストラス	0.5 mg/ml		
		冠動注用ミリスロール	日本化薬	0.05 mg/ml	0.2 mg/回	
	二硝酸イソソルビド	ニトロール	エーザイ	0.5 mg/ml	2～6 mg/hr	
		サークレス	帝人	0.5 mg/ml, 1 mg/ml		

使用可能である（表2）。

狭心症発作の寛解には，ニトログリセリンおよび二硝酸イソソルビドの舌下錠やスプレー薬がよく用いられる。スプレー薬は舌下錠に比べ血中濃度の上昇が速い。狭心症発作予防や運動耐容能改善を目的とする場合は，徐放剤や貼付薬が主に用いられる。異型狭心症は冠動脈のスパズムが原因であり，通常カルシウム拮抗薬が治療薬として選択される。しかし，冠動脈造影時のアセチルコリンなどによる薬物惹起性スパズムの寛解目的には，ニトログリセリンや二硝酸イソソルビドの冠動脈内投与が行われる。

急性冠症候群・急性心筋梗塞の治療には，硝酸薬を持続静脈内投与することが多い。通常，ニトログリセリンは0.5〜5.0 μg/kg/minで，二硝酸イソソルビドは2〜5 mg/hrの速度で投与する。過度の低血圧を防止するために，直接動脈圧や肺動脈カテーテルによる循環モニター下に投与することが望ましい。ニトログリセリンや二硝酸イソソルビドはポリ塩化ビニル製の輸液容器や点滴セットに吸着されるので，ポリプロピレンまたはポリエチレン製の点滴セットを用いる。点滴速度が遅いほど，また点滴ルートが長いほど吸着率は大きくなる。

硝酸薬は比較的選択的に容量血管を拡張させ前負荷軽減効果を示すため，うっ血性心不全の治療に使用される。心室拡張期圧を迅速に低下させたい場合，ニトログリセリンの静脈内投与は静脈還流を減少させ，右房圧，肺動脈圧，左房圧，左室拡張終期圧を低下させる。高濃度のニトログリセリンは動脈も拡張させるため，体血管抵抗が減少し，左室後負荷軽減効果も期待できる。しかし，重度の低血圧を来し，調節が困難なこともある。後負荷軽減目的には，抵抗血管拡張作用の強いニトロプルシドや強心効果のあるホスホジエステラーゼ阻害薬（phosphodiesterase inhibitor：PDE阻害薬）が使用されることが多い。慢性うっ血性心不全患者に硝酸薬単独で運動耐用能への効果を検証した大規模研究はほとんどない。ヒドララジンと二硝酸イソソルビドを併用すると，有意な左室駆出率の改善[11]や生命予後の改善が見られている[12]。また，ニトログリセリン投与により心筋梗塞後の左室リモデリングの改善を認めたとの報告もある[13]。

硝酸薬は肺血管抵抗を低下させるため，慢性左心不全による肺高血圧症の治療に用いられるが，肺動脈拡張作用は体動脈拡張作用とほぼ等しいと考えられている[14]。肺血管抵抗の低下は右室の後負荷を軽減し，右室拍出量を増加させ，体血管抵抗低下による血圧低下を相殺する。

周術期の使用法

周術期の硝酸薬の適用は周術期心筋虚血の予防・治療に加え，手術中の異常高血圧の救急処置，手術中の低血圧維持である。

ニトログリセリンは従来，虚血性心疾患を有する患者の心筋虚血の予防のため術中に使用されてきたが，その効果に疑問が持たれている。Doddsら[15]は冠動脈疾患を有する患者の非心臓手術においてニトログリセリンの心筋虚血予防効果を非投与群と比較したが，周術期に心電図上虚血所見を示した割合は両群で差がないことを報告した。彼らは

さらに虚血を呈した際，ニトログリセリン群で有意に心拍数が増加していたことも明らかにした。ほかにもニトログリセリンの心筋虚血予防効果を否定するような報告がなされ，2007年版のACA/AHA非心臓手術患者の周術期心血管系評価ガイドラインでは，心筋虚血予防のためのニトログリセリンの術中使用はクラスⅡb（使用は考慮してもいいが，有用性は確立されていない）に分類されている[16]。血管拡張による容量不足が過度の低血圧など血行動態の悪化を招き，心筋虚血を悪化させる可能性があり，特にリスクの高い患者では注意が必要であるとされている。全身麻酔薬自体が血管拡張作用を有しているため，ニトログリセリンの前負荷減少作用が増強されるのであろう。したがって，全身麻酔中に使用する場合は少量（0.1～0.2 μg/kg/min）から血行動態の変化に注意しながら漸増させていく方法が安全である。また，血圧低下による反射性の頻脈が生じることがあり，心筋虚血の悪化を防ぐため，β遮断薬の併用が必要になる場合もある。二硝酸イソソルビド静注薬も心筋虚血防止に術中使用するが，ニトログリセリンに比べ血圧に与える影響は少ない印象である。

　ニトログリセリンの血管拡張作用は，術中の低血圧維持や異常高血圧の緊急治療に有用であると考えられてきた。しかし，ニトログリセリンの血圧降下作用は主として静脈還流量減少による心拍出量低下を介するため，臓器循環維持の面からは動脈抵抗血管に作用するほかの降圧薬に比べ利点が少ない[17]。特に脳循環や腎循環に障害がある患者では好ましくないことから，もはや単独では低血圧維持や異常高血圧の緊急治療の第一選択薬とはならない。急性冠症候群や肺水腫を伴った異常高血圧の緊急治療に，ほかの治療法の補助薬として低濃度で使用されることがある[18]。

硝酸薬の副作用

　硝酸薬の副作用には脳血流量増加に伴う頭痛，血管拡張作用と反射性交感神経緊張による症状である顔面紅潮，めまい，動悸，頻脈，起立性低血圧などがある。頭痛はよく見られる副作用で，通常数日で軽減することが多い。重篤な場合は，過度の血管拡張による低血圧により失神を来す場合もある。最初は少量から開始し，しだいに増量する方法がこのような副作用を防ぐために有用である。シルデナフィル（バイアグラ®）などのホスホジエステラーゼⅤ（PDE5）阻害薬はcGMPの分解を阻害する。このため，硝酸薬との併用により，細胞内cGMP濃度が異常に上昇し，硝酸薬の血管拡張作用が増強・延長し，過度の低血圧を来す可能性がある。したがって，PDE5阻害薬を服用している患者に硝酸薬の投与は禁忌であり，硝酸薬を使用する場合はPDE5阻害薬中止後24時間以上あける必要がある。

　硝酸薬は肺血管拡張作用を有し，低酸素性肺血管収縮（hypoxic pulmonary vasoconstriction：HPV）を抑制するため，換気・血流比の不均衡が生じ，動脈血酸素分圧の低下を招来する[19]。硝酸薬としての作用とATP感受性K$^+$チャネル開口薬としての作用を併せ持つニコランジルもしくはニトログリセリンを心筋虚血予防目的で全身麻酔中に投与したところ，ニトログリセリン投与群でのみ有意な動脈血酸素分圧の低下をみ

た[20]。この研究では酸素分圧の低下は危険なレベルまでには至らなかったが，呼吸不全のある患者では低酸素血症を悪化させる可能性がある[21]。

　硝酸薬によりヘモグロビンの二価鉄が三価鉄に酸化され，メトヘモグロビン血症を生じることがある。メトヘモグロビン還元酵素により三価鉄は二価鉄に還元されるが，成人に比べ乳児ではこの酵素活性が低いことや，ヘモグロビンFは酸化を受けやすいことから，乳児はメトヘモグロビン血症に陥りやすい。成人では通常の硝酸薬の投与量ではメトヘモグロビン血症を生じにくいとされているが，通常量のニトログリセリン投与で重篤なメトヘモグロビン血症を生じた報告もある[22]。亜硝酸アミルは現在，狭心発作の寛解目的に使用されることはまれで，シアン中毒の救急治療時にメトヘモグロビン形成を促進する目的で使用される。メトヘモグロビンはシアンと結合して無毒なシアノメトヘモグロビンに変換され，血中シアン濃度を低下させる[23]（第Ⅲ章-7. ニトロプルシドの項参照）。

耐　性

　硝酸薬を比較的高用量で反復または継続投与すると，その薬理作用が著しく減弱することがある[24]。この硝酸薬の耐性は通常，投与量と投与期間に依存するが，短期間の投与でも作用が減弱する場合が報告されており，この現象を急性耐性と呼ぶ。ニトログリセリンに対する耐性が有名であるが，硝酸イソソルビドに対する耐性も報告されている[24,25]。耐性のメカニズムとしてさまざまな説があるが，決定的なものはない。以前はチオール基の枯渇による硝酸薬からのNO遊離の減少[26]や，sGCの脱感作[27]が原因ではないかと考えられていた。しかし，最近の基礎および臨床的研究から，血管でのスーパーオキシドアニオン（O_2^-）が耐性形成に関連しているとの説が有力視されている。ニトログリセリンの連続投与によりO_2^-の産生が増加し[28]，さらにこのO_2^-はミトコンドリア由来であることが示された[29]。ミトコンドリアの呼吸鎖から産生されたO_2^-は血管内のニコチンアミドアデニンジヌクレオチドリン酸還元型（NADPH）を刺激し，さらなるO_2^-の産生が生じる[30]。この活性酸素は通常，生体内ではスーパーオキシドジスムターゼ（SOD）などにより無毒化されるが，高濃度の場合，NO分子と結合し$ONOO^-$（ペルオキシ亜硝酸塩）を生成する。O_2^-はNOを除去することにより，硝酸薬由来のNOの血管拡張作用を減弱させる。さらにO_2^-やペルオキシ亜硝酸塩はsGCやPKGの活性を抑制し，硝酸薬に対する血管の脱感作を来す[31]。筆者らの摘出ラット大動脈を用いた研究では，ニトログリセリンを反復投与するとその血管拡張反応が減弱した。この反応はN-アセチルシステインなどのチオール基を含む化合物では回復しなかったが，細胞膜透過性SODやカタラーゼにより回復した[32]ことから，硝酸薬耐性形成における活性酸素の関与が裏付けられた。

　硝酸薬の連続投与による活性酸素の増加は内皮細胞傷害を来し，NO合成酵素（nitric oxide synthase：NOS）の活性を低下させる[33]。ペルオキシ亜硝酸塩はNOSの補酵素であるテトラヒドロビオプテリンを酸化することにより，NOSがL-アルギニンから

NO を産生できなくなり，代わりに O_2^- を産生するようになる[34]。血管内皮由来の O_2^- がさらに血管内皮や平滑筋を傷害し，活性酸素によりさらに活性酸素が産生されるという悪循環に陥る。

硝酸薬の降圧作用に伴い，生体内では代償機構が働く。すなわち血中のカテコールアミン濃度の上昇やバソプレシン，レニン・アンギオテンシン系の賦活化が生じる[35]。これらのホメオスタシスを維持するための体液性調節機構の変化により循環血液量の増加が生じ，これが硝酸薬の作用に拮抗的に働くという効果も間接的な耐性形成に寄与していると考えられる。

硝酸薬の耐性形成のもう一つの機序として，血管収縮薬に対する血管反応性の亢進が挙げられる。バソプレシン，レニン・アンギオテンシン系の賦活化の結果，プロテインキナーゼ C（protein kinase C：PKC）の活性化が生じる。さらに O_2^- は血管壁内でのエンドセリン-1 の発現を刺激し，エンドセリン-1 は PKC を活性化する[36]。PKC は収縮タンパクの Ca^{2+} 感受性を亢進させることで血管収縮薬の反応性を増強する。

硝酸薬に対する反応性を改善させる方法として，NO の基質である L-アルギニンの投与が有効であるとの報告もある[37]。また，理論的にはアンギオテンシン受容体拮抗薬も耐性形成に抑制的に働くと予想されるが，その効果は確立していない[38]。抗酸化作用を有する血管拡張薬であるヒドララジンと併用することで耐性の形成を防止できたとの報告もある[39]。通常，硝酸薬の投与をある一定の時間（8～12 時間）中止することで，硝酸薬に対する反応性を復活させることができる。しかし，硝酸薬の休薬期間に心筋虚血が生じたり[40]，休薬に伴うリバウンドなどの問題が生じることもあり，注意が必要である。

NO 吸入療法

硝酸薬はその構造から NO を遊離し，血管拡張作用を発揮するが，NO ガスを肺から直接吸入させる方法が NO 吸入療法である。NO を肺から吸入すると，肺胞から隣接した毛細血管に拡散し，血管拡張作用を発揮する。NO は非常に半減期の短いラジカルであり，血液内の酸化ヘモグロビンによりただちに不活化されるので，血管拡張作用は肺内局所にとどまる。このため，肺血管選択性が非常に高く[41]，ニトログリセリンやニトロプルシド投与で見られる体血管拡張による体血圧低下などの影響は生じないのが利点である。また，吸入された NO は換気の多い肺胞への血流を主に増加させ，換気の悪い肺胞の血流には影響しない。換気・血流比は改善し，酸素化は改善するため急性呼吸不全にも使用される[42]。

NO 吸入療法は種々の原因から生じる肺高血圧症の治療に用いられるが，中でも新生児遷延性肺高血圧症は良い適用である。20～80 ppm の NO 吸入により，全身酸素化の改善や人工肺の必要症例が減少すると報告されている[43]。また，肺血管抵抗のみを低下させ，全身血圧に影響を与えない NO 吸入療法は，心臓手術時や人工心肺離脱時の肺高血圧症や右心不全に有効である。肺移植時の虚血再灌流傷害は移植肺の機能不全の原因

となるが，NO の抗炎症作用は虚血再灌流傷害に抑制的に働くとの報告もある[44]。しかし，肺高血圧症や急性呼吸不全の患者すべてに NO 吸入が有効なわけではなく，中には全く吸入 NO に反応しない症例も存在する。この原因として，肺血管抵抗が固定され肺血管が NO に反応しない可能性や，PDE の活性亢進により cGMP がすぐに分解されてしまう可能性が考えられている[45]。

NO は酸素と反応して NO_2 となり，また O_2^- と反応してペルオキシ亜硝酸塩を産生する。これらは有害な物質であり，肺に傷害をもたらす可能性があるため，酸素と接触する時間を最小限にしなければならない。NO は通常 5〜20 ppm，最大で 80 ppm が投与されるが，これ以上の高濃度投与はメトヘモグロビン血症を来す可能性がある[46]。したがって，NO 吸入時は回路内の NO や NO_2 濃度をモニターし，最小限の投与にとどめるべきである。投与中止の際は，反跳性の肺高血圧症が生じ，心拍出量の低下や全身低血圧が生じることがある。これを避けるためには吸入 NO 濃度を徐々に低下させ，ゆっくりと中止する方法が有効である。

■参考文献

1) Katsuki S, Arnold WP, Murad F. Effects of sodium nitroprusside, nitroglycerin, and sodium azide on levels of cyclic nucleotides and mechanical activity of various tissues. J Cyclic Nucleotide Res 1977；3：239-47.
2) Arnold WP, Mittal CK, Katsuki S, et al. Nitric oxide activates guanylate cyclase and increases guanosine 3′：5′-cyclic monophosphate levels in various tissue preparations. Proc Natl Acad Sci U S A 1977；74：3203-7.
3) Chen Z, Zhang J, Stamler JS. Identification of the enzymatic mechanism of nitroglycerin bioactivation. Proc Natl Acad Sci U S A 2002；99：8306-11.
4) Simonetti I, Rossen JD, Winniford MD, et al. Biphasic effect of nitroglycerin on coronary hemodynamics in normal subjects. Z Kardiol 1989；78：52-5.
5) Hatano Y, Nakamura K, Yakushiji T, et al. Comparison of the direct effects of halothane and isoflurane on large and small coronary arteries isolated from dogs. Anesthesiology 1990；73：513-7.
6) Sellke FW, Myers PR, Bates JN, et al. Influence of vessel size on the sensitivity of porcine coronary microvessels to nitroglycerin. Am J Physiol 1990；258：H515-20.
7) Becker LC. Conditions for vasodilator-induced coronary steal in experimental myocardial ischemia. Circulation 1978；57：1103-10.
8) Gorman MW, Sparks HV Jr. Nitroglycerin causes vasodilatation within ischaemic myocardium. Cardiovasc Res 1980；14：515-21.
9) 高山幸男，木之下正彦，河北成一．Isosorbide Dinitrae の虚血域および非虚血域の心筋血流量に及ぼす影響について—容量負荷による検討—．脈管学 1981；21：351-7.
10) Lacoste LL, Théroux P, Lidón RM, et al. Antithrombotic properties of transdermal nitroglycerin in stable angina pectoris. Am J Cardiol 1994；73：1058-62.
11) Cohn JN, Johnson G, Ziesche S, et al. A comparison of enalapril with hydralazine-isosorbide dinitrate in the treatment of chronic congestive heart failure. N Engl J Med 1991；325：303-10.
12) Cohn JN, Archibald DG, Ziesche S, et al. Effect of vasodilator therapy on mortality in chronic congestive heart failure. Results of a Veterans Administration Cooperative Study. N Engl J Med 1986；314：1547-52.

13) Mahmarian JJ, Moyé LA, Chinoy DA, et al. Transdermal nitroglycerin patch therapy improves left ventricular function and prevents remodeling after acute myocardial infarction : Results of a multicenter prospective randomized, double-blind, placebo-controlled trial. Circulation 1998 ; 97 : 2017-24.
14) Pearl RG, Rosenthal MH, Schroeder JS, et al. Acute hemodynamic effects of nitroglycerin in pulmonary hypertension. Ann Intern Med 1983 ; 99 : 9-13.
15) Dodds TM, Stone JG, Coromilas J, et al. Prophylactic nitroglycerin infusion during noncardiac surgery does not reduce perioperative ischemia. Anesth Analg 1993 ; 76 : 705-13.
16) Fleischer LA, Beckman JA, Brown KA, et al. ACA／AHA 2007 guidelines on perioperative cardiovascular evaluation and care for noncardiac surgery ― A report of the American College of Cardiology／American Heart Association task force on practice guidelines ―. Circulation 2007 ; 116 : e418-e500.
17) Varon J, Marik PE. Clinical review : The management of hypertensive crises. Crit Care 2003 ; 7 : 374-84.
18) Varon J, Marik PE. Perioperative hypertension management. Vasc Health Risk Manag 2008 ; 4 : 615-27.
19) 公文啓二，田中和彦，岸本康郎．ニトログリセリン静脈内投与による血液酸素化および血行動態に対する影響．呼と循 1983 ; 31 : 425-30.
20) 羽場政法，小川幸志，堂城真友子ほか．麻酔中の肺酸素化能に及ぼす冠拡張薬の影響―ニコランジルとニトログリセリンの比較―．日臨麻会誌 2006 ; 26 : 66-72.
21) Radermacher P, Santak B, Becker H, et al. Prostaglandin E$_1$ and nitroglycerin reduce pulmonary capillary pressure but worsen ventilation-perfusion distributions in patients with adult respiratory distress syndrome. Anesthesiology 1989 ; 70 : 601-6.
22) Zurick AM, Wagner RH, Starr NJ, et al. Intravenous nitroglycerin, methemoglobinemia, and respiratory distress in a postoperative cardiac surgical patient. Anesthesiology 1984 ; 61 : 464-6.
23) Smith RP, Kruszyna H. Nitroprusside produces cyanide poisoning via reaction with hemoglobin. J Pharmacol Exp Ther 1974 ; 191 : 557-63.
24) Parker JO, Fung HL, Ruggirello D, et al. Tolerance to isosorbide dinitrate : Rate of development and reversal. Circulation ; 68 : 1074-80.
25) Thomas GR, DiFabio JM, Gori T, et al. Once daily therapy with isosorbide-5-mononitrate causes endothelial dysfunction in humans : Evidence of a free-radical-mediated mechanism. J Am Coll Cardiol 2007 ; 49 : 1289-95.
26) Brien JF, McLaughlin BE, Breedon TH, et al. Biotransformation of glyceryl trinitrate occurs concurrently with relaxation of rabbit aorta. J Pharmacol Exp Ther 1986 ; 237 : 608-14.
27) Waldman SA, Rapoport RM, Ginsburg R, et al. Desensitization to nitroglycerin in vascular smooth muscle from rat and human. Biochem Pharmacol 1986 ; 35 : 3525-31.
28) Münzel T, Sayegh H, Freeman BA, et al. Evidence for enhanced vascular superoxide anion production in nitrate tolerance. A novel mechanism underlying tolerance and cross-tolerance. J Clin Invest 1995 ; 95 : 187-94.
29) Daiber A, Oelze M, Coldewey M, et al. Oxidative stress and mitochondrial aldehyde dehydrogenase activity : A comparison of pentaerythritol tetranitrate with other organic nitrates. Mol Pharmacol 2004 ; 66 : 1372-82.
30) Wenzel P, Mollnau H, Oelze M, et al. First evidence for a crosstalk between mitochondrial and NADPH oxidase-derived reactive oxygen species in nitroglycerin-triggered vascular dysfunction. Antioxid Redox Signal 2008 ; 10 : 1435-47.

31) Munzel T, Daiber T, Mulsch A, et al. Explaining the phenomenon of nitrate tolerance. Circ Res 2005 ; 97 : 618-28.
32) Kakutani T, Ogawa K, Iwahashi S, et al. Sevoflurane enhances nitroglycerin tolerance in rat aorta : Implications for the desensitization of soluble guanylate cyclase possibly through the additive generation of superoxide anions and/or hydroxyl radicals within vascular smooth muscle. Anesth Analg 2005 ; 101 : 1015-22.
33) Gori T, Mak SS, Kelly S, et al. Evidence supporting abnormalities in nitric oxide synthase function induced by nitroglycerin in humans. J Am Coll Cardiol 2001 ; 38 : 1096-101.
34) Xia Y, Tsai AL, Berka V, et al. Superoxide generation from endothelial nitric-oxide synthase. A Ca^{2+}/calmodulin-dependent and tetrahydrobiopterin regulatory process. J Biol Chem 1998 ; 273 : 25804-8.
35) Parker JD, Farrell B, Fenton T, et al. Counter-regulatory responses to continuous and intermittent therapy with nitroglycerin. Circulation 1991 ; 84 : 2336-45.
36) Münzel T, Giaid A, Kurz S, et al. Evidence for a role of endothelin 1 and protein kinase C in nitroglycerin tolerance. Proc Natl Acad Sci USA 1995 ; 92 : 5244-8.
37) Parker JO, Parker JD, Caldwell RW, et al. The effect of supplemental L-arginine on tolerance development during continuous transdermal nitroglycerin therapy. J Am Coll Cardiol 2002 ; 39 : 1199-203.
38) Longobardi G, Ferrara N, Leosco D, et al. Angiotensin II-receptor antagonist losartan does not prevent nitroglycerin tolerance in patients with coronary artery disease. Cardiovasc Drugs Ther 2004 ; 18 : 363-70.
39) Daiber A, Mülsch A, Hink U, et al. The oxidative stress concept of nitrate tolerance and the antioxidant properties of hydralazine. Am J Cardiol 2005 ; 96 : 25i-36i.
40) Pepine CJ, Lopez LM, Bell DM, et al. Effects of intermittent transdermal nitroglycerin on occurrence of ischemia after patch removal : Results of the second transdermal intermittent dosing evaluation study (TIDES-II). J Am Coll Cardiol 1997 ; 30 : 955-61.
41) Frostell C, Fratacci MD, Wain JC, et al. Inhaled nitric oxide. A selective pulmonary vasodilator reversing hypoxic pulmonary vasoconstriction. Circulation 1991 ; 83 : 2038-47.
42) Rossaint R, Falke KJ, López F, et al. Inhaled nitric oxide for the adult respiratory distress syndrome. N Engl J Med 1993 ; 328 : 399-405.
43) The Neonatal Inhaled Nitric Oxide Study Group. Inhaled nitric oxide in full-term and nearly full-term infants with hypoxic respiratory failure. N Engl J Med 1997 ; 336 : 597-604.
44) Date H, Triantafillou AN, Trulock EP, et al. Inhaled nitric oxide reduces human lung allograft dysfunction. J Thorac Cardiovasc Surg 1996 ; 111 : 913-9.
45) Sastry S, Pearl RG. Pulmonary vasodilators. In : Evers AS, Maze M, editors. Anesthetic pharmacology : Physiologic principals and clinical practice. 1st ed. Philadelphia : Churchill Livingstone ; 2004. p. 723-32.
46) Bloch KD, Ichinose F, Roberts JD Jr, et al. Inhaled NO as a therapeutic agent. Cardiovasc Res 2007 ; 75 : 339-48.

（小川　幸志）

III. 心血管作動薬の使用法：薬力学と薬物動態を踏まえて

7 ニトロプルシド

はじめに

ニトロプルシドナトリウム（sodium nitroprusside）は1928年に初めてヒトで降圧薬として使用された[1]。シアン中毒という副作用のため，その使用に賛否両論があり，短期投与の安全性が確立されたのは1950年代に入ってからである。以後，重症高血圧の治療に加え，低血圧麻酔，うっ血性心不全患者の心機能改善目的に使用されている。

化学特性

ニトロプルシドナトリウムはその構造の中心に鉄イオンを有し，1分子に5個のシアン基と1個のニトロソ基を配する構造を持つ（表1）。水に非常に溶けやすく，水溶液は光に対し非常に不安定である。

表1 ニトロプルシドナトリウムの構造

一般名	ニトロプルシドナトリウム Sodium nitroprusside
分子式	$Na_2Fe(CN)_5NO \cdot 2H_2O$
構造式	$2Na^+$ [構造式図] $^{2-}$
分子量	297.95
商品名	ニトプロ

作用機序

ニトロプルシドはその構造から NO を遊離して血管拡張作用を発揮する。すなわち NO 供与体として働くが，ニトロプルシドからの NO 遊離はニトログリセリンなどの硝酸薬とは異なり，特別な酵素やチオール基を含む化合物の存在を必要とせず，自然に生じると考えられていた。しかし，NO 遊離にはスルフヒドリル基を含む物質の存在が必要との最近の研究結果もある[2]。遊離された NO は，内皮由来の内因性 NO と同様に血管平滑筋内の可溶性グアニル酸シクラーゼ（soluble guanylcyclase：sGC）を活性化し，細胞内サイクリックグアノシン $3',5'-$ 一リン酸（guanosine cyclic monophosphate：cGMP）濃度を上昇させる。cGMP は cGMP 依存性タンパクキナーゼ（PKG）を介して細胞内 Ca^{2+} 濃度を低下させ，さらに収縮タンパクの Ca^{2+} 感受性を低下させることで血管平滑筋を弛緩させる（第Ⅲ章-6. 硝酸薬の項参照）。

代謝・毒性

静脈内に投与されたニトロプルシドは酸化ヘモグロビンと反応して，メトヘモグロビンを形成する一方，1 分子あたり 5 分子のシアンを遊離する。このシアンはただちにメトヘモグロビンと反応し，シアノメトヘモグロビンを形成する[3]。シアノメトヘモグロビン自身には毒性はないとされている。メトヘモグロビンと結合しないシアンは肝でロダナーゼによりチオ硫酸と反応してチオシアン化物となり，腎から排泄される[4]。チオシアン化物はシアンに比べ 1/100 以下の毒性である[5]。有毒なシアン化物の除去能力はロダナーゼ活性，肝腎機能，チオ硫酸化物の貯蔵量に依存し，健康成人ではニトロプルシド 50 mg を無毒化する能力があるとされているが，栄養状態不良，手術，利尿薬はこの予備能を低下させる[6]。また，小児ではチオ硫酸を動員する能力が劣っているため，シアン中毒に陥りやすい。シアン化物はシトクロム酸化酵素を抑制し，酸化的リン酸化を阻害するため，組織嫌気性代謝亢進や乳酸アシドーシスを来す。メトヘモグロビンはシアン複合体と反応してシアン基を受け取り，シアノメトヘモグロビンを形成するため，シトクロム酸化酵素は活性を回復する[4]。

ニトロプルシドの大量投与・長期間投与はシアン中毒の危険性を高くするが，どの程度の投与量が安全かについては見解が一致していない。$2.0\ \mu g/kg/min$ を超える投与や 12～24 時間の累積投与量が 1 mg/kg を超えると，シアン中毒が発生しやすいと考えられている。わが国では $3.0\ \mu g/kg/min$ が最大投与量とされているが，米国では 10 分間以内なら，$10\ \mu g/kg/min$ までの投与量が認められている。血中シアン濃度は測定に時間がかかることから，リアルタイムのモニターには適さない。また，血中の遊離シアンのほとんどがすぐにシトクロム酸化酵素と結合するため，血中シアン濃度がシアン中毒の重症度と必ずしも一致するわけではない[7]。シアン中毒時はむしろ，代謝性アシドーシスの程度が血中乳酸値とよく相関することから，塩基欠乏が治療の指標となるという

意見もある[8]。

　シアン中毒の治療はニトロプルシドの投与を中止するとともに，100％酸素で人工呼吸を行う。代謝性アシドーシスに対しては炭酸水素ナトリウムの投与を行う。亜硝酸アミルの吸入に引き続き，3％亜硝酸ナトリウム10 mlをゆっくりと静脈内投与し，メトヘモグロビンの形成を促し，シアン基と反応させて無毒なシアノメトヘモグロビンに変換させ，シトクロム酸化酵素の回復を図る。さらに，チオ硫酸の補充療法として10％チオ硫酸ナトリウム125 mlを10分以上かけて静脈内投与する方法が一般的である。比較的大量のニトロプルシドを投与されている患者では，チオ硫酸ナトリウムを予防的に投与する[9]。チオ硫酸はシアンと反応して，チオシアンを形成する。チオシアンの排泄半減期は3日であるが，チオシアンは腎排泄性であるため，腎不全患者では半減期がさらに延長する[10]。通常，チオシアンによる中毒症状を呈することはまれであるが，腎機能障害患者でニトロプルシドの長期投与を行う場合，チオシアン化物中毒の可能性がある。

　チオシアン化物中毒の症状は全身倦怠感，呼吸困難，嘔吐，頭痛など非特異的なもので，重症になれば痙攣や意識消失が生じる。治療は亜硝酸アミルや亜硝酸ナトリウムを投与し，メトヘモグロビンの形成を促すこととチオ硫酸ナトリウムの投与である。人工透析や腹膜透析でもチオシアン化物は除去される[11]。

薬理作用

　ニトロプルシドナトリウムは不安定で光曝露やアルカリにより失活する。静脈内投与での作用発現は30秒以内と非常に速く，1～2分で最大効果が得られる。血中半減期は3～4分で，投与中止後3分以内に効果は消失する。

　動脈と静脈を同等に拡張させるため，前負荷と後負荷の両方が低下する。平均動脈圧は低下し，心拍数は増加する。体血管抵抗，肺血管抵抗は低下する。心拍出量の変化は投与前の前負荷の程度に依存する。左室拡張終期圧が高い場合，後負荷の低下により心拍出量は増加する。一方，左室拡張終期圧が低い場合は静脈拡張による静脈還流量減少により心拍出量は低下し，体血管抵抗の低下と相まって高度の低血圧を来す可能性がある。

臨床使用

　本邦ではニトロプロ®持続静注液として6 mg（2 ml）と30 mg（10 ml）の製剤が丸石製薬から発売されており，手術時の異常高血圧の救急処置と手術時の低血圧維持が適用となっている。ニトロプルシド水溶液は光に非常に不安定なため，止血薬であるカルバゾクロムスルホン酸ナトリウムを添加して，光に対する安定性を向上させている。

　開始量は0.2～0.5 μg/kg/minで，最大3.0 μg/kg/minまで増量可能である。非常

に効果発現が早く，強力な降圧作用を有するため，使用に際しては動脈ライン挿入下に血圧をモニターすることが望ましい。術中出血量を抑制するための低血圧麻酔に用いる場合，反射性頻脈の防止または総投与量を減らすためにβ遮断薬と併用することもある。

　ニトロプルシドは全身血圧を低下させるが，頭蓋内圧を上昇させる。脳灌流圧の低下により脳血流が低下し，脳虚血を招来する可能性がある[12]が，高濃度酸素で過換気を行うことにより脳圧上昇は最小限に抑えられる[13]。冠動脈疾患を有する患者への投与は議論の分かれるところである。急性心筋梗塞後のST上昇をさらに悪化させたとの報告もあり[14]，細い抵抗血管の拡張により虚血部への血流が低下する冠動脈スチール（coronary steal）現象が生じる可能性が指摘された[15]。coronary steal現象の臨床的な意義は不明であるが，少なくとも心筋梗塞急性期にはニトログリセリンのほうがニトロプルシドより好ましいと考えられる[8]。しかし，逆流性弁膜症や慢性うっ血性心不全では，前負荷軽減による拡張末期容量低下と後負荷の軽減による心拍出量増加が見られる[16]。ドパミンやほかの強心薬と組み合わせて使用されることが多い。

　大動脈解離の術前血圧管理にニトロプルシドはよく用いられるが，β遮断薬と併用されることが多い。ニトロプルシド単独では後負荷軽減作用により心収縮力やdp/dtが増加し，大動脈壁にかかるずり応力を増大させ，解離を悪化させる可能性があるためである[17]。大動脈遮断時の高血圧に対して使用する場合，脊髄灌流障害の可能性があるため，過度の低血圧には注意が必要である[18]。

　ニトロプルシドは肺血管にも強力な拡張作用を持つため，うっ血性心不全や弁置換術後の肺高血圧症の治療に用いられていた。しかし最近は，より肺選択性の高いNO吸入療法が主流になっている[19]。強力な肺血管拡張作用のため，ニトログリセリン同様，低酸素性肺血管収縮を抑制し，肺内シャントを増加させる[20]ため，低酸素血症を来す可能性がある。

　ニトロプルシドはニトログリセリンなどの硝酸薬同様，NOを遊離し血管平滑筋細胞内cGMP濃度上昇により血管拡張作用を発揮する薬剤である。したがって，cGMPの分解を阻害するホスホジエステラーゼⅤ阻害薬であるシルデナフィル（バイアグラ®）との併用は，過度の血圧低下や低血圧の遷延を招く可能性があるため禁忌である。

■参考文献

1) Johnson CC. Mechanisms of actions and toxicity of nitroprusside. Proc Soc Exp Biol Med 1928 ; 26 : 102-3.
2) Grossi L, D'Angelo S. Sodium nitroprusside : Mechanism of NO release mediated by sulfhydryl-containing molecules. J Med Chem 2005 ; 48 : 2622-6.
3) Smith RP, Kruszyna H. Nitroprusside produces cyanide poisoning via reaction with hemoglobin. J Pharmacol Exp Ther 1974 ; 191 : 557-63.
4) Ivankovich AD, Miletich DJ, Tinker J. Sodium nitroprusside : Metabolism and general considerations. Int Anesthesiol Clin 1978 ; 16 : 1-29.
5) Pasch T, Schulz V, Hoppelshäuser G. Nitroprusside-induced formation of cyanide and its detoxication with thiosulfate during deliberate hypotension. J Cardiovasc Pharmacol 1983 ; 5 : 77-85.
6) Ivankovich AD, Braverman B, Stephens TS, et al. Sodium thiosulfate disposition in hu-

mans: Relation to sodium nitroprusside toxicity. Anesthesiology 1983 ; 58 : 11-7.
7) Tinker JH, Michenfelder JD. Sodium nitroprusside: Pharmacology, toxicology and therapeutics. Anesthesiology 1976 ; 45 : 340-54.
8) Friederich JA, Butterworth JF. Sodium nitroprusside: Twenty years and counting. Anesth Analg 1995 ; 81 : 152-62.
9) Hall VA, Guest JM. Sodium nitroprusside-induced cyanide intoxication and prevention with sodium thiosulfate prophylaxis. Am J Crit Care 1992 ; 1 : 19-25.
10) Schulz V. Clinical pharmacokinetics of nitroprusside, cyanide, thiosulphate and thiocyanate. Clin Pharmacokinet 1984 ; 9 : 239-51.
11) Curry SC, Arnold-Capell P. Toxic effects of drugs used in the ICU. Nitroprusside, nitroglycerin, and angiotensin-converting enzyme inhibitors. Crit Care Clin 1991 ; 7 : 555-81.
12) Varon J, Marik PE. Perioperative hypertension management. Vasc Health Risk Manag 2008 ; 4 : 615-27.
13) Marsh ML, Aidinis SJ, Naughton KV, et al. The technique of nitroprusside administration modifies the intracranial pressure response. Anesthesiology 1979 ; 51 : 538-41.
14) Chiariello M, Gold HK, Leinbach RC, et al. Comparison between the effects of nitroprusside and nitroglycerin on ischemic injury during acute myocardial infarction. Circulation 1976 ; 54 : 766-73.
15) Mann T, Cohn PF, Holman LB, et al. Effect of nitroprusside on regional myocardial blood flow in coronary artery disease. Results in 25 patients and comparison with nitroglycerin. Circulation 1978 ; 57 : 732-8.
16) Cioffi G, Stefenelli C, Tarantini L, et al. Hemodynamic response to intensive unloading therapy (furosemide and nitroprusside) in patients > 70 years of age with left ventricular systolic dysfunction and decompensated chronic heart failure. Am J Cardiol 2003 ; 92 : 1050-6.
17) DeSanctis RW, Doroghazi RM, Austen WG, et al. Aortic dissection. N Engl J Med 1987 ; 317 : 1060-67.
18) Gelman S, Reves JG, Fowler K, et al. Regional blood flow during cross-clamping of the thoracic aorta and infusion of sodium nitroprusside. J Thorac Cardiovasc Surg 1983 ; 85 : 287-91.
19) Bloch KD, Ichinose F, Roberts JD Jr, et al. Inhaled NO as a therapeutic agent. Cardiovasc Res 2007 ; 75 : 339-48.
20) Miller JR, Benumof JL, Trousdale FR. Combined effects of sodium nitroprusside and propranolol on hypoxic pulmonary vasoconstriction. Anesthesiology 1982 ; 57 : 267-71.

〈小川　幸志〉

III. 心血管作動薬の使用法：薬力学と薬物動態を踏まえて

8 アルプロスタジル アルファデクス

はじめに

アルプロスタジルアルファデクスが，1987年に術中異常高血圧に対する降圧と低血圧麻酔維持を目的に市販されて25年が経過した。この間，重要臓器血流維持のみならず，抗炎症作用や臓器保護作用についても明らかとなってきた。本項ではその薬理作用ならびに薬物動態を踏まえて，その適用疾患ならびに使用法について述べる。

作用機序

プロスタグランジン（prostaglandin：PG）はヒト精液中から子宮収縮，血圧降下作用を持つ物質として1930年代に発見された。当時は前立腺（prostate gland）由来であると考えられたため，プロスタグランジンと名付けられた。

PGはアラキドン酸がシクロオキシゲナーゼ経路で代謝されて生合成されるエイコノサイドの一つで（図1），痛みや炎症だけでなくさまざまな生理活性を持つ。PGとトロンボキサンの代謝関連の誘導物質はプロスタノイドと呼ばれる。PGはプロスタン酸骨格を基本骨格として，二重結合や水酸基が加わった不飽和脂肪酸で，化学構造の違いからA〜Jに分けられる。アルファベットの後ろの数字は二重結合の数を表す。

プロスタノイドの生物学的半減期は短いため，それぞれのプロスタノイドに特異的な合成酵素によって共通の前駆物質PGH_2から合成され，局所において標的細胞上の受容体を介して作用を発揮する。生理的に重要なプロスタノイドであるPGD_2，PGE_2，$PGF_{2\alpha}$，プロスタサイクリン（PGI_2），トロンボキサンA_2（TxA_2）の受容体としてDP，EP（$EP_{1\sim4}$の亜型あり），FP，IP，TPが存在する。PGの一つであるアルプロスタジル（PGE_1）は，細胞膜リン脂質からアラキドン酸より側鎖二重結合の1つ多いジホモ-γ-リノレン酸から産生される。

ほかのPGと同様にPGE_1も半減期が短く不安定であるが，アルファデクス（α-シクロデキストリン：α-CD）で包接することで安定化された。現在では，脂肪粒子を薬物担体とする製剤も開発されている。血管平滑筋，血小板のプロスタノイド受容体に作用して細胞内サイクリックアデノシン3′,5′—リン酸（cyclic adenosine 3′, 5′-monophosphate：

```
                    細胞膜リン脂質
                         │
                    ホスホリパーゼ A₂
              ┌──────────┴──────────┐
              ▼                     ▼
          アラキドン酸           ジホモ-γ-リノレン酸
    ┌─────────┼─────────┐              │
5-リポキシゲナーゼ    シクロオキシゲナーゼ
    ▼         ▼                     ▼
 5-HPETE   プロスタグランジン G₂   プロスタグランジン G₁
    ▼         ▼                     ▼
ロイコトリエン A₂  プロスタグランジン H₂  プロスタグランジン H₁
    ▼         ▼                     ▼
ロイコトリエン B₂  プロスタグランジン D₂  プロスタグランジン D₁
             プロスタグランジン E₂  プロスタグランジン E₁
             プロスタグランジン F₂ₐ  プロスタグランジン F₁ₐ
             プロスタサイクリン（PGI₂）
             トロンボキサン A₂
```

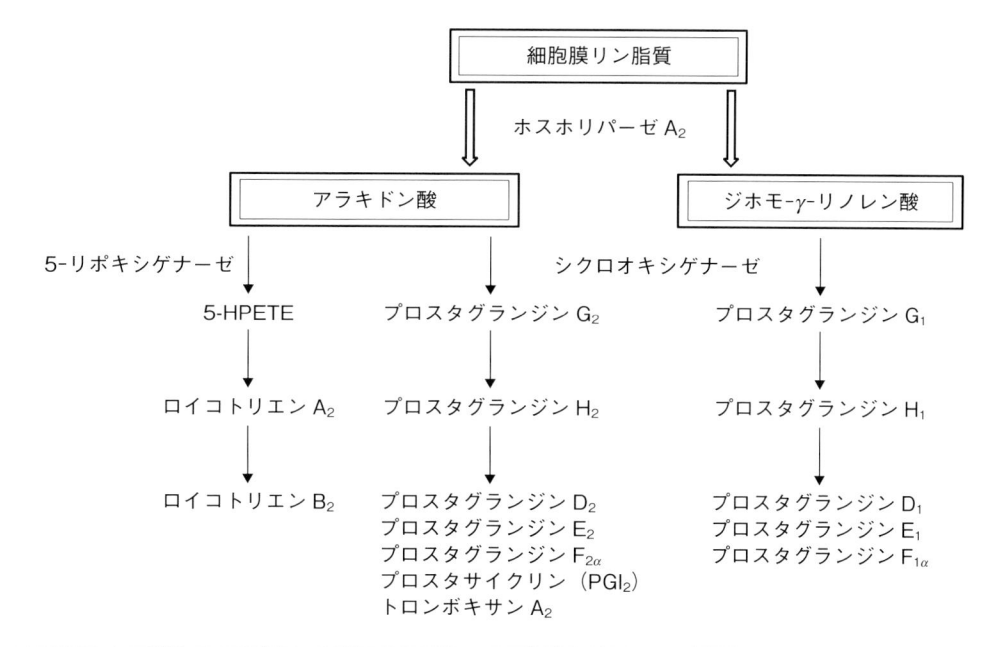

図1　プロスタグランジンの生合成経路

アルプロスタジル（PGE₁）は，細胞膜リン脂質からアラキドン酸より側鎖二重結合の1つ多いジホモ-γ-リノレン酸からシクロオキシゲナーゼにより産生される。

cAMP）を上昇させ，細胞内 Ca^{2+} 濃度の上昇を抑制し，血管平滑筋の弛緩と血小板凝集を抑制する。

薬理作用と薬物動態

　主な薬理作用は，血管平滑筋の弛緩作用と血小板凝集抑制作用である。作用発現は速やかで，肺血管拡張作用と体血管拡張作用が生じる。末梢血管の血流量を増加させ，さらに血小板凝集抑制作用により末梢循環改善作用を発揮する。新生児および乳児では動脈管を選択的に拡張させるが，子宮平滑筋に対しては収縮作用が認められる。

1 血中濃度の推移と血行動態

　持続注入開始後 2.5〜5 分で血中濃度は定常状態に達し，5 分後には肺動脈圧，肺動脈楔入圧が低下し，5〜10 分後には全末梢血管抵抗の減少と血圧が低下する（図2）[1]。心拍数と心拍出量には変化がなく，rate pressure product と左室仕事係数を低下させる。

2 臓器血流に与える影響（表1）

　血圧降下時においても重要臓器血流維持作用を有し，脳血管への作用がほとんどない

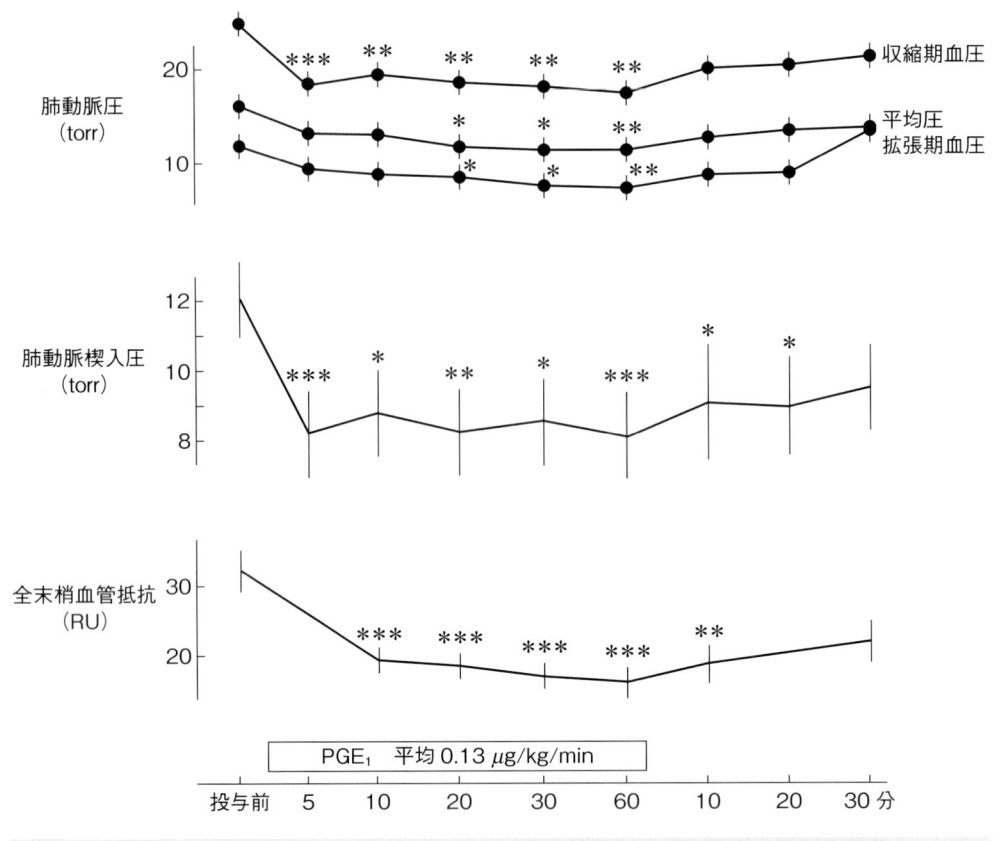

図2 アルプロスタジルアルファデクスの持続投与が血行動態へ与える影響

子宮摘出患者14名に対して，投与前血圧値の70%を目標に投与した（投与平均値は130 ng/kg/min）。

＊；P＜0.05，＊＊；P＜0.02，＊＊＊；P＜0.01で投与前値と比較し有意差あり。

（吉嶺孝和，小田利通，吉村 望．Prostaglandin E₁の低血圧麻酔への応用．麻酔 1981；30：664-71 より改変引用）

表1 臓器血流に与える影響

脳	脳血流量	→
	脳圧	→ or ↓
	自己調節能，炭酸ガス反応	影響しない
心臓	冠血流量	↑↑
	心仕事量	↓（後負荷軽減による）
肝臓	門脈血流	↑↑
	肝動脈血流	→
腎臓	腎血漿流量	↑↑

プロスタグランジンE₁が脳，心臓，肝臓，腎臓の臓器血流に与える影響を示す。↑：増加，↑↑：著増，→：不変，↓：減少。

という特徴を有する。心臓では，冠血流量の増加と心仕事量の低下により，心筋酸素需給バランスを改善させる。肝硬変患者においても門脈血流を増加させ，全肝血流量を維持する。腎動脈血流量，特に腎皮質血流量を増加させ，尿量と Na^+ 排泄量の増加が認められる。

3 凝固・線溶系に対する作用

投与中に血小板凝集抑制作用が認められるが，投与終了後には速やかに回復する。凝固・線溶系に対する影響はない。

4 代謝と消失半減期

静脈内投与された PGE_1 は肺で67.8％が代謝され（肺高血圧患者では46.6％と低下），およそ1/3が全身循環する。肺で15-ketoPGE_1 となって活性を失い，肝臓や腎臓で β 酸化，ω 酸化を受け，尿中に排泄される。血液透析では除去されない。

健常人での消失半減期は α 相が0.2分で β 相が8.2分である。

適用疾患

1 術中異常高血圧に対する降圧

投与方法：100〜200 ng/kg/min で持続静注し，目的とする血圧に下げる。

2 低血圧麻酔維持

重要臓器血流維持作用と心筋酸素需給バランスを改善することから，特に高血圧症または軽度の虚血性心疾患合併患者における低血圧維持に対して保険上の適用がある。

投与方法：100〜200 ng/kg/min で持続静注し，目的とする血圧に下げた後は50〜200 ng/kg/min で維持する。

周術期に使用されている主な降圧薬を表2に示す。高血圧性臓器障害を生じる主要臓器は脳，心臓，腎臓である。高血圧合併患者に対する周術期の血圧管理ではこれら重要臓器障害を把握することが重要で，降圧薬の特徴を考慮した使用が望まれる[2]。PGE_1 を用いた降圧のよい適用としては，①頭蓋内圧亢進，②虚血性心疾患，③腎機能低下を合併する患者である。

妊娠中毒症，脳血管障害（もやもや病，脳動静脈奇形，脳動脈瘤），褐色細胞腫合併妊婦の帝王切開における胎児娩出後の高血圧に対しても，PGE_1 がよい適用となる。子

表2 降圧薬の種類と特徴

	薬品名	作用機序	脳血流	脳圧	脳血流自己調節能	冠血流	腎血流
アルプロスタジル	プロスタンジンE_1	cAMP↑	→	→or↓	影響しない	↑↑	↑↑
NOドナー	ニトロプルシド	cGMP↑	↑	↑	障害	↑	→
	ニトログリセリン		↑	↑	障害	↑↑	→
カルシウム拮抗薬	ニカルジピン	L型Ca^{2+}チャネル遮断	↑↑	↑	障害	↑↑	↑↑
	ジルチアゼム		→or↑	→	影響少ない	↑↑	↑
β遮断薬	ランジオロール	βアドレナリン受容体遮断	→or↓	→	影響少ない	→	→
	エスモロール		→or↓	→	影響少ない	→	→

周術期に使用されている主な降圧薬の作用機序と脳，心臓，腎臓の臓器血流に与える特徴について示す。
↑：増加，↑↑：著増，→：不変，↓：減少。

宮収縮作用を有するため，胎児娩出前には使用禁忌とされているが，胎児娩出後には逆に子宮収縮作用が有利に働く[3]。

3 血行再建術後の血流維持

遊離筋皮弁による再建術，遊離空腸による食道再建術などに用いる。
　投与方法：成人1回量40〜60μgを1日1〜2回，5〜10 ng/kg/minで静脈内投与。

4 動脈管依存性先天性心疾患に対する動脈管血流維持

　投与方法：50〜100 ng/kg/minで静脈内投与
　通常，動脈管閉鎖は生後1〜2週間で起こるが，動脈管の存在が生存に不可欠な先天性心疾患が存在する。これには，①肺血流が動脈管で維持される肺動脈閉鎖，三尖弁閉鎖，肺動脈閉鎖を合併したファロー四徴症（極型ファロー四徴症），②体血流が動脈管で維持される大動脈閉鎖，僧帽弁閉鎖，③左心系と右心系血流の混和が状態の改善に役立つ完全大血管転移などがある。新生児および乳児で，PGE_1は動脈管を選択的に拡張する。生後60日までは開存を維持可能であり，2週間まではいったん閉鎖した動脈管を再開通できる。

5 周術期における重要臓器血流維持

　現在もっとも期待されている適用病態であるが，保険上は適用外となっている。血圧にほとんど影響がない低用量（10〜30 ng/kg/min）でも重要臓器血流維持や虚血再灌

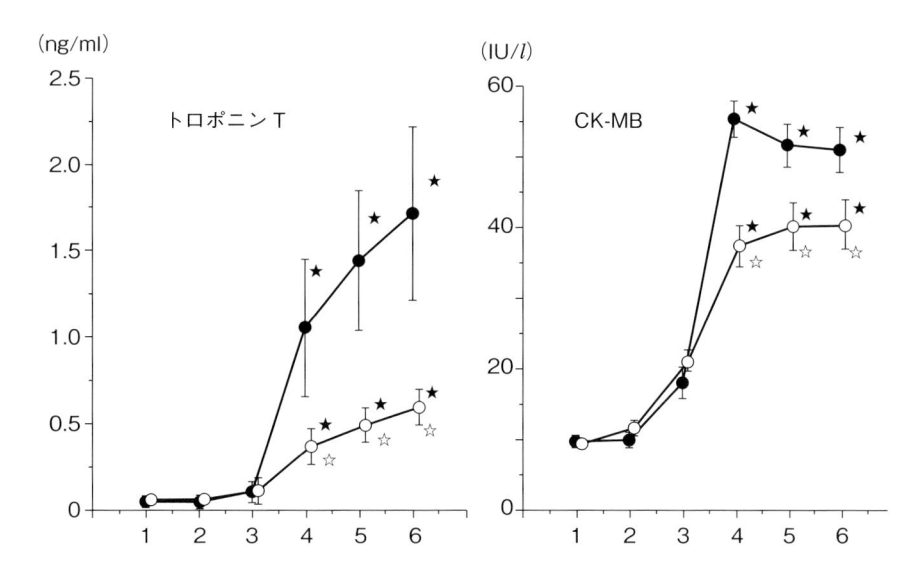

図3 人工心肺を用いた開心術患者での心筋傷害抑制作用

○は執刀時から終刀時までPGE₁を20〜50 ng/kg/minで投与した群で，●は対照群のトロポニンT，CK-MBの推移を示す（1；手術前，2；人工心肺前，3；大動脈遮断60分後，4；遮断解除60分後，5；遮断解除120分後，6；遮断解除180分後）。
☆：vs 対照群，★：vs 手術前。
(Kawamura T, Nara N, Kadosaki M, et al. Prostaglandin E₁ reduces myocardial reperfusion injury by inhibiting proinflammatory cytokines production during cardiac surgery. Crit Care Med 2000；28：2201-8 より改変引用)

流傷害軽減作用がある。

a. 人工心肺を用いた開心術における心筋傷害予防と抗炎症作用目的[4]

人工心肺を用いた開心術でPGE₁を術中投与することで，人工心肺離脱後の心筋傷害の指標であるトロポニンTやCK-MBの上昇を抑制する（図3）。また，炎症性サイトカインであるインターロイキン（interleukin：IL)-6，IL-8の上昇は抑制されるが，抗炎症性サイトカインであるIL-10，IL-1raは抑制しない。

b. 肝硬変患者や低腎機能患者に対する血流維持目的

c. 肝移植，腎移植レシピエント：再灌流後の血流維持目的

肝臓に対するPGE₁の作用としては，血流維持作用のみならず熱ショック蛋白（heat shock protein）の誘導や酸化ストレス軽減作用による肝切除後の肝再生促進作用，虚血再灌流傷害の軽減などが報告されている[5]。

d. 肺移植ドナー

肺摘出1時間前から虚血再灌流傷害予防のために10 ng/kg/minで持続静注する[6]。

6 肺高血圧

　①肺高血圧症患者の周術期管理
　②肺全摘術，肺動脈血栓除去術の周術期管理
　③心移植，肺移植レシピエントの周術期肺高血圧に対してニトログリセリン，ホスホジエステラーゼ（phosphodiesterase：PDE）Ⅲ阻害薬（PDE3阻害薬）や一酸化窒素（nitric oxide：NO）吸入と併用して用いられる。
　　投与方法：10〜100 ng/kg/min で持続静注
　肺血管拡張作用を有する薬剤は，①サイクリックグアノシン 3′, 5′-一リン酸（cyclic guanosine 3′, 5′-monophosphate：cGMP）を介するものとして NO 吸入，硝酸薬，PDE5 阻害薬，② cAMP を介するものとして PGE_1，PGI_2，PDE3 阻害薬，③ ATP 感受性 K^+ チャネルを介するものとして酸素投与，に分類されている。

7 慢性動脈閉塞症[7]

　①動脈内投与：成人1日量 10〜15 μg を 0.05〜0.2 ng/kg/min
　②静脈内投与：成人1回量 40〜60 μg を1日1〜2回，5〜10 ng/kg/min

補足1）PGE_1・α-CD と Lipo PGE_1

　Lipo PGE_1 は PGE_1 を微細な脂肪粒子（リピッドマイクロスフェア）で封入した製剤で，薬理作用は PGE_1・α-CD と同様である。PGE_1・α-CD を静脈内投与した場合，2/3 が肺で代謝されるが，Lipo PGE_1 は肺で不活化されにくい特徴を持つ。このため，慢性動脈閉塞症患者に対して静脈内投与でも少量で効果が発揮できる。一方，肺高血圧症例で体血管抵抗をあまり下げたくない場合には，PGE_1・α-CD の肺内代謝は有利に働く。

補足2）血管炎に対して

　末梢静脈から投与すると，時に血管炎を生じることがあるため，①濃度を薄くし，②流量が多いルートから投与するか，③中心静脈から投与するとよい。

まとめ

　脳血管障害，虚血性心疾患，肝腎機能障害など，多くの合併症を有する患者に対する周術期管理が増加している。周術期の血圧管理では，これら重要臓器障害の把握と降圧薬の特徴を考慮した使用が望まれる。臓器血流維持作用や心臓，肝臓への優れた臓器保護作用を有する PGE_1 を上手に利用していくことが，臓器障害合併患者管理に必要である。

■参考文献

1) 吉嶺孝和, 小田利通, 吉村 望. Prostaglandin E_1 の低血圧麻酔への応用. 麻酔 1981；30：664-71.
2) 武田昭平. 高血圧を合併した患者の緊急手術の麻酔 緊急の高血圧治療―薬物を中心に. LiSA 2004；11：1252-4.
3) 高橋宏行, 佐藤東玄, 崎尾秀彰. HELLP 症候群の麻酔経験. 麻酔 1996；45：1380-3.
4) Kawamura T, Nara N, Kadosaki M, et al. Prostaglandin E_1 reduces myocardial reperfusion injury by inhibiting proinflammatory cytokines production during cardiac surgery. Crit Care Med 2000；28：2201-8.
5) 嶋田紘監修. PGE_1 の肝保護作用. 東京：診断と治療社；2004.
6) 平川方久編. 臓器移植の麻酔. 東京：克誠堂出版；2002.
7) 平手祐市. 末梢血管拡張薬 救急現場で必要な循環器用薬. 救急医学 2009；33：1661-6.

(趙　成三)

III. 心血管作動薬の使用法：薬力学と薬物動態を踏まえて

9 ホスホジエステラーゼⅢ阻害薬

はじめに

　心不全治療薬として開発されたホスホジエステラーゼⅢ（phosphodiesterase Ⅲ：PDE3）阻害薬は，周術期の循環管理を行う麻酔科医にとって欠かせないものとなってきている．本項では，PDE3阻害薬の作用機序とその適用，効果的な投与法について紹介する．

作用機序（図1）

　交感神経β受容体刺激は共役蛋白（Gs）とアデニル酸シクラーゼ（adenylate

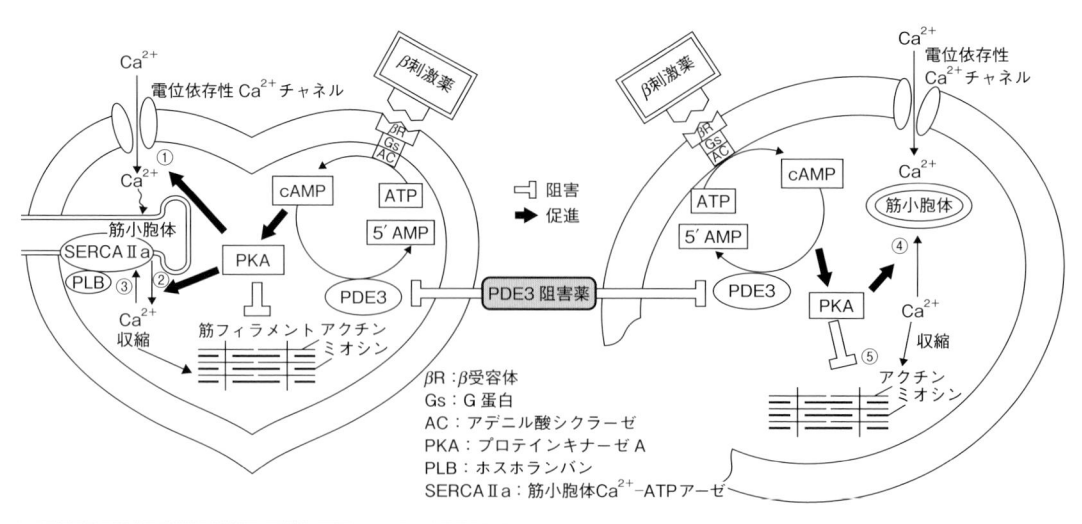

図1　心筋，血管平滑筋におけるPDE3阻害薬の作用機序
心筋収縮促進：①電位依存性Ca^{2+}チャネルからのCa^{2+}流入促進，②筋小胞体からのCa^{2+}遊離促進，心筋弛緩促進，③ホスホランバンのリン酸化によりSERCAⅡaによる筋小胞体へのCa^{2+}取り込みを促進
血管平滑筋弛緩作用：④筋小胞体へのCa^{2+}取り込みを促進，⑤ミオシン軽鎖の脱リン酸化
（ミルリーラ®製品情報より改変引用）

cyclase：AC）を活性化させ，アデノシン三リン酸（adenosine triphosphate：ATP）からサイクリックアデノシン3',5'—リン酸（adenosine cyclic 3',5'-monophosphate：cAMP）を生成する。cAMPはその加水分解酵素であるホスホジエステラーゼ（PDE）によって迅速に分解されるが，PDEには少なくとも11種類のファミリーが存在し，PDE3は主に心臓，血管平滑筋，血小板，免疫担当細胞，脂肪組織に分布する。PDE3阻害薬は選択的にPDE3を阻害し，心筋細胞や血管平滑筋細胞にcAMPを蓄積させプロテインキナーゼA（protein kinase A：PKA）を活性化させる。PKAの活性化は，心臓においては収縮期に電位依存性Ca^{2+}チャネルからのCa^{2+}流入促進と筋小胞体からのCa^{2+}遊離促進により陽性変力作用を発揮し，拡張期には筋小胞体Ca^{2+}-ATPアーゼ（sarcoplasmic reticulum Ca^{2+}-ATPase：SERCA IIa）調節タンパクであるホスホランバンをリン酸化することでSERCA IIaによる筋小胞体へのCa^{2+}取り込みを促進し弛緩促進作用を発揮する。血管平滑筋では筋小胞体へのCa^{2+}取り込みの促進とミオシン軽鎖の脱リン酸化により弛緩作用を発揮する。PDE3阻害薬は，この強心作用と血管拡張作用により筋線維拡張薬（ino-dilator）と称されている。

特　徴

カテコールアミンと違ってβ受容体を介さずにcAMPを増加させるため，β受容体のダウンレギュレーション（β受容体密度の減少とβ受容体の感受性低下）を生じない。不全心筋，高齢者，長期にわたるカテコールアミン投与によってβ受容体のダウンレギュレーションが生じている場合や，β遮断薬投与中でも有効である。

心拍数や酸素消費量の増加はカテコールアミンと比較して少ない。この理由として，心筋収縮性が増大する一方で血管拡張作用により前負荷・後負荷が軽減するためとされる。血管拡張作用は動脈側だけでなく容量血管である静脈側にも作用し，用量依存性に全身血管抵抗と肺血管抵抗を低下させ，前・後負荷を軽減させる。この作用は硝酸薬より強く，耐性が生じない。

PDE3阻害薬に期待される効果とその適用病態

周術期においては，術後疼痛などを契機に生じる高血圧，急激な体液量変化，手術侵襲に伴う全身性炎症反応症候群，敗血症，人工心肺（cardiopulmonary bypass：CPB），全身麻酔薬による循環抑制などが原因となって，高齢者など心血管系の予備力が低下している患者では，術前に左室機能低下が著明でなくても心不全を来すことがある。周術期における循環動態の安定化は，術後死亡率，集中治療室入室日数，入院日数など患者予後に影響を及ぼすため，周術期における適切な心不全管理は重要である。

図2に主な心不全治療薬の血行動態効果を図示した。一般的に心不全治療薬の効果は，

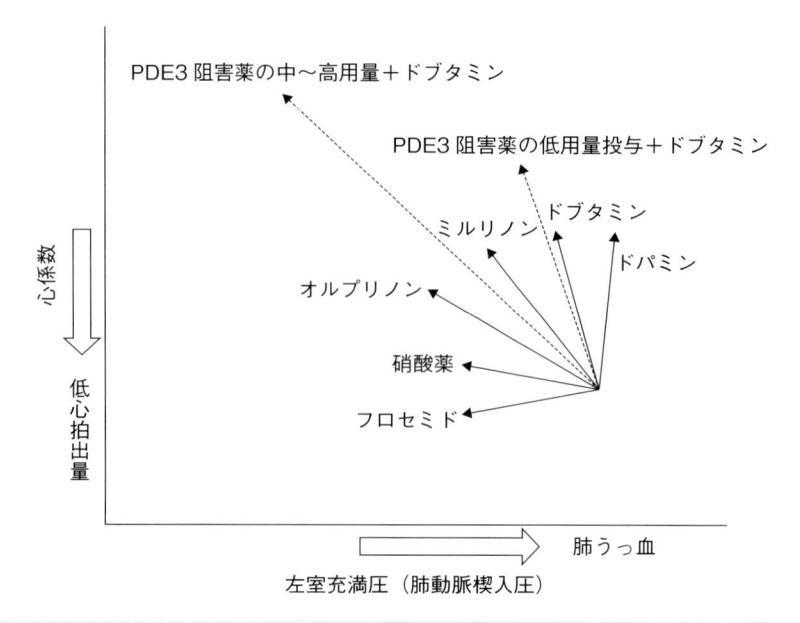

図2 心不全治療薬の血行動態効果

ドパミン，ドブタミンは肺うっ血軽減効果よりも心拍出量増加作用が強いのに対し，硝酸薬，フロセミドは肺うっ血軽減効果が強い。PDE3阻害薬ミルリノンとオルプリノンは肺うっ血減少効果と心拍出量増加作用を併せ持つ。PDE3阻害薬とドブタミン併用効果についてはドブタミン併用療法を参照。

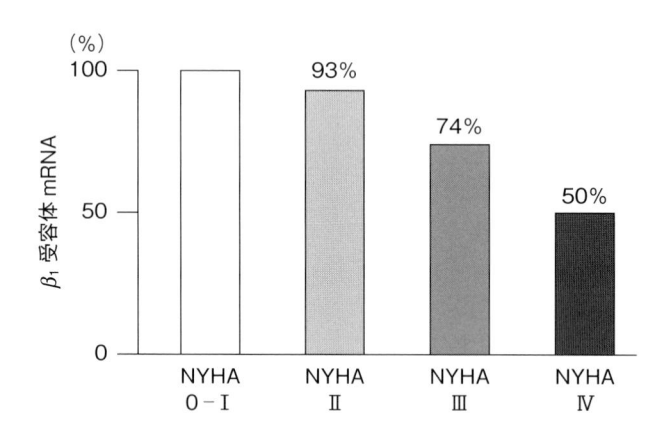

図3-a 慢性心不全患者の心不全の臨床症状と心筋 β_1 受容体密度

心筋 β_1 受容体mRNAレベルをNYHA 0-Ⅰを100%として示している。心不全の臨床症状の悪化と β_1 受容体密度は反比例している。

(Engelhardt S, Böhm M, Erdmann E, et al. Analysis of beta-adrenergic receptor mRNA leves in human ventricular biopsy specimens by quantitative polymerase chain reaction: Progressive reduction of beta 1-adrenergic receptor mRNA in heart failure. J Am Coll Cardiol 1996; 27: 146-54 より改変引用)

強心作用と血管拡張作用の両者のバランスによって，その特性が決まる。PDE3阻害薬に期待される効果は，強心作用と肺血管抵抗や全身血管抵抗の軽減による心拍出量の増加と末梢循環や肺うっ血の改善である。このことから，PDE3阻害薬の良い適用は，Forrester subset Ⅳ，Nohria/Stevenson 分類における cold and wet の病態とされる[1]。

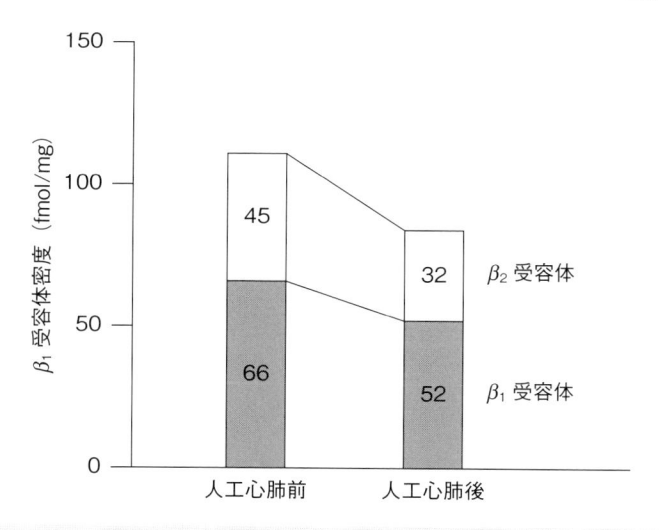

III. 心血管作動薬の使用法：薬力学と薬物動態を踏まえて

図3-b　人工心肺前後のβ受容体密度の変化

人工心肺離脱後にβ₁, β₂受容体密度が減少している。イヌを用いた実験で手術侵襲は加えずに人工心肺（155分）だけの影響を観察している。
（Schwinn DA, Leone BJ, Spahn DR, et al. Desensitization of myocardial beta-adrenergic receptors during cardiopulmonary bypass. Evidence for early uncoupling and late downregulation. Circulation 1991 ; 84 : 2559-67 より改変引用）

　慢性心不全患者では心不全の臨床症状の悪化と反比例してβ₁受容体密度が減少しており，長期にわたるカテコールアミン投与や人工心肺離脱後には左室のβ受容体のダウンレギュレーションが生じる（図3）[2)3)]。また，β遮断薬内服患者の増加などにより，カテコールアミン製剤だけでは十分な心臓ポンプ機能改善が期待できない場面が増えており，心不全治療薬としてβ受容体を介さないPDE3阻害薬を使用する機会が増えてきている。

成人開心術におけるPDE3阻害薬

1 開心術におけるCPB離脱時

　CPB離脱が困難な症例では，CPB時間の遷延による血液凝固機能障害，急性肺傷害，神経学的障害，心筋傷害により人工呼吸器管理時間，集中治療室入室時間，入院期間の延長が生じる。CPB離脱困難例や術後の低心拍出量症候群（low cardiac output syndrome：LOS）に関連する重要な因子は年齢と左室機能低下である[4)]。
　CPB離脱時におけるPDE3阻害薬の効果としては，
　①CPB離脱成功率の上昇
　②カテコールアミン必要量の減少
　③中枢末梢間の温度較差がなくなるまでの復温時間の短縮

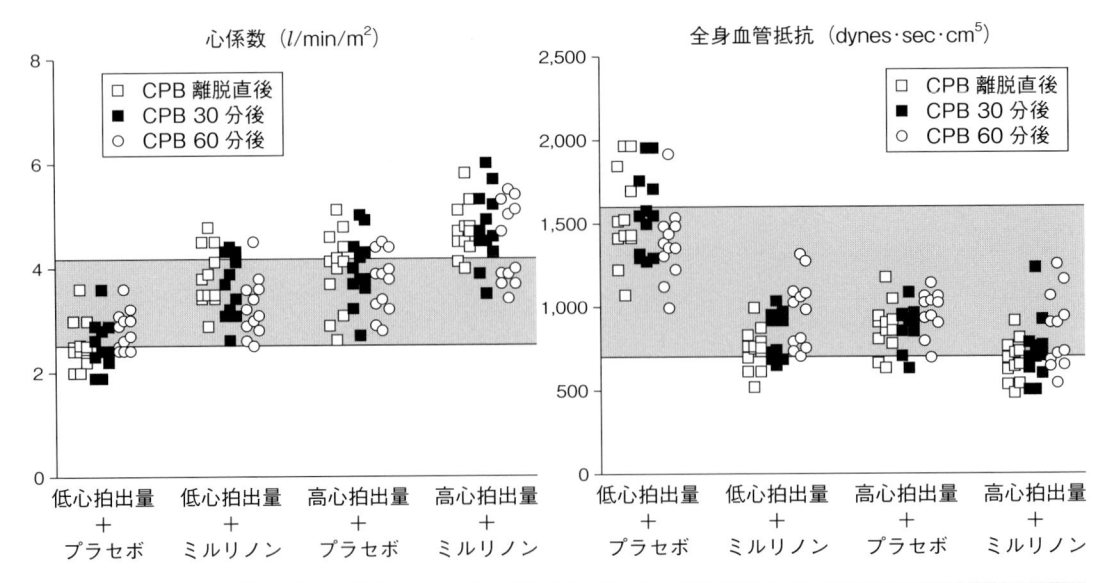

図4 術前心機能の違いによる人工心肺離脱時の血行動態に対するミルリノンの効果

冠動脈バイパス術患者を対象に，人工心肺（CPB）前の心係数（CI）により低心拍出量群（CI＜2.5 l/min/m^2）と高心拍出量群（CI≧2.5 l/min/m^2）に分けて，さらにプラセボ投与群とミルリノン投与群に割り付けた。ミルリノンはCPB離脱15分前から20 μg/kgボーラス投与後に0.2 μg/kg/min持続静注で投与し，CPB離脱直後と30，60分後のCI（左）と全身血管抵抗（右）を比較した。低心拍出量＋プラセボ群の半数近くで低い心拍出量と高い全身血管抵抗が認められ，アドレナリンを必要としたが，ミルリノン群では多くの症例で心拍出量，全身血管抵抗ともに正常範囲に保たれた。高心拍出量＋ミルリノン群では83％で高い心拍出量（CI＞4.2 l/min/m^2）が認められた。

(Yamada T, Takeda J, Katori N, et al. Hemodynamic effects of milrinone during weaning from cardiopulmonary bypass: Comparison of patients with a low and high prebypass cardiac index. J Cardiothorac Vasc Anesth 2000 ; 14 : 367-73 より改変引用)

④抗炎症作用

などが挙げられ，特に術前の低心機能患者に対しての有効性が認められている（図4)[5]。

2 動脈グラフトへの作用

冠動脈バイパス術（coronary artery bypass graft：CABG）では遠隔成績向上のために動脈グラフトが頻用されるが，グラフト血管のスパスムは予期できない重篤な合併症で手術結果を左右する。PDE3阻害薬の局所注入によるグラフト血管処理と全身投与を併用することで，動静脈グラフトの拡張作用とスパスム予防が期待できる。

3 off-pump CABG（OPCAB）での使用

OPCAB時の循環管理としては，
①血圧維持のため，ノルアドレナリンの積極的使用
②心拍出量維持のため，トレンデレンブルグ位や輸液による前負荷の維持，ペーシングによる心拍数維持，強心薬による心収縮力の維持

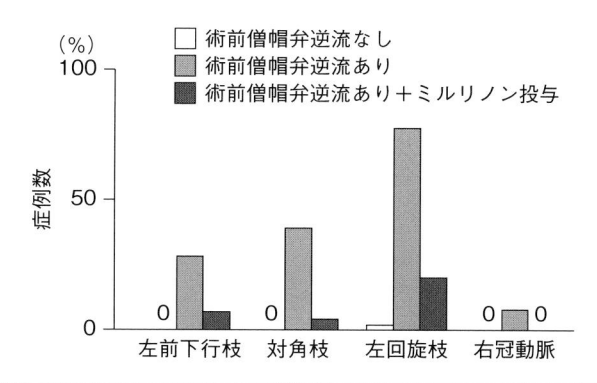

図5 冠血管吻合時に僧帽弁逆流（グレード3〜4）を示した症例の割合
術前に僧帽弁逆流症を合併する患者では，心臓脱転時（冠動脈吻合時）に僧帽弁逆流の増加が認められるが，ミルリノン投与群では有意に抑制される。
(Omae T, Kakihana Y, Matsunaga A, et al. Hemodynamic changes during off-pump coronary artery bypass anastomosis in patients with coexisting mitral regurgitation: Improvement with milrinone. Anesth Analg 2005 ; 101 : 2-8 より改変引用)

が必要とされる。
　OPCABにおけるPDE3阻害薬の使用に関しては，冠動脈吻合時，カテコールアミン単独では十分な心拍出量の改善効果が少ないが，PDE3阻害薬ミルリノンは心係数の低下と肺動脈圧の上昇を抑制する。また，僧帽弁逆流症を合併する症例で心臓脱転時（特に，左回旋枝吻合時）の逆流量がPDE3阻害薬の使用により有意に減少すること（図5）[6]から，術前からの低心機能患者や僧帽弁逆流症，肺高血圧の合併患者ではPDE3阻害薬は有効である[7]。

先天性心疾患手術におけるPDE3阻害薬

乳幼児先天性心疾患患者の特徴として，
①β受容体の感受性が成人に比較して低いこと
②成人と比較して両心室とも後負荷の増加に対し脆弱であること
が挙げられ，肺高血圧を呈する場合には特にPDE3阻害薬の有用性が高い[8]。小児先天性心疾患術後，集中治療室でミルリノンを投与した報告（PRIMACORP試験）では，術後36時間後ならびに全治療期間を通じてLOSの発生率を低下させた（図6）[9]。

急性心不全ならびに慢性心不全の急性増悪例

　日本循環器学会（JCS）の急性心不全治療ガイドライン（2006年改訂版）に準じた適用を以下に記す[10]。急性心不全におけるPDE3阻害薬の使用については，十分な前負荷があるにもかかわらず心拍出量が低下した症例に用いることと，血圧の低下に注意

図6 PRIMACORP試験

PRIMACORP試験（PRophylactic Intravenous use of Milrinone After Cardiac OpeRation in Pediatrics Trial）：小児の先天性心疾患患者を対象に，術後低用量，高用量ミルリノンを投与した。ミルリノン高用量投与群ではプラセボ群と比較して術後36時間の低心拍出量症候群（LOS）発生頻度を減少させ，全治療期間を通じたイベント発生リスクも，ミルリノン高用量群で48%低下（P = 0.049）した。

（Hoffman TM, Wernovsky G, Atz AM, et al. Efficacy and safety of milrinone in preventing low cardiac output syndrome in infants and children after corrective surgery for congenital heart disease. Circulation 2003 ; 107 : 996-1002 より改変引用）

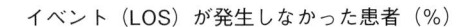

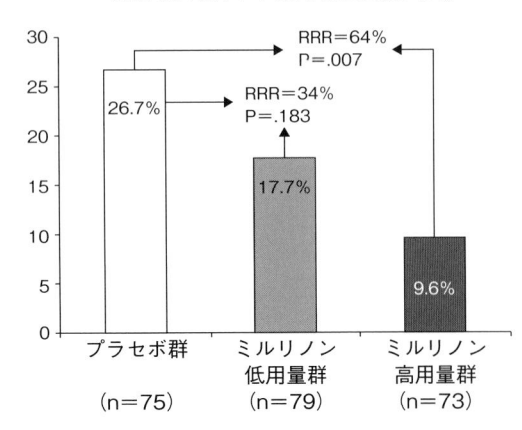

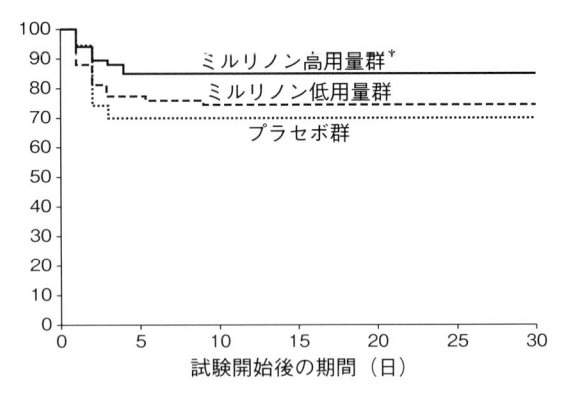

ミルリノン低用量群：ミルリノン 25 μg/kg を 60 分でボーラス投与＋0.25 μg/kg/min で 35 時間持続投与
ミルリノン高用量群：ミルリノン 75 μg/kg を 60 分でボーラス投与＋0.75 μg/kg/min で 35 時間持続投与

する必要がある。

1 Forrester subset Ⅳ，Nohria/Stevenson 分類における cold and wet の病態

収縮期血圧 90 mmHg 以下の場合はドブタミンを併用する（ドブタミン併用療法参照）。
非虚血性の場合（クラスⅡa，レベル A）
虚血性の場合（クラスⅡb，レベル A）
虚血性，非虚血性の急性心不全に対する PDE3 阻害薬の推奨レベルの違いは，OPTIME-CHF の報告の結果による（図7）[11)～13)]。

2 β遮断薬投与中の慢性心不全急性増悪（クラスⅡa，レベル B）

β遮断薬と PDE3 阻害薬参照。

3 僧帽弁逆流，大動脈弁逆流のある症例

PDE3 阻害薬は強心作用による心拍出量の増大に加えて，僧帽弁・大動脈弁逆流症では全身血管抵抗の低下，三尖弁逆流症では肺血管抵抗の低下による逆流量の減少で，よ

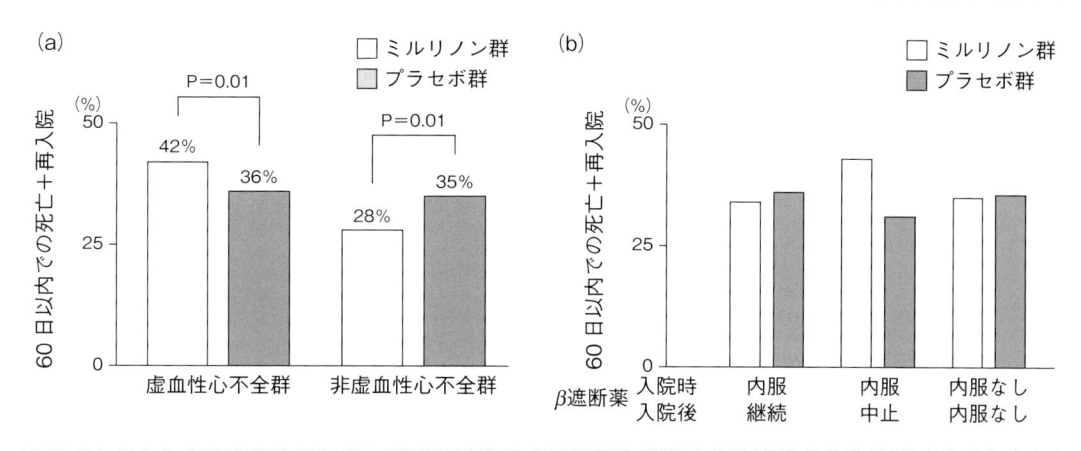

図7 OPTIME-CHF サブ解析

OPTIME-CHF（Outcomes of a Prospective Trial of Intravenous Milrinone for Exacerbations of Chronic Heart Failure）: 慢性心不全（EF ≦ 40%）の急性増悪による入院患者を対象に，標準治療に加えミルリノン 0.5 μg/kg/min 以上を少なくとも 48 時間は使用する。患者の入院期間や再入院，死亡率には有意差はなかったが，ミルリノン投与群では治療を必要とする低血圧（10.7%）と新規の心房細動発生率（4.6%）が多かった。

(Cuffe MS, Califf RM, Adams KF Jr, et al. Short-term intravenous milrinone for acute exacerbation of chronic heart failure : A randomized controlled trial. JAMA 2002 ; 287 : 1541-7 より改変引用)。

サブ解析によると，虚血性心疾患患者では，ミルリノンにより死亡＋再入院の頻度が増加し，非虚血性心疾患患者では減少することが示された(a)。また，β遮断薬投与の有無も検討され，入院時β遮断薬を内服していなかった患者では，ミルリノンによる影響はなかったが，入院時β遮断薬を内服している患者のうち入院後β遮断薬中止例では，ミルリノンにより死亡＋再入院の頻度が増加し，入院後β遮断薬継続例では，ミルリノンの有無や基礎疾患にかかわらず中止例と比較して死亡率が減少した(b)。

(Felker GM, Benza RL, Chandler AB, et al. Heart failure etiology and response to milrinone in decompensated heart failure : Results from the OPTIME-CHF study. J Am Coll Cardiol 2003 ; 41 : 997-1003. Gattis WA, O'Connor CM, Leimberger JD, et al. Clinical outcomes in patients on beta-blocker therapy admitted with worsening chronic heart failure. Am J Cardiol 2003 ; 91 : 169-74 より改変引用)。

り多くの血液が体循環や肺循環へ流れやすくなる。つまり，逆流症においては PDE3 阻害薬による心拍出量増大と後負荷の軽減の組み合わせによって逆流を減らし，有効な体循環と肺循環を成立させることが可能となる。

一方，大動脈弁狭窄症においては大動脈弁における血流路の狭窄があるため，心収縮力を増加しても有効な心拍出量の増加は得られず，全身血管抵抗が低下しても後負荷の減少にはならない。このため，大動脈弁狭窄症患者での PDE3 阻害薬の使用には注意が必要である。

4 右心不全を合併した急性心不全（ドブタミンと併用して）

循環血液量の増加が主体の場合（クラス IIa，レベル C）
心拍出量の高度な低下が主体の場合（クラス IIb，レベル C）

5 カテコールアミン抵抗性の心原性ショック

　　　β受容体のダウンレギュレーションにより，ドパミンやドブタミンによる強心作用に反応しない心原性ショック。

PDE3阻害薬の適用となりにくい病態と使用上の注意点

1 PDE3阻害薬が適していないと考えられる病態

以下が挙げられる[14]。
①閉塞性肥大型心筋症
②大動脈弁狭窄症
③高度な血管内脱水による低血圧症例：前負荷が減少し，過度の低血圧が起こりやすい。

2 使用上注意すべき病態

①頻脈性不整脈を認める症例：心室性不整脈の増加や心室頻拍の出現，新たな心房細動の出現が認められたら減量または中止する。
②収縮期血圧 90 mmHg に達しない症例：適切な前負荷を行うこととカテコールアミンとの併用を考慮する。
③腎機能低下患者：PDE3 阻害薬は腎排泄が主体であるため，腎機能が低下している患者では消失半減期が延長する。また，タンパク結合率が高いために透析や持続的血液濾過透析でも除去できないことも考慮し，投与量を調節すべきである。血清クレアチニンが 2 mg/dl 以上またはクレアチニンクリアランスが 30 ml/min 以下の症例では投与量を半量から開始し，維持透析症例での使用は避けるべきである。

投与方法と中止のタイミング

現在，本邦で使用されている PDE3 阻害薬はミルリノンとオルプリノンで（表1），アムリノンは 2006 年に発売中止となった。

1 効果的な投与方法

初期投与量をボーラスすると，血中濃度の速やかな上昇により心拍出量上昇と肺動脈

表 1　PDE3 阻害薬の比較

	ミルリノン	オルプリノン
初期投与量	50 μg/kg を 10 分で静注	10 μg/kg を 10 分で静注
維持投与量	0.25～0.75 μg/kg/分で持続静注	0.1～0.3 μg/kg/分で持続静注
効果発現時間	2～5 分	2～5 分
除去半減期	健常人：0.7～0.8 時間 心不全患者：1.1～3 時間	健常人：1 時間 心不全患者：1.6 時間
血漿タンパク結合率	77～96%	81%
代謝・排泄	24 時間で 93% が尿中排泄	48 時間で 70～80% が尿中排泄
副作用（＜5%） （＜1%）	不整脈，低血圧，腎機能障害 血小板減少，悪心・嘔吐，頭痛	不整脈，低血圧，血小板減少 嘔吐

楔入圧の低下が速やかに現れるが，低血圧や不整脈の頻度が増加する。一方，ボーラス投与を行わずに持続静注のみでは，血中濃度の緩やかな上昇と比例して心拍出量上昇と肺動脈楔入圧の低下が生じてくるが，低血圧の発生は少ない。血中濃度の定常化には，ボーラス投与で 30 分，ボーラス投与を行わずに持続静注のみでは 2.5 時間が必要とされる。

したがって，もっとも効果を期待したいタイミングに合わせ，低血圧などの副作用を軽減する投与法を選択する必要がある。

① CPB 離脱時：CPB 離脱後ではなく，CPB の離脱前（大動脈遮断解除後）から初期投与量を投与して持続静注を開始すると，初期負荷に伴う血管拡張に対しては CPB 回路からの送血で容易に対応可能で，CPB 離脱時に PDE3 阻害薬の最大限の効果を発揮できる[15]。

② OPCAB：麻酔導入後よりボーラス投与を行わずに持続静注を開始すると，心臓脱転時に有効血中濃度に達して，効果を発揮する。

③急性心不全で速やかな強心作用を必要とする場合には，ドブタミンと併用することで低血圧の発生頻度を減少させ，有効な血行動態改善を期待することができる。

2 中止のタイミング

すべての強心薬と同様に，循環動態・臨床症状の評価を行い，漫然とした投与はやめて，病態が改善すれば，循環動態を評価しながら徐々に減量・中止すべきである。

ドブタミン併用療法

PDE3 阻害薬は，β 受容体刺激薬と同時に投与することで強心作用が増強される。これは，カテコールアミンが交感神経 β 受容体刺激によって cAMP の産生を促進し，

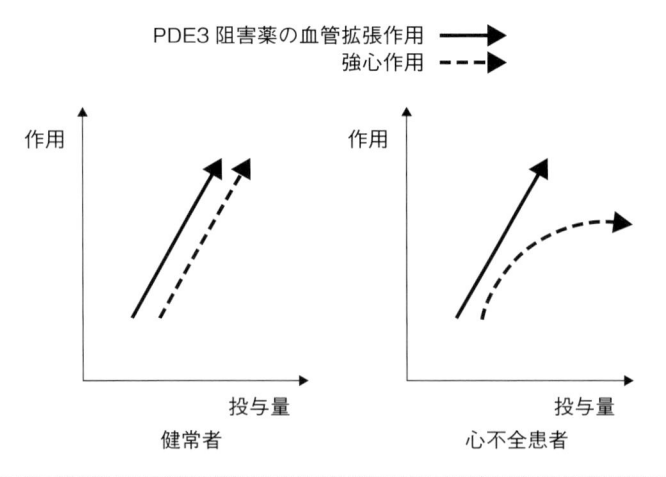

9. ホスホジエステラーゼⅢ阻害薬

図8 心不全病態によるPDE3阻害薬の作用の変化
健常者ではPDE3阻害薬による強心作用と血管拡張作用の両者が並行して用量依存性に増加するが，心不全患者では強心作用はある程度で頭打ちになり，血管拡張作用のみが用量依存性に増加する。

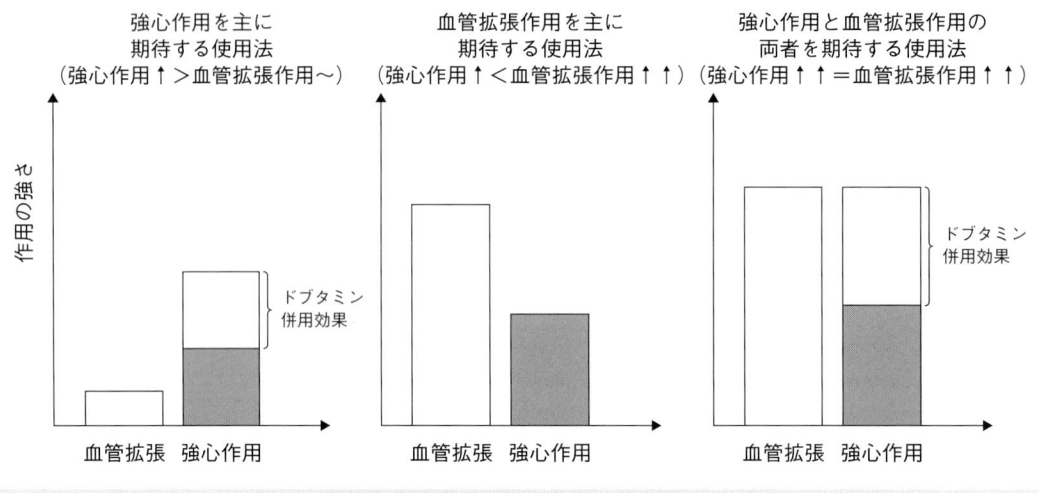

図9 期待する効果に応じたPDE3阻害薬の投与法

PDE3阻害薬はcAMPの分解を抑制するという相補的作用による。

PDE3阻害薬は強心作用と血管拡張作用を有するが，病態によって両者が並行して用量依存性に作用するわけではない。心不全患者では，強心作用はある程度で頭打ちになるが，血管拡張作用は用量依存性に増加していき，後負荷の低下による血圧低下が生じる可能性がある（図8）[7]。

心不全患者に対してPDE3阻害薬を使いこなすためには，①強心作用を主に期待する使用法，②血管拡張作用を主に期待する使用法，③強心作用と血管拡張作用の両者を期待する使用法を選択する（図9）[16]。

①強心作用を主に期待する使用法（強心作用↑＞血管拡張作用〜）：PDE3阻害薬の

低用量投与とドブタミン低用量投与とを併用する。日本循環器学会（JCS）の急性心不全治療ガイドライン（2006年改訂版）でも"心拍出量の高度の低下が主体の場合，塩酸ドブタミンとPDE3阻害薬の併用が有用"とされ，その用量は"塩酸ドブタミン1.5 μg/kg/minとミルリノン0.125 μg/kg/minから開始し，塩酸ドブタミン3 μg/kg/minとミルリノン0.5 μg/kg/minを上限とする"とされている[10]。

②血管拡張作用を主に期待する使用法（強心作用↑＜血管拡張作用↑↑）：カテコールアミンと併用しないでPDE3阻害薬の中〜高用量投与を行うと，強心作用はある程度で頭打ちとなるが，血管拡張作用は用量依存性に増加するため，血管拡張作用が主になる。

③強心作用と血管拡張作用の両者を期待する使用法（強心作用↑↑＝血管拡張作用↑↑）：PDE3阻害薬の中〜高用量投与とドブタミンを併用することで，強心作用と血管拡張作用の両者が期待できる。

β遮断薬とPDE3阻害薬

β遮断薬は，降圧薬，狭心症治療薬，抗不整脈薬，心不全治療薬として使用されている。これらの疾患の有病率は年齢とともに増えるため，多くの高齢患者はβ遮断薬を使用している。高齢化社会に伴い手術を受ける高齢患者も増加しているため，β遮断薬内服患者に対する手術も増加している。周術期における心血管合併症を減じるために，AHA/ACCガイドラインでは，①β遮断薬が投与されている症例では周術期に継続されるべきである（クラスⅠ），②心疾患を有する，あるいは周術期心イベントのリスクの高い患者における非心臓手術の際，周術期にβ遮断薬を投与すべきである（クラスⅡa）としている。

慢性心不全の急性増悪症例でβ遮断薬を内服している場合は，前述のOPTIME-CHFに加えてOPTIMIZE-HFやESCAPE trialの報告を受け，JCSの急性心不全治療ガイドライン（2006年改訂版）では，β遮断薬を継続（漸次減量することは可能）すべきであるとしている（クラスⅡa，レベルB）。もし減量する必要がある場合には，それまでの投与量の半量を目安にし，低心拍出や末梢の低灌流所見がある場合には，強心薬の選択としてPDE3阻害薬の使用が望ましいとしている（クラスⅡa，レベルB）[17]。

急性心筋梗塞後でβ遮断薬投与中の心不全患者では，ドブタミンに対する反応性は低下しているのに対し，ミルリノンは心拍数を増加させずに心係数を有意に増加させ，反応性も十分に保たれている（図10）[18]。β遮断薬の慢性投与は，不全心で低下しているSERCA Ⅱaを増加させ筋小胞体の機能を回復させる。この結果，PDE3阻害薬によるcAMP増加はより有効に強心作用を発揮する（図11）[19]。一方，PDE3阻害薬による催不整脈作用はβ遮断薬により減弱する（表2）。

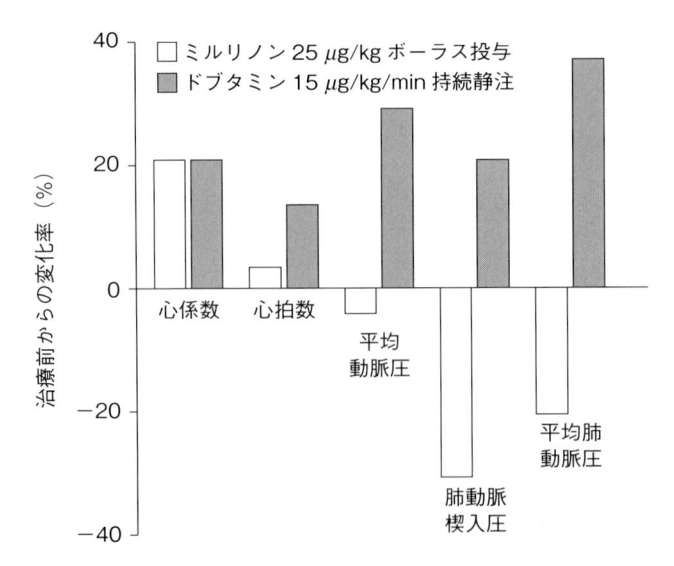

図10 β遮断薬投与中の強心薬：ミルリノンとドブタミンの比較

①ミルリノン25 μg/kgのボーラス投与により，心係数が20%増加したのに対し，ドブタミンではミルリノンと同様の心係数増加を得るためには15 μg/kg/minの量を必要とした。②ドブタミン群ではミルリノン群に比べて心拍数，平均動脈圧，左室1回仕事係数が有意に増加し，ミルリノン群では塩酸ドブタミン群に比べて肺動脈楔入圧，肺動脈圧が有意に低下した。

（Lowes BD, Tsvetkova T, Eichhorn EJ, et al. Milrinone versus dobutamine in heart failure subjects treated chronically with carvedilol. Int J Cardiol 2001；81：141-9 より改変引用）

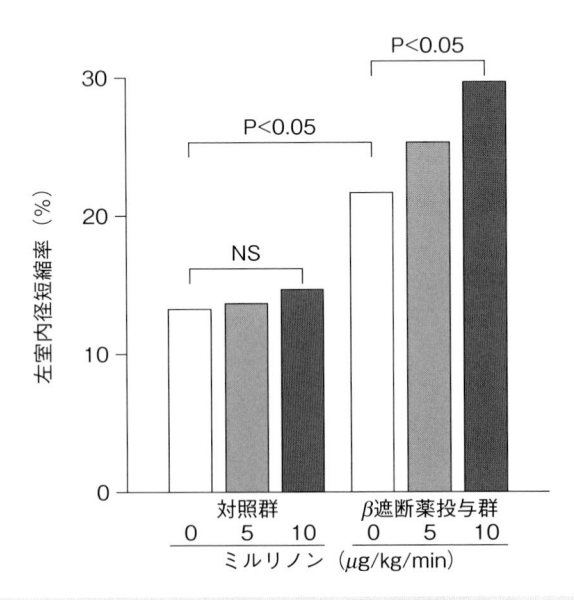

図11 β遮断薬投与の有無によるPDE3阻害薬ミルリノンの効果

心不全患者に対するメトプロロール6カ月内服の影響を正常心機能者と比較した。β遮断薬内服中の心不全患者では左室収縮機能の改善が認められ，ミルリノンに対する反応が増強していた。左室内径短縮率（FS）：（LVDd−LVDs）/LVDd × 100で計算され，28%以上が正常。

（Böhm M, Deutsch HJ, Hartmann D, et al. Improvement of postreceptor events by metoprolol treatment in patients with chronic heart failure. J Am Coll Cardiol 1997；30：992-6 より改変引用）

表2　β遮断薬慢性投与患者に対するPDE3阻害薬の効果

	PDE3阻害薬	β遮断薬＋PDE3阻害薬
心拍数	〜 or ↑	↓
収縮機能	↑	↑↑
拡張機能	↑	↑
動脈拡張	↑	↑
静脈拡張	↑	↑
左室充満圧	↓	↓
心筋酸素消費量	〜 or ↑	↓
催不整脈作用	〜 or ↑	〜 or ↓

β遮断薬慢性投与患者ではPDE3阻害薬による強心作用はより有効に発揮され，心拍数と心筋酸素消費量は減少し，PDE3阻害薬による催不整脈作用はβ遮断薬により減弱する．

OPTIMIZE-HF (organized program to initiate life-saving treatment in hospitalized patients with heart failure)

β遮断薬投与患者は，非投与患者に比べて退院後の死亡，再入院リスクが低下した．投与中止例は継続投与例に比べ，死亡リスクが上昇した[20]．

ESCAPE trial (evaluation study of congestive heart failure and pulmonary artery catheterization effectiveness)

心不全患者で入院時にβ遮断薬が投与されていた患者は，非投与患者に比べて入院期間と6カ月死亡率が有意に低下した．β遮断薬の継続中止が退院後6カ月における死亡の有意な規定因子であった[21]．

臓器保護効果

1 抗炎症作用

PDE3阻害薬は，PKAの活性化により転写因子NF-kBの抑制とcAMP応答配列結合タンパク（cAMP response element binding protein：CREB）の活性化を促す．NF-kBは炎症性サイトカイン，接着分子，誘導型-酸化窒素合成酵素，シクロオキシゲナーゼ-2のタンパク発現を調節する重要な転写因子で，一方CREBは抗炎症性サイトカインを制御している．このため，PDE3阻害薬の投与により，手術侵襲，CPB，敗血症などにより生じる以下の生体反応を引き起こす[22]．

①炎症性メディエータやサイトカインの放出抑制
②好中球活性化抑制
③接着分子発現・増加抑制
④抗炎症性サイトカインの誘導

2 抗血栓効果

抗炎症作用に加えて，活性化血小板に対する安定化作用により血栓形成を抑制する[23]。

3 虚血再灌流傷害に対する保護作用

PDE3阻害薬ミルリノン，オルプリノンの虚血前投与による心筋梗塞サイズ減少作用が報告されている[24]。

まとめ

高齢化社会に伴い，β遮断薬内服患者の増加と低心機能患者に対する周術期管理が増加していくなかで，今後，PDE3阻害薬を使用する機会が増加することが予想される。PDE3阻害薬の効果を十分に発揮し，副作用を最小限に抑えるためにも，PDE3阻害薬の特徴と適用病態ならびに投与方法を考慮する必要がある。PDE3阻害薬は単なる循環作動薬ではなく，抗炎症作用，抗血栓効果，虚血再灌流傷害に対する保護作用など臓器不全の予防や治療に役立つ可能性を秘めており，興味ある薬物である。

■参考文献

1) 後藤葉一．ホスホジエステラーゼ阻害薬をどのように使うか．筒井裕之ほか編．心不全に挑む・患者を救う．東京：文光堂；2007．p.232-8.
2) Engelhardt S, Böhm M, Erdmann E, et al. Analysis of beta-adrenergic receptor mRNA levels in human ventricular biopsy specimens by quantitative polymerase chain reactions: Progressive reduction of beta 1-adrenergic receptor mRNA in heart failure. J Am Coll Cardiol 1996；27：146-54.
3) Schwinn DA, Leone BJ, Spahn DR, et al. Desensitization of myocardial beta-adrenergic receptors during cardiopulmonary bypass. Evidence for early uncoupling and late downregulation. Circulation 1991；84：2559-67.
4) 香取信之．ミルリノンの適正投与量とは—PDE Ⅲ阻害薬による周術期管理．Therapeutic Research Report 2008；29：R2.
5) Yamada T, Takeda J, Katori N, et al. Hemodynamic effects of milrinone during weaning from cardiopulmonary bypass: Comparison of patients with a low and high prebypass cardiac index. J Cardiothorac Vasc Anesth 2000；14：367-73.
6) Omae T, Kakihana Y, Matsunaga A, et al. Hemodynamic changes during off-pump coronary artery bypass anastomosis in patients with coexisting mitral regurgitation: Improvement

with milrinone. Anesth Analg 2005；101：2-8.
7) 能見俊浩．心臓手術における PDE Ⅲ阻害薬の用法—成人心臓手術で PDE Ⅲ阻害薬が適する病態の検討—．臨床麻酔 2009；33：63-9.
8) 岡本浩嗣．小児循環器領域への PDE Ⅲ阻害薬用法・オルプリノンの応用．臨床麻酔 2006；30：1125-30.
9) Hoffman TM, Wernovsky G, Atz AM, et al. Efficacy and safety of milrinone in preventing low cardiac output syndrome in infants and children after corrective surgery for congenital heart disease. Circulation 2003；107：996-1002.
10) 日本循環器学会急性心不全治療ガイドライン（2006 年改訂版）．
11) Cuffe MS, Califf RM, Adams KF Jr, et al. Short-term intravenous milrinone for acute exacerbation of chronic heart failure：A randomized controlled trial. JAMA 2002；287：1541-7.
12) Felker GM, Benza RL, Chandler AB, et al. Heart failure etiology and response to milrinone in decompensated heart failure：Results from the OPTIME-CHF study. J Am Coll Cardiol 2003；41：997-1003.
13) Gattis WA, O'Connor CM, Leimberger JD, et al. Clinical outcomes in patients on beta-blocker therapy admitted with worsening chronic heart failure. Am J Cardiol 2003；91：169-74.
14) 松田光雄，永井義幸．ミルリノンの適応症例と不適応症例—安全に使用するための注意点．児玉和久編．PDE Ⅲ阻害薬の使い方—ミルリノンの基礎から臨床まで．大阪：メディカルレビュー社；2006．p.40-61.
15) 垣花泰之．ホスホジエステラーゼⅢ（PDE Ⅲ）阻害薬．特集：麻酔関連薬物の持続静注法．Anesthesia 21 Century 2008；10：32-40.
16) 安村良男．他剤併用でのミルリノンの有用性．児玉和久編．PDE Ⅲ阻害薬の使い方—ミルリノンの基礎から臨床まで．大阪：メディカルレビュー社；2006．p.86-95.
17) 長友祐司，香坂　俊．慢性心不全増悪時に長期投与 β 遮断薬を中止すべきか？　平岡栄治ほか編．INTENSIVIST 2 巻 4 号．特集急性心不全．東京：メディカル・サイエンス・インターナショナル；2010．p.764-6.
18) Lowes BD, Tsvetkova T, Eichhorn EJ, et al. Milrinone versus dobutamine in heart failure subjects treated chronically with carvedilol. Int J Cardiol 2001；81：141-9.
19) Böhm M, Deutsch HJ, Hartmann D, et al. Improvement of postreceptor events by metoprolol treatment in patients with chronic heart failure. J Am Coll Cardiol 1997；30：992-6.
20) Fonarow GC, Abraham WT, Albert NM, et al. Influence of beta-blocker continuation or withdrawal on outcomes in patients hospitalized with heart failure：findings from the OPTIMIZE-HF program. J Am Coll Cardiol 2008；52：190-9.
21) Butler J, Young JB, Abraham WT, et al. Beta-blocker use and outcomes among hospitalized heart failure patients. J Am Coll Cardiol 2006；47：2462-9.
22) 上園昌一．周術期肺高血圧の治療— PDE Ⅲ阻害薬の抗炎症作用．Therapeutic Research Report 2007；28：R3.
23) Kikura M, Kazama T, Ikeda T, et al. Disaggregatory effects of prostaglandin E1, amrinone and milrinone on platelet aggregation in human whole blood. Platelets 2000；11：446-58.
24) Sanada S, Kitakaze M, Papst PJ, et al. Cardioprotective effect afforded by transient exposure to phosphodiesterase Ⅲ inhibitors：The role of protein kinase A and p38 mitogen-activated protein kinase. Circulation 2001；104：705-10.

（趙　　成三）

III. 心血管作動薬の使用法：薬力学と薬物動態を踏まえて

10 カルペリチド

はじめに

1981年に心房抽出物にNa利尿作用のあることが報告され[1]，1984年に日本人の寒川，松尾らによってこの物質が28個のアミノ酸残基からなり，システイン同士がジスルフィド結合（S-S）を介して一部環状構造になったペプチドと同定されて，心房性ナトリウム利尿ペプチド（atrial natriuretic peptide：ANP）と名づけられた[2]。ANPは動脈・静脈両方を拡張させ，利尿作用を有し，心臓の前負荷，後負荷を軽減する心保護作用を併せ持っている。ANPの遺伝子組換え体であるカルペリチド（商品名ハンプ）は，1995年に急性心不全治療薬として発売された。その後，慢性心不全においてもカルペリチドの有用性が示され，同時に腎保護作用を有することも分かり，現在幅広く，臨床で使われている。

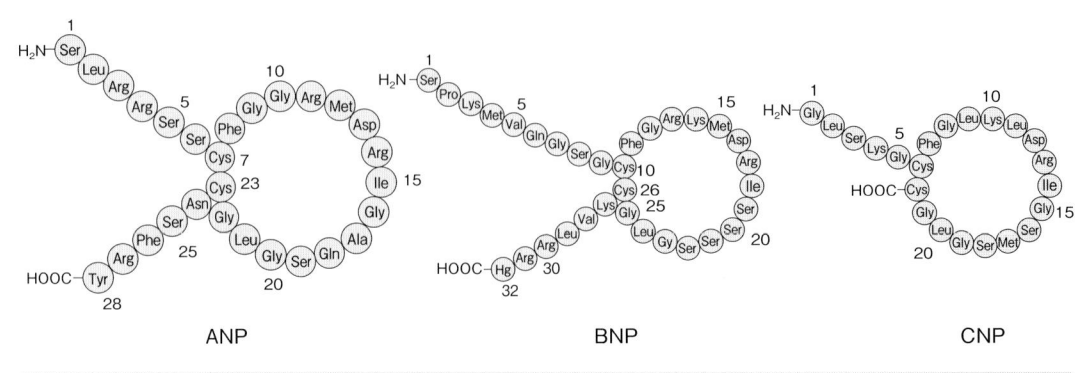

ナトリウム利尿ペプチドファミリー

ANPは心房性ナトリウム利尿ペプチドで，脳性ナトリウム利尿ペプチド（brain natriuretic peptide：BNP）やC型ナトリウム利尿ペプチド（C-type natriuretic peptide：CNP）とともに，ナトリウム利尿ペプチドのメンバーである（図1）。

図1 ナトリウム利尿ペプチドファミリー

ANPは28個のアミノ酸からなり，17個のアミノ酸からなる環状構造を有している。ANPは心房筋に負荷がかかると主に心房から血中に分泌され，細胞膜上にあるグアニル酸シクラーゼ（guanylate cyclase：GC）受容体に作用し，血管，肺，腎臓などに作用する。BNPは32個のアミノ酸からなり，最初にブタの脳から単離されたナトリウム利尿ペプチドであるが，ヒトでは脳よりむしろ心臓，特に心室が分泌組織である。受容体はANPと同じGC受容体で，活性の発現部位もANPと同じである。心不全の際にはBNPが著明に分泌され，心不全のマーカーとなっている[3]。CNPは22個のアミノ酸からなり，脳，血管内皮細胞から分泌され，血管平滑筋細胞の増殖抑制作用などが確認されている。

薬理作用

ANPの発現を阻害したANPノックアウトマウスでは，食塩感受性が増大し，食塩依存性高血圧を呈することが報告されている。また，ANPとBNPの共通の受容体であるGC受容体をノックアウトしたマウスでは，心臓の著しい肥大および線維化，大動脈破裂などの重篤な心血管系疾患が発生し，ANPが心血管系において重要な役割を担うことが分かってきた。ANPの遺伝子組換え体であるカルペリチドは薬理作用として，血管拡張作用，利尿作用および神経体液性因子抑制作用を有している。

1 血管拡張作用

ANPが心房からホルモンとして分泌されると，動脈・静脈の血管平滑筋に存在するANPレセプタに結合し効果を発揮する。ANP受容体は，膜1回貫通型受容体ファミリーの一つであり，細胞内ドメインに内在するGCを活性化し，サイクリックグアノシン3′,5′-一リン酸（cyclic guanosine 3′,5′-monophosphate：cGMP）の合成を促進する。その結果，細胞内で増加したcGMPが血管拡張作用を発揮する[4]。

2 利尿作用

カルペリチドは，腎臓において輸入細動脈を拡張し，輸出細動脈を収縮して，糸球体内圧を上昇させ，さらにメサンギウム細胞の弛緩により濾過面積を増加させ，濾過量を増やすことにより利尿作用を発揮する。また，カルペリチドは，髄質に伸びる直血管を拡張させ，髄質血流を増加させ，その結果，皮質と髄質の浸透圧較差が減少し，水分の再吸収が抑制され尿量が増加する。さらに抗利尿ホルモン（antidiuretic hormone：ADH）の分泌抑制作用も有し，腎集合管での水の再吸収を抑制し，尿量を増加させる（図2）。

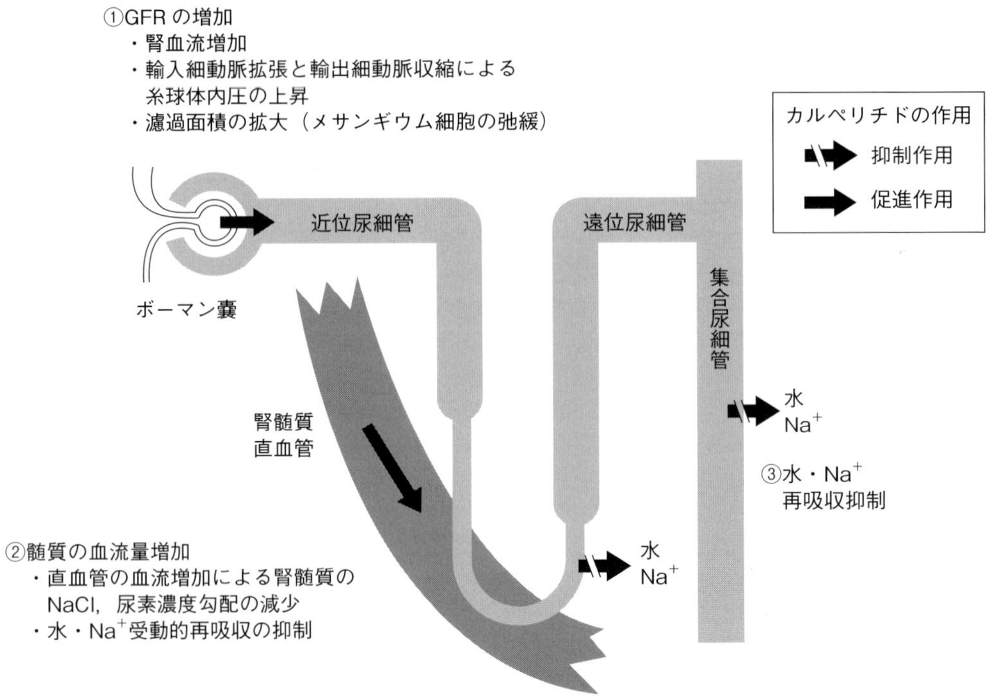

図2　カルペリチドの利尿作用

3 神経体液性因子抑制作用

　カルペリチドは，レニン・アンギオテンシン・アルドステロン（renin-angiotensin-aldosterone：RAA）系，交感神経系抑制作用，ADH，および炎症性サイトカインの産生抑制作用を有する。ノルアドレナリンなどの種々の血管収縮因子に対して拮抗的に働き，神経体液性因子増加による心不全の増悪にも効果を示す。

臨床応用

　カルペリチドは，前述した3つの作用を有することから，心不全に対し臨床応用されている。また腎保護作用を有することが明らかになり，その目的でも使用されている。

1 心不全

　カルペリチドは，動静脈の血管拡張作用による前および後負荷の軽減，強力なナトリウム利尿作用による前負荷の軽減，神経体液因子抑制作用を有し，RAA系などを抑制し，心不全の悪化防止に効果を示す（図3)[5]。心不全患者にカルペリチドを投与すると，肺

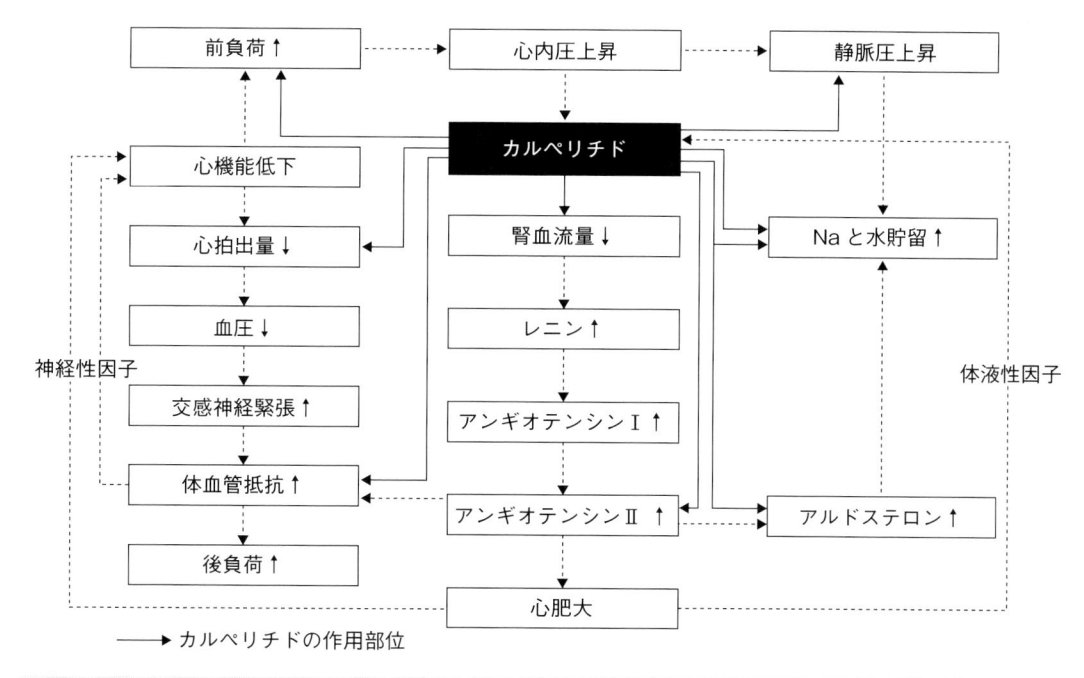

図3 カルペリチドの心不全に対する作用
（平光信也，宮城島賢二，森 一真ほか．心不全治療薬としてのANP. Heart View 2006；10：61-6より引用）

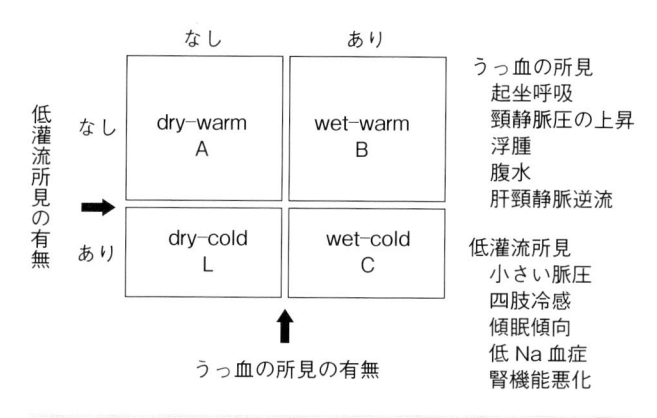

図4 急性心不全の臨床病型
（Nohria A, Lewis E, Stevenson LW. Medical management of advanced heart failure. JAMA 2002；287：628-40より引用）

毛細管楔入圧（PCWP），1回拍出係数（SVI），および全末梢血管抵抗（TSR）が有意な改善を示すことが報告されている[6]。Nohriaら[7]は，心不全を4つの臨床病型（図4）に分類し，Profile A（dry-warm）群に導くことを初期治療の目標としている。Profile B（wet-warm）群では循環血液量の過多に伴う前負荷の上昇による肺うっ血と低酸素血症を認めており，カルペリチドは，この群において前負荷軽減を目的として使用され，本邦の急性心不全治療ガイドライン[8]上，クラスIIaの扱いとなっている。投与法は，"0.025 μg/kg/min（時に0.0125 μg/kg/min）から持続静注し，血行動態により用量調

節（0.2 μg/kg/min まで）。0.05 〜 0.1 μg/kg/min の用量が汎用されている"とされており，過度な血圧低下を避けるために，極少量から投与を始めることとなっている。急性非代償性心不全にカルペリチドを投与した最近の前向き臨床試験では，心イベントによる再入院と死亡率の低下を認め，長期予後を改善したと報告している[9]。また，腎機能障害を伴う心不全患者の予後は悪いとされており[10]，急性心不全における腎保護の重要性が強調されている。カルペリチドは，心不全の病態を改善するのみならず，後述する腎保護作用も併せ持ち，急性心不全における治療薬として重要な位置を占めている。

2 利尿作用

カルペリチドは前述したように，腎臓において輸入細動脈を拡張させ，輸出細動脈を収縮し，糸球体内圧を上昇させる。その結果，糸球体濾過量を増やして利尿作用を発揮するため，ほかの利尿薬に比べより生理的であり，投与によって腎機能障害を来すことはないと考えられている。またその利尿作用も用量依存的であるので，低用量から開始して，尿量を観察しながら 0.2 μg/kg/min まで増量して使用する。一方，現在臨床的にもっとも使用されているループ利尿薬のフロセミドは，即効性で作用が強く，即座に利尿効果が現れる。しかし，用量や投与期間により，交感神経および神経体液性因子の活性化，電解質異常，さらには腎機能そのものの低下を招き，予後改善に寄与しないとされている[11]。また，ドパミンも以前は腎血流増加を期待し，1 〜 3 μg/kg/min の低用量を renal dose として投与されていたが，現在ではその効果は否定的で推奨されない[12]。そのため，これらに代わる利尿薬としてカルペリチドに期待が持たれている。

3 臓器保護作用

a. 心筋保護作用

急性心筋梗塞では，発症直後に急速に心筋細胞が壊死し，心機能低下に伴い正常部位での心筋肥大などが出現し，左室リモデリングが出現する。急性心筋梗塞の急性期にカルペリチドを少量短期間投与することで，遠隔期の左室リモデリングを抑制する効果がある[13]。また，2007 年に本邦で施行された多施設前向き大規模臨床試験（Japan-working groups of acute myocardial infarction for the reduction of necrotic damage : J-WIND）において，急性心筋梗塞の急性期にカルペリチドを少量投与することで，梗塞サイズの縮小と慢性期の左室機能改善および心不全死と心不全の再入院を有意に（P = 0.011）抑制したと報告されている[14]。また，その後に実施されたサブ解析で腎機能低下群では，カルペリチドの投与により，有意に左室駆出率が改善したと報告されている。急性心不全治療ガイドライン（2006 年改訂版）上，カルペリチドは ACE 阻害薬，アンギオテンシンⅡ受容体拮抗薬（ARB），抗アルドステロン薬とともに心筋保護薬として推奨されており，クラスⅡb の扱いとなっている。

b. 腎保護作用

カルペリチドは，輸入細動脈の拡張と輸出細動脈の収縮により糸球体濾過率（glomerular filtration rate：GFR）を増加させる作用，近位尿細管におけるNa再吸収抑制作用，RAA系抑制作用を併せ持ち，腎保護的に働くと考えられている。しかし，カルペリチドの腎保護作用の機序は，いまだ十分に解明されていない。一方，BNP過剰発現トランスジェニックマウスを用いた腎傷害モデルにおける検討で，BNPは活性化されたRAA系を抑制することにより腎保護作用を有することが示されている。BNPと同じ受容体に作用するANPも同様の作用を有する可能性が推測される[15)〜17)]。また，カルペリチドは急性尿細管壊死の乏尿期にある患者の60日生存率を改善することが示されている[18)]。

4 抗炎症作用，その他

リポ多糖（LPS）を注入した炎症モデルマウスを用いた検討から，カルペリチドは腎炎因子（NF）κBを抑制し，炎症の指標である腫瘍壊死因子（TNF）αを減少させ，72時間生存率を改善することが示されており[19)]，敗血症などの高度な炎症を惹起する疾患でのカルペリチドの有用性が期待される。

また最近では，アディポネクチンを増加させることも報告され，抗動脈硬化作用やインスリン抵抗性改善作用も期待されている[20)]。

5 周術期の使用法

一般に全身麻酔中は，麻酔薬や手術侵襲，さらに出血などによる循環血液量や心拍出量の減少により，RAA系の活性化，ADHの分泌亢進および交感神経系の活性化が生じている。その結果，腎血管の収縮が起こり，糸球体濾過率が容易に減少し，また尿細管における水の再吸収の増加を認め，乏尿となる。前述したカルペリチドの作用機序から考えると，全身麻酔中の乏尿に対し，十分な輸液が施行され循環血液量が維持されていれば，ほかの利尿薬より生理的で自然な利尿が図れる。また，冠動脈バイパス（coronary artery bypass grafting：CABG）術直後3時間のカルペリチドの投与で，尿量，イヌリンクリアランス，濾過率，ナトリウム排泄が増加し腎保護効果があったと報告されている[21)]。最近では，左室駆出率35%以下の左室機能が低下したCABG症例に対し，人工心肺開始時からカルペリチドを0.02μg/kg/minで投与し，プラセボ群と全死亡率，罹患率，術後クレアチニン値，推算GFRを比較した研究がなされている。全死亡率では2群間で有意差を認めないが，罹患率，術後クレアチニン値，推算GFRは有意に改善を認め，長期予後を改善したことから，心機能低下を認める患者の周術期管理においてカルペリチドの投与が推奨されている[22)]。また，腎移植の周術期管理でカルペリチドが使用され，利尿を促進し，血漿クレアチニン値の早期正常化に有効であったとの報告もある[23)24)]。

使用上の注意

　ANPのホルモンとしての正常値は43.0 pg/ml以下である。添付文書に記載されている投与速度は，0.1 μg/kg/minで，この量で投与すると血中濃度は，1,000 pg/ml以上に上昇する[25]。この投与量では確かに尿量は増加するものの，低血圧を発症することがしばしばあり，カルペリチドの投与を難しくしている。また，カルペリチドには強心作用がなく，心筋梗塞などで高度に心拍出量が減少している症例では，著しい低血圧を引き起こすことがある。また，右室梗塞による右心不全，肺高血圧症を伴う右心負荷状態，肥大型閉塞性心筋症などの心拍出量を前負荷に依存している病態でも，同様に高度の血圧低下を引き起こす可能性があり，十分注意が必要である。著しく心機能の低下した症例にカルペリチドを投与する場合は，低用量から開始し，慎重に増量する必要がある。

まとめ

　ANPは心不全，腎不全の際に心房から分泌されるホルモンで，ほかの標的臓器に存在するANPレセプタに結合して効果を発揮する。その作用は心不全を改善させる方向に働き，前負荷，後負荷の軽減を図り，心機能を改善させる。ある意味，ANPは心臓が機能不全に陥ったときの救援要請をほかの臓器に伝える，一種のメッセンジャーとしての役割を担っている。ANPの遺伝子組換え体であるカルペリチドは，経静脈的に投与することにより，内因性のANPの働きを手助け，さらに臓器保護作用も併せ持ち，低用量から慎重に投与すれば血圧低下などの副作用も防止できることから，有用かつ安全な薬物である。

■参考文献

1) DeBold AJ, Borenstein HB, Veress AT, et al. A rapid and potent natriuretic response to intravenous injection of atrial myocardial extract in rats. Life Sci 1981；28：89-94.
2) Kangawa K, Matsuo H. Purification and complete amino acid sequence of alpha-human atrial natriuretic polypeptide (alpha-hANP). Biochem Biophys Res Commun 1984；118：131-9.
3) Maisel AS, Krishnaswamy P, Nowak RM, et al. Rapid measurement of B-type natriuretic peptide in the emergency diagnosis of heart failure. N Engl J Med 2002；347：161-7.
4) 御園邦雄, 小川治夫, Yue Qiuほか. ANP受容体の構造とシグナル伝達機構. 蛋白質 核酸 酵素 2005；50：1078-87.
5) 平光信也, 宮城島賢二, 森 一真ほか. 心不全治療薬としてのANP. Heart View 2006；10：61-6.
6) Saito Y, Nakao K, Nishimura K, et al. Clinical application of atrial natriuretic polypeptide in patients with congestive heart failure：Beneficial effects on left ventricular function. Circulation 1987；76：115-24.
7) Nohria A, Lewis E, Stevenson LW. Medical management of advanced heart failure. JAMA 2002；287：628-40.
8) 日本循環器学会ほか. 急性心不全治療ガイドライン（2006年改訂版）. 循環器病の診断と

治療に関するガイドライン（2004-2005年度合同研究班報告）．（http://www.j-circ.or.jp/guideline/pdf/JCS2006_maruyama_h.pdf)

9) Hata N, Seino Y, Tsutamoto T, et al. Effects of carperitide on the long-term prognosis of patients with acute decompensated chronic heart failure：The PROTECT multicenter randomized controlled study. Circ J 2008；72：1787-93.

10) Weinfeld MS, Chertow GM, Stevenson LW. Aggravated renal dysfunction during intensive therapy for advanced chronic heart failure. Am Heart J 1999；138：285-90.

11) Shilliday IR, Quinn KJ, Allison ME. Loop diuretics in the management of acute renal failure：A prospective, double-blind, placebo-controlled, randomized study. Nephrol Dial Transplant 1997；12：2592-6.

12) Dellinger RP, Levy MM, Carlet JM, et al. Surviving Sepsis Campaign：International guidelines for management of severe sepsis and septic shock：2008. Crit Care Med 2008；36：296-327.

13) Hayashi M, Tsutamoto T, WadaHayashi A, et al. Intravenous atrial natriuretic peptide prevents left ventricular remodeling in patients with first anterior acute myocardial infarction. J Am Coll Cardiol 2001；37：1820-6.

14) Kitakaze M, Asakura M, KimKitakaze J, et al. Human atrial natriuretic peptide and nicorandil as adjuncts to reperfusion treatment for acute myocardial infarction（J-WIND）：Two randomised trials. Lancet 2007；370：1483-93.

15) Kasahara M, Mukoyama M, Sugawara A, et al. Ameliorated glomerular injury in mice overexpressing brain natriuretic peptide with renal ablation. J Am Soc Nephrol 2000；11：1691-70．

16) Suganami T, Mukoyama M, Sugawara A, et al. Overexpression of brain natriuretic peptide in mice ameliorates immune-mediated renal injury. J Am Soc Nephrol 2001；12：2652-63.

17) Makino H, Mukoyama M, Mori K, et al. Transgenic overexpression of brain natriuretic peptide prevents the progression of diabetic nephropathy in mice. Diabetologia 2006；49：2514-24.

18) Allgren RL, Marbury TC, Rahman SN, et al. Anaritide in acute tubular necrosis. Auriculin Anaritide Acute Renal Failure Study Group. N Engl J Med 1997；336：828-34.

19) Ladetzki-Baehs K, Keller M, Kiemer AK, et al. Atrial natriuretic peptide, a regulator of nuclear factor-kappaB activation *in vivo*. Endocrinology 2007；148：332-6.

20) Tanaka T, Tsutamoto T, Sakai H, et al. Effect of atrial natriuretic peptide on adiponectin in patients with heart failure. Eur J Heart Fail 2008；10：360-6.

21) Bergman A, Odar-Cederlöf I, Westman Bergman L, et al. Effects of human atrial natriuretic peptide in patients after coronary artery bypass surgery. J Cardiothorac Vasc Anesth 1996；10：490-6.

22) Sezai A, Hata M, Niino T, et al. Continuous low-dose infusion of human atrial natriuretic peptide in patients with left ventricular dysfunction undergoing coronary artery bypass grafting：The NU-HIT（Nihon University working group study of low-dose Human ANP Infusion Therapy during cardiac surgery）for left ventricular dysfunction. J Am Coll Cardiol 2010；55：1844-51.

23) 寺田亨志，平野洋八郎，吉田和正ほか．腎移植術中の心血行動態へのヒト心房性ナトリウム利尿ペプチド投与の影響―経食道心エコーおよび肺動脈カテーテルによる検討―．麻酔 2005；54：144-8.

24) 藤田修一，寺崎文夫，北浦 泰ほか．献腎移植に対するヒト心房性Na利尿ペプチドの使用経験．循環器科 2004；55：599-601.

25) Shirakami G, Segawa H, Shingu K, et al. The effects of atrial natriuretic peptide infusion

on hemodynamic, renal, and hormonal responses during gastrectomy. Anesth Analg 1997 ; 85 : 907-12.

(安田　智嗣, 上村　裕一)

III. 心血管作動薬の使用法：薬力学と薬物動態を踏まえて

11 バソプレシン

はじめに

　バソプレシンは，1950年代にはすでに食道静脈瘤の破裂や肝出血時の止血薬として汎用されており，その歴史は古い。しかしながら，当時止血薬として用いられたバソプレシンの量はきわめて多く，副作用の点からしだいに使われなくなっていった。近年，コロンビア大学のLandryらが敗血症性ショック患者に対するバソプレシンの少量持続投与の昇圧効果を報告して以来，ショック患者の新しい治療薬として再び脚光を浴びている[1]。今日では，敗血症性ショックはもとより，各種の血管拡張性ショックの昇圧，心肺停止時の蘇生薬，術中の止血薬など麻酔科の関連領域でバソプレシンは広く用いられており，麻酔科医はバソプレシンの特性をより詳細に理解する必要性に迫られている。本項では，バソプレシンの薬理，生理反応などの基礎的特性に加え，臨床での投薬方法，適用，効能など，麻酔科医に必要とされる知識をコンパクトにまとめて解説する。

バソプレシンの合成と分泌

　ヒツジ以外の動物のバソプレシンは，アミノ酸9個からなるarginine-vasopressin（AVP）であり，その合成から貯蔵まで1～2時間を要する。ヒトでは主に脳下垂体後葉から分泌されるが，心臓や副腎でもわずかながら合成，分泌される。血漿浸透圧の上昇，血圧低下，脱水などの情報が，浸透圧受容器や左心房にある容量受容器，大動脈壁や頸動脈洞にある圧受容器を介して中枢に入力され，バソプレシンの分泌を促す。しかしながら，その分泌は最大で貯蔵量の10～20％が上限となり，貯蔵量のすべてが立て続けに放出されるわけではない[2]。

　平常時，バソプレシンの血中濃度は4 pg/ml以下である。血漿浸透圧が上昇し，およそ280 mOsm/kg以上に上昇するとバソプレシンの分泌が増加し始め，血漿浸透圧2％の上昇につき2～3倍の割合でホルモン濃度は上昇する。バソプレシン濃度が5 pg/mlを超えると尿細管における水の再吸収は最大に達する[3]。健康成人においてベッド上臥位から85度のヘッドアップへ体位変換すると，バソプレシンの血中濃度は1.0 ± 0.3 pg/mlから4.2 ± 1.3 pg/mlへ有意に増加する[4]。このように，バソプレシンによる抗利尿

作用は，微量のホルモン濃度で制御されている。

出血などによる循環変動もバソプレシンの分泌刺激となるが，それには循環血液量の20～30％ほどの多量の喪失が必要とされる。その際には，下垂体後葉に貯蔵されているバソプレシンの10～20％が一気に放出され，血管の収縮を介して循環虚脱の回復に貢献する。しかしながら，ショックが長引いた場合には，それ以上のバソプレシンの放出はなく，血中のバソプレシン濃度は急速に低下し，いわゆる"バソプレシンの枯渇"が引き起こされる。実際，手術中に大量出血を来し低血圧ショックに陥った患者の血中バソプレシン濃度は，初期には増加するがその後急速に減少し，6～24時間程度で分泌が激減する[5]。また敗血症性ショック患者においても36時間以内に枯渇現象が認められており[6]，Landryら[1]による"バソプレシンの補充療法"の発案に至った。

薬理学的特性

バソプレシンの受容体は，V_1, V_2, V_3 受容体に分けられ，さらに V_1 受容体は V_{1a} と V_{1b} 受容体に細分類される[7]。V_{1a} 受容体は，血管平滑筋，肝細胞，血小板，腎糸球体メサンギウム細胞，副腎皮質に存在する。また V_{1b} 受容体は，肝臓，腎臓，脳に存在する。V_1 受容体の主な作用は，血管収縮作用と血小板機能の亢進である。V_2 受容体は，腎臓にのみ存在し，Gタンパクを介してアデニル酸シクラーゼを活性化しサイクリックアデノシン 3',5'-一リン酸（adenosine cyclic 3',5'-monophosphate：cAMP）の産生を亢進させて，水の再吸収を促進する。V_3 受容体は，副腎皮質刺激ホルモンの分泌を促し，ACTHとコルチゾールの分泌増加をもたらす。

臨床効果

1 血管拡張性ショック

敗血症の初期の段階では，エンドトキシンやサイトカインといった炎症性メディエータによる直接的な血管収縮の抑制に加え，血管内皮より分泌される一酸化窒素（nitric oxide：NO），プロスタグランジン類，血管内皮依存性過分極因子（endothelium-derived hyperpolarizing factor：EDHF）などの血管拡張物質の過剰放出，さらに神経性調節機構の破綻などにより動静脈が過度に拡張し，これに血漿成分の血管外漏出による循環血液量の相対的な減少が加わり，血圧が低下する。これに対し，反射性に交感神経が緊張し，頻脈や心筋収縮力増強などが起こる。この時点で強力な輸液療法で体液の補正が行われた場合，9割以上の患者で末梢血管抵抗の低下，心拍出量増加，混合静脈血酸素含量の上昇が生じ，高心拍出量状態（hyperdynamic state）を呈する[8]。やがてショックの進行に伴い血管収縮薬に対する反応性が低下し，過度の血管拡張を主体とした低血圧

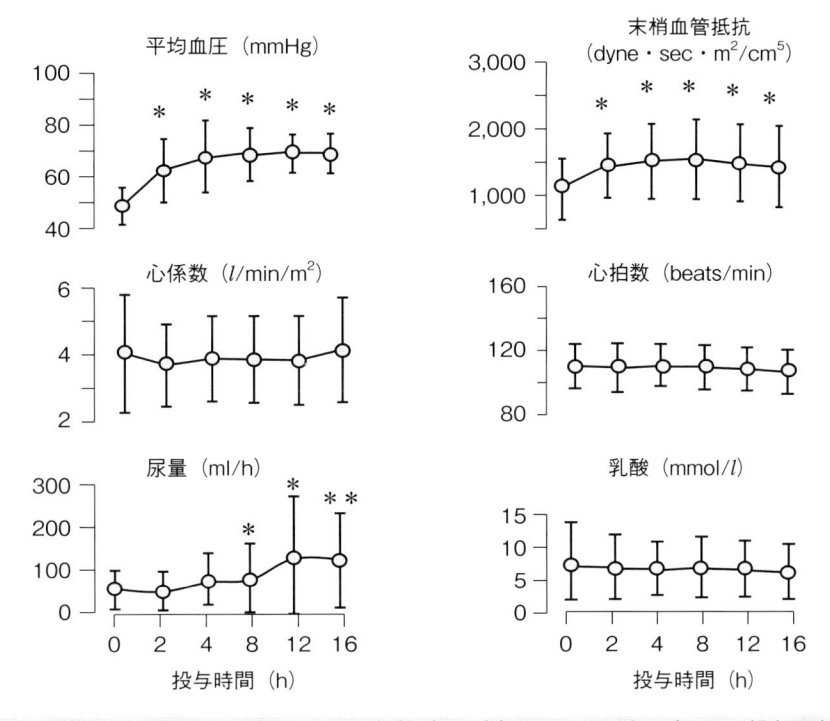

図1 敗血症性 vasodilatory shock 患者（16名）におけるバソプレシン投与の効果
バソプレシン投与により平均血圧，末梢血管抵抗，尿量に有意な増加を認めた。＊：$P < 0.05$，＊＊：$P < 0.01$，バソプレシン投与前と比較。
（Tsuneyoshi I, Yamada H, Kakihana Y, et al. Hemodynamic and metabolic effects of low-dose vasopressin infusion in vasodilatory septic shock. Crit Care Med 2001；29：487-93 より改変引用）

である vasodilatory shock へ移行する。さらにショック後期には，その1～2割の患者で心機能の低下による低心拍出量状態（hypodynamic state）に陥り，組織低灌流により死に至る。したがって，酸素供給能が維持されている vasodilatory shock 段階での患者管理が予後改善のキーポイントとなる。

　vasodilatory shock の治療は，組織の灌流圧を維持すべく過剰に拡張した血管収縮力を回復させることである。現在，持続的に投与できる血管収縮薬はドパミンまたはノルアドレナリンである。しかしながら，両薬物による血管収縮は容易に減弱し，約20％の患者で 0.5 μg/kg/min 以上のノルアドレナリンの大量投与が必要とされる[9]。1997年に Landry ら[1]は，敗血症性ショック時にバソプレシンの分泌は亢進しているものの，心不全に起因した低血圧時の血中バソプレシン濃度と比較して低値であることを見出した。彼らは，患者のバソプレシン分泌は枯渇しているとの観点から，少量のバソプレシン（0.02～0.04 単位/min）を持続投与し，血圧の改善が得られることを報告した。われわれも，敗血症性ショック患者において，バソプレシンが昇圧効果を発揮しショックからの離脱を可能にすること，体液代謝に影響が少ないこと，またその抗利尿効果とは逆に利尿作用を持つことを報告した（図1）[10]。バソプレシンの投薬により，ノルアドレナリンの必要量を大幅に減らすことができ，症例によってはショックからの離脱も可能となる（図2）。

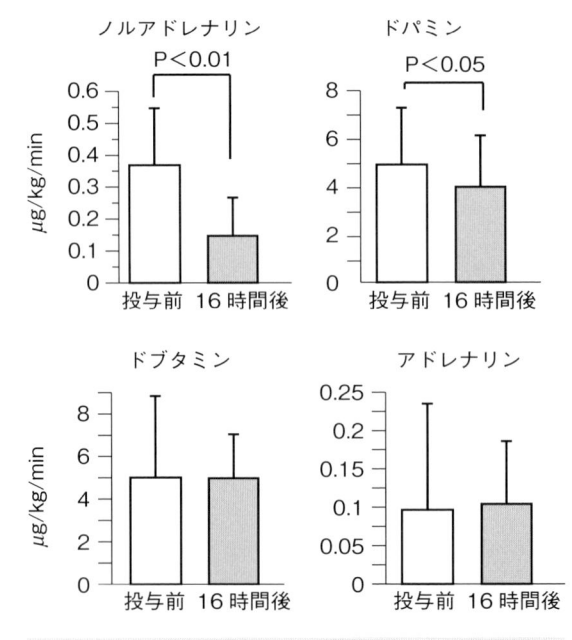

図2 バソプレシン投与前と投与16時間後における昇圧薬量の変化
バソプレシン投与によりノルアドレナリンの大幅な減量が可能となった。

　これまでに確認しうるかぎりで，バソプレシンの vasodilatory shock に対する昇圧効果に関する報告は，その大半は有効性を論じている。しかしながら，近年，Russellら[11]は，バソプレシンの敗血症性ショック患者への投薬は，予後を改善しないと報告した。われわれもバソプレシンは敗血症ショック患者の過度に拡張した血管の収縮力を回復させ，循環動態の改善には効果的であるが，敗血症の病因そのものを改善することはないと考えている。敗血症性ショックの原因は，病原体の感染であり，感染症がコントロールされないかぎり，いかなる治療も一時的な効果しか得られない。

2 心停止

　1992年にLindnerら[12]が，心肺停止から蘇生に成功した患者の血中バソプレシン濃度が高いことを報告して以来，蘇生薬としてのバソプレシンに関心が高まった。動物実験において，バソプレシンは，心肺蘇生時の重要臓器への血流や脳への酸素運搬量を増加させ，短期生存率を上げることが示されている[13]。さらに2004年，Wenzelら[14]は心停止患者の蘇生率をバソプレシンが改善することを報告した。しかしながら，2008年にSillbergら[15]は，バソプレシンの心肺蘇生に関する論文235編を統計学的に再評価したところ，信頼にたる論文は3篇のみであり，それらはバソプレシンの蘇生薬としての効果を否定したStiellらとCallawayらの2報告と，前述したWenzelらの心停止患者に対する有用性を評価する1報告であった。最近，フランスを中心とした多施設研究チー

ムが行った外来での心肺停止患者約 3,000 名に対する randomized controlled trial において，バソプレシンとアドレナリンの混合投与はアドレナリン単独投与に比較して予後を改善しなかったとの報告がなされた[16]。これらの結果を踏まえ，アメリカ心臓協会（AHA）の心肺蘇生 2010 年版ガイドラインでは，心停止に対してバソプレシン 40 単位の急速静注がアドレナリンの初回もしくは 2 回目の投与の代わりに投薬できるとしたが，これまで許容していた心拍が再開するまでのアドレナリンとバソプレシンの繰り返しの投与は推奨していない[17]。

3 術中止血

バソプレシンは，子宮，卵巣，膣頸部などに局注すると付近の血管が収縮し出血量が減少することから，婦人科の腹腔鏡手術で汎用されている。一般的にバソプレシン（ピトレシン®，20 単位）1 アンプルを 100 ml の生理食塩液で希釈し，1 回に 10 〜 20 ml を局注する。Shimanuki ら[18]は，この投与量では患者の循環動態や尿量に変化はなかったと報告している。われわれも 40 名の laparoscopy-assisted vaginal hysterectomy（LAVH）で血圧，心拍数，尿量の変化を検討したが，バソプレシン局注後 5 分で血中バソプレシン濃度は 70 〜 100 pg/ml へ上昇し，収縮期/拡張期血圧のわずかな上昇を認めたが，心拍数，平均尿量は変化しなかった[19]。これは，正常な反射機能を有する患者では，バソプレシンによる血管収縮作用により迷走神経反射が生じ，神経因性に心機能が抑制され，血圧の上昇が緩衝されることによると考えられる。しかし，8 名の患者（約 20％）では一過性の乏尿を呈し，尿量が正常に回復するまで 6 時間前後を要した。これまでにも腹腔鏡下手術時のバソプレシン局注により心筋梗塞や肺水腫，高度徐脈，心停止などの報告が散見され，その吸収量が多い場合や直接血管内に注入された場合には，冠動脈攣縮様の所見が出現する危険性も考慮に入れておく必要がある[20〜22]。

4 抗利尿効果

バソプレシンは，V_2 受容体を介した抗利尿作用を発現し，腎臓の集合尿細管細胞でアクアポリン II を制御して水の再吸収を促進し，尿量の減少をもたらす。尿崩症患者の

表 1　各種病態におけるバソプレシンの投与量

対象	バソプレシン投与量
尿崩症時のバソプレシンテスト	2 〜 10 単位皮下注
蘇生後脳障害による尿崩症	0.1 〜 1.0 単位/hr 持続静注
敗血症性ショック時の昇圧	0.01 〜 0.04 単位/min 持続静注
食道静脈瘤破裂などの消化管出血	1 〜 1.5 単位/min 持続静注（1950 年代当時）

治療として，2～10単位のバソプレシンが皮下注または筋注される（表1）。デスモプレシン（deamino-8-D-arginine vasopressin：DDAVP）は，D-arginine を L-arginine へ置換したバソプレシンの合成誘導体であり，V_2 受容体に強い選択性を示す。抗利尿作用はバソプレシンの3,000倍ほど強力であるが，血管収縮作用はほとんどない[23]。腎臓における尿濃縮能試験結果から，抗利尿効果に関する活性相関は，デスモプレシン10μg（点鼻）≒ ピトレシン10～20単位（皮下注）≒ ピトレシン0.04～0.1単位（静注）となり，薬物変更時には，血中半減期を考慮して投薬量を調節する。

　対照的に，vasodilatory shock 患者にバソプレシンを投与すると抗利尿作用は消失し，尿量は減少しないか，むしろ増加する[10]。以前よりバソプレシンを大量に投与すると利尿作用が出現することが報告されている。またショック患者ではバソプレシンによる血圧上昇で腎血流量が増加すること，さらにバソプレシンは糸球体の輸入細動脈には影響を与えないが輸出細動脈のみを収縮させ，圧勾配で糸球体内圧が上昇し濾過量が増えることが原因として考えられている[24]。最近の報告で，エンドトキシンはアクアポリンⅡの機能を低下させ，バソプレシンの尿細管での水の再吸収を阻害することが示され，敗血症でバソプレシンの抗利尿効果が失われるメカニズムの一つとして注目されている[25]。

作用時間

　バソプレシンの血中半減期は15分以内であり，バソプレシン製剤投与後の効果持続時間は10～15分である。プロドラッグであるテルプレシン（本邦では未承認）は作用時間が長く，1回のボーラス投与で12時間ほど持続的に作用する[23]。

投 与 量

　心肺蘇生では，初回あるいは2回目のアドレナリン1mg投与の代わりバソプレシン40単位（ピトレシン®，2A）をボーラス投与する。

　図3に示すように，成人の vasodilatory shock 患者では，0.04単位/min を上限として循環変化に応じて中心静脈カテーテルより投与する。ピトレシン®（1A：20単位）を生食50 ml に溶解し，6 ml/hr で投与すると0.04単位/min となり簡便である。体重あたりに換算して投与量を調節する方法は，成人では有用性に乏しいとの報告もあり，採用する施設は限られている。バソプレシン投与後，循環動態の改善が得られたらノルアドレナリンを0.1～0.2μg/kg/min まで減量し，それでも安定しているようならバソプレシンを0.3，0.2，0.1単位/min と順に減量し終了する。先にノルアドレナリンを中止しない。ただし小児では，ショック時にすでにバソプレシンの濃度が高く，vasodilatory shock でないショック症例も多いため，投薬には慎重な判断が必要となる。小児の投薬には，体重あたりの投与方法（0.0003～0.002単位/kg/min）を用い，循環変化に

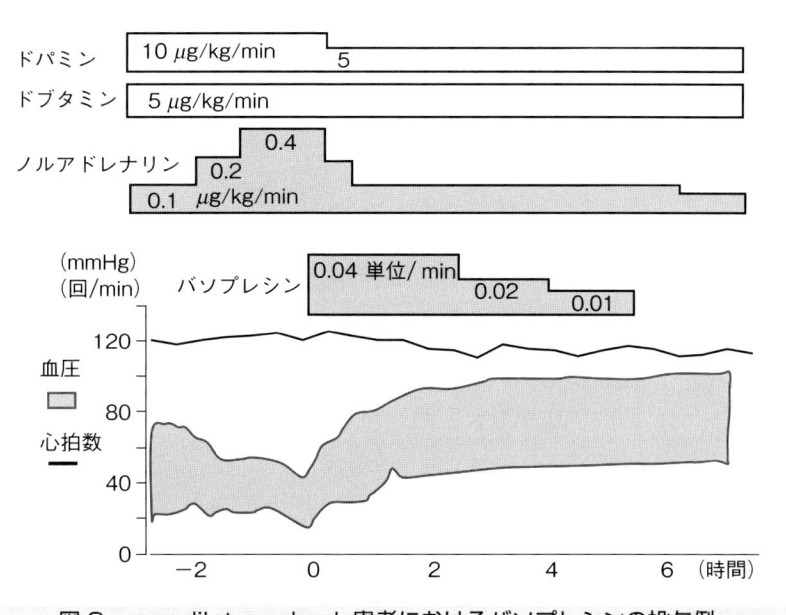

図3　vasodilatory shock 患者におけるバソプレシンの投与例
バソプレシン投与によりノルアドレナリン抵抗性が改善し，ショックから離脱した．

応じた厳密な投与量の調節が必要とされる[26]．

　バソプレシンの投薬は保険適用外であり，薬物コスト（ピトレシン1A；900円）は病院負担となる．0.04単位/minでバソプレシンを投薬した場合に時間あたりのコストは100円程度となり，体重70 kgの成人にノルアドレナリンを0.5 μg/kg/minで投薬した薬物コストのほぼ半分である．

投与のタイミング

　当施設では，成人のvasodilatory shock患者で0.4 μg/kg/min以上のノルアドレナリンが必要とされる症例にバソプレシンの併用を考慮している．しかしながら，その投薬は，十分な輸液と良好な心機能が保たれている症例に限定し，投薬中は循環動態や虚血性変化を経時的に観察し，心機能の低下や虚血の指標となる乳酸値の上昇を認めるような症例では使用を中止する．原則として，冠動脈疾患のある患者や冠動脈グラフト再建術の患者では使用しない．

　バソプレシンの昇圧効果が威力を発揮するのは，アナフィラキシーショック，初期の敗血症性ショック，体外循環や大量輸血に続発した難治性低血圧，薬物過敏症など，比較的短時間で病因の改善が見込まれる症例に合併したvasodilatory shockである[5)27)〜29)]．特に，心臓弁置換術や大血管置換術の体外循環後に生じたvasodilatory shockには，バソプレシンの投与で血管反応性が急速に改善し，ショックから短時間で離脱できる症例がある．バソプレシンの効果が不十分な場合は，バソプレシンの枯渇により内因性コルチゾールが低下している可能性もあるため，コルチコステロイドの投与を考慮する[28]．

11. バソプレシン

最近では，低用量のノルアドレナリン（0.1～0.3 μg/kg/min）が必要とされる敗血症性ショック患者に，早期からバソプレシンを投与するとより効果的との報告がなされている[28]。

副作用

バソプレシンによる副作用としては，末梢循環不全，虚血性変化，組織壊死などが考えられるが，実際にはバソプレシン投薬による副作用の報告は少なく，末梢ルートからバソプレシンを投与し血管炎と周辺組織の壊死を生じた1症例と，皮膚，舌潰瘍の2症例の合計3症例であった。バソプレシン 0.04 単位/min 以下での投与量は，1950年代に止血薬として静注されていたバソプレシン量の20分の1程度であり，比較的少量である。われわれの検討では，バソプレシンを 0.04 単位/min で投薬された成人患者の血中ホルモン濃度は，200～400 pg/ml まで上昇するが，その濃度は出血性ショックなどで生理的に分泌された最大のバソプレシン量 600 pg/ml より少ない[5)10]。したがって，0.04 単位/min 以下の投薬であれば生理的濃度で推移し，副作用は少ないのではないかと考えられる。

しかしながら，バソプレシン 0.05 単位/min 以上の投与では狭心症発作の発症率が急激に高くなると報告されており，0.03 単位/min を上限とする施設もある[28]。また，肝酵素の逸脱や血小板の機能亢進から血小板数の減少を来す症例もあり，バソプレシン投与中は経時的に末梢血液検査，生化学検査を行う[30]。

バソプレシンはオキシトシンと構造的に類似しているため，高濃度のバソプレシンはオキシトシンの作用を競合拮抗し，母乳の産生や子宮筋の収縮を抑制する可能性も示唆されている[3]。

血管収縮のメカニズム

バソプレシンは，V_1 受容体を介して血管を収縮させる。基本的な収縮のメカニズムは，ノルアドレナリンと同じく細胞内 Ca^{2+} 濃度（$[Ca^{2+}]_i$）の上昇によるミオシン軽鎖キナーゼ（myosin light-chain kinase：MLCK）の活性化を介したミオシン軽鎖のリン酸化である（第Ⅲ章-2. カテコールアミン D ノルアドレナリン参照）。簡潔には，バソプレシン→V_1 受容体→G タンパク質→PLC（ホスホリパーゼC）活性化→PIP_2（ホスファチジルイノシトール 4,5-二リン酸）分解→IP_3（イノシトール 1,4,5-三リン酸）が小胞体のカルシウムチャネルを開く→細胞内 Ca^{2+} 濃度増加→Ca^{2+}-カルモジュリン結合体→MLCK 活性化→血管平滑筋収縮の順となる。またバソプレシンは，ノルアドレナリンと同様に PKC の活性化や低分子量 G タンパク質 Rho や ARF の産生を促し，カルシウム感受性を増加させて収縮を増強する。しかしながら，ノルアドレナリン収縮は，phasic 収縮に比較して tonic 収縮が減弱するのに対し，バソプレシンの tonic 収縮は

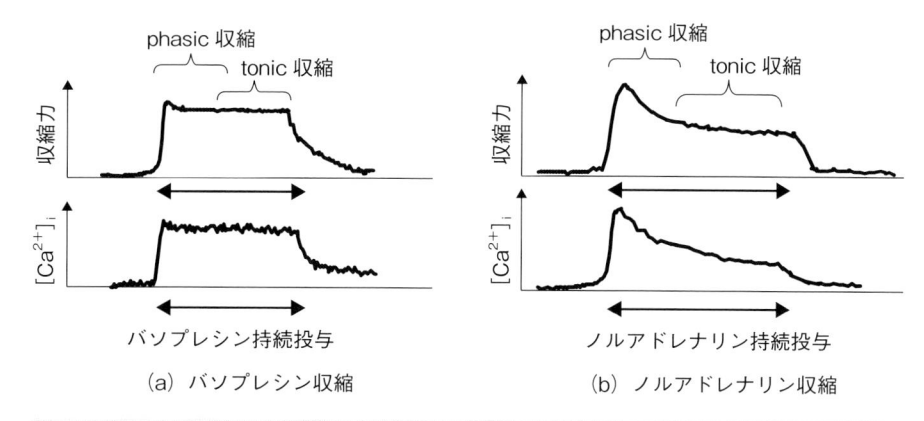

図4 バソプレシン収縮とノルアドレナリン収縮の比較

バソプレシンの tonic 収縮は phasic 収縮と同程度に維持されるが，ノルアドレナリン収縮は phasic 収縮に比較して tonic 収縮が減弱する。
$[Ca^{2+}]_i$：細胞内カルシウム濃度

表2 バソプレシンの血管収縮作用の機序

1) V_1 受容体を介した直接的収縮作用
2) ノルアドレナリンの収縮力を増強する
3) 電位依存性 Ca^{2+} チャネルの開口促進
4) ATP 依存性 K^+ チャネルの阻害
5) cAMP 依存性血管拡張作用の阻害
6) NO 合成酵素の阻害

---

phasic 収縮と同程度に維持され，減弱しない（図4）。これは，ノルアドレナリンと比較してバソプレシンが tonic 収縮時により強く電位依存性カルシウムチャネル（L-type Ca^{2+} チャネル）を開口し，細胞外から多量の Ca^{2+} 流入を促進させることによる[31]。vasodilatory shock 時には，直接的な血管収縮作用に加え，表2に示すようなさまざまな機序でノルアドレナリンの血管反応性を改善し，血圧を回復させると考えられている。

一方，バソプレシンは，V_1 受容体を介して PLA_2（ホスホリパーゼ A_2）を活性化し，細胞膜から遊離した脂肪酸（アラキドン酸）からさまざまなプロスタグランジン類やエポキシエイコサトリエン酸を産生する。これらのアラキドン酸代謝産物は血管を拡張させる作用があり，バソプレシンの血管収縮作用を修飾する[7]。

copeptin

バソプレシンは，軸索輸送により脳下垂体後葉にあるシナプスへ送られる間に，その前駆体である pre-pro-vasopressin からバソプレシン，ニューロフィジンⅡ，copeptin の3つのペプチドへ開裂し血中へ分泌される[32]。copeptin は，安定したアミノ酸グリコペプチドであり，EDTA が添加された血漿中では室温で14日間安定しており，免疫測

定法で定量可能である。一方，バソプレシンは血中半減期が短く，またその90％が血小板と結合しており，正確な分泌量や変化量を測定することが困難であるとの指摘がある。copeptinはバソプレシンと等モル比で分泌されることから，そのホルモン濃度の測定によりバソプレシンの分泌量を正確に推測することが可能となり，病態に応じて迅速に分泌が制御されるバソプレシンの細かな変化を反映することから，心不全や敗血症時の早期マーカーとしての有用性が期待されている。

おわりに

バソプレシンは，病態に即した合理的な作用を発現する。たとえば，正常な循環動態を有する患者にバソプレシンを投与しても，血圧はわずかしか上がらない。対照的に，vasodilatory shock患者では，バソプレシンによりショックから離脱できるほどに昇圧が促され，いわゆる"vasopressin hypersensitivity"がもたらされる。また利尿は，正常患者では抑制され，ショック患者では抑制されない。このように変幻自在に変化するホルモン作用は，とても魅力的であり，興味をそそられる。しかしながら，その作用機序を含め，いまだに不明な点が多い。今後のさらなる研究の進展に期待したい。

■参考文献

1) Landry DW, Levin HR, Gallant EM, et al. Vasopressin deficiency contributes to the vasodilation of septic shock. Circulation 1997 ; 95 : 1122-5.
2) Holmes CL, Patel BM, Russell JA, et al. Physiology of vasopressin relevant to management of septic shock. Chest 2001 ; 120 : 989-1002.
3) Guyton AC, Hall JE. In : Guyton AC, Hall JE, editors. The circulation : Textbook of medical physiology. Philadelphia : WB Saunders Company ; 1996. p.933-44.
4) Kamegai M, Kristensen MS, Warberg J, et al. Carotid baroreflexes and plasma vasopressin in humans during head-up tilt. Am J Physiol 1992 ; 263 : R318-23.
5) Tsuneyoshi I, Onomoto M, Yonetani A, et al. Low-dose vasopressin infusion in patients with severe vasodilatory hypotension after prolonged hemorrhage during general anesthesia. J Anesth 2005 ; 19 : 170-3.
6) Sharshar T, Blanchard A, Paillard M, et al. Circulating vasopressin levels in septic shock. Crit Care Med 2003 ; 31 : 1752-8.
7) Hoffman BB, Lefkowiz R. In : Gilman AG, editors. The pharmacological basis of therapeutics. 10th ed. New York : McGraw-Hill ; 2001. p.715-31.
8) Parrillo JE. Pathogenetic mechanisms of septic shock. N Engl J Med 1993 ; 328 : 1471-7.
9) Morimatsu H, Singh K, Uchino S, et al. Early and exclusive use of norepinephrine in septic shock. Resuscitation 2004 ; 62 : 249-54.
10) Tsuneyoshi I, Yamada H, Kakihana Y, et al. Hemodynamic and metabolic effects of low-dose vasopressin infusion in vasodilatory septic shock. Crit Care Med 2001 ; 29 : 487-93.
11) Russell JA, Walley KR, Singer J, et al. Vasopressin versus norepinephrine infusion in patients with septic shock. N Engl J Med 2008 ; 358 : 877-87.
12) Lindner KH, Strohmenger HU, Ensinger H, et al. Stress hormone response during and after cardiopulmonary resuscitation. Anesthesiology 1992 ; 77 : 662-8.
13) Wenzel V, Raab H, Dünser MW. Role of arginine vasopressin in the setting of cardiopulmo-

nary resuscitation. Best Pract Res Clin Anaesthesiol 2008 ; 22 : 287-97.
14) Wenzel V, Krismer AC, Arntz HR, et al. A comparison of vasopressin and epinephrine for out-of-hospital cardiopulmonary resuscitation. N Engl J Med 2004 ; 350 : 105-13.
15) Sillberg VA, Perry JJ, Stiell IG, et al. Is the combination of vasopressin and epinephrine superior to repeated doses of epinephrine alone in the treatment of cardiac arrest a systematic review. Resuscitation 2008 ; 79 : 380-6.
16) Gueugniaud PY, David JS, Chanzy E, et al. Vasopressin and epinephrine vs. epinephrine alone in cardiopulmonary resuscitation. N Engl J Med 2008 ; 359 : 21-30.
17) Neumar RW, Otto CW, Link MS, et al. Part 8 : Adult advanced cardiovascular life support : 2010 American Heart Association Guidelines for Cardiopulmonary Resuscitation and Emergency Cardiovascular Care. Circulation 2010 ; 122 : S729-67.
18) Shimanuki H, Takeuchi H, Kitade M, et al. The effect of vasopressin on local and general circulation during laparoscopic surgery. J Minim Invasive Gynecol 2006 ; 13 : 190-4.
19) Taniguchi M, Matsuoka H, Ibusuki S, et al. Effects of local vasopressin injection on hemodynamics and urine output in laparoscopy-assisted vaginal hysterectomy. Anesthesia and Resuscitation 2009 ; 45 : 23-6.
20) Martin JD, Shenk L. Intraoperative myocardial infarction after paracervical vasopressin infiltration. Anesth Analg 1994 ; 79 : 1201-02.
21) Tulandi T, Beique F, Kimia M. Pulmonary edema : A complication of local injection of vasopressin at laparoscopy. Fertil Steril 1996 ; 66 : 478-80.
22) Hung MH, Wang YM, Chia YY, et al. Intramyometrial injection of vasopressin causes bradycardia and cardiac arrest--Report of two cases. Acta Anaesthesiol Taiwan 2006 ; 44 : 243-7.
23) Tsuneyoshi I, Boyle WA. Vasopressin : New uses for an old drug. Contemp Crit Care 2003 ; 1 : 1-12.
24) Edwards RM, Trizna W, Kinter LB. Renal microvascular effects of vasopressin and vasopressin antagonists. Am J Physiol 1989 ; 256 : F274-8.
25) Chagnon F, Vaidya VS, Plante GE, et al. Modulation of aquaporin-2/vasopressin2 receptor kidney expression and tubular injury after endotoxin (lipopolysaccharide) challenge. Crit Care Med 2008 ; 36 : 3054-61.
26) Baldasso E, Ramos Garcia PC, Piva JP, et al. Hemodynamic and metabolic effects of vasopressin infusion in children with shock. J Pediatr 2007 ; 83 : S137-45.
27) Dewachter P, Mouton-Faivre C, Emala CW. Anaphylaxis and anesthesia : Controversies and new insights. Anesthesiology 2009 ; 111 : 1141-50.
28) Bauer SR, Lam SW. Arginine vasopressin for the treatment of septic shock in adults. Pharmacotherapy 2010 ; 30 : 1057-71.
29) Gold JA, Cullinane S, Chen J, et al. Vasopressin as an alternative to norepinephrine in the treatment of milrinone-induced hypotension. Crit Care Med 2000 ; 28 : 249-52.
30) Luckner G, Dünser MW, Jochberger S, et al. Arginine vasopressin in 316 patients with advanced vasodilatory shock. Crit Care Med 2005 ; 33 : 2659-66.
31) Henderson KK, Byron KL. Vasopressin-induced vasoconstriction : Two concentration-dependent signaling pathways. J Appl Physiol 2007 ; 102 : 1402-9.
32) Struck J, Morgenthaler NG, Bergmann A. Copeptin, a stable peptide derived from the vasopressin precursor, is elevated in serum of sepsis patients. Peptides 2005 ; 26 : 2500-4.

(恒吉　勇男)

IV

病態から見た心血管作動薬：適切な投与法とは

IV. 病態から見た心血管作動薬：適切な投与法とは

1 人工心肺からの離脱

はじめに

　人工心肺からの離脱は，人工心肺装置による機械的循環から自己の心臓による生理的循環への復帰である．心血管作動薬は人工心肺からスムーズに離脱し，その後も安定した循環を維持するための補助としてほとんどの症例で使用されている．心血管作動薬による循環補助が不十分であれば，人工心肺からの離脱が困難になったり，離脱できてもその後に循環動態の悪化を招くことがある．逆に，過量投与や不適切な心血管作動薬の選択は過度の血圧上昇や頻脈などの要因になり，心臓に不必要な負荷をかける結果となる．心血管作動薬の選択や効果の評価には，循環動態モニタリングによる客観的な情報が不可欠である．加えて，心血管作動薬を適切に使用するためには，それぞれの症例の病態，および人工心肺が全身の臓器に及ぼす影響を理解することも必要である．

人工心肺離脱前の確認事項

　人工心肺からの離脱は外科医，麻酔科医，臨床工学技士の共同作業である．離脱を開始する前には，表1に示す事項のチェックを行い，心機能が離脱可能な状態に回復していること，体温，電解質などが補正されていること，出血が制御可能なことを確認する．また，圧トランスデューサのゼロ点や高さもチェックしておく．通常，心血管作動薬はシリンジポンプに準備するが，早送りボタンを押して延長チューブ先端からの薬液の流出を確認し，シリンジとシリンジポンプの押し子の間に隙間がないようにしておく．投与ルートの三方活栓の接続および方向を確認しておくことは言うまでもない．

　人工心肺中の循環管理や使用薬物は施設や外科医により差がある．人工心肺離脱時に投与する心血管作動薬は，このような"くせ"を理解して選択することも必要になる．たとえば，人工心肺中に血管拡張薬を多用する施設では，薬物の効果が残存し，人工心肺離脱時後もしばらくは体血管抵抗が低下していることが予測される．このような場合は，動脈圧を維持するためにノルアドレナリンのようなαアドレナリン受容体作動薬による体血管抵抗の適正化が必要になる．逆に，高い体血管抵抗を維持して体外循環を維持する場合では，血管拡張薬やホスホジエステラーゼ（phosphodiesterase：PDE）3

1. 人工心肺からの離脱

表1 人工心肺離脱前の確認事項

心電図(リズム,ST変化,不整脈の有無)
経食道心エコー(壁運動,外科的修復の評価や残存病変の有無,心腔内の気泡の有無)
体温
電解質,酸塩基平衡,血中ヘモグロビン濃度
術野(肉眼的な心臓の動きや色,出血の程度)
圧トランスデューサ(ゼロ点,および設置部位の高さの確認)
手術台の傾き
人工心肺時間および心停止時間
大動脈遮断解除からの経過時間
人工心肺中に使用された薬物の種類と投与量

表2 人工心肺離脱時の循環動態の分類

動脈圧	心拍出量	前負荷*	主な原因	対応
正常〜↑	正常〜↑	↑	人工心肺回路からの過剰返血 輸液/輸血過剰	輸液/輸血の制限 血管拡張薬(容量血管に対して)
		—	交感神経系の緊張 カテコールアミン過剰	麻酔薬 カテコールアミン減量または一時中止
↓		↑	体血管抵抗↑ 心収縮力↓	血管拡張薬(抵抗血管に対して) 陽性変力作用薬
		↓	循環血液量↓	輸液/輸血
↓	正常〜↑	—	体血管抵抗↓	血管収縮薬
		↑	心収縮力↓	陽性変力作用薬
	↓	↓	循環血液量↓ 右心不全	輸液/輸血 肺血管拡張(右心不全の場合)

*:PCWPまたはCVPで代用

阻害薬のように体血管抵抗を低下させる薬物が効果的である。外科医が大動脈遮断解除から十分な時間を待たずに離脱を試みる施設では,人工心肺離脱直後は心機能の回復が十分ではないことがあり,離脱後しばらくは強力な陽性変力作用を有する薬物が必要になることがある。

循環動態の評価と心血管作動薬の選択

人工心肺離脱時の循環動態を動脈圧,前負荷,心拍出量で分類すると表2のようになる。心血管作動薬の選択や投与量は施設や外科医の方針にも影響されるが,基本的な考え方は,モニタリングによりそれぞれの患者の循環動態の問題点を明らかにして,その補正を目的として心血管作動薬を投与することである。

心収縮力の不足で動脈圧と心拍出量が低い場合は,βアドレナリン受容体作動薬に代

表される陽性変力作用を有する薬物を基本として使用する。低血圧の原因が体血管抵抗の低下である場合は，αアドレナリン受容体作動薬で体血管抵抗を補正して動脈圧を正常化する。人工心肺離脱時に体血管抵抗の上昇が認められる場合は，血管拡張薬で血管抵抗を低下させる対応を行う。

当然ながら，人工心肺離脱および以後の循環管理は心血管作動薬のみで行うのではない。適正な循環管理には前負荷を適正な範囲に管理することが基本であり，心血管作動薬は循環を補助するための"脇役"である。また，安定した循環のためには，外科的侵襲に対して適正な鎮痛薬・鎮静薬を投与することが重要であることも忘れてはならない。

循環動態モニタリングと数値目標

症例により差はあるが，人工心肺離脱時の循環動態の目標は心拍数 70～90/min，適正な前負荷〔中心静脈圧（CVP）6～10 mmHg，または肺動脈楔入圧（PCWP）8～12 mmHg〕のもとで収縮期動脈圧 90～120 mmHg が標準的である。肺動脈カテーテルが挿入されている患者では，混合静脈血酸素飽和度（$S\bar{v}_{O_2}$）が循環管理の指標として非常に有用性が高い。$S\bar{v}_{O_2}$ は全身の酸素需給バランスを反映するパラメータで，人工心肺離脱時では 70％以上が数値目標である。肺動脈カテーテルを挿入しない症例では，$S\bar{v}_{O_2}$ の代用として，中心静脈カテーテルの先端で酸素飽和度をモニターする方法もある（上大静脈血酸素飽和度，Scv_{O_2}）。周術期では Scv_{O_2} は $S\bar{v}_{O_2}$ よりもやや低く，65％以上が適正値とされている。しかし，$S\bar{v}_{O_2}$ と Scv_{O_2} の関係は患者ごとに異なり一定ではない。また，両者の関係は全身の血流分布や酸素需要により変動する。Scv_{O_2} の相対的変化は循環管理に有用な情報となるが，数値目標としての絶対値の信頼性は $S\bar{v}_{O_2}$ ほど高くないと考えるべきであろう[1]。

心拍出量（cardiac output：CO）あるいは心係数（cardiac index：CI）も重要な循環動態パラメータであり，心血管作動薬を投与する際の数値目標になる。標準的な目標値は CI で 2.2～2.5 $l/min/m^2$ 以上であるが，高齢者や肥満などで体表面積あたりの酸素需要が少ない症例では，この数値以下の CI であっても，十分な臓器循環が確保される場合もある。このような症例では CI よりも $S\bar{v}_{O_2}$ を優先して管理を行う。

$S\bar{v}_{O_2}$ と CI は，両者とも適正な範囲に管理することを心がけ，"上げすぎ"に注意する。通常，$S\bar{v}_{O_2}$ で 75％，CI で 2.5 $l/min/m^2$ を確保できれば十分な循環が期待できる。これらの数値でも動脈圧が低い場合は体血管抵抗の問題であり，さらに心収縮力を増強するのではなく体血管抵抗の補正を目的とする管理を行う。

最近の心拍出量モニタリングは，血液加熱用のコイルを装備した肺動脈カテーテルによる連続的心拍出量測定（continuous cardiac output：CCO）が一般的である。CCO の注意点として，最大，過去 15 分間の平均値を画面に表示する仕様のため，数値の更新が心拍出量の変化よりも遅れること，また，人工心肺離脱直後や大量輸液・輸血時には，外部要因による血液温の変動により精度が低下すること[2]が挙げられる。

侵襲度が低い心拍出量モニタリングとして，FloTrac®に代表される動脈圧波形解析法が実用化されている。これらは，独自のアルゴリズムにより心拍出量の"推定値"を表示する機器である。しかし，人工心肺離脱時のように血管の性状が非生理的な状況では，心拍出量を推定する精度が低下する。また，心血管作動薬により血管抵抗が短時間で大きく変動する場合も，信頼性が低下することがある。現時点のテクノロジーでは，人工心肺離脱時の心拍出量モニタリングとして，動脈圧波形解析法は肺動脈カテーテルの代用とはならない。

尿量は臓器循環の指標であり，相対的な心拍出量の変化を表現する優れたモニターである。特に，小児のように標準的な心拍出量モニタリングが確立していない場合，尿量は循環モニタリングとして有用性が高い。腎機能障害がない患者では，人工心肺離脱後の尿量として1～2 ml/kg/hr以上が目標である。それ以下の場合は心拍出量あるいは腎灌流圧が不十分であると判断して，心拍出量あるいは動脈圧を上昇させる対応を行う。なお，尿量を循環管理の指標として使用するためには，盲目的な利尿薬の投与は控えなければならない。

一般的な人工心肺からの離脱

1 薬物の選択と開始のタイミング

人工心肺離脱時に投与する薬物の選択には，まず，心収縮力の評価を行う。人工心肺下で心臓に負荷がかかっていない状況で心収縮力を定量的に評価することは難しいが，術野の心臓の動きや経食道心エコー検査（TEE）所見が参考になる。また，人工心肺離脱前の外科的操作として，左心ベントの抜去，および心腔内の気泡を除去するために一時的に人工心肺回路から体内に血液を戻して左房を充満させるが，この左房圧上昇に対する動脈圧波形の反応も心機能を評価するうえで情報源となる。左房圧の上昇に反応して，モニター画面上，人工心肺のポンプ波形に重畳する自己心拍による拍動性の動脈圧波形が大きく出現する場合は，心収縮力が回復していると評価できる。これに対して，心収縮力の回復が不十分な場合は，左房圧の上昇にもかかわらず自己心拍による動脈圧波形の出現が小さい。

人工心肺離脱時には心収縮力の維持とともに体血管抵抗の補正が必要となる場合が多いため，少量～中等量（3～5 μg/kg/min）のドパミンが第一選択として使いやすい。ドパミンはαとβアドレナリン受容体の双方に作用する薬物であり，投与量を調節することで，"ある程度"の範囲で心収縮力と体血管抵抗の適正化を単一の薬物で行うことができる。ほかの選択肢としてドブタミンやPDE3阻害薬があるが，これらはβアドレナリン受容体のシグナル伝達系に選択的に作用する薬物であるため，人工心肺離脱時に体血管抵抗が低下している状況ではノルアドレナリンなどの併用が必要になる。

心血管作動薬を開始するタイミングは，人工心肺からの離脱を完了する時点で十分な

薬理効果が得られることを目標として決定する．心血管作動薬のうち，カテコールアミンは生体内で速やかに分解される物質で，血中濃度の半減期は数分である．カテコールアミンを一定速度の持続投与で開始した場合，15〜20分で血中濃度がほぼ定常状態に到達する．このような薬物動態，および三方活栓やカテーテルの死腔による生体内への到達のラグを考慮すると，大動脈遮断を解除して心拍が再開する時点をめどに開始すれば，離脱時には目的とする薬理効果が期待できる．短時間で血中濃度を上昇させて効果を期待する場合は，維持投与速度の120〜150％で開始する．この場合，5分程度で十分な効果が期待できるが，過剰な循環補助を避けるため，期待する効果が得られた時点で投与速度を維持量に戻す．

PDE3阻害薬は血中濃度の半減期が約1時間と長く，投与開始から効果が発現するまでに時間を要する．人工心肺離脱時に効果を期待するには，大動脈遮断解除の時点で維持量の150〜200％の投与速度で開始し，離脱の時点で維持量に減量する方法が推奨される．添付文書には初期ローディングで短時間に血中濃度を上昇させる投与法が記載されているが，人工心肺離脱時では効果の制御を困難にする可能性があるため推奨できない．

2 離脱から維持へ

人工心肺装置からの循環補助量を減量し，適正な範囲のCVPまたはPCWPで十分な動脈圧が確保できれば離脱を完了する．離脱直後は，出血量をチェックしながら適正な前負荷を維持するとともに，動脈圧，CVP，心電図などの変化に注意し，自己の心臓により安定した循環が維持できることを確認する．離脱直後に臓器循環が適正に維持できているかどうかは$S\bar{v}_{O_2}$や尿量で評価する．その後は，$S\bar{v}_{O_2}$あるいはCIを適正範囲に維持するように心血管作動薬の投与速度を調節する．

人工心肺は動脈の性状に影響するため，中枢圧（心基部あるいは大腿動脈圧）と橈骨動脈圧との間に圧差が発生して，橈骨動脈で測定する圧が低く表示される場合がある[3]．この現象は，カニュレーション部位より末梢側の橈骨動脈の圧迫で圧差が減少すること[4]により確認できる．この中枢-末梢間の圧差は一過性であり，人工心肺離脱から時間が経過すると動脈の特性が正常化し，圧差は消失する．管理上，短時間で末梢の動脈圧を正常化させる必要がある場合は，αアドレナリン受容体に作用する薬物を使用して体血管抵抗を補正する選択肢がある．この目的には，少量（0.03〜0.08 μg/kg/min）のノルアドレナリンが非常に有用であるが，ネオシネジンの間歇的投与が有効な場合もある．ドパミンを一時的に増量してαアドレナリン受容体に対する作用に期待することもできるが，頻脈や過剰な陽性変力作用に注意する．

3 低心機能症例の離脱

術前からの高度の心機能障害や長時間の人工心肺などで，人工心肺離脱時に心収縮力の低下が想定される場合は，さらに強力な心血管作動薬が必要になる．低心機能症例に

対する心血管作動薬の種類や量には複数の選択肢があり、また、経験にも影響される。重要な点は、最初から複数の薬物を高用量で投与するのではなく、モニタリングで評価しながら適正な循環が得られるように薬物を追加したり、投与量を調節することである。

低心機能状態への対応には、複数の薬物の併用が有効であることが多い。この場合は、それぞれの薬物の役割分担（αアドレナリン作用かβアドレナリン作用か）を明確にして薬物の種類と量を選択する。心収縮力の増強には強力なβアドレナリン作用が期待できるドブタミン（3～10μg/kg/min）、あるいはアドレナリン（0.05～0.2μg/kg/min）を追加する。アドレナリンは強力なαアドレナリン作用も有するため、アドレナリンとドパミンを併用する場合は過度のαアドレナリン作用を防ぐためドパミンの投与量は中等量まで（3～5μg/kg/min）に抑える。人工心肺の影響、あるいはβアドレナリン作用性薬物による体血管抵抗の低下に対しては、ノルアドレナリンを投与して体血管抵抗を正常化する。PDE3阻害薬の併用も心機能低下症例に対して有効であるが、前述のようにPDE3阻害薬は効果発現まで時間がかかるため、人工心肺からの離脱困難が予想される症例では、早期から投与を始めておくほうがよい。

すでにドパミンを投与している状況であれば、ドパミンを8～10μg/kg/minに増量する対応方法もある。ドパミンのβアドレナリン受容体に対する効果は用量依存性に増加し、投与量を増加させることで心収縮力の向上が期待できる。しかし、投与量の増加に伴いαアドレナリン受容体に対する効果も増大して体血管抵抗が上昇するため、高用量のドパミンでは動脈圧の上昇と比較して心拍出量の増加分は小さくなる。このような場合、心拍出量と臓器循環を維持するには体血管抵抗の上昇分を相殺することが必要であり、抵抗血管に作用するニカルジピンやPGE$_1$などの薬物の併用が必要になる。

大量のカテコールアミンやPDE3阻害薬を投与しても十分な循環を維持できない場合、強力な血管収縮作用を有するバソプレシン[5]を試みる価値はある。しかし、低下した心収縮力に対する薬物治療には限界があり、低血圧、低心拍出量、$S\bar{v}_{O_2} < 60\%$、心電図変化などが継続する場合は、人工心肺の再開や大動脈内バルーンパンピング（intra-aortic balloon pumping：IABP）など、機械的補助を視野に入れる必要がある。

病態別の心血管作動薬投与

1 冠動脈疾患

冠動脈疾患の周術期管理の要点は心筋酸素需給バランスの維持であり、これは人工心肺離脱時も例外ではない。心筋梗塞の既往がなく心収縮能が保持されている症例であれば、少量の陽性変力作用薬で心拍出量が維持できる場合が多く、心血管作動薬の使用は動脈圧すなわち冠灌流圧の確保に重点を置いた管理を行う。一般に、動脈圧、$S\bar{v}_{O_2}$と尿量が適正範囲であれば心係数は正常値下限であっても大きな問題とはならない。

標準的な投与例は、ドパミン3～5μg/kg/minで開始し、必要に応じてノルアドレ

ナリン 0.03 〜 0.1 μg/kg/min を併用して動脈圧を調節する．心拍出量が維持されているにもかかわらず動脈圧が低い場合には，ノルアドレナリンがよい適用となる．十分な心拍出量がある状況で，さらにドパミンのような陽性変力作用を有する薬物を増量することは心筋酸素需要の増加につながり，心筋酸素需給バランスを悪化させる結果となる．通常，虚血の所見が認められなければ，冠拡張薬は不要，あるいは必要最小量でよい．

広範な心筋梗塞を有する症例，僧房弁逆流を併発する症例など，心機能が低下した症例では心血管作動薬の投与戦略は大きく異なる．このような症例では，βアドレナリン受容体に作用する薬物を中心として，強力な循環補助が必要になる．冠動脈疾患の場合，心収縮力と冠灌流圧の両者を維持する立場からは，αアドレナリン受容体とβアドレナリン受容体の双方に強力に作用する薬物が適用となる．この目的の心血管作動薬として，ドブタミンまたは PDE3 阻害薬とノルアドレナリンとの併用がある．また，アドレナリン（0.05 〜 0.2 μg/kg/min）も低心機能状態に対して有用である．アドレナリンは $β_1$ アドレナリン作用を有するため，心収縮力の増強により心拍出量の増加をもたらすほか，脈拍の増加により相対的に拡張時間が延長し，冠動脈の拡張作用により冠血流は増加する[6]．しかし，頻脈により心筋酸素需要も増加するため，心筋の酸素需給バランスを考慮して使用する必要がある．強力な薬物療法でも動脈圧の維持が困難な場合は，冠灌流圧上昇と心室駆出に対する後負荷の軽減を期待する目的で IABP の挿入も視野に入れる．

2 弁疾患

弁疾患に対する手術では，弁置換術や弁形成術などで弁自体に対する病変が修復されても，術前から存在する心臓の代償性変化（心肥大や心拡大など）は残存する．このような症例では，代償性変化を含めた病態を理解して心血管作動薬を使用する必要がある．

大動脈弁狭窄症では左室の中心性肥大が起こり，左室のコンプライアンスが低下する．人工心肺離脱後の循環管理では後負荷の制御が重要であり，体血管抵抗はやや高めを目標とする．人工心肺離脱時には心収縮力の補助のため 3 〜 5 μg/kg/min のドパミンが必要となる症例が多いが，同時にノルアドレナリンを併用して体血管抵抗を適正化する．βアドレナリン受容体に作用する薬物は，過量になると頻脈や心筋酸素需給バランスの悪化を招くことがあるので，投与量には十分注意する．

狭窄を伴わない大動脈弁閉鎖不全症，および僧帽弁疾患では，人工心肺を離脱して新しい血行動態に適応するまで，βアドレナリン受容体作動薬を中心とした循環補助を必要とする症例がほとんどである．標準的な投与例として，ドパミン 3 〜 8 μg/kg/min で開始し，不十分な場合はドブタミン 3 〜 8 μg/kg/min を追加する．これらの薬物を投与しても循環の維持が不十分な場合はアドレナリンを考慮する．一般に，左室の収縮能が低下した症例では，高用量のノルアドレナリンによる後負荷の増大は好ましくない．

術前からの低心拍出量や肺高血圧症を伴う症例では，PDE3 阻害薬もよい適用となる．ミルリノンでは 0.2 〜 0.4 μg/kg/min，オルプリノンでは 0.1 〜 0.3 μg/kg/min を大動脈遮断解除後から開始する．

3 小児先天性心疾患

　小児の心筋は容量負荷や後負荷の上昇に対する耐性が低く，心拍出量は低い体血管抵抗と心拍数に依存しているのが特徴である[7)8)]。この傾向は年齢が低いほど著しい。また，先天性心疾患では心内修復後も解剖学的，機能的異常が残存する症例がある。さらに，心房中隔欠損症，ファロー四徴症，総肺静脈還流異常症など，左室容積が正常値よりも小さい疾患も多い。

　小児先天性疾患では，人工心肺離脱時に投与する心血管作動薬の基本はβアドレナリン受容体作動薬であり，体血管抵抗を上昇させる薬物は極力避ける。小児におけるドパミンの効果は年齢により異なるとの報告もある[9)]が，第一選択としてドパミンを使用することは特に問題はない。ただし，ドパミンの投与量は3〜5μg/kg/minの範囲で使用する。中等量〜高用量のドパミンはαアドレナリン刺激作用による血管収縮が心拍出量の減少をもたらすほか，肺血管抵抗上昇の原因にもなる。ドパミンのみで循環維持が困難な場合は，ドブタミンあるいはアドレナリンを追加する。左室容積が小さい症例では，イソプロテレノールが効果的な場合もある。

　肺高血圧を伴う症例，長時間の人工心肺症例などでは，PDE3阻害薬も有用性が高い。一般に，小児ではPDE3阻害薬の血管拡張作用は有利に働く。標準的な投与量は成人よりもやや多く，ミルリノンでは0.3〜0.5μg/kg/minである。

4 Fontan手術，Glenn手術

　Fontan手術やGlenn手術は肺循環に心室を使用しない特殊な循環であり，人工心肺離脱時の心血管作動薬の選択には特有の循環動態の理解が必要である。心室を使用しない循環では，肺血流は肺動脈系（肺動脈-左房）の圧較差と肺血管抵抗に大きく依存する。適正な循環維持には，肺血管抵抗を下げることで体血流を駆出する心室の前負荷（左房圧）を確保することが第一であり，その後，必要に応じて心収縮力を増強させる薬物を投与する。不適切な心血管作動薬により肺血管抵抗が上昇することは避けなければならない。

　人工心肺離脱に備えて，ミルリノン0.3〜0.5μg/kg/min，ニトログリセリン1〜2μg/kg/minなど，肺血管拡張作用を有する薬物の投与を開始する。ニトログリセリンの静脈内投与の代わりに，一酸化窒素（NO）10〜20ppmを吸入させる[10)]選択肢もある。カテコールアミンはドパミン3〜5μg/kg/minが一般的であるが，肺血流の評価を優先する理由から，CVPの上昇に反応して左房圧が上昇（さらに，動脈圧波形の出現）することを確認した後に開始する手順が推奨される。前述のように，中等量（5μg/kg/min）以上のドパミンは，肺血管抵抗を上昇させる危険性があるので避ける。ほかのカテコールアミンを併用する場合は，ドブタミン，あるいは低用量（0.03〜0.05μg/kg/min）のアドレナリンを投与する。

■参考文献

1) Dueck MH, Klimek M, Appenrodt S, et al. Trends but not individual values of central venous oxygen saturation agree with mixed venous oxygen saturation during varying hemodynamic conditions. Anesthesiology 2005 ; 103 : 249-57.
2) Böttiger BW, Rauch H, Böhrer H, et al. Continuous versus intermittent cardiac output measurement in cardiac surgical patients undergoing hypothermic cardiopulmonary bypass. J Cardiothorac Vasc Anesth 1995 ; 9 : 405-11.
3) Pauca AL, Hudspeth AS, Wallenhaupt SL, et al. Radial artery-to-aorta pressure difference after discontinuation of cardiopulmonary bypass. Anesthesiology 1989 ; 70 : 935-41.
4) Pauca AL, Wallenhaupt SL, Kon ND. Reliability of the radial arterial pressure during anesthesia. Is wrist compression a possible diagnostic test? Chest 1994 ; 105 : 69-75.
5) Dünser MW, Mayr AJ, Stallinger A, et al. Cardiac performance during vasopressin infusion in postcardiotomy shock. Intensive Care Med 2002 ; 28 : 746-51.
6) Overgaard CB, Dzavík V. Inotropes and vasopressors : Review of physiology and clinical use in cardiovascular disease. Circulation 2008 ; 118 : 1047-56.
7) Romero T, Covell J, Friedman WF. A comparison of pressure-volume relations of the fetal, newborn, and adult heart. Am J Physiol 1972 ; 222 : 1285-90.
8) Kirkpatrick SE, Pitlick PT, Naliboff J, et al. Frank-Starling relationship as an important determinant of fetal cardiac output. Am J Physiol 1976 ; 231 : 495-500.
9) Lang P, Williams RG, Norwood WI, et al. The hemodynamic effects of dopamine in infants after corrective cardiac surgery. J Pediatr 1980 ; 96 : 630-4.
10) Pepke-Zaba J, Higenbottam TW, Dinh-Xuan AT, et al. Inhaled nitric oxide as a cause of selective pulmonary vasodilatation in pulmonary hypertension. Lancet 1991 ; 338 : 1173-4.

(田村　岳士, 内田　整)

IV. 病態から見た心血管作動薬：適切な投与法とは

2 急性心不全

はじめに

　急性心不全は心臓に器質的または機能的異常が生じて急速に心ポンプ機能の代償機転が破綻し，心室充満圧の上昇や主要臓器の灌流不全を来し，それに基づく症状や徴候が急性に出現した状態であると定義される。収縮能もしくは拡張能障害が生じると，心血管系はフランク・スターリングの法則に従い代償される。さらに各種神経液性因子は亢進し，肺，骨格筋，腎臓，皮膚などへの血流配分の変化が生じるが，これらの代償機序が破綻することによって急性心不全が発症すると考えられる。急性心不全では腎機能障害の合併が，心血行動態とともに肺うっ血の出現に深く関与している。心不全に合併する腎不全は心腎症候群として注目されており，急性期のみならず中長期的にも生命予後規定因子として重要である。さらに近年，急性心不全症例に収縮能が正常で拡張能が低下する拡張期心不全の存在することが明らかになってきた。この拡張期心不全は高齢，女性，左室肥大，心筋虚血，高血圧症，糖尿病がリスクファクターであることが報告されている[1]。

　急性心不全は，症状や徴候も多岐にわたっている。本項ではガイドライン[2]〜[4]を骨子として急性心不全について概説する。

評　価

1 症　状

　急性心不全の症状は，うっ血によるものと低心拍出状態による末梢循環不全によるものとからなる。うっ血によるものも左心不全と右心不全とで症状が異なる。左心不全の場合は左心室の下流にあたる肺のうっ血による症状が現れる。ガス交換の異常を代償するために呼吸困難，頻呼吸などの呼吸器症状を訴える。そのため診察の際には呼吸様式や呼吸数の記録が診断に役立つ。急性左心不全では呼吸促迫が観察されるため，治療効果を確認するためにも症状の記録は重要である。また，坐位では明らかな心不全症状を

認めなくても，仰臥位では呼吸困難を認めることがある点に注意したい．右心不全の場合は，右室の上流にあたる肝臓や消化器のうっ血による症状や頸静脈の怒張など，静脈系の拡張に伴う症状が出現する．両下肢や顔面の浮腫は右心系の圧の上昇を反映してはいるが，循環不全の結果としてレニン・アンギオテンシン・アルドステロン系が賦活化され，全身的に水分量が増加していることも示している．

2 検　査

検査として 12 誘導心電図，動脈血ガス分析および血液生化学検査，胸部 X 線撮影，心エコー図検査を行う．心電図検査は心筋梗塞，徐脈性不整脈の診断に有効である．

動脈血ガス分析は呼吸不全，アシドーシスの把握に有効である．急性心不全では動脈血酸素分圧が低下し，動脈血二酸化炭素分圧が上昇することが多い．Pa_{O_2} が 60 mmHg 以下で呼吸困難感が強い症例では，非侵襲的陽圧呼吸（noninvasive positive pressure ventilation：NIPPV）の使用も考慮に入れる．生化学的指標としては B-type natriuretic peptide（BNP）値が注目されている．血中 BNP 値測定は慢性心不全において予後予測，治療判定に重要な指標であるが，急性心不全においても臨床症状と BNP 値を組み合わせることによってより正確に急性心不全の診断が可能であること，受診時に BNP 値を測定することによって入院日数が減少したことなど，その有用性が報告されている[5)6)]．

胸部 X 線撮影では肺門部血管拡張，気管支壁の浮腫，カーリー線などうっ血所見を認めることが多いが，急性心不全症例の約 20％にはこれらの所見を認めないことに注意が必要である．

心エコー図は心臓基礎疾患の診断に必要不可欠な検査であり，臨床で頻用されている検査の一つである．非侵襲的に再現性をもって心臓の情報を得ることができる．心エコー図は形態学的な変化を確認するだけでなく血行動態の評価にも有用である．具体的には，三尖弁逆流から求めた右室圧と右房圧の圧較差によって肺動脈収縮期圧を推定し，心不全の程度，治療効果を経時的に追跡すること，下大静脈の径とその呼吸変動による血管内血液量の評価などが臨床で行われている．

3 重症度分類

急性心不全において肺動脈カテーテル挿入を全例に施行すべきではなく，症例ごとにその適用基準を考慮する必要がある（表1）．急性心不全急性期には肺動脈カテーテルを用いて心機能の重症度分類（Forrester の分類，図1）を行い，予後予測や治療方針の決定に役立てる[7)]．この分類では，心係数が 2.2 $l/min/m^2$ 未満では組織灌流が不十分であり，肺動脈楔入圧が 18 mmHg 以上では肺うっ血を来すとされている．一方，慢性心不全の急性増悪ではこの図式が必ずしも成り立つとはいえない．そのような症例に対して Nohria ら[8)]は，臨床所見から 4 つのサブセットに分類し治療方針を決定する方法を提唱している（図2）．この分類は慢性心不全の急性増悪だけでなく，急性心不全にも利用できる可能性がある．

表1 心不全における肺動脈カテーテルの適用

クラス I　レベル C
・適切な輸液に速やかに反応しない心原性ショック
・適切な治療手段に反応しない，または低血圧かショックを合併する肺水腫
・肺水腫が心原性か非心原性かの鑑別

クラス II　レベル C
・通常の治療に反応しない心不全患者において血管内容量，心室充満圧，全体的心機能の評価目的
・急性心不全において新たに発症した収縮期雑音の原因，臨床的・血行動態的意義を検討するため
・非代謝性の慢性肺疾患の患者における全体的な血行動態の評価

クラス III　レベル C
・心不全の評価，診断，治療に対するルーチンの使用

(Bhatia RS, Tu JV, Lee DS, et al. Outcome of heart failure with preserved ejection fraction in a population-based study. N Engl J Med 2006；355：260-9 より改変引用)

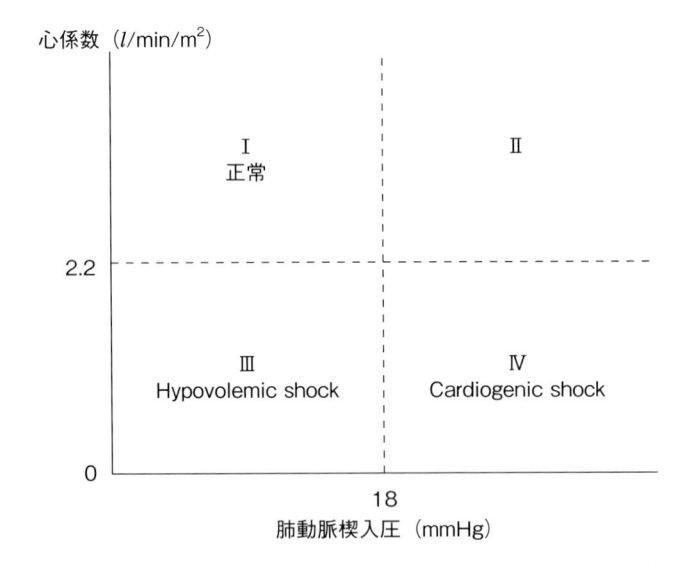

図1　Forrester の分類

〔Forrester JS, Diamond G, Chatterjee K, et al. Medical therapy of acute myocardial infarction by application of hemodynamic subsets (second of two parts). N Engl J Med 1976；295：1404-13 より改変引用〕

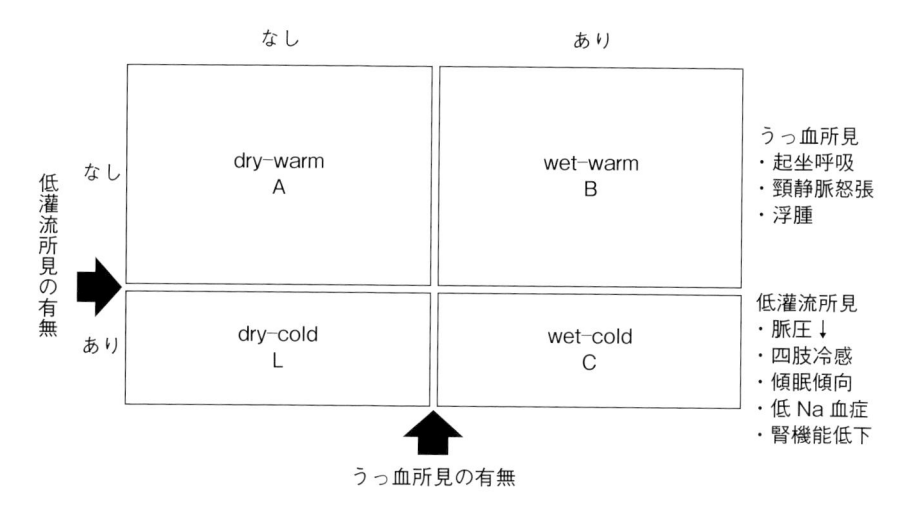

```
                なし              あり
        ┌──────────────┬──────────────┐
    なし │  dry-warm    │  wet-warm    │   うっ血所見
        │      A       │      B       │   ・起坐呼吸
低       │              │              │   ・頸静脈怒張
灌       ├──────────────┼──────────────┤   ・浮腫
流   →   │              │              │
所  あり │  dry-cold    │  wet-cold    │   低灌流所見
見       │      L       │      C       │   ・脈圧↓
の       │              │              │   ・四肢冷感
有       └──────────────┴──────────────┘   ・傾眠傾向
無              ↑                         ・低 Na 血症
          うっ血所見の有無                   ・腎機能低下
```

図 2　急性心不全の臨床病型

Profile A：うっ血や低灌流所見なし（dry-warm）
Profile B：うっ血所見はあるが低灌流所見なし（wet-warm）
Profile C：うっ血および低灌流所見を認める（wet-cold）
Profile L：低灌流所見を認めるがうっ血所見はない（dry-cold）

(Nohria A, Tsang SW, Fang JC, et al. Clinical assessment identifies hemodynamic profiles that predict outcomes in patients admitted with heart failure. J Am Coll Cardiol 2003；41：1797-804 より改変引用)

管理目標

1 安静度

重症例では初期は絶対安静とするが，上半身は挙上し Fowler 体位を取ることを原則とする。治療が軌道に乗ればできるだけ早期に安静度を上げていく。安静が長期にわたる症例では静脈血栓症の予防のため弾性ストッキングを使用する。

2 尿 量

時間尿量の確認が必要であるため，尿道留置カテーテルを積極的に挿入する。腎機能によって1日に必要な尿量の目標は異なってくるが，時間尿量 40 ml 以上，1日尿量 1,000 ml 以上を目標とし，最低でも 500 ml を下回らないよう尿量を確保する。その一方で急激な除水による脱水を招かないためにも，1日の除水目標は体重で −1 〜 −1.5 kg までにとどめる。不感蒸泄を考慮に入れると水分の出納は −500 〜 −1,000 ml 程度が目標となる。尿量確保にフロセミドをはじめとするループ利尿薬は必須であるが（クラス I），その利尿作用が強すぎるため，時に血圧低下，脱水などを引き起こすことがある。

できれば少量の投与から開始するのが望ましい。フロセミドは持続静注で用いると血圧変動に伴う尿量減少を回避し，安定した尿量を得ることができるとされる（クラスIIb）。利尿による除水が十分でない場合には濾過透析の適用を考慮する（クラスIIb）。

3 血 圧

著明な高血圧を認める場合にはニトログリセリン，カルシウム拮抗薬，ニトロプルシドなどの血管拡張薬を用いて積極的に降圧を図る。心臓の後負荷を軽減するためにも，循環不全に陥っていなければ血圧は低めに維持する。ただし，腎動脈硬化症を伴う症例や高齢者では急激な降圧によって尿量が減少することが多いため，目標血圧を高めに設定する。一方，急激な利尿は血圧の低下につながり，循環不全につながる可能性がある。特に，左室収縮力が低下した症例でその傾向が強いので注意する。

4 動脈血酸素飽和度

動脈血酸素飽和度は95〜98％を目標とし，最低でも臓器障害を起こさないとされる90％以上を常に確保する。そのためには酸素投与を行うが（クラスI），維持ができなければ気管挿管による人工呼吸管理を行う。NIPPVが使用できる症例では早期より試みる。

治 療

1 鎮 静

a. 塩酸モルヒネ

モルヒネは中枢性に働き，その鎮静作用によって患者の不穏や呼吸困難が軽減する。心血管系に対してモルヒネは，交感神経緊張の著しい亢進状態を抑制することによって細動脈や体静脈を拡張するが，この作用は静脈系でより強い。細動脈の拡張によって後負荷は軽減し，また静脈系の拡張によって静脈還流量は減少し肺うっ血は軽減する。心臓の前負荷や後負荷の軽減，心拍数の減少により心筋酸素消費量は減少する。血管の拡張が過度になると血圧は低下する。呼吸器系に対しては呼吸回数の減少や呼吸仕事量の低下によって酸素需要が減少するが，CO_2応答能が低下するため呼吸抑制が起こりやすい。

モルヒネは脳内出血症例，意識障害症例，気管支喘息症例では，原則として投与を控える。

2 利尿薬

利尿薬は急性心不全の症状を速やかに軽減させるため臨床の現場で頻用されており，Acute Decompensated Heart Failure National Registry（ADHERE）の報告においても90％の症例で使用されている[9)10)]。ループ利尿薬の使用がもっとも多いが，その内訳はフロセミド84％，ブメタニド7％，トラセミド2％と報告されている。

a. ループ利尿薬

フロセミドをはじめとするループ利尿薬は，ヘンレ係蹄上行脚（髄質部，皮質部）におけるNa$^+$-K$^+$-Cl$^-$の共輸送系を尿細管腔側から阻害，Na$^+$，Cl$^-$の再吸収を抑制しNa$^+$や水の排泄を促進する。その結果，利尿効果が発揮され，循環血漿量を減少させる。このようにループ利尿薬は，前負荷を減少させることによって肺うっ血や浮腫などの心不全症状を軽減するため，急性心不全症例で特に有効である。ACC/AHA心不全診療ガイドライン[11)]においても，症候性左室収縮不全に対して利尿薬，アンギオテンシン変換酵素（ACE）阻害薬，β遮断薬の投与が標準治療として提示されている。一方で，ループ利尿薬使用量の多い症例では予後が悪いことも報告されているため，使用の際は大量投与を避けるべきであると考えられる。さらにガイドラインにおいては，ループ利尿薬とサイアザイド系薬物，スピロノラクトンとの併用が有効であること，またボーラス投与より持続投与のほうが有効であることが記載されている。

また，ループ利尿薬の一つであるトラセミドは抗アルドステロン効果も併せ持つ薬物である。慢性心不全を対象とした研究において，フロセミドと比較し長期予後が良好であると報告されていることから，急性期から慢性期管理に移行する際の薬物として有効であると考えられる。

b. 抗アルドステロン薬

重症慢性心不全を対象としたRALES試験で，抗アルドステロン薬であるスピロノラクトンの長期予後改善効果が示された[12)]。スピロノラクトンがナトリウム貯留や心筋線維化を抑制したことが心不全の増悪を抑止し，心筋でのノルアドレナリン取り込みの抑制，血中カリウム維持が突然死の減少をもたらし，死亡率を減少させたと思われる。今後は急性心不全治療への応用が期待される。抗アルドステロン薬の副作用として高カリウム血症，腎機能悪化，女性化乳房が挙げられる。血清カリウム値が5.0 mEq/lを超える症例，腎機能低下症例は適用外である。

c. バソプレシン拮抗薬

アルギニンバソプレシン分泌亢進は腎臓集合管における水の再吸収を亢進し口渇感を亢進するため，著明な低ナトリウム血症の原因となる。低ナトリウム血症は急性心不全の予後規定因子であるため，バソプレシン拮抗薬は急性心不全治療薬として期待される。

3 血管拡張薬

血管拡張薬は利尿薬と並び，急性心不全の治療薬として有効な薬物である．利尿薬は利尿作用に伴う交感神経，レニン・アンギオテンシン系の賦活により後負荷が上昇する可能性があることから，血管拡張薬のほうがより有益であると考えられる．

a. 硝酸薬

血管拡張薬は血圧が保たれている患者には第一選択薬である．ニトログリセリンや硝酸イソソルビド投与では，その血管拡張作用の強さと即効性から速やかな血行動態の改善が期待できる．硝酸薬は一酸化窒素(NO)を介して血管平滑筋内のグアニル酸シクラーゼを刺激し，低用量では容量血管を，高用量では抵抗血管も拡張し，前負荷軽減効果および後負荷軽減効果を発現する．重症肺水腫に対する高用量硝酸イソソルビドと高用量フロセミド＋低用量硝酸イソソルビドとの比較では，利尿薬中心の治療よりも血管拡張薬を中心とした治療のほうが肺うっ血，呼吸困難の症状改善には有効であることが示されている．さらに硝酸イソソルビドとBi-PAP (bilevel positive airway ventilation) との比較においても，硝酸イソソルビド投与のほうが酸素飽和度の改善が良好であったと報告されている．また，症例によっては血行動態の改善が得られた結果，血中レニン，アンギオテンシン，アルドステロン，アドレナリン，ノルアドレナリン濃度が低下傾向を示す．

臨床的に使用した際の問題として，耐性が数日後から発生する点が挙げられる．軽度から中等度の心不全では，耐性が生じる前に症状を軽減させることも可能であろう．また，現時点ではナトリウム利尿ペプチドとの比較などのエビデンスは確立していない．大規模レジストリーであるADHEREによると，硝酸薬とネシリチドとの比較で，以前は硝酸薬の使用頻度が多かった．しかし近年，硝酸薬の頻度に変化はないものの，ネシリチドの使用頻度が増加している[9,10]．

b. カルペリチド

カルペリチドは本邦で開発されたナトリウム利尿ペプチドファミリーの一つであり，改定ガイドラインにおいて急性心原性肺水腫の治療に対しクラスIIa，レベルBで推奨される薬物である．カルペリチドは血管拡張作用，ナトリウム利尿効果，レニンやアルドステロン合成抑制作用などによって前負荷，後負荷軽減効果を発現し，肺うっ血症例への適用とともに心不全症例に対してカテコールアミンなどの強心薬と併用されることが多い（クラスIIa，レベルB）．さらに，硝酸薬と比較して交感神経活性を抑制し，左室リモデリングを抑制するとされる．また，プラセボと比較して死亡率，心血管イベントも抑制すると報告されている．腎保護作用を持つが，比較的血圧が低い腎不全合併症例に使用した場合，血圧低下によって腎機能が悪化する可能性もあるため，投与には注意が必要である．

4 強心薬

血圧低下，末梢循環不全の状態に対し，容量負荷に反応しない症例では強心薬が投与される。その一方で，強心薬は心筋 Ca 負荷を誘導し，不整脈，心筋虚血，心筋傷害の原因となりうるため慎重に投与する。

a. カテコールアミン

カテコールアミンはアドレナリン受容体と結合して種々の生理作用を示す。心筋に存在する β アドレナリン受容体は主に β_1 サブタイプであり，心筋収縮増強作用，心筋弛緩速度増加，心拍数増加，刺激伝導速度増加作用を発揮する。

一方，血管平滑筋に存在する β_2 サブタイプを刺激することによって末梢血管は拡張する。急性心原性肺水腫の治療では，β アドレナリン受容体に作用することによって強心作用を示すドパミン，ドブタミンと，血管収縮作用の強いノルアドレナリンが併用されることも多い（クラス IIa，レベル C）。一方，カテコールアミンをはじめとする強心薬の使用に問題提起がなされている。NYHA III，IV 度の心不全症例 471 例を対象とした Flolan International Randomized Survival Trial（FIRST）において，平均 2 週間ドブタミンを持続投与した症例の 6 カ月後の状態を後ろ向きに検討したところ，ドブタミン非投与群では心不全悪化，心停止，心筋梗塞発症が 64.5％，死亡率は 37.1％であったが，ドブタミン投与群ではそれぞれ 85.3％，70.5％といずれも有意に高かった。ドブタミンが予後を悪化させた原因としては催不整脈作用，心筋酸素消費量の増加などが考えられる[13]。また，大規模レジストリーである ADHERE からは 15,230 例の解析により，血圧などを補正してもドパミンまたはミルリノンを投与された患者群はニトログリセリンまたはネシリチドを投与された患者群よりも院内死亡率が高いことが報告された[10)11)]。カテコールアミン自体による心筋傷害が生じる可能性も否定できないと推測する報告も多い。さらに，低用量のドパミンはドパミンシナプス後受容体を刺激し，腎動脈拡張作用によって腎血流増加，利尿作用があると広く使用されてきた。しかし，多施設共同研究の結果，臨床では有効性が期待できないことが報告されている[14]。

これらの報告から，現時点では安全性を考慮してカテコールアミン製剤は血圧低下，臓器灌流障害がある症例のみに使用を限定すべきであり，投与の際にも薬物選択，投与量，投与期間に注意を払うべきであると思われる。

b. ジギタリス

ジギタリスは長い間，心不全治療の第一選択で用いられてきた薬物である。しかし，カテコールアミンと比較して強心作用が弱く，治療域も狭いために使用しにくい。現在の ACC/AHA 慢性心不全ガイドラインではクラス IIa の推奨となっている[11]。一方，急性心不全では心房細動などの頻脈誘発型心不全に対して適用とされるが（クラス IIa，レベル C），それ以外の急性心不全には推奨されていない。

心房細動などにおいて，心拍数コントロールを目的とした急速静注飽和療法も現在で

はほとんど行われておらず，使用の際には 0.125 〜 0.25 mg をゆっくり静注し，血中濃度に注意しながら使用する。

禁忌としては徐脈，房室ブロック，洞不全症候群，WPW 症候群，閉塞性肥大型心筋症，低カリウム血症，高カルシウム血症が挙げられる。

c. ホスホジエステラーゼⅢ阻害薬（phosphodiesterase Ⅲ inhibitor：PDE 3 阻害薬）

PDE 3 阻害薬は血管拡張作用と強心作用を併せ持ち，作用は β アドレナリン受容体を介さないため，カテコールアミンに耐性がある症例にも有効である。β アドレナリン遮断薬が投与されている慢性心不全の急性増悪症例では，交感神経受容体がブロックされているためカテコールアミンの効果が制限される。β アドレナリン受容体を介さない PDE 3 阻害薬は，そのような症例においても優れた強心効果を得ることができる（クラスⅡa，レベル C）。急性心不全では投与開始後，作用発現は速やかで血行動態改善効果は用量依存的である（クラスⅡa，レベル B）。

PDE 3 阻害薬であるミルリノンを用いて，951 人の慢性心不全の急性増悪を対象とした前向き研究 Outcomes of a Prospective Trial of Intravenous Milrinone for Exacerbations of Chronic Heart Failure（OPTIME-CHF）が実施されたが，ミルリノン投与群とプラセボ群で入院死亡率，60 日以内の心血管イベントによる入院日数，心血管イベント発生率に差を認めず，ミルリノンに短期予後，長期予後ともに改善効果を認めなかった。さらに，治療を要する低血圧や心房性不整脈の新たな発症はミルリノン群で多かったため，現在ではミルリノンを第一選択薬として慢性心不全の急性増悪時に使用することは推奨されていない[15]。その後，後ろ向きに心不全の原因を虚血性と非虚血性に分けて比較検討した結果，虚血性では死亡，再入院のイベント率はミルリノン群 42% に対してプラセボ群 36% とミルリノン群で結果が悪かった。しかし，非虚血群ではミルリノン群 28% に対してプラセボ群 35% とミルリノンを使用しても予後を悪化させることはなく，虚血の有無によって結果が異なることが明らかとなった[16]。しかしその一方で，血管拡張薬に反応しない急性心不全に対して PDE 3 阻害薬を投与することにより，血行動態や利尿の改善を認めることもしばしば経験する。PDE 3 阻害薬には抗サイトカイン作用があり，心筋プレコンディショニング作用を示す可能性も示唆されている。強心薬同士の比較として，ADHERE ではミルリノン投与のほうがドブタミン投与よりも院内予後がよかったことも報告されているが，これにはミルリノンの血管拡張作用が患者予後に影響を与えた可能性がある。

d. アデニル酸シクラーゼ賦活薬（コルホシンダロパート）

本邦のみで使用可能な強心薬である。PDE 3 阻害薬と同様に強心作用と血管拡張作用を併せ持つ筋線維拡張薬（inodilator）であるが，効果発現が PDE 3 阻害薬より遅く，心拍数増加作用が大きいことに注意が必要である。PDE 3 阻害薬との少量併用療法が有効である（クラスⅡb，レベル C）との報告もあるが，適用，使用に関してはさらなる検討が必要である。

e. カルシウム感受性増強薬（レボシメンダン）

　レボシメンダンはヨーロッパで導入され，急性心不全症例にも応用されている．心筋収縮調節蛋白トロポニンの Ca^{2+} 感受性を増強することにより，細胞内サイクリックアデノシン一リン酸や Ca^{2+} 濃度の上昇を来すことなく心筋収縮力を増強する．さらに，ATP 感受性 K^+ チャネルを開口することにより血管拡張作用を示し，心拍出量の増加と肺毛細管圧の低下が得られる．血圧低下や心筋虚血を発症することなく血行動態を安定させ，短期・中期予後を改善すると報告されている[17]が，本邦では未認可であるため，今後の検討が必要である．

おわりに

　急性心不全について定義，診断，管理目標，治療について概説した．急性心不全は慢性心不全と異なり，エビデンス確立のための臨床試験が少ない．一方で，急性心不全の治療は救命および長期予後の観点からも非常に重要であるため，今後も症例を蓄積することによって急性心不全に対するエビデンスを確立していくことが望まれる．

■参考文献

1) Bhatia RS, Tu JV, Lee DS, et al. Outcome of heart failure with preserved ejection fraction in a population-based study. N Engl J Med 2006；355：260-9.
2) 和泉　徹，磯部光章，伊藤　浩ほか．急性心不全治療ガイドライン（2011年改訂版）. Circ J 2011；Suppl：1-81.
3) Adams KF Jr, Lindenfeld J, Arnold JMO, et al. Exclusive summary：HFSA 2006 comprehensive heart failure practice guideline. J Card Fail 2006；12：10-38.
4) Nieminen MS, Bohn M, Cowie MR, et al. Executive summary of the guidelines on the diagnosis and treatment of acute heart failure. The task force on acute heart failure of the European Society of Cardiology. Eur Heart J 2005；26：384-416.
5) Maisei A, Krishnaswamy P, Nowak RM, et al. Rapid measurement of B-type natriuretic peptide in the emergency diagnosis of heart failure. N Engl J Med 2002；347：161-7.
6) Mueller C, Scholer A, Laule-Kilian K, et al. Use of B-type natriuretic peptide in the evacuation and management of acute dyspnea. N Engl J Med 2004；350：647-54.
7) Forrester JS, Diamond G, Chatterjee K, et al. Medical therapy of acute myocardial infarction by application of hemodynamic subsets (second of two parts). N Engl J Med 1976；295：1404-13.
8) Nohria A, Tsang SW, Fang JC, et al. Clinical assessment identifies hemodynamic profiles that predict outcomes in patients admitted with heart failure. J Am Coll Cardiol 2003；41：1797-804.
9) Adams KF Jr, Fonarow GC, Emerman CL, et al. Characteristics and outcomes of patients hospitalized for heart failure in the United States：Rationale, design, and preliminary observations from the first 100,000 cases in the Acute Decompensated Heart Failure National Registry (ADHERE). Am Heart J 2005；149：209-16.
10) Fonarow GC, Heywood JT, Heidenreich PA, et al. Temporal trends in clinical characteristics, treatments, and outcomes for heart failure hospitalizations, 2002 to 2004：Findings

from Acute Decompensated Heart Failure National Registry (ADHERE). Am Heart J 2007 ; 153 : 1021-8.

11) Hunt SA, Abraham WT, Chin MH, et al. ACC/AHA 2005 Guideline update for the diagnosis and management of chronic heart failure in the adult : a report of the American College of Cardiology/American Heart Association task force on practice guidelines (Writing committee to update the 2001 guidelines for the evaluation and management of heart failure) : developed in collaboration with the American College of Chest Physicians and the International Society for Heart and Lung Transplantation : endorsed by the Heart Rhythm Society. Circulation 2005 ; 112 : e154-235.

12) Pitt B, Zannad F, Remme WJ, et al. The effect of spironolactone on morbidity and mortality in patients with severe heart failure. N Engl J Med 1999 ; 341 : 709-17.

13) O'Connor CM, Gattis WA, Uretsky BF, et al. Continuous intravenous dobutamine is associated with an increased risk of death in patients with advanced heart failure. Insights from the Flolan International Rondomized Survival Trial (FIRST). Am Heart J 1999 ; 138 : 78-86.

14) Australian and New Zealand Intensive Care Society (ANZICS) Clinical Trial Group. Low-dose dopamine in patients with early renal dysfunction : A placebo-controled randomized trial. Lancet 2000 ; 356 : 2139-43.

15) Cuffe MS, Califf RM, Adams KF Jr, et al. Short term intravenous milrinone for acute exacerbation of chronic heart failure : A randomized controlled trial. JAMA 2002 ; 287 : 1541-7.

16) Felker GM, Benza RL, Chandler AB, et al. Heart failure etiology and response to milrinone in decompensated heart failure : Results from OPTIME-CHF study. J Am Coll Cardiol 2003 ; 41 : 997-1003.

17) Follath F, Cleland JG, Just H, et al. Efficacy and safety of intravenous levosimendan compared with dobutamine in severe low-output heart failure (the LIDO study) : A dandomized double-blind trial. Lancet 2002 ; 360 : 196-202.

〔尾前　毅，上村　裕一〕

IV. 病態から見た心血管作動薬：適切な投与法とは

3 心移植患者

はじめに

　欧米では心臓移植は重症心不全の治療法として確立されており，年間約 3,000 例以上が施行されている。シクロスポリンなどの免疫抑制薬の進歩もあり移植後長期の生存が可能となってきた。一方，本邦では 1997 年に臓器移植法が施行され，1999 年 2 月に法のもとで脳死後心臓移植が行われた[1]。しかしながら，絶対的なドナー不足は否めず，心臓移植の適用患者がその待機中に死亡することも珍しくはない。さらに，多くの患者が海外での移植を望んでいることも事実である。

　2009 年には臓器移植法の一部が改正され，本人の臓器提供の意思が不明の場合，また 15 歳未満であっても，遺族がこれを書面で承諾する場合は臓器の提供が可能とされ，平成 22 年 7 月 17 日より施行されている。この改正に伴い国内においての脳死移植の症例は飛躍的に増加した。臓器移植後の患者は長期にわたり免疫抑制薬の服用を余儀なくされるが，特にステロイド剤の投与は大腿骨頭壊死に伴って人工股関節置換術が必要になるなど，今後心移植を受けた患者が非心臓手術を受ける機会が増加することは間違いないと思われる。さらに，本邦における心臓移植の術後長期予後は良好であることを加味すると，大学病院のような特殊な病院のみならず，市中病院においても心移植を受けた患者の非心臓手術を行うことは将来決して稀有なケースではなくなると思われる。本項では移植心の特殊性を述べるとともに移植心患者の麻酔管理について簡単に触れ，本題である循環管理では血管作動薬使用上の問題点を挙げる。

移植心の生理および病理と麻酔管理

　移植心の生理学的な特徴は除神経心であることに集約される。本来，遠心性自律神経は交感神経と副交感神経に分類され，多くの臓器はそれらの二重支配により制御されている。交感神経系の一部を担う副腎髄質は交感神経系の支配のみを受け，血管もほぼ交感神経のみの支配と考えられるが，心臓は本来，交感神経と副交感神経（迷走神経）による拮抗的な支配を受けている。

　交感神経は，洞房結節，房室結節，心房，心室すべてを支配している。交感神経の節

後線維より放出されるノルアドレナリンにより，洞房結節では心拍数の増加，房室結節では刺激伝導速度の増加を起こし，心房・心室筋では収縮力を増強させる。一方，副交感神経の主な支配は洞房結節，房室結節，心房とされている。これら交感神経と副交感神経が巧妙なバランスを取り，瞬時に変わる心臓の機能を規定している。また，安静時には副交感神経が優位に働いているとされる。

心臓移植においてはドナーの心臓とレシピエントの大血管とが縫合されるが，神経の縫合は不可能である。そのため，移植された心臓は求心性および遠心性神経から切り離されるため，上記のような神経支配がない。これは除神経心（denervation heart）と呼ばれ，移植心の最大の特徴とされている。移植心は安静時，運動時，循環血液量減少時，ストレス時における代償的な反応，循環の安定性が正常心（本項では神経支配がある本来の心臓をこのように呼ぶこととする）に劣ると考えられる。

また，移植後は先に述べたように長期の免疫抑制薬の投与を余儀なくされる。そのため，これら薬物による影響も避けがたい。

1 除神経心の特徴

a. 自律神経支配の喪失

手術操作により，心臓に対する節後神経線維が切断された状態に置かれるため，神経の軸索変性および神経終末から神経伝達物質であるノルアドレナリンの急速な枯渇が生じる。ただし，心臓のノルアドレナリンの受け皿となるβ受容体はそのまま残るため，血中のカテコールアミンへの反応は維持される。そのため交感神経が興奮した場合，神経終末からのノルアドレナリンによる即時的な反応は見られないものの，副腎髄質から放出されたアドレナリンに対する反応は従来どおりにある。そのため，時間的には遅れるものの交感神経興奮に伴い心拍数の上昇，心機能の増強は認められる。

迷走神経から本来はアセチルコリンが放出され，心臓におけるムスカリン受容体（M_2）を介して主に洞房結節と房室結節に作用し，心拍数の減少と心収縮力の低下を招く。安静時に優位に作用している迷走神経の緊張が失われるため，心移植後の患者の安静時心拍数は正常心と比して増加しており，100前後（90～120 bpm くらい）となる。

神経支配が失われるため，本来あるべき心臓に関するさまざまな神経反射は消失する。消失する例としては頸動脈洞刺激やバルサルバ操作に伴う心拍数の減少が挙げられる。

b. 心機能への影響

移植後の経過が良好であれば，その心機能は正常心とほとんど遜色はないが，容量負荷に対する反応にやや相違が見られる。正常心であれば，循環血液量の変化に伴い神経を介した反応が心機能に影響する。たとえば循環血液量が減少（hypovolemia）すると頻脈に，逆に多くなると徐脈に傾く。これは中枢神経を介した反応であるが，除神経心ではこれらの現象は見られなくなり，心収縮能はいわゆるフランク・スターリング曲線に従い，その心拍出量は前負荷に大きく依存する[2]。そのため hypovolemia になると正

常心と比べて容易に低血圧を来す。よって麻酔管理においては，全身麻酔，脊髄くも膜下麻酔，硬膜外麻酔いずれの方法でも血管拡張に伴い低血圧が生じやすいことを念頭に置くべきである。

正常心では運動負荷や手術，気管挿管などによるストレス負荷後，主に神経性調節により速やかに心拍出量は増加し，負荷中止後同じく速やかに減少するが，除神経心である移植心では負荷開始後，正常心より遅れて徐々に心拍数が増加する。われわれは日常の麻酔時に血圧，脈拍の上昇などの循環動態の変化で麻酔深度を推し量っているが，その信頼性は疑わしくなる。

2 移植心の病的変化

心移植後の年月の経過に伴い，程度の差こそあれ心機能の低下が認められる。その典型的なものが心室の拡張コンプライアンスの低下で，血行動態では心室拡張末期圧の上昇，中心静脈圧の上昇，肺動脈圧の上昇が認められ，いわゆる拘束的な循環動態を呈する[3]。そのため容量負荷に対して心室拡張期圧と中心静脈圧の上昇が大きくなり，移植心では長い経過とともに循環血液量の安全域が狭められることになる。結果として，麻酔管理では通常の正常心に比べてより厳密な容量管理が要求される。たとえば，麻酔中の循環維持にはある程度の容量負荷が必要であるが，移植心に機能低下があると麻酔中の容量負荷に耐えきれず，麻酔からの覚醒とともに肺水腫などの合併症を招く可能性がある。移植心では容量負荷に対して潜在的なリスクがあることを認識し，正常心と同様の感覚での容量負荷には慎重であるべきと思われる。

3 慢性拒絶反応

慢性拒絶反応も移植心に見られる重要な問題点である。慢性拒絶反応とは移植臓器が生着して月から年単位で起こる変化の総称であるが，その原因は不明で，病理的には実質や血管の線維化，間質の増生，冠動脈の内膜肥厚と求心性狭小化などが見られる[4]。正常心であれば動脈硬化などによる冠動脈の狭窄に伴っていわゆる狭心痛が認められるが，除神経心であるために痛みはなく，患者本人が気づかないうちに心筋梗塞に陥る可能性もある。心移植後は定期的に冠動脈造影が行われているが，その情報がどの程度最新のものであるかを十分把握しておきたい。術前の評価が不十分だと，手術中の突然の心電図変化や循環虚脱への対応が遅れる懸念がある。移植心の状態によっては最悪の事態を想定し，経皮的心肺補助装置（PCPS）を用意したうえで麻酔管理を行うことも考慮したい。

4 神経の再分布（reinnervation）

当初，移植心で失われた神経支配は不可逆性と考えられていたが，多くの研究では移植後年月の経過に伴い神経支配が戻ることが示されている[5)～7)]。ただ，神経支配がどの

時期にどのように戻るかについては結論に至っていない。reinnervation が生じる時期は移植後 1 年から 15 年と文献によりさまざまであり，移植後 15 年経過しても除神経心のままであったものもあり均一的な回復とはいい難い。多くの報告で一致している点を挙げると，1）神経支配の再分布は時間経過とともに再分布の領域は増加すること，2）個人差が大きいこと，3）交感神経が副交感神経に先行して戻ることが多いこと，および 4）完全な神経支配の復活はいまだ報告がないことの 4 点であった。ただ，reinnnervation を起こす要因について多変量解析を行った最近の研究では，移植後の経過年数は reinnervation の決定因子とはならないとされた。またドナーの年齢が若く，大動脈遮断時間が短く，拒絶反応の頻度が少なければ，より神経の再分布が起こりやすかったと報告されている[8]。

神経の再分布に伴い胸痛などの自覚症状の復活，心筋への血流の変化，心室機能や運動耐用能への影響などさまざまな研究が行われている。たとえば，交感神経の再分布が生じれば，運動開始時の心拍数，血圧の増加も正常人と同程度となり，またカテコールアミンへの反応も回復すると考えられているし，副交感神経の再分布が生じていれば安静時の心拍数は正常に近づくし，当然アトロピンなどの神経を介して間接的に働く薬物への反応性も回復してくると考えられる[9,10]。

移植心と血管作動薬

麻酔管理に用いられる血管作動薬を大別すれば，1 つ目は心機能を高めたり，血圧を上げる薬物で，カテコールアミンや交感神経性アミンがこのいい例である。2 つ目は心機能を抑制したり，血圧を下げる薬で血管拡張薬や β 遮断薬がこの類になる。最後に 3 つ目は心臓の動きを規則正しいものに戻す薬，いわゆる抗不整脈薬がこれに当たる。それぞれの薬物の薬理作用機序を理解すれば，除神経心への作用も自ずと明らかとなる。

1 カテコールアミンと交感神経性アミン

これらは α および β アドレナリン作動性受容体に作用する薬物である。循環動態に関するところの心臓と血管（動脈）については心臓には α_1, β_1, β_2 の 3 つの受容体（きわめてわずかだが β_3 もある）があり，β_1 が一番重要な役割を果たす。一方，血管平滑筋には α_1, α_2 および β_2 が存在する。血管については正常心と移植心と相違はないが，議論の余地があるのは心臓の β_1 受容体である。移植心であろうと心臓にある β 受容体刺激に伴う心臓の反応は維持されるので，通常の使用が可能である。移植心において β 受容体作動薬の反応性が異なるか否かは当然大きな関心事ではあるが，現在のところ明確に反応性に変化（増加 or 減少）が出るというコンセンサスはない。ただし，結論には至っていないが，除神経に伴うカテコールアミンの分泌・代謝への影響がどのようになるかについては議論の余地が残る。正常心であれば，交感神経終末から神経伝達物質としてノルアドレナリンが分泌され，それが心臓の β 受容体を刺激するのだが，この

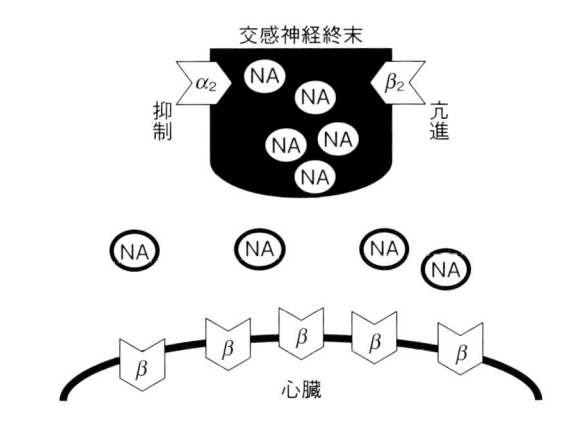

図　交感神経終末におけるノルアドレナリン分泌の制御
NA：ノルアドレナリン

交感神経終末にはα₂およびβ₂受容体が存在し，α₂受容体刺激はノルアドレナリンの分泌を抑制するが，β₂受容体刺激は分泌亢進に働く（図）。つまり，正常心であれば，β受容体作動薬は直接心臓のβ受容体を刺激すると同時に交感神経終末のβ₂受容体を刺激し，ノルアドレナリンの分泌を促す。だが，除神経心では後者の作用がないため，β受容体作動薬の効果が弱まる可能性が残る。β作動薬の直接的な作用と交感神経終末を介した間接的な作用とがどの程度の割合で作用するかは明確ではないので，これにどの程度の臨床的な意味があるかは不明である。一方，カテコールアミンは交感神経終末に取り込まれ，そこで分解されるが，除神経心ではそのようなシステムが失われているため，カテコールアミンの代謝が滞り，カテコールアミンが残存しやすいという考えもある。しかし，除神経心ではノルアドレナリン自体が交感神経終末から分泌されていないので，この代謝経路がなくてもあまり影響がないとも考えられ，明確な結論は出せないのが現状である。あくまで著者個人の感覚ではあるが，これまでの心臓移植の麻酔や除神経心を持つ患者の麻酔の経験から，一般的にβ作動薬といわれるエチレフリン，ドパミン，ドブタミン，アドレナリンの作用が正常心と異なるという印象を持ったことはない。

　カテコールアミンを含む交感神経性アミンの中には，心臓のβ受容体への直接作用だけでなく交感神経終末に作用して，ノルアドレナリンの分泌を促す間接的な作用を有する薬物がある。エフェドリンはα・β受容体に対する直接作用と，神経終末から貯蔵されているノルアドレナリンを遊離させる間接作用を持つため，混合型交感神経作動薬と呼ばれている。ドパミンはノルアドレナリンの直前の前駆物質であり，それ自体も直接α・βアドレナリン受容体を活性化させるが，一部は神経終末からノルアドレナリンを遊離させ間接的に循環動態へ影響を与えるとされる（表）。このように直接作用と間接作用の両方を有する場合はその作用が減弱すると考えられるが，臨床的に使用した印象ではその差異を明確には感じられない。

表　除神経心における循環作動薬の薬理作用の変化

薬物	変化しない作用	減弱・消失する作用
カテコールアミン		
ドパミン	心臓，血管 α・β 受容体への直接作用	交感神経終末から心臓への NA 遊離
ドブタミン	心臓，血管 β 受容体への直接作用	
アドレナリン	心臓，血管 α・β 受容体への直接作用	交感神経終末から心臓への NA 遊離と抑制*
ノルアドレナリン	心臓，血管 α・β 受容体への直接作用	交感神経終末から心臓への NA 遊離と抑制*
イソプロテレノール	心臓，血管 β 受容体への直接作用	交感神経終末から心臓への NA 遊離
ほかの循環作動薬		
エフェドリン	心臓，血管 β 受容体への直接作用	交感神経終末から心臓への NA 遊離
フェニレフリン	心臓，血管 α 受容体への直接作用	迷走神経反射による徐脈
アトロピン		心臓でのムスカリン受容体阻害による頻脈
パンクロニウム		心臓でのムスカリン受容体阻害による頻脈
ネオスチグミン		心臓でのムスカリン作用による徐脈
血管拡張薬	血圧低下作用	血圧低下に伴う反射性頻脈

NA：ノルアドレナリン
*：交感神経終末の β_2 受容体刺激は NA 分泌を促進するが，α_2 受容体刺激はこれを抑制するため，いずれの受容体にも作用する薬物はその作用がはっきりしない。

2 アトロピンとネオスチグミン

　いずれも迷走神経からの神経伝達物質であるアセチルコリンに作用し，間接的に心臓へ作用する。アセチルコリンは心臓にあるムスカリン（正確にはムスカリンサブタイプ 2：M_2）受容体に結合し，抑制的に働く。アトロピンはこのアセチルコリンのムスカリン受容体における拮抗薬である。移植心では迷走神経の神経支配も失われているため，正常心で見られるアトロピンによる心拍数増加作用などは見られない。ネオスチグミンはコリンエステラーゼ活性を抑制することでアセチルコリンの代謝を抑制し，その作用を強めることで徐脈を引き起こす。この作用も同様に除神経心では失われる。筋弛緩のリバースでこの 2 剤は同時投与される。アトロピンを同時に投与する理由は，ネオスチグミンによって心臓のムスカリン受容体が刺激され徐脈が発生するのを予防することにあるので，移植心では理論的にネオスチグミンのみでリバースが可能となる。しかし，

ネオスチグミン，アトロピン投与後に房室ブロック，失神を生じたなど，従来は考えられなかった薬物の反応が見られたとの報告がある[11)12)]。これらの異常な反応の理由は明らかではないが，移植心における神経の再分布に伴う変化である可能性が考えられる。移植心の自律神経再分布の過程では，薬理学的に説明できない反応が生じる可能性があることを考慮しなければならない。最近，筋弛緩のリバースとしてスガマデクスが本邦でも使えるようになったので，移植心患者にあえてネオスチグミンを用いる理由はないと思われる。

今はほとんど使われなくなったが，筋弛緩薬のパンクロニウムはアトロピン同様の抗コリン作用を有するため，正常心では脈拍が上昇するが，当然この作用も失われる。

3 血管拡張薬

心臓との関連で問題となるのが冠血管拡張薬であろう。正常心の冠動脈狭窄に対してはニトログリセリン，イソソルビドなどの硝酸薬，ジルチアゼムなどのCa^{2+}チャネル拮抗薬，ニコランジルなどのATP感受性K^+チャネル開口薬がよく使われる。これらは移植心の冠動脈に対しても拡張作用を有すると考えられる。ただし，先に述べた慢性拒絶反応に伴う冠動脈の狭小化は動脈硬化とその病因が異なり，これらの薬物は無効である。蛇足だが，慢性拒絶反応に伴う冠動脈の狭小化の狭窄部位は局所的でなく，び漫性に広範囲に及ぶことが多く，通常のPCIなどは無効である。

4 抗不整脈薬

抗不整脈薬のほとんどが心筋のチャネルや受容体に直接作用するものであり，その薬理効果は正常心と変わらないと考えられる。ジギタリスは心筋内のCa^{2+}濃度を上げることで強心作用を有するが，心房細動のレートコントロールにも用いられる。ただし，レートコントロールは迷走神経を介する作用であるため，ジギタリスによる強心作用は移植心でも維持されるが，心房細動に対するジギタリスのレートコントロール作用は失われてしまう。移植心であっても心房細動には陥ることもあるだろうが，その場合のレートコントロールにはβ遮断薬やイオンチャネル拮抗薬で対処する。

■参考文献

1) Saegusa A. Japan's transplant law is "too stringent" ---. Nature 1999；398：95.
2) 林　行雄．臓器移植後の患者の外科手術の麻酔．真下　節編．臓器移植麻酔マニュアル．東京：真興交易医書出版部；2001. p.126-40.
3) Cotts WG, Oren RM. Function of the transplanted heart：Unique physiology and therapeutic implications. Am J Med Sci 1997；314：164-72.
4) Wagoner LE. Management of the cardiac transplant recipient：Roles of the transplant cardiologist and primary care physician. Am J Med Sci 1997；314：173-84.
5) Brunner-La Rocca HP, Weilenman D, Bracht C, et al. Relative frequency of functional sympathetic and parasympathetic reinnervation after heart transplantation. J Heart Lung

Transplantation 1998 ; 17 : 725-8.
6) Bengel FM, Ueberfuhr P, Ziegler S, et al. Serial assessment of sympathetic reinnervation after orthotopic heart transplantation. A Longitudinal study using PET and C-11 hydroxyepinephrine. Circulation 1999 ; 99 : 1866-71.
7) Estorch M, Camprecios M, Flotats A, et al. Synpathetic reinnervation of cardiac allografts evaluated by 123I-MIBG imaging. J Nucl Med 1999 ; 40 : 911-6.
8) Bengel FM, Ueberfuhr P, Hesse T, et al. Clinical determinants of ventricular sympathetic reinnervation after orthotopic heart transplantation. Circulation 2002 ; 106 : 831-5.
9) Kociolek LK, Bierig SM, Herrmann SC, et al. Efficacy of atropine as a chronotropic agent in heart transplant patients undergoing dobutamine stress echocardiography. Echocardiography 2006 ; 23 : 383-7.
10) Bengel FM, Ueberfuhr P, Karja J, et al. Sympathetic reinnervation, exercise performance and effects of β-adrenergic blockade in cardiac transplant recipients. Eur Heart J 2004 ; 25 : 1726-33.
11) Beebe DS, Shumway SJ, Maddock R. Sinus arrest after intravenous neostigmine in two heart transplant recipients. Anesth Analg 1994 ; 78 : 779-82.
12) Brunner-La Rocca HP, Kiowski W, Bracht C, et al. Atrioventricular block after administration of atropine in patients following cardiac transplantation. Transplantation 1997 ; 63 : 1838-9.

〈川村　篤, 林　行雄〉

IV. 病態から見た心血管作動薬：適切な投与法とは

4 アナフィラキシーショック

はじめに

　アナフィラキシー（anaphylaxis）は狭義にはⅠ型アレルギー反応であり，抗原曝露後，免疫グロブリンE（immunoglobulin E：IgE）抗体を介して肥満細胞や好塩基球からヒスタミンやロイコトリエンなどの化学伝達物質が放出され，皮膚，呼吸器，循環器，消化器，神経など，複数の臓器に障害を来す急激な全身反応である。女性は男性に比べ，アナフィラキシーを起こす頻度が約3倍とされており，その原因として化粧品などへの曝露が考えられている。また，免疫機序が関与しないアナフィラキシー様反応（anaphylactoid reaction）もある。この反応にはIgE抗体が関与せず，直接的に補体（C3a, C5a）もしくは肥満細胞や好塩基球が活性化され，アナフィラキシーと同様の症状が生じる。このほかにも，食物依存性運動誘発性アレルギー（food-dependent exercise-induced anaphylaxis：特定の食品を食べた後に運動することで起こる急激なアレルギー），特発性アナフィラキシー，非ステロイド性抗炎症薬（nonsteroidal anti-inflammatory drugs：NSAIDs）不耐症などがある。NSAIDs不耐症はアラキドン酸代謝異常が関与すると考えられており，多くの文献ではIgE非依存性アナフィラキシーに分類されている。しかし，特異的IgEの存在が証明されることもある。

　アナフィラキシーの治療後，抗原の再投与が行われていないにもかかわらず，再びアナフィラキシー症状を呈することがある（二相性アナフィラキシー：biphasic anaphylaxis）。その頻度は報告により異なるが1～20％で，症状の発現時間は1時間から78時間後，平均時間は約8時間後である。

アナフィラキシーの原因物質

　アナフィラキシーを起こす代表的なものを表1に示した[1]。また，麻酔中によく起こるアナフィラキシーの原因物質を表2に，原因としてもっとも多い筋弛緩薬の種類を表3に示した[1]。

　筋弛緩薬の第4級アンモニウム基には抗原性があり，IgEを誘導する。この第4級アンモニウム基はシャンプーなどにも含まれるため，感作されている場合は初回投与でも

表1 アナフィラキシーを起こす原因物質

1. IgE依存性アナフィラキシー
    食品（卵，牛乳，大豆など）
    抗生物質（ペニシリン系，セフェム系など）
    生物毒（ハチなど）
    ラテックス
    ワクチン
    ホルモン関連（インスリン，ヘパリン，ステロイドなど）
    麻酔薬
    筋弛緩薬
    輸血製剤

2. IgE非依存性アナフィラキシー
    (1) 補体活性化
        造影剤
        麻酔薬（プロポフォール，チオペンタール）
        血液製剤
        血液透析関連
    (2) 肥満細胞・好塩基球の活性化
        麻薬
        麻酔薬（プロポフォール，チオペンタール）
        筋弛緩薬
        造影剤
        バンコマイシン
        NSAIDs
        高張性溶液（マンニトール）

表2 麻酔中におけるアナフィラキシー原因物質

薬品	頻度
筋弛緩薬	58.2%
ラテックス	16.7%
抗生物質	15.1%
鎮静薬	3.4%
麻薬	1.3%
コロイド	4.0%
その他	1.3%

(Mertes PM, Laxenaire M-C, Alla F. Anaphylactic and anaphylactoid reactions occurring during anesthesia in France in 1999-2000. Anesthesiology 2003 ; 99 : 536-45 より引用)

アナフィラキシーを起こす可能性がある。また，d-ツボクラリンは肥満細胞を直接的に刺激するといわれている。

輸血によるアナフィラキシーの70％は血小板製剤によるものであり，活性化した血小板膜および微粒子状の血小板膜が補体を活性化することにより起こると考えられてい

表3 アナフィラキシーの原因と考えられる筋弛緩薬

筋弛緩薬	頻度
ロクロニウム	43.1%
スキサメトニウム	22.6%
アトラクニウム	19.0%
ベクロニウム	8.5%
パンクロニウム	3.3%
ミバクリウム	2.6%
シスアトラクリウム	0.6%
ガラミン	0.3%

(Mertes PM, Laxenaire M-C, Alla F. Anaphylactic and anaphylactoid reactions occurring during anesthesia in France in 1999-2000. Anesthesiology 2003 ; 99 : 536-45 より改変引用)

る。また，複数回の輸血歴のある患者の20％に，抗血清タンパク抗体が存在することが指摘されている。たとえ自己血輸血でも，常温放置したことでヒスタミンなどの原因物質が放出されたことによると考えられるアナフィラキシーの報告があり，注意が必要である[2]。

βアドレナリン受容体遮断薬長期服用者ではアナフィラキシー発症の頻度が高くなり，化学伝達物質の放出増加により重症化しやすいといわれている。しかし，近年これに疑問を呈する報告もあり，今後の検討が必要である。

アナフィラキシーの病態

アナフィラキシーやアナフィラキシー様反応では，ごく初期に心拍出量が増加し，肺血管平滑筋が収縮するため肺動脈圧は一過性に上昇する。引き続き，血管透過性亢進による血管外への血漿漏出と末梢血管拡張とが起こり，静脈還流量は減少し心拍出量が低下する。さらに冠動脈攣縮，不整脈，心収縮力の障害も起こるとされている（図1）。

血管透過性亢進による血管外への血漿漏出はアナフィラキシー初期から起こり，有効循環血液量の20〜50％に及ぶとされている[3)4)]。また，アナフィラキシーショックのラットモデルでは腸間膜リンパ流量の増加することが知られ，循環血液量低下の代償機構として働いている可能性がある[5]。心臓の肥満細胞と心機能低下との関連も示唆されており，肥満細胞から放出されるヒスタミン，ロイコトリエンC_4，カイメース，プロスタグランジンD_2が冠動脈攣縮と心筋傷害，催不整脈作用を引き起こし，血小板活性化因子が冠血流を減少させると考えられている。アナフィラキシーショックでは全臓器血流が低下するものの心筋血流は比較的保たれているとされているが，左室壁内血流の再分布により，心内膜下側では相対的な血流減少が起こっているとの報告もある。

4. アナフィラキシーショック

図1 アナフィラキシー低血圧のメカニズム

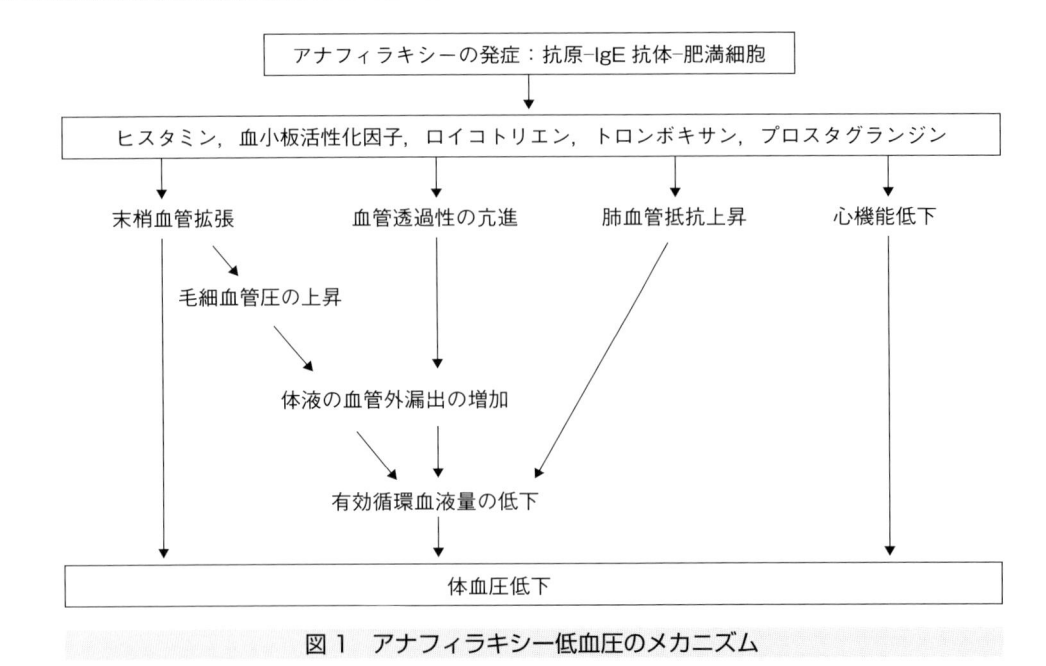

アナフィラキシーの治療

　アナフィラキシー治療のガイドラインは複数存在する[6)~8)]が，その発症頻度の少なさから，前向き無作為対照研究はほとんどない。このため，治療方法にはエビデンスのないものが多い。しかしながら，多くのガイドラインで第一選択薬はアドレナリンと補液，高濃度酸素投与であり，ステロイドと抗ヒスタミン薬が補助的な役割を果たしている。そのほかにも，アナフィラキシーの治療で効果があると報告されている薬物がいくつか存在する。

1 カテコールアミン類

a．アドレナリン

　多くのガイドラインで第一選択薬とされており，その投与に禁忌はない。化学伝達物質の放出を抑制し，血管透過性を減少させ，昇圧作用をもたらす。

1) 作用機序
　濃度依存性に$\beta_{1,2}$，$\alpha_{1,2}$アドレナリン受容体に作用する。血管平滑筋に分布するα_1アドレナリン受容体に働き，大部分の動静脈で血管が収縮して昇圧効果を発揮する。また，心筋に分布するβ_1アドレナリン受容体に働き，陽性変力作用，陽性変時作用，伝導系

の促進を起こす。さらに，気管支平滑筋に分布する β_2 アドレナリン受容体に結合し，気管支平滑筋を弛緩させる。β_2 アドレナリン受容体は心筋（心室筋15％，心房筋30～49％）にも存在し，β_1 アドレナリン受容体がダウンレギュレーションしたときにカテコールアミンの反応を維持し，心収縮力と心拍数を増加させる役割が示唆されている。β_2 アドレナリン受容体は肥満細胞にも存在し，肥満細胞から化学伝達物質の放出を抑制する。

2）投与方法
a）筋肉内投与

小児への投与後に血中濃度が最大になるまでの時間は皮下注で34±14分，筋注で8±2分である[9]。また，成人での上腕と大腿での皮下注，筋注を比較すると，大腿への筋注が測定時間を通じてもっとも高い血漿濃度を示し，最高血漿濃度に達する時間も早かったことから[10]，最適の注射部位は大腿前面外側（大腿外側広筋）への投与である。小児では大腿四頭筋や三角筋などへの筋注により筋短縮症の発症が知られているが，これは抗生物質や解熱剤を大量頻回に投与することが原因で，適切な投与では問題とならない。

成人：0.3～0.5 mg
小児：0.01 mg/kg（最大0.3 mg）
改善がなければ5～20分ごとに追加投与

b）静脈内単回投与

アドレナリンの静脈内単回投与量はまだ確立されていないが，ここでは一般的な投与方法を示す。

単回投与量：0.05～0.1 mg を5～15分おきに投与。

c）静脈内持続投与

0.1 μg/kg/min で開始し，適宜増減。

3）合併症

過剰投与により異常高血圧，心筋傷害，心機能障害，心室性頻脈，冠動脈攣縮，肺水腫などの副作用が起こる。

b．ノルアドレナリン

1）作用機序

$\alpha_{1,2}$ アドレナリン受容体，β_1 アドレナリン受容体への刺激により作用を発現する。強力な α_1，β_1 作用があり，体血圧の維持を目的として使用される。半減期が2.5分と短いため，通常は持続投与で使用される。

2）投与方法

静脈内持続投与で使用される。皮下注や筋注では血管収縮を起こすため，組織の壊死を起こす可能性がある。

0.02～0.25 μg/kg/min

3）合併症

腎・腸間膜血管床血流の低下による腎不全，腸間膜梗塞を来す．また，肝血流の減少により肝代謝される薬物の血漿濃度の上昇を来す．

c．ドパミン

アドレナリン単回投与で血圧の上昇が一過性の場合に使用するが，昇圧効果はアドレナリンより弱い．

1）作用機序

濃度依存性にドパミン受容体，βアドレナリン受容体，αアドレナリン受容体への刺激作用と，交感神経末端からのノルアドレナリン放出作用とがある．βアドレナリン受容体とD_1様受容体への作用により，腎臓と腸間膜血管床が拡張する．しかし，10〜20 μg/kg/min の大量投与ではα作用による血管収縮が顕著となり，腎血流量の増加は抑制される．

2）投与方法

静脈内持続投与
2〜20 μg/kg/min

2 抗ヒスタミン薬

アナフィラキシーの病態に関与するヒスタミン受容体には，H_1受容体とH_2受容体とがある．H_1受容体は抵抗血管の内皮細胞に存在し，一酸化窒素（nitric oxide：NO）を放出して血管平滑筋を拡張させる．また，血管透過性を亢進し，血漿成分の血管外漏出を引き起こす．心臓では房室伝導を抑制する作用もある．一方，H_2受容体は血管平滑筋と胃壁細胞に存在し，血管拡張と胃酸分泌を起こす．心臓に対しては陽性変力作用と変時作用のあることが知られている．また，H_3受容体は心血管交感神経の前シナプスに存在し，ノルアドレナリンの遊離を阻害し，ショック症状を増悪させる．

このようにアナフィラキシーでは，H_1およびH_2受容体がともに関与していることから，H_1受容体とH_2受容体の両遮断薬を投与すべきである．実際，H_1遮断薬単独投与よりもH_1，H_2遮断薬併用投与のほうが，治療効果が高いとの報告がある．H_3遮断薬投与で心機能の改善を認めたとの報告もある．

1）作用機序

ヒスタミンとヒスタミン受容体との結合を阻害することにより，ヒスタミン作用の発現を抑制する．

2）投与方法
a）H_1遮断薬

ジフェンヒドラミン
　　成人：25〜50 mg を経口，筋注，静注
　　小児：1 mg/kg（最大50 mg）を経口，筋注，静注
　症状が持続する場合は4〜6時間ごとに追加投与
b）H₂ 遮断薬
　ラニチジン
　　成人：50 mg（20 ml に希釈）を静注
　　小児：1 mg/kg（最大50 mg，希釈して）を静注
　ファモチジン
　　成人：20 mg（20 ml に希釈）を静注
　　小児：用量は確立されていない
　症状が持続する場合は4〜6時間ごとに追加投与

3 バソプレシン

　バソプレシンは視床下部で合成され，下垂体後葉から分泌されるペプチドホルモンで，9つのアミノ酸からなる。心肺蘇生時における有効性が明らかになっているが，アナフィラキシー時のアドレナリン抵抗性の重症低血圧に対しても，バソプレシンにより血圧が改善したとの報告がある。テルリプレシンはバソプレシン類似物質であり，バソプレシン同様にアドレナリン抵抗性の低血圧に有効であったとの報告がある。

1）作用機序
　作用機序はまだ不明な点が多いが，①血管平滑筋や心筋にある V₁ 受容体と結合して Gq を活性化する，② K_{ATP} チャネルを閉じる，③ NO の作用を修飾する，ことにより血管を収縮させて昇圧効果を示すと考えられている。
　アナフィラキシーショック家兎モデルでの研究では，低用量の投与で血圧は上昇し生存率の改善を認めたが，高用量の投与でも改善効果はなかったと報告されている[11]。また，ラットのアナフィラキシーショックモデルでの研究では，アドレナリンとバソプレシン併用群で生存率が改善するが，バソプレシン単独投与群では生存率の改善を認めなかったとの報告もある[12]。

2）投与方法
　確立した投与方法はなく，症例報告に準じた投与方法を示す。
　バソプレシン：10単位を静脈内投与し，その後，適宜10単位ずつ追加投与するか，0.01〜0.03 U/min で持続投与する。
　テルリプレシン：2 mg を静脈内投与

3）合併症
　腸管虚血，心筋虚血，皮膚虚血（壊疽），静脈血栓が認められる。

4 グルカゴン

βアドレナリン受容体遮断薬長期服用者ではアドレナリン抵抗性の低血圧が起こることが知られており，このような患者に対して，グルカゴンの投与が効果的であったとの報告がある[13]。

1）作用機序
βアドレナリン受容体を介さずにアデニル酸シクラーゼ（adenylate cyclase）を活性化させ，サイクリックアデノシン一リン酸（cAMP）を増加させることにより心筋の陽性変力作用と変時作用を引き起こす。

2）投与方法
成人：1～5 mg 静脈内投与
小児：20～30 μg/kg（最大 1 mg）静脈内投与
その後，5～10分ごとに 1 mg を追加投与または 5～15 μg/min で持続静脈内投与。

3）合併症
嘔気・嘔吐，眩暈，高血糖，低カリウム血症を認める。嘔気・嘔吐の副作用があるため確実な気道確保下での使用時が望ましい。

5 メチレンブルー

アドレナリン抵抗性の重症低血圧に対し，メチレンブルーが有効であったとの報告がある。

1）作用機序
アナフィラキシーでは，放出された化学伝達物質が血管内皮細胞を刺激し，構成型一酸化窒素合成酵素（constitutive nitric oxide synthase：cNOS）を活性化して NO の産生が増加する。NO は可溶性グアニル酸シクラーゼを活性化し，サイクリックグアノシン一リン酸（cGMP）濃度を上昇させる結果，血管拡張を起こす。メチレンブルーは可溶性グアニル酸シクラーゼを阻害することで NO の産生を抑制し，循環動態を安定させる。

2）投与方法
4％メチレンブルー 1.5～2.0 mg/kg（最大 120 mg）静脈内投与し，その後，適宜 120 mg を持続静脈内投与。

3）合併症

動物実験では高用量の投与で循環抑制の増悪，生存率の低下が示唆されている。NOは心臓に対して保護的に働くなど，生体内でさまざまな機能を有しており，過剰なNOの産生抑制によりその生理的機能を阻害されてしまうためであろう。

6 アトロピン

相対的徐脈，重度徐脈時に有効との報告がある。

7 尿トリプシンインヒビター（ウリナスタチン）

アナフィラキシーショック時の末梢循環の維持に有効との報告がある。

■参考文献

1) Mertes PM, Laxenaire MC, Alla F. Anaphylactic and anaphylactoid reactions occurring during anesthesia in France in 1999-2000. Anesthesiology 2003；99：536-45.
2) Domen RE, Hoeltge GA. Allergic transfusion reactions：An evaluation of 273 consecutive reactions. Arch Pathol Lab Med 2003；127：316-20.
3) Kemp SF, Lockey RF. Anaphylaxis：A review of causes and mechanisms. J Allergy Clin Immunol 2002；110：341-8.
4) Fisher M. Blood volume replacement in acute anaphylactic cardiovascular collapse related to anaesthesia. Br J Anaesth 1977；49：1023-6.
5) 木田紘昌．ラットアナフィラキシーショックにおける腸間膜リンパ流量の変化．金沢医科大学雑誌 2009；34：154-9.
6) Joint Task Force on Practice Parameters：American Academy of Allergy, Asthma and Immunology；American College of Allergy, Asthma and Immunology；Joint Council of Allergy, Asthma and Immunology. The diagnosis and management of anaphylaxis：An updated practice parameter. J Allergy Clin Immunol 2005；115：S483-523.
7) 2010 American Heart Association Guidelines for Cardiopulmonary Resuscitation and Emergency Cardiovascular Care：Part 12. Circulation 2010；122：S829-61.
8) 厚生労働省．重篤副作用疾患別対応マニュアル．アナフィラキシー．平成20年3月．
9) Simons FE, Roberts JR, Gu X, et al. Epinephrine absorption in children with a history of anaphylaxis. J Allergy Clin Immunol 1998；101：33-7.
10) Simons FE, Gu X, Simons KJ. Epinephrine absorption in adults：Intramuscular versus subcutaneous injection. J Allergy Clin Immunol 2001；108：871-3.
11) Hiruta A, Mitsuhata H, Hiruta M, et al. Vasopressin may be useful in the treatment of systemic anaphylaxis in rabbits. Shock 2005；24：264-9.
12) Dewachter P, Raeth-Fries I, Jouan-Hureaux V, et al. A comparison of epinephrine only, arginine vasopressin only, and epinephrine followed by arginine vasopressin on the survival rate in a rat model of anaphylactic shock. Anesthesiology 2007；106：977-83.
13) Thomas M, Crawford I. Best evidence topic report. Glucagon infusion in refractory anaphylactic shock in patients on beta-blockers. Emerg Med J 2005；22：272-3.

（木田　紘昌，土田　英昭）

IV. 病態から見た心血管作動薬：適切な投与法とは

5 敗血症性ショック

はじめに

　1991年，感染を原因とする全身性炎症反応症候群（systemic inflammatory response syndrome : SIRS）が sepsis（敗血症）と定義され，その後の10年間で，急速に敗血症の病態が解明された[1]。2004年に敗血症の死亡率を5年で25％減少させるべく，エビデンスに基づいた治療法をまとめた Surviving Sepsis Campaign Guideline（以下 SSCG）が提唱された[2]。循環のモニター/管理法と感染の診断/治療の2本柱からなる達成すべき初期蘇生法が sepsis resuscitation bundle[3] として広く普及され，重症敗血症の救命率が上昇してきた[4]。その後，大規模無作為比較対照試験など最新のエビデンスを織り込み，SSCG は4年ごとに改訂されてきた。その中には，動物実験で有効性が証明され，循環管理の中心的薬剤であったドパミンの見直しなど血管作動薬の使用法にも変化が見られる。

　本項では，重症敗血症/敗血症性ショックの病態を簡潔に説明し，初期輸液負荷（early goal directed therapy : EGDT）[5] 不応時の循環作動薬の選択，投与法について解説する。

敗血症の定義と重症度

　敗血症の定義は，1991年米国の集中治療医学会（Society of Critical Care Medicine : SCCM）と胸部疾患学会（American College of Chest Physicians : ACCP）が共同で提唱した"感染症を原因とする SIRS"であり，感染の原因は細菌，ウイルス，真菌を問わない。したがって感染症によって過剰産生されたサイトカインなどの炎症性メディエータに起因する発熱や頻呼吸，頻脈，白血球増多の全身性炎症反応4項目のうち2項目を満たす状態が敗血症であり（図1）[1]，菌血症やエンドトキシン血症の有無を問わず，素早くかつ簡便に診断できる。しかし SIRS は，感染症だけでなく，大侵襲手術や外傷，重症急性膵炎など生体への過大侵襲時にも惹起されるため，感染症があるかどうかを鑑別する必要がある。このように敗血症の定義の特異度が低いことから，2001年 International Sepsis Definitions Cnference から見直され始め[2]，ついに2012年の SSCG では，"SIRS"という言葉が敗血症の定義から削除され，"感染による全身症状

図1 SIRS/敗血症の概念と診断基準

SIRSの診断基準

1. 体　温：＜36℃または38℃＜
2. 脈　拍：90回/min＜
3. 呼吸数：20回/min＜
   Pa_{CO_2}＜32 mmHg
4. WBC：12000/mm³＜または
   ＜4000/mm³
   または10％＜の桿状球
   などの幼弱な細胞の存在

2つ以上を満たすとき，SIRSと診断する。

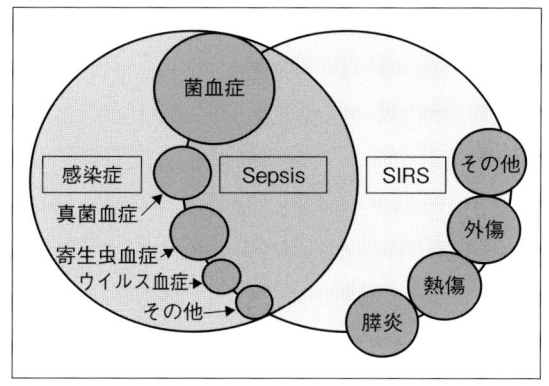

SIRS: Systemic Inflammatory Response Syndrome

(Bone RC, Balk RA, Cerra FB, et al. Difinition of sepsis and organ failure and guidelines for the use of innovative therapies in sepsis. American College of Chest Physicians/Society of Critical Care Medicine. Chest 1992；101：1644-55 より改変引用)

を伴った感染症による症候"と変更された[6]。

　敗血症は重症度により，敗血症，重症敗血症，敗血症性ショックの3つに分類される（表1）[3]が，重症な後者2つを併せて"重症敗血症"と呼称する場合もある。敗血症に起因する低血圧は，①収縮期血圧が90 mmHg未満，②平均血圧（mean arterial pressure：MAP）が70 mmHg未満，③通常の収縮期血圧より40 mmHg超の低下または年齢に対応した正常値から2SD（標準偏差）超の低下，のいずれかで定義される。重症敗血症の診断で重要なのは血圧にとらわれることなく，いわゆるSIRS項目や精神症状，乏尿，血中乳酸値の上昇，中心静脈血酸素飽和度の低下などの組織低灌流所見を拾い上げ，速やかに初期輸液を開始することである。一方，敗血症性ショックは，十分量の輸液負荷にもかかわらず，改善しない低血圧，臓器灌流不全と定義され，血管作動薬の投与が必要となる。

敗血症の病態：高サイトカイン血症＋組織酸素代謝障害

　感染に対する生体反応は，病原体を認識後に炎症性メディエータを誘導し，種々の症状/所見を発現する。病原体が生体内に侵入すると，病原体に存在する分子パターン（pathogen-associated molecular patterns：PAMPs）[7]を，マクロファージなどの免疫担当細胞表面にあるトル様受容体（toll-like receptors：TLRs）[8]に代表されるパターン認識受容体（pattern recognition receptors：PRRs）[9]が認識し，シグナル伝達機構により細胞質内の核内因子（nuclear factor）因子（nephritic factor：NF）-κBを核内に移動させ，腫瘍壊死因子（tumor necrotizing factor：TNF）αやインターロイキン（interleukin：IL）-1など炎症性サイトカインを産生する（図2）。これを機に一酸化窒素（nitric oxide：NO）-サイクリックグアノシン3',5'-一リン酸（cyclic guanosine 3',5'-monophos-

5. 敗血症性ショック

表1 敗血症/重症敗血症/敗血症性ショックの定義と診断基準

敗血症	感染による全身症状を伴った感染症による症候 感染症の存在が確定もしくは疑いであり、かつ下記のいくつかを満たす（項目数規定なし） (1) 全身所見 ・発熱：深部体温 > 38.3℃ ・低体温：深部体温 < 36℃ ・頻脈：心拍数 > 90 回/min, もしくは > 年齢平均の 2SD ・頻呼吸 ・精神状態の変化 ・明らかな浮腫または体液過剰：24 時間以内でのプラスバランス 20 ml/kg ・高血糖：糖尿病の既往がない症例で血糖値 > 120 mg/dl (2) 炎症所見 ・白血球上昇 > 12000/μl ・白血球低下 < 4000/μl ・白血球正常で > 10% の幼若白血球を認める ・CRP > 基準値の 2SD ・プロカルシトニン > 基準値の 2SD (3) 循環所見 ・血圧低下：収縮期血圧 < 90 mmHg, 平均血圧 < 70 mmHg, もしくは成人で正常値より > 40 mmHg の低下、小児で正常値より > 2SD の低下 ・混合静脈血酸素飽和度（Sv_{O_2}）< 70% ・心係数（CI）> 3.5 l/min/m² (4) 臓器障害所見 ・低酸素血症：P/F（$Pa_{O_2}/F_{I_{O_2}}$）< 300 ・急性の乏尿：尿量 < 0.5 ml/kg/hr が少なくとも 2 時間持続 ・クレアチニンの増加：> 0.5 mg/dl ・凝固異常：PT-INR > 1.5, もしくは APTT > 60 秒 ・イレウス：腸蠕動音の消失 ・血小板減少 < 10 万/μl ・総ビリルビン上昇 > 4 mg/dl (5) 組織灌流所見 ・高乳酸血症 > 1 mmol/l（18 mg/dl） ・毛細血管の再灌流減少、もしくは mottled skin（斑状皮膚）
重症敗血症	敗血症に加えて敗血症に起因した臓器機能障害または組織低灌流 (1) 敗血症に起因する低血圧 (2) 乳酸レベルの高値 (3) 2 時間以上の適切な輸液蘇生を行っても尿量が 0.5 ml/kg/hr 未満 (4) 感染巣が肺炎でない場合の $Pa_{O_2}/F_{I_{O_2}} < 250$ の急性肺障害 (5) 感染巣が肺炎である場合の $Pa_{O_2}/F_{I_{O_2}} < 200$ の急性肺障害 (6) クレアチニン > 2.0 mg/dl (7) ビリルビン > 2 mg/dl (8) 血小板数 < 10 万/μl (9) 凝固障害（PT-INR > 1.5）
敗血症性ショック	敗血症に起因する低血圧が、適切な初期輸液蘇生を行っても持続する状態

（Dellinger RP, Levy MM, Rhodes A, et al. Surviving sepsis campaign. International gidelines for management of severe sepsis and septic shock：2012. Crit Care Med 2013；41：580-637 より改変引用）

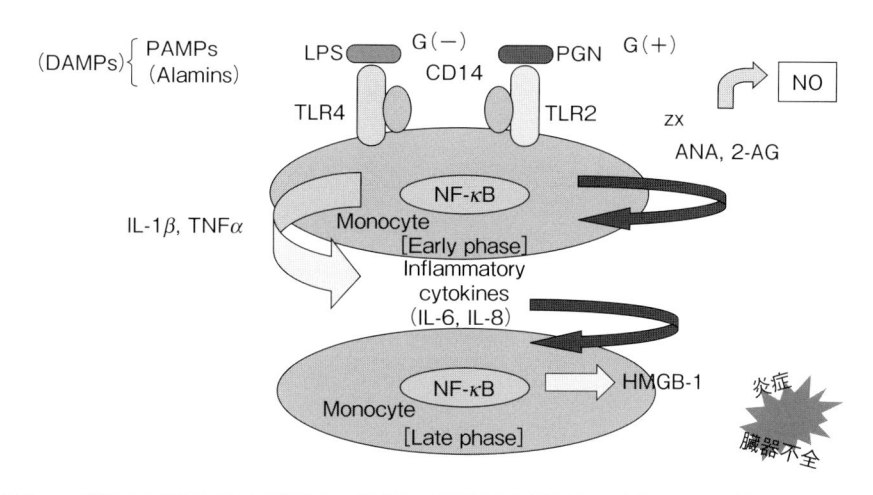

図2 敗血症性ショックにおけるシグナル伝達系の模式図
上：Early phase，下：Late phase

PAMPs：pathogen-associated molecular patterns, DAMPs：damage-associated molecular patterns, LPS：lipopolysaccharide, PGN：peptidoglycan, G（−）：gram negative bacteria, G（+）：gram positive bacteria, ANA：anandamide, 2-AG：2-arachidonoylglyceol, NO：nitric oxide, NF-KB：nuclear factor kappa-B, IL-1β：interleukin-1β, HMGB-1：high mobility group box-1.

（今泉　均．敗血症性ショックの病態と治療の新しい展開．今泉　均ほか編．敗血症性ショック─新たなる展開─．東京：南江堂；2003. p.1-7 より一部改変引用）

phate：cGMP）系を中心に，プロスタグランジン-サイクリックアデノシン3',5'-一リン酸（cyclic adenosine 3',5'-monophosphate：cAMP）系，血管内皮依存性過分極因子（EDHF）などの血管拡張性メディエータが産生される．活性化された多核白血球も感染部位へと侵入し，放出された好中球エラスターゼなどによって局所に炎症を惹起し，血管拡張と充血による熱感/紅潮や微小血管の管透過性亢進による浮腫を生じる．しかし，感染が局所にとどまらず，過剰産生された炎症性サイトカインが血管内に放出され，いわゆる高サイトカイン血症を来すと血管内皮傷害や微小循環障害から，組織酸素代謝障害，組織低灌流からミトコンドリア障害など細胞虚血/傷害が引き起こされ，重症敗血症，敗血症性ショック，敗血症性多臓器不全へと進展していく．

敗血症におけるアドレナリン受容体と血管作動薬

敗血症病態下では，カテコールアミンに対する感受性が変化している．Cariouら[10]はエコー所見を基に，敗血症性ショック患者のβ₁受容体の反応性が少なくとも5日間は抑制されるが，生存群では8～10日間で回復すると報告している．このように敗血症性ショックではβ₁アドレナリン受容体を介する反応が障害されているが，β₂アドレナリン受容体への刺激は比較的保たれている．したがって，このような敗血症性ショック患者にβ₁，β₂の両方の受容体刺激薬であるドブタミンを投与すると，β₁の心収縮力増強作用より，β₂の血管拡張が上回り血圧低下を招くことになる．また，敗血症初期

には血中コルチゾール濃度が増加するため，単球・マクロファージやリンパ球に存在する β_2 アドレナリン受容体を増加調節（アップレギュレーション）して炎症性サイトカインの産生を誘導する。以上より，敗血症の病態下では，β_2 受容体を刺激することなく α_1 受容体を刺激できるカテコールアミン，つまりドパミンやドブタミンよりもノルアドレナリンが適している。

敗血症性ショックにおける各種血管作動薬の役割

1 ノルアドレナリン

ノルアドレナリンの α_1 アドレナリン受容体刺激作用はカテコールアミンの中でもっとも強力に血管を収縮し，昇圧効果が得られる。穏やかな β_1 アドレナリン受容体刺激作用もあるが，β_2 アドレナリン受容体刺激作用はない。ノルアドレナリンを投与しても頻脈になることは少ないが，これは圧受容体反射（varoreflex）によって心拍数が減少するためである。敗血症性ショックでは末梢血管の拡張による distributive shock となっているため，α_1 受容体刺激作用のあるノルアドレナリンは，理にかなった昇圧薬と考えられる。なおノルアドレナリン使用で懸念される腎血流，腎機能への影響に関しては，エビデンスの質は高くはないものの，敗血症性ショックでは腎機能を悪化させないと報告されている（表2）。SSCG 2012 では，適切な輸液でも MAP を 65 mmHg 保てないようであれば，ノルアドレナリンを第一選択として使うよう推奨し，一方，アドレナリンやフェニレフリン，バソプレシンを第一選択で使用しないように勧告している[6]。

表2 ノルアドレナリンが腎機能に与える影響

年	著者	文献	対象患者	n	試験デザイン	対照群	結果
1987	Desjars	Crit Care Med	hyperdynamic septic shock	12	後向き	対照群なし	尿量増加
1989	Fukuoka	Crit Care Med	hyperdynamic septic shock	15	後向き	対照群なし	Cr 上昇，高乳酸血症群で Ccr 低下
1990	Marin	Crit Care Med	hyperdynamic septic shock	24	後向き	対照群なし	尿量増加，Cr 低下
1993	Radl-Wenzl	Intensive Care Med	septic shock	56	前向き	対照群なし	尿量不変，Ccr 上昇
1996	Richer	Crit Care Med	健常ボランティア	6	前向き	クロスオーバー試験	有効腎血流量減少

（森松博史．ドパミン，ノルアドレナリン，バソプレッシンの腎臓への影響を考える．INTENSIVIST 2007；1：523-9 より一部改変引用）

2 ドパミン

重症敗血症患者に対してドパミンはノルアドレナリンと比べて，28日後死亡率を有意に増加させ，心房細動などの上室性不整脈の発生率を約2倍，心室性不整脈の発生率を約3倍に増加させることがDe Backerら[11)12)]により報告されている（表3，図3，表4）。また低用量のドパミンには血管拡張作用があるため，αアドレナリン受容体刺激作用を発揮するには10 μg/kg/min以上の高用量を必要とする。ドパミンのβアドレナリン受容体刺激作用により心収縮力を増強するが，敗血症時にはβ_1作用が減弱し，相対的にβ_2作用が強調されて血管拡張が起こるため，昇圧効果はあまり期待できない。さらに2 μg/kg/minの低用量ドパミンの腎保護作用に関しても，23施設，328人の患者が参加したRCTによるANZICS trialで否定された[13)14)]。したがって，副作用を考慮に入れると，低用量ドパミンの腎保護目的に使用すべきでない。

SSCG 2012ではノルアドレナリンが第一選択薬である。ドパミンには催不整脈作用と血管拡張作用があることから，高度に選択された患者（例：頻脈性不整脈の低リスク患者と絶対的/相対的徐脈の患者）に限り，第一選択としてもよい（グレード2C）[6)]。

3 アドレナリン

CAT studyでは，敗血症を含んだICU入室患者を対象として，ノルアドレナリンとアドレナリンの効果を二重盲検法で比較している[15)]。主要評価項目を昇圧薬なしでMAP > 70 mmHgを24時間維持できるまでの時間，副次評価項目を28日および90日死亡率としたところ，結果は両薬間に有意差はなく，敗血症に絞ったサブグループ解析でも同様の結果であった。ただし，アドレナリン群ではノルアドレナリン群よりも研究からの脱落率が高く（12.9% vs. 2.8%，P = 0.002），その原因として乳酸アシドーシス，頻脈，あらかじめ設定した目標値に到達しない，などの項目が挙げられていた（表4）。

SSCG 2012ではノルアドレナリン抵抗性の低血圧に対してアドレナリンの持続投与が代替療法として推奨されているが，日本版敗血症診療ガイドラインではアドレナリンの投与を推奨していない[16)]。その理由は，日本版ガイドラインでは乳酸クリアランスを初期蘇生の目標のひとつとしており，アドレナリンが血中乳酸値を上昇させるためである。

4 フェニレフリン

フェニレフリンは高心拍出量性敗血症や神経学的疾患，麻酔によって引き起こされた低血圧など，末梢血管抵抗（systemic vascular resistance：SVR）が700 dynes・sec/cm^{5}以下の低血圧に有効である。一方，SVRが1200 dynes・sec/cm^{5}以上の末梢血管の"閉じた"状態での投与は推奨されない[16)]。

5. 敗血症性ショック

Study	Noradrenaline Event	Total	Dopamine Event	Total	RR [95%CI]
Martin, et al. (1993, Chest)	7	16	10	16	1.43 [0.73-2.80]
Marik, et al. (1994, JAMA)	5	10	6	10	1.20 [0.54-2.67]
Ruokonen, et al. (1993, Crit Care Med)	4	5	3	5	0.75 [0.32-1.74]
Mathur, et al. (2007, Indian J Crit Care Med)	14	25	19	25	1.36 [0.90-2.05]
De Backer, et al. (2010, N Engl J Med)	249	502	291	542	1.08 [0.98-1.19]
Patel, et al. (2010, Shock)	51	118	67	134	1.16 [0.89-1.51]
Overall	330	676	396	732	1.12 [1.01-1.20]

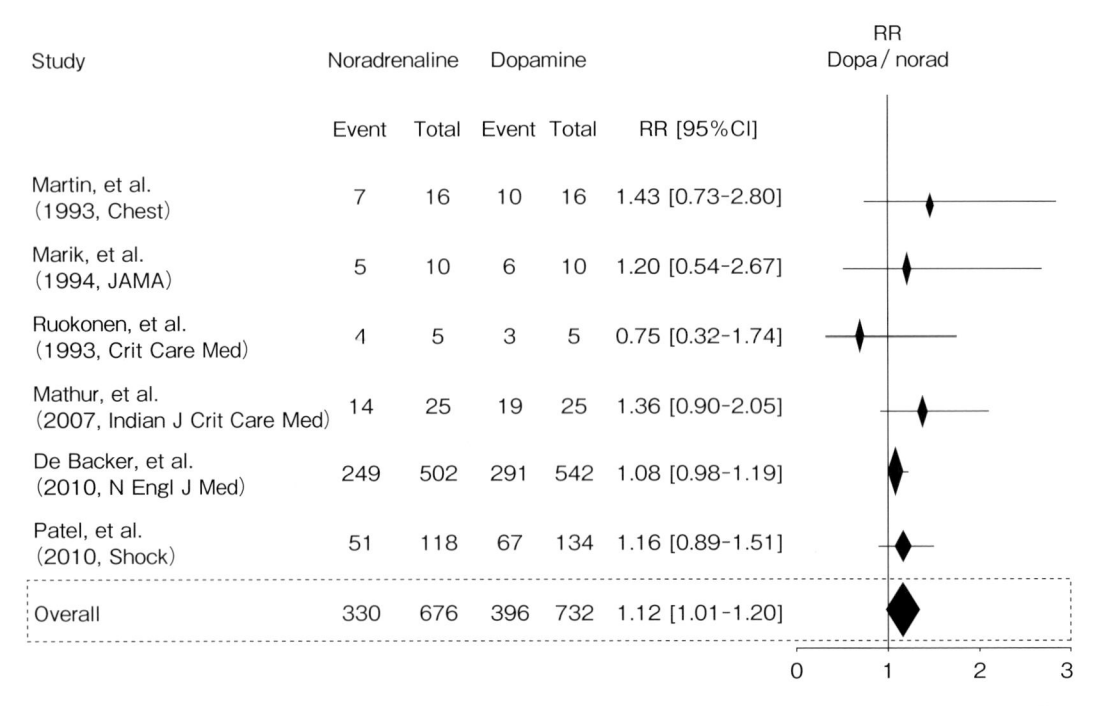

図3 敗血症性ショックに対するドパミンとノルアドレナリンの28日後予後の比較（6つの介入研究に基づいたメタアナリシス）

(De Backer D, Aldecoa C, Njimi H, et al. Dopamine versus norepinephrine in the treatment of septic shock: A meta-analysis. Crit Care Med 2012；40：725-30 より一部改変引用)

表3 重症敗血症におけるノルアドレナリンとドパミンの比較：エビデンスサマリー

予後	例示の比較リスク（95%CI）[a] ドパミン	ノルアドレナリン	相対的効果 (95% CI)	エントリー数 (Studies)	研究の質 (GRADE)
短期死亡率	530 per 1000	482 per 1000 (440 to 524)	RR 0.91 (0.83 to 0.99)	2043 (6 studies)	⊕⊕⊕⊖ Moderate[b,c]
重篤な有害事象（上室性不整脈）	229 per 1000	82 per 1000 (34 to 195)	RR 0.47 (0.38 to 0.58)	1931 (2 studies)	⊕⊕⊕⊖ Moderate[b,c]
重篤な有害事象（心室性不整脈）	39 per 1000	15 per 1000 (8 to 27)	RR 0.35 (0.19 to 0.66)	1931 (2 studies)	⊕⊕⊕⊖ Moderate[b,c]

[a]：介入群（ドパミン群）の想定リスクは比較群（ノルアドレナリン群）の対応するリスク（およびその95% CI）と，相対的効果（RR，95% CI）に基づいている．CI：信頼区間，RR：リスク比

[b]：結果に強力な異質性が存在する（I2 = 85%）が，効果の方向ではなく，効果の度合いを反映している：エビデンスの質を低下させない．

[c]：De Backer（N Engl J Med 2010年）の血液量減少および心原性ショック患者から得られた結果：間接のためエビデンスレベルを1低下させた．

（情報源：Analysis performed by Djillali Annane for Surviving Sepsis Campaign using following publications：De Backer D. N Engl J Med 2010；362：779-89, Marik PE. JAMA 1994；272：1354-7, Mathur RDAC. Indian J Crit Care Med 2007；11：186-91, Martin C. Chest 1993；103：1826-31, Patel GP. Shock 2010；33：375-80, Ruokonen E. Crit Care Med 1993；21：1296-303）

表4 血管作動薬における比較試験結果

比較	サマリー	成績	問題点
DOP vs. NA	・短期死亡率：増加～不変 ・上室性，心室性不整脈：増加	・6つの介入試験によるメタアナリシス（n=676 vs. 732）：28日後死亡率に差（+）〔RR；1.12（1.01-1.20）〕 ・5つのRCT（n=1993）：短期死亡率に差（−），RR：0.91（0.84-1.00） ・2つのメタアナリシス：不整脈のRR：1.20（p = 0.035） ・2つのRCT：不整脈のRR：2.34（1.46-3.77）	・DOP：不整脈，頻脈多い
AD vs. NA	・短期死亡率：不変 ・乳酸値の増加	・4つのRCT（n=540）：死亡リスクに差（−），RR：0.96（0.77-1.21） ・CAT study（AD vs. NA, n = 350），28日および90日死亡率に差（−）	・骨格筋のβ_2受容体刺激で，好気性乳酸産生を増加→輸液蘇生のガイドとして，乳酸クリアランスが使えなくなる
VSP vs. NA	・短期死亡率：低下～不変 ・上室性不整脈：増加	・2つのメタアナリシス：2つのメタアナリシスとも循環動態の有意な改善あるも，短期死亡率は相反した〔Serpa Netoら（2012）：9のRCTのRR：0.87，P=0.04，Politoら（2012）：10のRCTのRR：0.91，P=0.21〕 ・7つのRCT（n=963）：死亡率に差（−）：RR：1.12（0.96-1.30），上室性不整脈増加：RR：7.27（2.3-22.9） ・VASST trial（NA vs. NA + 0.003 u/minのVSP）：短期死亡率に差なし	・VSPの高用量は，心臓，四肢の指趾，内臓虚血と関連する

RCT：ランダム化比較試験
NA：ノルアドレナリン，DOP：ドパミン，AD：アドレナリン，VSP：バソプレシン

5 バソプレシン

　バソプレシン（ピトレシン®）は本邦で，尿崩症や食道静脈瘤からの出血の治療に対して保険適用がある。しかし，難治性血管拡張性ショック，特に敗血症性ショックにおいて2番目に選択される薬物であり，また第一選択薬であるノルアドレナリンの投与量を減らすために使用されることもある。

　敗血症を含む血管拡張性ショックに対し，バソプレシンまたはその誘導体であるテルリプレシンの効果をメタ解析した興味深い論文が，2012年に2つ報告されている[17)18)]。Serpa Netoら[17)]は，17歳以上のヒトを対象とした9のランダム化比較試験を解析した結果，バソプレシン/テルリプレシンはノルアドレナリンの投与量を減少させ（P < 0.0001），血管拡張性ショック全体の死亡率を有意に低下させ（RR：0.87，CI：0.77 〜 0.99，P = 0.04），成人敗血症患者の死亡率も49.2％から42.5％（相対危険度0.87，P

= 0.05）へ減少させたとしている。一方，Politoら[18]は小児患者を含む10のランダム化比較試験の解析では，血管拡張性ショック患者の短期死亡率に有意な改善は認められなかったとしている（バソプレシン/テルリプレシン群40.2％対対照群42.9％，相対危険度0.91，P = 0.21）。この2つの論文では，解析対象となっている研究のうち，8つが共通している。そのうえで相反する結論が導き出されているのだが，両論文とも，バソプレシン/テルリプレシン投与により血行動態は改善するものの死亡率の低下は10％程度である。結局，敗血症性ショックを含む血管拡張性ショックでは，血行動態の改善が直接的に死亡率の改善にはつながらないことを示しているのかもしれない。

6 ドブタミン

SSCG 2012の中では，十分な輸液（CVP > 8 mmHg），カテコールアミンによる十分な昇圧（MAP > 65 mmHg）でも，中心静脈血酸素飽和度 > 70％もしくは混合静脈血酸素飽和度 > 65％が保てないとき，ヘマトクリット（hematocrit：Ht）> 30％を目標に赤血球輸血を行うか，ドブタミンを20 μg/kg/minまで投与することが推奨されている。しかしSSCG 2012ではこのドブタミンの使用法については根拠となる情報が記載されていない。

一方，日本版敗血症診療ガイドラインではドブタミンを推奨していない[16]。敗血症性ショックではβ_1アドレナリン受容体の低下調節（ダウンレギュレーション）が生じたり，β_1アドレナリン受容体のシグナル伝達が阻害されるため，β_1アドレナリン受容体を介する反応が抑制された状態にあり，ドブタミンによる酸素運搬量の増加は期待できない。

敗血症性ショックの初期管理

敗血症による血圧低下の本態は，末梢血管の拡張と相対的血管内水分量減少である。2001年に提唱されたEGDTでは，敗血症性ショックに対する蘇生の第1段階は輸液負荷である。これは現在のSSCG 2012でも踏襲されている。敗血症では体内水分量が健常時と変化がなくても末梢血管が拡張することによっては血圧低下が起きる。これには血管床の増加による相対的な脱水状態と，血管透過性亢進による血管内血液量減少という2つの病態が関与している。そのため輸液負荷だけでも血管内水分量が補正され血圧上昇が期待される。SSCG[6]によると，重症敗血症や敗血症ショック患者に対する最初の3時間以内に①乳酸値の測定，②抗菌薬投与前の血液培養，③広域抗菌薬投与，④血圧低下，乳酸値の4 mmol/l以上には晶質液30 mg/kg投与を推奨している。さらに6時間以内で，①中心静脈圧8〜12 mmHg，②平均動脈圧 ≧ 65 mmHg，③尿量 ≧ 0.5 ml/kg/hr，④Sv_{O_2} ≧ 65％またはScv_{O_2} ≧ 70％を到達するという目標が設定されている。大量輸液により血管内水分量が確保された後にも低血圧，つまりはMAPが65 mmHgを保てないときに昇圧薬を使用する（図4）が，ノルアドレナリンを敗血症性ショック時に用いても腎機能を悪化させないことから，第一選択の昇圧薬と考えられている。投

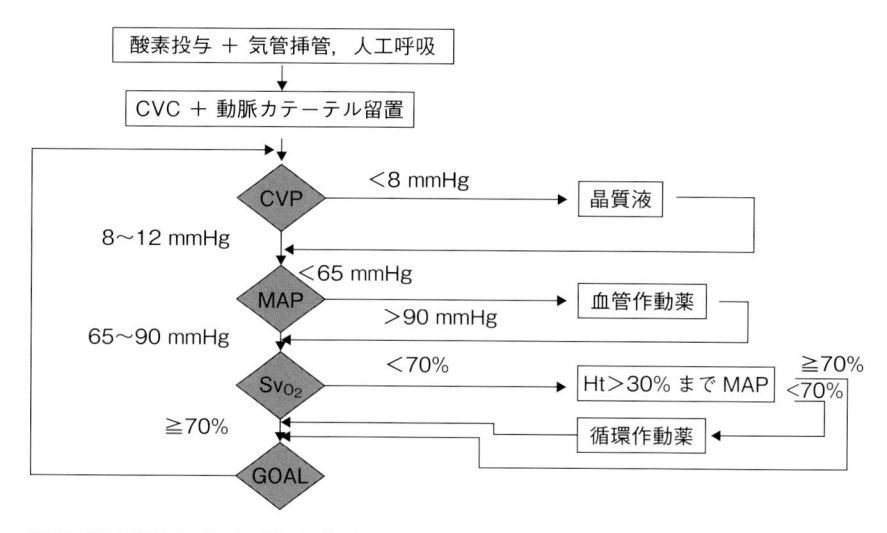

Ⅳ．病態から見た心血管作動薬：適切な投与法とは

図4 Protocol for Early Goal-Directed Therapy
（Rivers E, Nguyen B, Havstad S, et al；Early Goal-Directed Therapy Group. Early goal-directed therapy in the treatment of severe sepsis and septic shock. N Engl J Med 2001；345：1368-77 より一部改変引用）

与量は 0.05 ～ 0.2 μg/kg/min で開始する。

敗血症性ショックに推奨されている血管作動薬

SSCG 2012 で昇圧薬，強心薬についてのガイドラインのまとめを下記に示す。併せて，現時点での血管作動薬の使い方を模式化したものを図5に示した。

1 昇圧薬

(1) 昇圧薬治療はまず，MAP 65 mmHg 以上を目標とする（グレード 1C）。
(2) 最初に選択すべき昇圧薬はノルアドレナリン（NA）である（グレード 1B）。
(3) アドレナリン（NA に追加，代用したりする目的で）は MAP を維持するのに他の昇圧薬が必要なとき（グレード 2B）。
(4) バソプレシン（VSP）0.03 単位/min は MAP 上昇や NA 投与量減少を目的として，NA に追加できる。
(5) 低用量 VSP は敗血症による低血圧治療における単独の初期昇圧薬として勧められない。0.03 ～ 0.04 単位/min 以上の VSP 投与は，サルベージ療法（他の昇圧薬で適切な MAP を達成できない）のために残しておくべきである。
(6) ドパミンは，高度に選択された患者（例えば，頻脈性不整脈のリスクの低い患者と絶対的または相対的徐脈の患者）において，NA に代わる昇圧薬である（グレード 2C）。

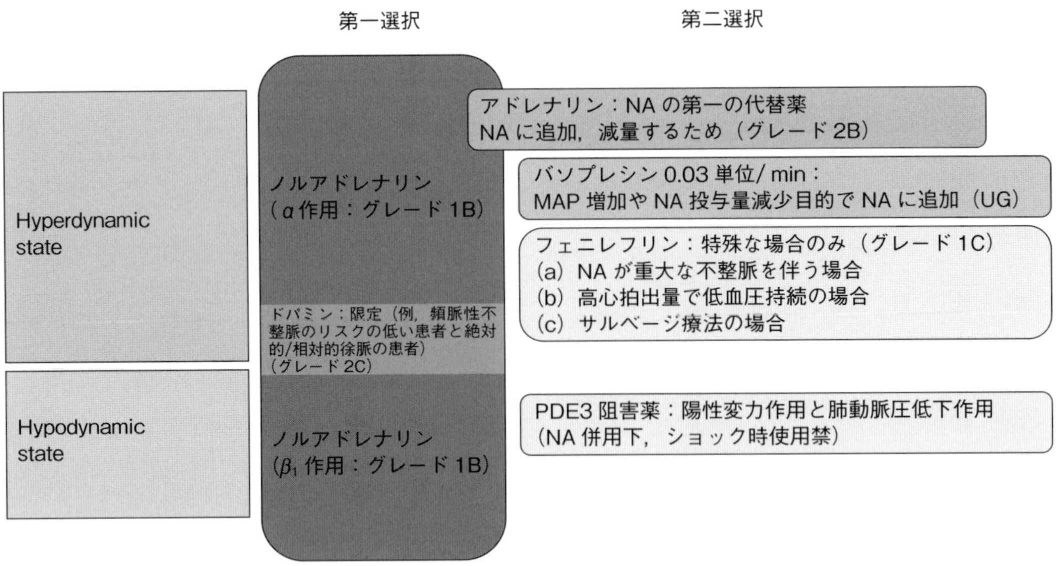

5. 敗血症性ショック

	第一選択	第二選択
Hyperdynamic state	ノルアドレナリン（α作用：グレード1B）	アドレナリン：NAの第一の代替薬 NAに追加，減量するため（グレード2B）
		バソプレシン0.03単位/min： MAP増加やNA投与量減少目的でNAに追加（UG）
		フェニレフリン：特殊な場合のみ（グレード1C） (a) NAが重大な不整脈を伴う場合 (b) 高心拍出量で低血圧持続の場合 (c) サルベージ療法の場合
	ドパミン：限定（例，頻脈性不整脈のリスクの低い患者と絶対的/相対的徐脈の患者）（グレード2C）	
Hypodynamic state	ノルアドレナリン（β₁作用：グレード1B）	PDE3阻害薬：陽性変力作用と肺動脈圧低下作用（NA併用下，ショック時使用禁）

図5　敗血症性ショック時の血管作動薬の使い方

　(7) フェニレフリンは，(a) NAが重篤な不整脈を伴う場合，(b) 心拍出量は高いが血圧が持続的に低い場合，(c) 昇圧薬/強心薬とVSPの組合せで目標のMAPを得られないときのサルベージ療法，を除いて，敗血症性ショックの治療には推奨されない（グレード1C）。

　(8) 低用量ドパミンは腎保護のために使用すべきではない（グレード1A）。

　(9) 昇圧薬を必要とするすべての患者は，できるだけ早く動脈カテーテルを挿入する。

2 強心薬

　(1) 下記の場合，ドブタミンを20 μg/kg/minまで単独で，または（使用中の）昇圧薬に添加して投与する（グレード1C）。

　(a) 心室充満圧が上昇し心拍出量が低いことから，心筋機能不全が示唆される場合。

　(b) 適切な血管内容量と十分なMAPが得られたにもかかわらず，低灌流の徴候が見られる。

　(2) 心係数を普通以上（supranormal）のレベルまで増加させる戦略を使用しない（グレード1B）。

敗血症の状況に応じた使い方

1 ショックに対する初期対応

　敗血症性ショックに対しては，末梢血管拡張と血漿成分の血管外漏出による相対的循環血液量減少，血中バソプレシン濃度の減少が主体であるため，初期輸液が基本である。しかし，著しい拡張期血圧低下は，組織灌流圧，灌流量の減少から，心停止を引き起こす場合もある。そのようなとき，急速輸液とともにノルアドレナリン併用による早期に昇圧させることが勧められている。血管内容量を増加させなくては，ノルアドレナリンの効果も出にくく，ノルアドレナリンの投与量をいたずらに増加させることになる。したがって，極力輸液によって血管内容量を補充し，ノルアドレナリンの投与量を減少させることが必要である[19]。ノルアドレナリン単独で血圧が維持できない場合には，バソプレシン 0.03 単位/min の併用も試みる。

2 hypodynamic shock の場合の昇圧薬の選択

　感染症が制御できずショックが遷延すると，やがて warm (hyperdynamic) shock から cold (hypodynamic) shock と呼ばれる時期に陥る。血管内皮細胞や血管平滑筋細胞の傷害を介して体血管抵抗が上昇し，末梢に冷感を認めるようになる。後負荷増大のため，心収縮力はさらに低下する。ショック後期の 1～2 割の患者では，心機能の低下（心原性ショック）による hypodynamic shock に陥り，組織低灌流による細胞機能不全/細胞死から多臓器不全に至る。

　hypodynamic shock では，通常の出血性ショックなどと同様，低血圧や皮膚灌流の低下（cold shock），心拍出量の減少が特徴となる。依然として，ノルアドレナリンはこのような患者に対する第一選択薬である[20]。

　一方，hypodynamic shock に有効なカテコールアミンはなく，輸液で適切な前負荷を維持するほかはないとの立場をとる人もおり，確定した昇圧薬投与法は確立していない。心機能低下例で陽性変力作用や肺動脈圧を低下させるには，ノルアドレナリンと併用してホスホジエステラーゼ 3 阻害薬や Ca 感受性賦活薬など[21,22]，強心薬と末梢血管を拡張させる薬物使用は病態生理的には適切である可能性もあるが，血圧低下の副作用のためショック時の使用を禁忌とする報告もある。現在のところこれを裏付ける臨床研究は見当たらない。

　敗血症の管理では，warm shock から cold shock に至らしめないことが肝要である。

まとめ

　敗血症性ショックにおける病態ならびに循環管理としての昇圧薬・強心薬の選択，使

い方について概説した．重症敗血症の救命には，初期輸液，昇圧薬を含めた循環管理と，血液培養，広域抗生物質の早期投与など感染治療の両輪が重要である．昇圧薬・強心薬に関しては，大規模臨床研究などによるエビデンスの蓄積により，より有効な方法を今後も検討していくことが必要である．

■参考文献

1) Bone RC, Balk RA, Cerra FB, et al. Definition for sepsis and organ failure and guidelines for the use of innovative therapies in sepsis. Chest 1992；101：1644-55.
2) Levy MM, Fink MP, Marshall, et al. 2001 SCCM/ESICM/ACCP/ATS/SIS International Sepsis Definitions Conference. Crit Care Med 2003；31：1250-6.
3) Levy MM, Pronovost PJ, Dellinger RP. Sepsis change bundles：converting guidelines into meaningful change in behavior and clinical outcome. Crit Care Med 2004；32：S595-7.
4) Gao F, Melody T, Daniels DF, et al. The impact of compliance with 6-hour and 24-hour sepsis bundles on hospital mortality in patients with severe sepsis：A prospective observational study, Crit Care 2005；9：R764-70.
5) Rivers EP, Katranji M, Jaehne KA, et al. Early interventions in severe sepsis and septic shock：A review of the evidence one decade later. Minerva Anestesiol 2012；78：712-24.
6) Dellinger RP, Levy MM, Rhodes A, et al. Surviving sepsis campaign. International guidelines for management of severe sepsis and septic shock：2012. Crit Care Med 2013；41：580-637.
7) Pisetsky D. Cell death in the pathogenesis of immune-mediated diseases：The role of HMGB1 and DAMP-PAMP complexes. Swiss Med Wkly 2011；141：w13256.
8) Kawai T, Akira S. TLR signaling. Cell Death Differ 2006；13：816-25.
9) Lee MS, Kim YJ. Signaling pathways downstream of pattern ─ Recognition receptors and their cross talk. Annu Rev Biochem 2007；76：447-80.
10) Cariou A, Pinsky MR, Monchi M, et al. In myocardial adrenergic responsiveness depressed in human septic shock. Intensive Care Med 2008；34：917-22.
11) De Backer D, Biston P, Devriendt J, et al. Comparison of dopamine and norepinephrine in the treatment of shock. N Engl J Med 2010；362：779-89.
12) De Backer D, Aldecoca C, Njimi H, et al. Dopamine versus norepinephrine in the treatment of septic shock：A meta-analysis. Crit Care Med 2012；40：725-30.
13) Bellomo R, Chapman M, Finfer S, et al. Low-dose dopamine in patients with early renal dysfunction：A placebo-controlled randomised trials. Australian and New Zealand Intensive Care Society（ANZICS）Clinical Trials Group. Lancet 2000；356：2139-43.
14) Kellum JA, M Decker J. Use of dopamine in acute renal failure：A meta-analysis. Crit Care Med 2001；29：1526-31.
15) Myburgh JA, Higgins A, Jovanovska A, et al. A comparison of epinephrine and norepinephrine in critically ill patients. Intensive Care Med 2008；34：2226-34.
16) 日本集中治療医学会 Sepsis Registry 委員会．日本版敗血症診療ガイドライン．日集中医誌 2013；20：124-73.
17) Serpa Neto A, Nassar AP Junior, Cardoso SO, et al. Vasopressin and terlipressin in adult vasodilatory shock：A systematic review and meta-analysis of nine radomized controlled trials. Crit Care 2012；16：R154-63.
18) Polito A, Parisini E, Ricci Z, et al. Vasopressin for treatment of vasodilatory shock：An ESICM systematic review and meta-analysis. Intensive Care Med 2012；38：9-19.
19) Havel C, Arrich J, Losert H, et al. Vasopressors for hypotensive shock. Cochrane Database

Syst Rev 2011 ; CD003709.
20) Meadows D, Edwards JD, Wilkins RG, et al. Reversal of intractable septic shock with norepinephrine therapy. Crit Care Med. 1988 ; 16 : 663-6.
21) Schmittinger CA, Dunser MW, Haller M, et al. Combined milrinone and enteral metoprolol therapy in patiets with septic myocardial depression. Crit Care Med 2008 ; 12 : R99.
22) Morelli A, Donati A, Ertmer C, et al. Levosimendan for resuscitating the microcirculation in patients with septic shock : A randomized controlled study. Crit Care Med 2010 ; 14 : R232.

(今泉　均, 坂脇　英志, 升田　好樹)

V

薬物動態から見た心血管作動薬：最適な投与法とは

V. 薬物動態から見た心血管作動薬：最適な投与法とは

1 カテコールアミン

はじめに

　現在，カテコールアミンの投与は，時間・体重あたりの持続静注で調節する方法が標準的に行われている。カテコールアミンは血中濃度半減期が短く，血中濃度が短時間で定常状態に到達すること，また，循環動態モニタリングにより効果を客観的に評価して投与速度に反映できることから，このような方法で循環動態を管理することが可能である。しかし，カテコールアミンの薬物動態特性では，投与速度の変更と血中濃度の変化の間に"遅れ"が生じ，血中濃度や効果を制御する立場から時間・体重あたりの持続静注は理想的ではない。

　静脈麻酔薬やオピオイドでは，薬物動態学の知見を応用して血中濃度や効果を指標とする投与方法が臨床応用されている。カテコールアミンについても，薬物動態に基づく投与を行うことで効果をより確実に，より短時間で調節できることが期待される。本項では，薬物動態から見たカテコールアミンの最適な投与方法について検討する。

カテコールアミンの薬物動態

　カテコールアミンのうち，ドパミン，アドレナリン，ノルアドレナリンは生理活性物質であり，生体内ではカテコール-O-メチルトランスフェラーゼ（COMT）およびモノアミン酸化酵素（MAO）により分解される。この過程は主として肝臓で行われ，その反応は迅速である。また，合成カテコールアミンであるドブタミンやイソプロテレノールも同様に COMT で分解される。

　カテコールアミンを投与する対象は ICU 患者や心臓手術後が多数を占めるが，カテコールアミンの薬物動態に関する報告もほとんどはそのような患者で検討されている。しかし，重症患者では患者状態が一様でないこと，また，薬物動態を解析するための投与方法や採血に制限があるなどの理由により，詳細な薬物動態を検討した報告は限定されている。表1[1)～10)]に，カテコールアミンの薬物動態のうち血中濃度半減期が含まれる報告の一覧を示すが，すべてのカテコールアミンに共通する薬物動態の特徴として，クリアランスが大きいこと，血中濃度の半減期が短いことが挙げられる。カテコールアミ

表1　カテコールアミンの薬物動態

	クリアランス (ml/kg/min)	Vd (l/kg)	$t_{1/2\alpha}$ (分)	$t_{1/2\beta}$ (分)	対象	出典
ドパミン	70〜75	0.9	0.87〜0.94	8.3〜10.1	成人	1)
	115	1.8	—	6.9	新生児	2)
	454	2.9	3.0	26	小児	3)
	50〜56	0.8〜1.6	1.7〜2.9	22〜38	成人	4)
	265	1.1	0.51	12.3	成人	5)
ドブタミン	60	0.2	—	2.4	成人	6)
	151	1.1	1.7	25.8	小児	7)
アドレナリン	2.1*	7.9**	—	3.5	成人	8)
ノルアドレナリン	3.0*	8.8**	—	2.0	成人	9)
イソプロテレノール	43	0.2	—	4.2	小児	10)

*：体重換算なし。単位は l/min。**：体重換算なし。単位は l。
数値に範囲が表示されているものは，投与量が異なる複数の群で薬物動態パラメータを計算。

ンの薬物動態のもう一つの特徴は，クリアランスや分布容積の個人差が大きいことである[5)11)12)]。これは，体重換算の投与量が同じであっても，血中濃度には相当量の差が出ることを意味する。また，同一患者群で複数のカテコールアミンの薬物動態を比較した報告[13)]では，患者単位で見ると，それぞれのカテコールアミンのクリアランスには相関があることも報告されている。

臓器機能とカテコールアミンの薬物動態に関して，Justeら[12)]は腎機能障害を有する患者におけるドパミンのクリアランスは腎機能正常群と比較して41％低下することを報告している。また，ICU患者を対象とした研究では，アドレナリン[8)]やノルアドレナリン[9)]のクリアランスは重症度と相関して低下する。カテコールアミンのクリアランスが心拍出量と関係するとの報告もある[14)15)]。このような結果から，投与量が同じ場合，臓器機能が低下した患者の血中濃度は健常人と比較して高くなることが予測される。しかし，カテコールアミンの投与量は循環モニタリングによる評価をもとに調節できるため，臨床的には，血中濃度が投与量の指標となることはない。したがって，カテコールアミン投与量の調節において，薬物動態の個人差や臓器機能低下の影響は比較的小さいと考えられる。

カテコールアミン持続静注の薬物動態シミュレーション

最適な薬物投与方法を検討するには薬物動態シミュレーションが有用である。シミュレーションには，1コンパートメントモデル，およびドパミンの2コンパートメントモデル[5)]（薬物動態パラメータは表2）を使用した。カテコールアミンの場合，シミュレー

表2 ドパミンの2コンパートメントモデル

V_1	0.241	l/kg
V_2	0.840	l/kg
CL_1	265	ml/kg/min
CL_2	58.8	ml/kg/min
k_{10}	1.10	min^{-1}
k_{12}	0.244	min^{-1}
k_{21}	0.070	min^{-1}
$t_{1/2\alpha}$	0.51	min
$t_{1/2\beta}$	12.3	min

(MacGregor DA, Smith TE, Prielipp RC, et al. Pharmacokinetics of dopamine in healthy male subjects. Anesthesiology 2000 ; 92 : 338-46 より引用)

ションで計算される血中濃度の絶対値よりも，定常状態の濃度に対する比率のほうが有用性が高いと考えられる．したがって，各グラフ上のY軸スケールは定常状態の血中濃度に対するパーセントで表示している．なお，カテコールアミンの薬物動態は薬物が異なってもクリアランスや血中濃度半減期が近似しているため，以下の薬物動態シミュレーションが提供する情報はすべてのカテコールアミンに適用できる．

1 1コンパートメントモデルの場合

図1は，半減期2分，4分，6分の1コンパートメントモデルにおいて，投与速度を一定として持続静注を行った場合の血中濃度の変化である．持続静注開始後，血中濃度が上昇して定常状態に近づくが，半減期が短いほど上昇率が高い．血中濃度が定常状態の90%に到達する時間は半減期2分，4分，6分のモデルにおいて，それぞれ，6.6分，13分，20分である．また，定常状態の95%到達時間は，それぞれ，8.6分，17分，26分である．シミュレーションの結果より，半減期が2～6分の1コンパートメントモデルで表現できる薬物では，持続静注開始から安定した効果が得られるまでに5～20分が必要であることが理解できる．

2 2コンパートメントモデルの場合

図2は，ドパミンの2コンパートメントモデルを使用して，持続静注のシミュレーションを行った結果である．持続静注の開始から急速に血中濃度が上昇するが，3～4分で濃度の上昇率が緩やかになる（この時点で定常状態の血中濃度の約80%）．シミュレーション上，血中濃度が定常状態の90%および95%に到達するには，投与開始からそれぞれ12分，25分が必要である．1コンパートメントモデルと同様，ドパミンの2コンパー

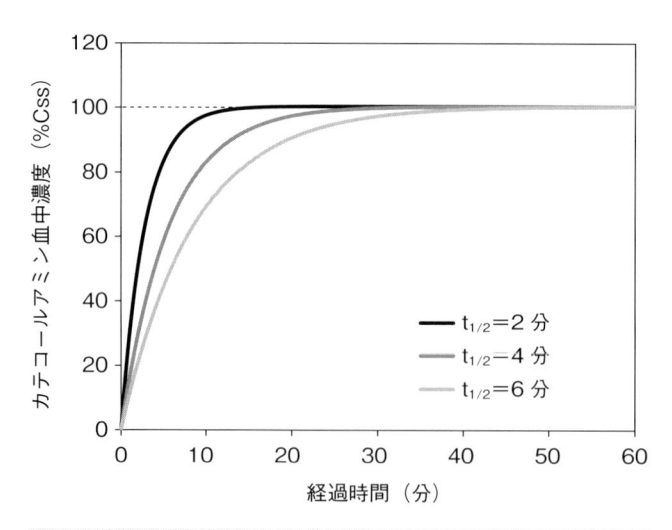

図1　1コンパートメントモデルで表現できる薬物の持続静注のシミュレーション

シミュレーションは，半減期2分，4分，6分で血中濃度の変化をグラフ化した。Y軸の血中濃度は，持続静注における定常状態の血中濃度（Css）に対するパーセントで表している。

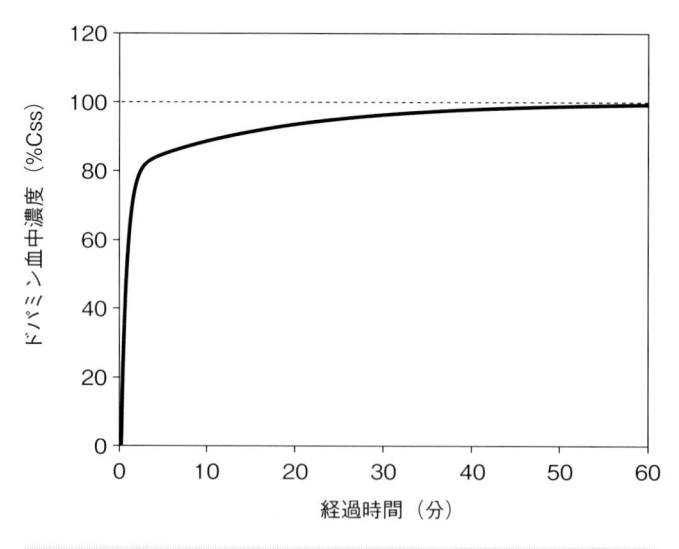

図2　ドパミンの2コンパートメントモデルを使用した持続静注のシミュレーション

Y軸の血中濃度は，持続静注における定常状態の血中濃度（Css）に対するパーセントで表している。

トメントモデルにおいても，持続静注の開始後，効果が安定するまでには15分以上が必要である。

　ドパミンの持続静注において，投与速度を変更した場合のシミュレーションを図3に示す。このシミュレーションは，血中濃度が定常状態にある状況から，投与速度を150％に増量，あるいは50％に減量した場合を想定している。ドパミンの投与速度を

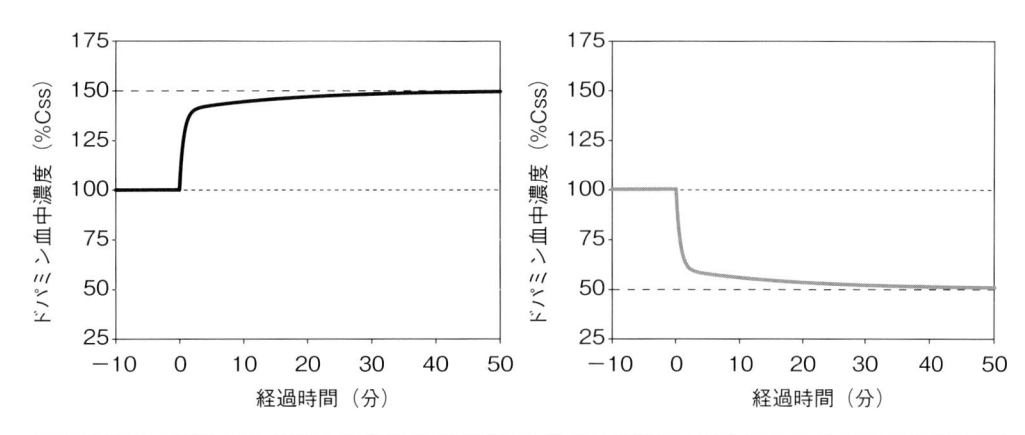

図3 ドパミンの持続静注において，投与速度を150％に増量（図左），および50％に減量（図右）した際の薬物動態シミュレーション
それぞれ，0分で投与速度を変更。

150％に増量した後，血中濃度が新しい定常状態の90％および95％に到達するまでの時間はそれぞれ，1.3分，4.7分である。また，50％に減量した場合，新しい定常状態の110％および105％への到達時間は，それぞれ10分，23分である。薬物動態シミュレーションからは，投与速度の変更においても，変更後に血中濃度，すなわち効果が安定するまでに5〜20分が必要である。したがって，カテコールアミンの投与速度を変更した場合，少なくとも5分を経過してから効果の評価を行うのが適切であろう。

薬物動態シミュレーションによる投与方法の検討

　コンパートメントモデルで表現できる薬物において，短時間で血中濃度を目標値まで到達させ，その後も目標値を維持する投与方法はボーラスと持続静注の組み合わせで実現できる。すなわち，最初のボーラスで中枢コンパートメントを目標濃度で満たし，その後，体外への排泄および末梢コンパートメントへの移行分を持続静注で補って目標濃度を維持する。しかし，心血管系に対して強力な作用を有するカテコールアミンの場合，投与開始時にボーラス投与を行うことは血行動態への影響が大きいため推奨できない。そこで，投与速度の調節で理想に近い血中濃度の維持ができるかどうか，シミュレーションで検討する。
　図4は，1コンパートメントモデル（半減期4分）において，短時間で血中濃度を定常状態に到達させる投与方法を検討したものである。投与速度が固定の場合，血中濃度が定常状態の90％に到達する時間は13分であるが，開始時の投与速度を120％および150％に増量すると，それぞれ，8分，5.3分に短縮する。1コンパートメントモデルの場合，血中濃度が定常状態に到達した時点で投与速度を100％に戻せば，その後の血中濃度は定常状態を維持する。しかし，投与速度を100％に戻すタイミングが遅れると，

1. カテコールアミン

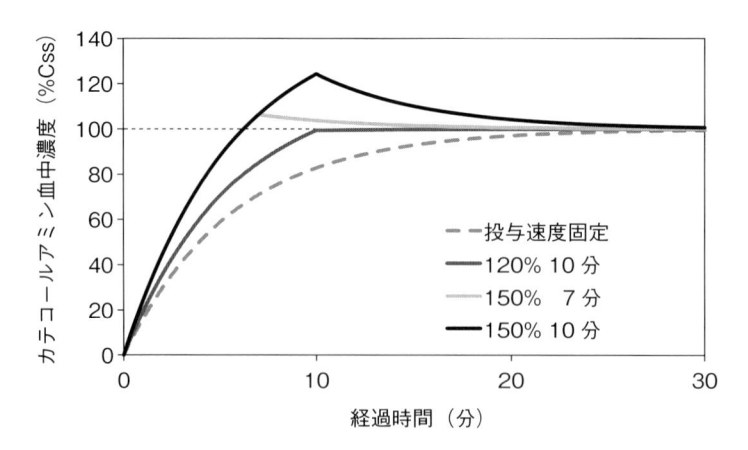

図4 1コンパートメントモデル（半減期4分）の薬物における持続投与方法の検討

開始時の投与速度を大きくすることで目的の血中濃度に到達する時間を短縮できる。血中濃度が定常状態の90％に到達する時間を比較すると、投与速度が固定の持続静注では13分が必要であるが、120％の持続投与量で開始することで8分に、また、150％で開始することで5.3分に短縮する。しかし、持続投与量を100％に戻すタイミングが遅れると、血中濃度は目標値よりも高くなる。

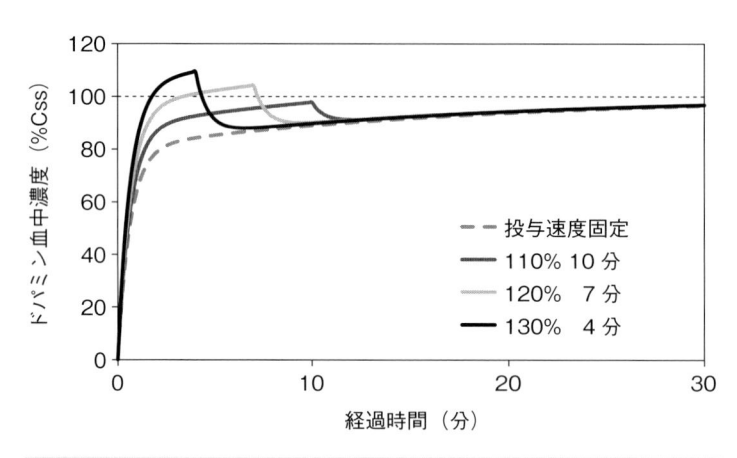

図5 ドパミンの2コンパートメントモデルにおける持続投与方法の検討

血中濃度が定常状態の90％に到達する時間を比較すると、投与速度が固定の持続静注では12分が必要であるが、開始時の投与速度を110％、120％、130％とすると、それぞれ、2.8分、1.6分、1.2分に短縮する。しかし、このモデルでは、投与速度の変更幅が大きいと、減量した後に血中濃度が大きく低下することに注意しなければならない。

一過性に血中濃度が目標濃度よりも高くなるので注意が必要である。

図5は、ドパミンの2コンパートメントモデルを使用したシミュレーションである。1コンパートメントモデルと同様、開始時の投与速度を増量することで血中濃度は短時間で上昇する。血中濃度が定常状態の90％に到達する時間は、投与速度が固定の場合

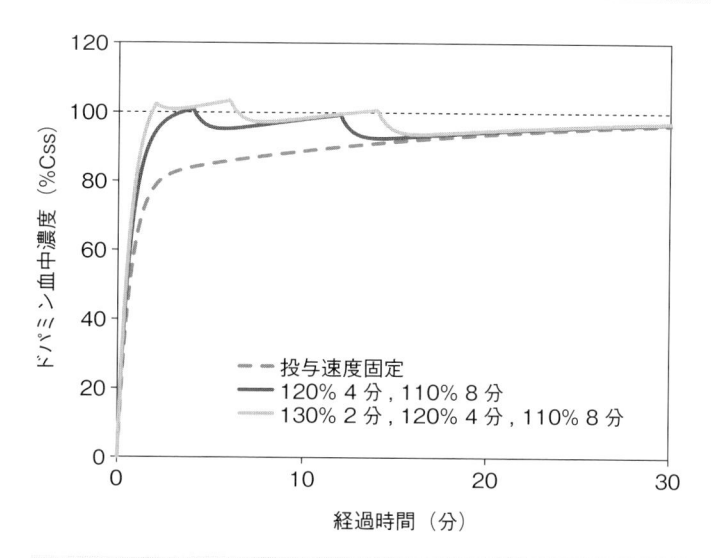

図6 ドパミンの2コンパートメントモデルにおける最適化投与の例

この例では，予定している投与速度の120%または130%で開始し，短い間隔で10%ずつ投与速度をステップダウンさせている。このような投与方法を行うことで，血中濃度は短時間でほぼ定常状態に到達し，その後も安定した濃度を維持することが期待できる。

は12分であるが，開始時の投与速度を110%，120%，130%とすると，それぞれ，2.8分，1.6分，1.2分に短縮する。しかし，使用したモデルは分布相の半減期が非常に短いため（0.5分），投与速度を小さくすると急速に血中濃度が低下する。そのため，投与速度を下げる場合は，血中濃度の低下が小さくなるように，調節幅を少なくする必要がある。

2コンパートメントモデルで表される薬物では，短時間の血中濃度上昇とその後の安定した血中濃度の維持を両立させるには，投与速度を段階的に下げる（ステップダウン方式）必要がある。図6にステップダウン方式による投与例のシミュレーションを示す。この例では，予定する投与速度の120%または130%で開始し，それぞれ，10%ずつ投与速度を下げて，投与開始から12分または14分後に100%の投与速度に調節している。このようなスケジュールで投与することで，血中濃度は短時間で定常状態の90%以上に到達し，その後の血中濃度の変動幅も小さく維持される。図6の例では，120%の投与速度で開始した場合の血中濃度の変動幅は定常状態に対して93〜101%，また，130%で開始した場合は94〜104%である。

薬物動態から見たカテコールアミンの最適な投与法

薬物動態シミュレーションの結果から，持続静注を単純に開始あるいは速度変更する方法ではカテコールアミンの血中濃度が安定するまでに時間を要し，循環動態の変動へ

の対応に遅れが出る可能性がある。短時間で血中濃度を有効範囲に到達させるためには，多めの投与速度で開始し，適正な効果が得られた時点で投与速度を戻す方法が有用である。しかし，その後，投与速度を変更する際の調節量が大きいと，血中濃度が大きく低下して循環動態の維持に支障を来す可能性がある。調節性や安全性を加味すると，複数回に分けてステップダウン方式で投与速度を下げ，効果を評価しながら10～20分かけて予定の投与速度に調節する方法が推奨される。

開始時の投与速度は想定される投与速度の120～130％，また，ステップダウンの幅は10％程度が適正値であろう。ドパミンを例にとると，5 μg/kg/minを予定している場合は6 μg/kg/minで開始し，効果を評価しながら0.5～1 μg/kg/minずつ減量して，5 μg/kg/minに移行する。短時間で強力な循環補助が必要とされる状況では，開始時の投与速度を150％程度に上げることも可能であるが，ステップダウンのタイミングが遅れると血中濃度が過剰になるので，細心の注意を払って，短い間隔で投与速度を調節する必要がある。

ステップダウン方式による投与速度の調節は，投与開始時だけでなく，カテコールアミンを増量する際にも有用である。これに対して，減量する場合は単純にシリンジポンプの設定を変更する方法が安全である。薬物動態的には，一時的に投与を中断することにより最短時間で血中濃度が目標値まで下がるが，投与再開を忘れる危険性があるため推奨できない。

■参考文献

1) Järnberg PO, Bengtsson L, Ekstrand J, et al. Dopamine infusion in man. Plasma catecholamine levels and pharmacokinetics. Acta Anaesthesiol Scand 1981；25：328-31.
2) Bhatt-Mehta V, Nahata MC, McClead RE, et al. Dopamine pharmacokinetics in critically ill newborn infants. Eur J Clin Pharmacol 1991；40：593-7.
3) Eldadah MK, Schwartz PH, Harrison R, et al. Pharmacokinetics of dopamine in infants and children. Crit Care Med 1991；19：1008-11.
4) Le Corre P, Malledant Y, Tanguy M, et al. Steady-state pharmacokinetics of dopamine in adult patients. Crit Care Med 1993；21：1652-7.
5) MacGregor DA, Smith TE, Prielipp RC, et al. Pharmacokinetics of dopamine in healthy male subjects. Anesthesiology 2000；92：338-46.
6) Leier CV, Unverferth DV, Kates RE. The relationship between plasma dobutamine concentrations and cardiovascular responses in cardiac failure. Am J Med 1979；66：238-42.
7) Schwartz PH, Eldadah MK, Newth CJ. The pharmacokinetics of dobutamine in pediatric intensive care unit patients. Drug Metab Dispos 1991；19：614-9.
8) Abboud I, Lerolle N, Urien S, et al. Pharmacokinetics of epinephrine in patients with septic shock：Modelization and interaction with endogenous neurohormonal status. Crit Care 2009；13：R120.
9) Beloeil H, Mazoit JX, Benhamou D, et al. Norepinephrine kinetics and dynamics in septic shock and trauma patients. Br J Anaesth 2005；95：782-8.
10) Reyes G, Schwartz PH, Newth CJ, et al. The pharmacokinetics of isoproterenol in critically ill pediatric patients. J Clin Pharmacol 1993；33：29-34.
11) Berg RA, Donnerstein RL, Padbury JF. Dobutamine infusions in stable, critically ill children：Pharmacokinetics and hemodynamic actions. Crit Care Med 1993；21：678-86.

12) Juste RN, Moran L, Hooper J, et al. Dopamine clearance in critically ill patients. Intensive Care Med 1998 ; 24 : 1217-20.
13) Fisher DG, Schwartz PH, Davis AL. Pharmacokinetics of exogenous epinephrine in critically ill children. Crit Care Med 1993 ; 21 : 111-7.
14) Leuenberger U, Kenney G, Davis D, et al. Comparison of norepinephrine and isoproterenol clearance in congestive heart failure. Am J Physiol 263 ; 1992 : H56-60.
15) Baily RG, Leuenberger U, Leaman G, et al. Norepinephrine kinetics and cardiac output during nonhypotensive lower body negative pressure. Am J Physiol 1991 ; 260 : H1708-12.

(内田　整)

V. 薬物動態から見た心血管作動薬：最適な投与法とは

2 超短時間作用型 β_1 アドレナリン受容体遮断薬 ランジオロールの薬物動態から考える至適投与法

はじめに

　薬物動態学は生体内に投与された薬物の濃度推移を説明することを主たる目的とする。

　β 遮断薬も他の麻酔薬と同様に，生体内に投与された後は分布・代謝・排泄の過程を経てその血中濃度を経時的に減少させていく。臨床的に有用となる効果を得るために薬物濃度を適切な範囲に調節し，合併症を最小限にすることが薬物動態を学ぶ麻酔科医の目標である。

　この項では超短時間作用型 β_1 アドレナリン受容体選択的遮断薬ランジオロールの至適投与法を薬物動態の観点から説明する。

β アドレナリン受容体

　β アドレナリン受容体は，交感神経終末から分泌されたノルアドレナリンが結合することにより作用を発現する。主に β_1 サブタイプは心臓における陽性変時作用や陽性変力作用をもたらし，β_2 サブタイプは平滑筋の弛緩，特に気管支平滑筋の弛緩をもたらす。

β アドレナリン受容体遮断薬の適用

　β アドレナリン受容体遮断薬（以下，β 遮断薬）は心筋酸素需要を低下させ，酸素需給バランスを保つことから，心筋梗塞や狭心症に使用される。また，陰性変時作用は心房細動など頻脈性の不整脈に対して有用である。2009 年度版 ACCF / AHA 周術期 β 遮断薬のアップデートでは，術前より β 遮断薬の投与を受けてきた患者への投与は class Ⅰ，虚血性心疾患の患者に対する周術期 β 遮断薬による心拍数・血圧コントロールは class Ⅱa の推奨度とされている[1]。プロプラノロールは β 遮断薬として従来から使用されてきたが，β_1 のみならず β_2 アドレナリン受容体も遮断し気管支平滑筋を攣縮させる危険性があるため，その使用は慎重を要する。また，半減期が 4 時間程度と長時間作用

が持続するために調節性が悪く,周術期の使用には慎重を要した.

これに対して選択的 β_1 遮断薬であるランジオロールは,超短時間作用型であるために,気管挿管・抜管時の循環動態安定化[2)3)],周術期頻脈性不整脈への予防的・治療的投与[4)5)]など,周術期使用に適している.

β 遮断薬の副作用

β 遮断薬が過量投与されると陰性変時・変力作用が強く発現するために,過度の徐脈や心拍出量低下,血圧低下を来す.ランジオロール薬剤承認時の手術時における副作用発現率は 15.6% であり,特に重大な副作用としてショック,心停止,完全房室ブロックが報告されていることからも,その投与には慎重を要する.また,β_1・β_2 アドレナリン受容体をともに遮断するような薬物の場合は,前述のとおり気管支攣縮から喘息発作を誘発する可能性がある.

選択的 β_1 遮断薬

本邦において 2002 年から発売されているランジオロールは選択的に β_1 受容体を強く遮断する.その受容体選択性 (β_1/β_2) は 255 倍であり,エスモロールの 33 倍と比較し非常に高い[6)].このように高い選択性から,一般的な投与法でランジオロールを使用した場合,気管支喘息発作を誘発する可能性は低いと考えられる[7)].しかし,徐脈や血圧低下のような β_1 アドレナリン受容体遮断に伴う合併症には依然注意が必要である.

投与方法

添付文書に記された投与法は,塩酸ランジオロールとして 1 分間 0.125 mg/kg/min の速度で静脈内投与した後,0.04 mg/kg/min の速度で静脈内持続投与するとされている.近年,臨床での多くの報告によると,この投与法では血圧低下や過度の徐脈のような合併症が頻出するために,投与量を減じた投与方法を推奨する意見が多い.Yoshida ら[8)]は集中治療を要した患者に対して 5 μg/kg/min の低用量持続投与を行い,血圧低下なく心拍数は減少し,安定した循環動態を得ている.また,心拍動下冠動脈バイパス術において,術中にランジオロールを 4.7 ± 4.3 μg/kg/min の低用量持続投与をすることによって,術後の心室細動の発生率が低下したとの報告もある[9)].これらのことから,ランジオロールは低用量の投与においてもその治療効果が期待できる可能性がある.

ランジオロールの薬物動態

　ランジオロールの代謝は速く，その半減期は約4分である[6]。この薬物は肝臓および血中のエステラーゼにより速やかに加水分解され，代謝産物は尿から排泄されるが，その薬理活性はほとんど認めない。

　このように代謝・排泄が迅速に行われ，緩徐な分布相を考慮しなくても血中濃度の推移を表現できる薬物は，一般的に1コンパートメントモデルを使用してその血中濃度変化を表現することができる。一方，同様に超短時間作用型 β_1 遮断薬であるエスモロールは2コンパートメントモデルで表現される。エスモロールの分布容積は867 ml/kgとランジオロールよりも大きく，分布相の半減期が2分と短いのが特徴である[10]。両薬物とも長時間にわたって薬物投与しても context-sensitive half-time は延長せず，半減期が変化しないため，投与を中止すれば急速にその血中濃度は減少する。

1コンパートメントモデルによる濃度変化

　中島ら[6]の報告による薬物動態パラメータを使用し，ランジオロールのコンパートメントモデルを1コンパートメントモデルとしてシミュレーションを行う。分布容積は242 ml/kg，クリアランスは42 ml/min/kg である。

　1コンパートメントモデルでは持続投与時間の長短によらず半減期は一定であり，このモデルの $t_{1/2}\alpha$ は4分である。今回は TIVATRAINER© を使用して血中濃度のシミュレートを行った。

　塩酸ランジオロールとして1分間 0.125 mg/kg/min の速度で静脈内投与した後，0.04 mg/kg/min の速度で静脈内投与する添付文書どおりの投与シミュレートを行ったところ（図1），定常濃度に到達するまでにおおよそ15〜20分程度を要し，時間を要することが理解できる。定常状態に達した際の血中濃度は 0.9 μg/ml であった。このように通常の投与方法では投与初期の血中濃度は目標血中濃度よりも低値となり，早急に β 遮断薬の効果が必要な状況下ではその効果を得ることが困難であると推察される。内田[11]は初期負荷投与1分間の投与量をほぼ倍量の 0.23 mg/kg/min とすることで，血中濃度を即座に定常状態近辺まで上昇させる方法を推奨している（図2）。

　上記投与法では血中濃度のオーバーシュートは起きず，一定速度の持続薬物投与で血中濃度が一定となるため，後述する TCI に類似した投与法といえる。

本田らの2コンパートメントモデルによる濃度変化

　Hondaら[12]は47人の健常男性から集められた420サンプルのデータより，ランジオロールの薬物動態パラメータについて再検討している。この検討では投与初期の急速な

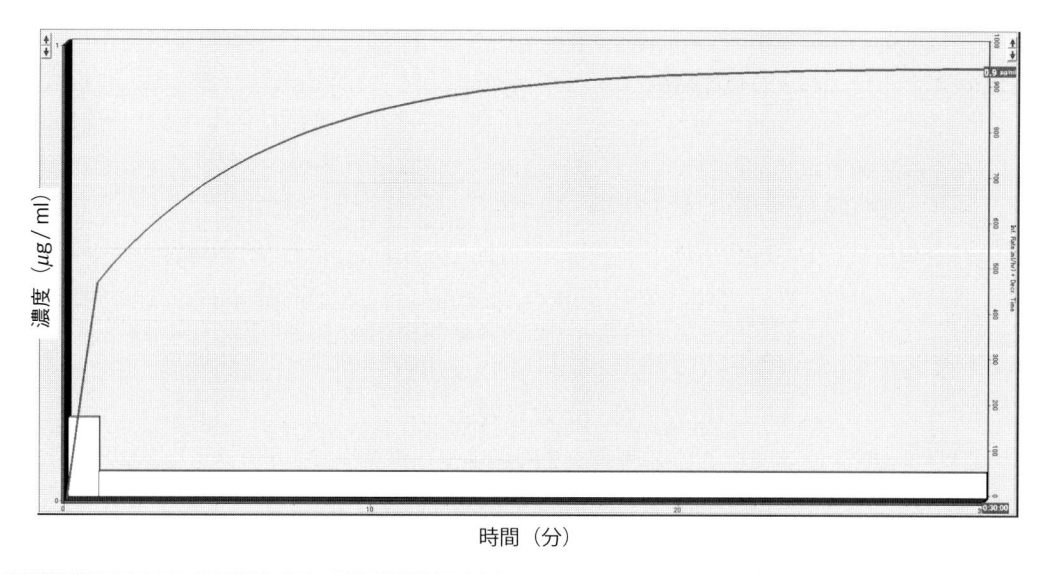

図1 ランジオロールを 0.125 mg/kg/min の投与速度で 1 分間投与した後，0.04 mg/kg/min で投与した際の予測血中濃度の推移

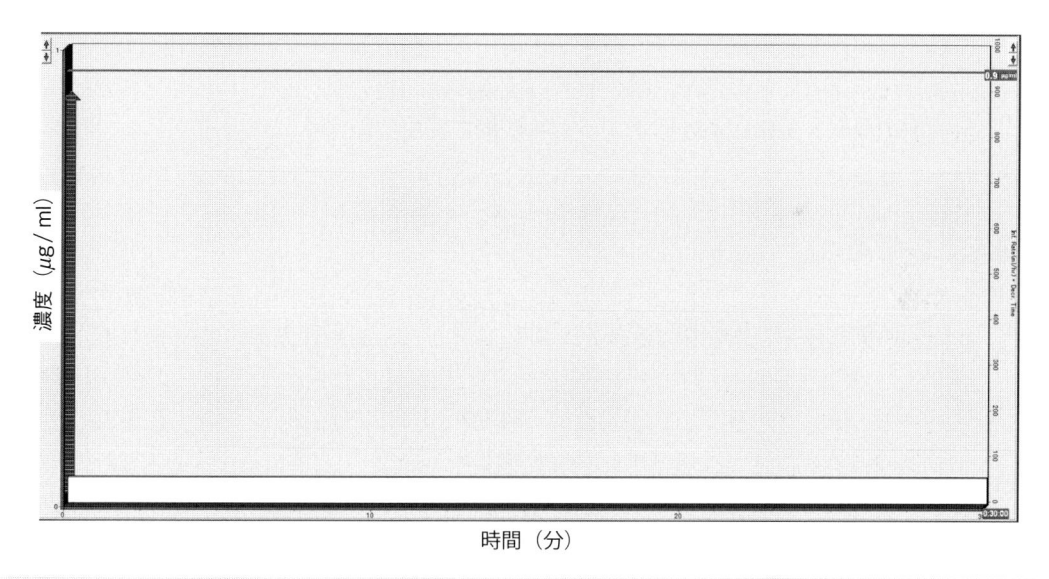

図2 ランジオロールを 0.23 mg/kg/min の投与速度で 1 分間投与した後，0.04 mg/kg/min で投与した際の予測血中濃度の推移

血中濃度の変化を表現するために，ラグタイム（薬物投与から吸収開始までの時間差）を 0.82 分伴った低容量の体循環コンパートメント（V1）が必要となり，結果的には 2 コンパートメントモデルを採用している。中心コンパートメントの分布容積は 101 ml/kg, クリアランスは 36.6 ml/min/kg, 末梢コンパートメントの分布容積は 55.6 ml/kg, コンパートメント間クリアランスは 16.1 ml/min/kg であった。また，このパラメー

タは boot-strap 法と leave-one-out 法を用いてモデルの妥当性を検討し，良好な結果を得ている．これらの薬物動態パラメータを使用して，われわれは待機的婦人科手術を予定された9名の患者に対し，target controlled infusion（TCI）にてランジオロール投与を行い血中濃度を実測した[13]．その結果，実測値と予測血中濃度に大きな解離は見られず，健常成人と麻酔下女性患者の薬物動態パラメータが比較的近い値をとると推測される．

TCI 投与の利点

現在，ランジオロールの薬物動態パラメータが実装された商用 TCI 注入器は存在しない．しかし，研究用としてコンピュータ制御下にシリンジポンプを使用して TCI を行うことは理論上可能である．急速に目標血中濃度へ到達し，過量投与とならずに最短時間で効果を得るという点で，TCI という投与法はもっとも望ましい投与法であろう．

一方，単純に投与停止した後は，TCI も用手的持続投与も同様に血中濃度が停止直前の血中濃度から薬物の半減期に依存し減少していくため，TCI の利点はない．しかし，新たに目標血中濃度をより低い濃度に変更した場合，TCI であれば投与を一時中断して目標血中濃度に到達した後に投与を再開するため，最短時間で新たな目標血中濃度に到達できる．ところが，用手的持続投与であれば新たに設定した持続投与速度における最大血中濃度まで緩やかに低下するため，血中濃度の調節はより緩徐となる（図3）．

臨床での応用

超短時間作用型 β 遮断薬はその調節性のよさから，周術期全般に多用されている．目標濃度へ最短時間で到達できるという TCI の利点は，特にランジオロールの効果を迅速に発現・消失させる際に有用である．臨床的にこのような利点がもっとも活用されうる症例は褐色細胞腫患者に対する麻酔管理である．

アドレナリン優位型の褐色細胞腫の手術では，コントロール困難な頻脈にたびたび遭遇する．腫瘍への物理的な刺激で急激な頻脈となる一方，刺激の消失や腫瘍摘出後には急速に徐脈となりうる．過去にランジオロールを褐色細胞腫に使用した症例報告では頻脈を調整しえている[14)15)]が，Nishinaら[14)]の報告例では 5 mg の単回投与を行っている．褐色細胞腫のような突然の病的頻脈の状態では，その発症速度に追従できるような β 遮断薬の投与が必要となると考えられる．単回投与はもっとも急速に血中濃度を上昇させる方法ではあるが，その投与が頻回・多量となった場合は効果が遷延し，過度の徐脈を誘発する可能性もある．

投与した薬物の血中濃度上昇の程度とその半減期を意識して投与することが重要である．

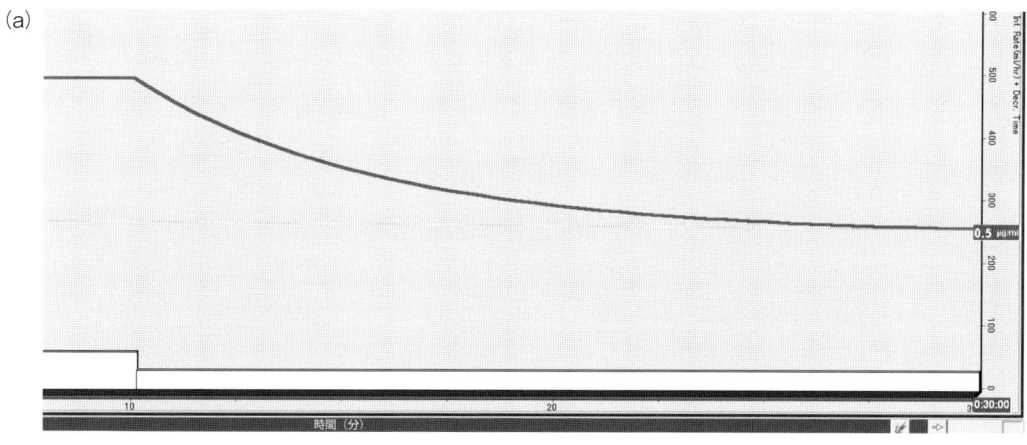

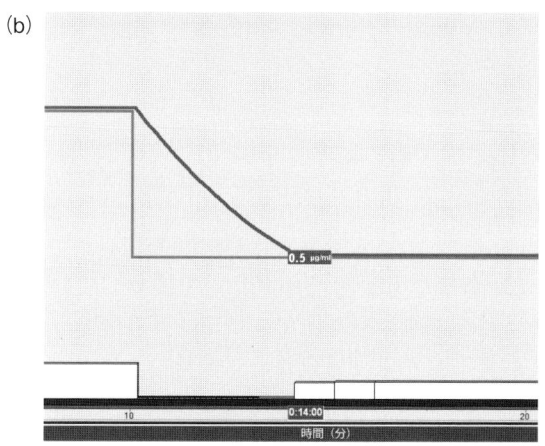

図3 持続投与と TCI 投与における予測血中濃度の推移
1 μg/ml から 0.5 μg/ml の予測血中濃度となるまでの時間経過を表示した。
(a) 持続投与：ランジオロール 1 μg/ml の濃度で安定した後，0.021 mg/kg/min（濃度プラトーが 0.5 μg/ml）で持続投与した。
(b) TCI：ランジオロール 1 μg/ml から 0.5 μg/ml に目標濃度を変更した。
TCI は単純な持続投与と比較して早期に目標予測血中濃度に到達できることが分かる。

薬物動態シミュレーションを使用した投与法の限界

　薬物動態シミュレーションを使用して薬物投与を行うと，あたかも設定した目標血中濃度に実際の血中濃度が一致しているような錯覚に陥る。実際に薬物動態シミュレーションを使用して臨床投与が行われているプロポフォールやフェンタニルでは，設定した予測血中濃度と実際の患者の血中濃度との間に誤差を認める。このような投与誤差はさまざまな因子の影響を受けて発生するため，機器を過信しないように注意することが重要である。
　一般的に薬物動態に大きく影響を与えるのは，薬物の代謝・排泄を司る肝・腎機能低

下である。ランジオロールは肝臓および血漿中で加水分解され，速やかに代謝される。肝代謝クリアランスは肝血流が律速と考えられ，全身クリアランスの約半分を占める。また，*in vitro* の血漿中代謝半減期は4.1分であり，血漿中での代謝の寄与も大きい。ヒト肝臓における主代謝酵素はカルボキシエステラーゼ，ヒト血漿中における主代謝酵素は偽コリンエステラーゼであると推定される。肝障害患者における血中濃度の検討では最高血中濃度（C_{max}）と血中濃度曲線下面積（AUC）が1.4倍高く推移したが，半減期は4分と健常人と変わっていない[16]。よって，肝不全患者では分布容積など薬物動態パラメータが健常人のそれと異なることが予想され，実測血中濃度は予測値よりも高く推移することが懸念される。今後，より正確な薬物動態予測をするためには肝不全患者での薬物動態パラメータの算出が必要であろう。ランジオロールは代謝産物が薬理活性をほとんど持たないこと，代謝を肝と血漿中で行うことから，腎機能の影響はほとんどないと考えられる。

TCIに準じた投与プラン

内田[11]はランジオロールのような1コンパートメントモデルに従う薬物において単回投与と持続投与を組み合わせて，TCIに準じた用手的投与プランを推奨している。ランジオロールを持続投与で投与し，その持続投与速度を上昇・低下させる場合，投与量を下げる際には持続投与の一時中断を，投与量を上げる際には単回投与を併用することによって用手的にTCIと類似した管理を行うことが可能である。

β遮断薬の薬力学的評価は生体モニターから簡単に取得することができるため，そもそもTCI投与は必要ないとの意見もある。確かに，徐脈となった際に目的の心拍数に上昇するまで持続投与を停止する点に関してはTCIの使用いかんによらず手法は同一であるが，心拍数を低下させるためにランジオロールを単回投与する際には効果発現までの時間差を考慮した投与を行わなければ過量投与，もしくは効果が得られず患者を頻脈の状態に長時間さらすことになりかねない。母集団からの血中濃度を参考にして，最大公約数的に安全な血中濃度が得られるという観点からも，TCIもしくは薬物動態に配慮したランジオロール投与法の意味は大きい。

■参考文献

1) Fleischmann KE, Beckman JA, Buller CE, et al. 2009 ACCF/AHA focused update on perioperative beta blockade. J Am Coll Cardiol 2009；54：2102-28.
2) Sugiura S, Seki S, Hidaka K, et al. The hemodynamic effects of landiolol, an ultra-short-acting beta 1-selective blocker, on endotracheal intubation in patients with and without hypertension. Anesth Analg 2007；104：124-9.
3) Shirasaka T, Iwasaki T, Hosokawa N, et al. Effects of landiolol on the cardiovascular response during tracheal extubation. J Anesth 2008；22：322-5.
4) Ogata J, Okamoto T, Minami K. Landiolol for the treatment of tachyarrhythmia associated with atrial fibrillation. Can J Anaesth 2003；50：753.

5) Yamamoto S, Goto K, Ohchi Y, et al. Conversion of atrial flutter to sinus rhythm during landiolol infusion. J Anesth 2010；24：107-9.
6) 中島光好, 金丸光隆. 超短時間作用型 β_1 遮断薬　ONO-1101 の臨床第 I 相試験　静脈内持続投与試験. 臨床医薬 1997；13：4823-50.
7) Iguchi S, Iwamura H, Nishizaki M, et al. Development of a highly cardioselective ultra short-acting beta-blocker, ONO-1101. Chem Pharm Bull（Tokyo）1992；40：1462-9.
8) Yoshida Y, Terajima K, Sato C, et al. Clinical role and efficacy of landiolol in the intensive care unit. J Anesth 2008；22：64-9.
9) Wakamatsu H, Takase S, Sato Y, et al. Effect of intra-operative low-dose infusion of landiolol hydrochloride on post-operative atrial fibrillation after off-pump coronary artery bypass grafting. Kyobu Geka 2010；63：764-8.
10) Sum CY, Yacobi A, Kartzinel R, et al. Kinetics of esmolol, an ultra-short-acting beta blocker, and of its major metabolite. Clin Pharmacol Ther 1983；34：427-34.
11) 内田　整. 補助薬投与法としての TCI　薬物動態からみた超短時間作用性 β_1 遮断薬の投与方法. LiSA 2004；11：586-91.
12) Honda N, Nakade S, Kasai H, et al. Population pharmacokinetics of landiolol hydrochloride in healthy subjects. Drug Metab Pharmacokinet 2008；23：447-55.
13) 林健太郎, 国沢卓之, 黒澤　温ほか. 麻酔中の患者におけるランジオロールの薬物動態の検討. 第 17 回日本静脈麻酔学会抄録集；2010：55-6.
14) Nishina K, Mikawa K, Yonemoto Y, et al. The efficacy of bolus administration of landiolol for attenuating tachycardia in pheochromocytoma. Anesth Analg 2004；98：876-7；author reply 877-8.
15) Ogata J, Yokoyama T, Okamoto T, et al. Managing a tachyarrhythmia in a patient with pheochromocytoma with landiolol, a novel ultrashort-acting beta-adrenergic blocker. Anesth Analg 2003；97：294-5.
16) Takahata T, Yasui-Furukori N, Sakamoto J, et al. Influence of hepatic impairment on the pharmacokinetics and pharmacodynamics of landiolol hydrochloride, an ultra-short-acting beta 1-blocker. Drugs R D 2005；6：385-94.

（笹川　智貴, 国沢　卓之, 岩崎　寛）

V. 薬物動態から見た心血管作動薬：最適な投与法とは

3 心血管作動薬ホスホジエステラーゼⅢ阻害薬

はじめに

　麻酔科医がホスホジエステラーゼⅢ（phosphodiesterase Ⅲ inhibitor：PDE3）阻害薬を使おうと考える場面でもっとも多いのは，人工心肺からの離脱が困難なときである。心肺前から離脱困難を予想してあらかじめ投与を計画していることもあるが，予想外に人工心肺時間が長引いたりして心筋のパフォーマンスが思わしくなく，カテコールアミンの反応も悪いために"では，PDE3 阻害薬も併用しようか"となることが多い。このとき麻酔科医が期待するのは心拍出量の増加作用であるが，PDE3 阻害薬はそのほかにも全身血管抵抗の減少や肺血管抵抗の減少など複数の作用を持ち，PDE3 阻害薬の使用にあたってはこれらの副作用とのバランスを考慮する必要がある。

PDE3 阻害薬に期待する作用

　循環器内科医が心不全の治療に PDE3 阻害薬を使う場合は，すでに前負荷が増加していて血管抵抗を下げつつ心拍出量を得たい場合〔臨床症状による急性心不全の分類（図1）C：Wet-Cold が PDE3 阻害薬のよい適用とされている〕であって PDE3 阻害薬の血管拡張作用に対する期待も大きい。一方，麻酔科医が PDE3 阻害薬を人工心肺離脱時の低心拍出量の治療に用いる場合では，心拍出量増加作用だけを期待していて，血圧を維持するためにはむしろ血管拡張作用は弱いほうが都合がよい場合が多い。人工心肺

	うっ血の有無	
	Dry	Wet
Warm	A: Dry-Warm	B: Wet-Warm
低灌流		
Cold	L: Dry-Cold	C: Wet-Cold

図1　Nohira の分類

後でβ受容体が減少していてカテコールアミンの効果が減弱している時間帯では，PDE3阻害薬は貴重な戦力である．どのように使えば心拍出量を増加させてかつ血圧を維持することができるのだろうか？

PDE3阻害薬はなぜ使いにくいか？

　PDE3阻害薬を使いにくいと考える麻酔科医は多い．その理由としては2つ考えられる．一つは作用発現に時間がかかることである．しかし，単純なボーラス投与では効果の予測や維持が困難である．この問題を解決するためには薬物動態学に基づいた投与が必要である．急速に濃度を高めて維持するためには，ボーラス投与に続いて持続投与する方法と，最初高用量で持続投与を行い一定時間の後に維持速度に変更する方法がある．これらの方法を用いることにより，より早く濃度を高め一定にすることが可能である．ただし過量投与は不要な血圧低下や心拍出量の増加を招くため，適切な薬物動態モデルと投与方法の確立が必要である．もう一つの理由としては，既述したように血管拡張作用による全身血管抵抗の低下が強いことがある．確かに心拍出量が増加してくるが全身血管抵抗の減少に伴い血圧が低下してしまう．"心拍出量は十分だが，はたしてこの血圧で十分な臓器血流量があるのか"という疑問が生じてくる．この問題に対しては前負荷（輸液，輸血）と後負荷（血管収縮薬）をコントロールして十分な心拍出量と許容範囲の血圧を両立させる方法を考えていく必要がある．

PDE3阻害薬の薬物動態学的特徴

　アムリノンが国内では販売中止となり，現在臨床的に使用可能なPDE3阻害薬はミルリノンとオルプリノンである．オルプリノンは国内でのみ使用されていていまだ薬物動態のデータが少ない．表1に，正常人におけるこの2つの薬物の薬物動態学的パラメータを示す．両薬物の特徴としては，ともに水溶性の薬物であり，大部分（約80％）は未代謝のまま腎から排泄される．また，タンパク結合率は70〜80％である[1〜5]．

1 分布容積に関して

　PDE3阻害薬は水溶性であり，主に血漿を含む細胞外液に分布する．したがって，小児など細胞外液の多い状態では，分布容積は相対的に大きくなる．また，人工心肺などの回路内容量は分布容積に大きな影響を与えると考えられる．図2に人工心肺の回路内容量（成人用で1,000〜1,600 ml）により，中心コンパートメントの容積が増大する影響を評価したシミュレーションを示す．ここでは，Butterworthの2コンパートメントモデルを用いてシミュレーションを行った[1]．体重50 kgの人で中心コンパートメント容積が7,750 mlの患者に対して，回路内容積が1,250 mlの人工心肺を稼動したものと

表1 PDE3阻害薬の薬物動態パラメータ

薬物名		ミルリノン			オルプリノン	
報告者		Butterworth[1]	Benotti[2]	Das[3]	Mori[4]	Tsubokawa[5]
分布容積 (ml/kg)	V1	137	155	350 ± 20	300 ± 100	335 ± 97.7	＊1
	V2	211	300	N/A	N/A	N/A	N/A
	V3	4,537	N/A	N/A	N/A	N/A	N/A
クリアランス (ml/kg/min)	CL1	0.84	3.5	2.5 ± 0.5	2.00 ± 0.7	4.69 ± 1.36	＊2
	CL2	13	11	N/A	N/A	N/A	N/A
	CL3	3.88	N/A	N/A	N/A	N/A	N/A
半減期 (min)	$T_{1/2\alpha}$	3.85	5.8	101 ± 11	N/A	N/A	N/A
	$T_{1/2\beta}$	57	99	97	101 ± 11	47 ± 16	N/A

＊1：$40.7 \times (Weight/56)^{1.68}$
＊2 (ml/min)：$378 \times (Weight/56)^{2.48} \times (クレアチニンクリアランス/Weight)^{0.819}$
N/A：not available. Values are means ± SD.

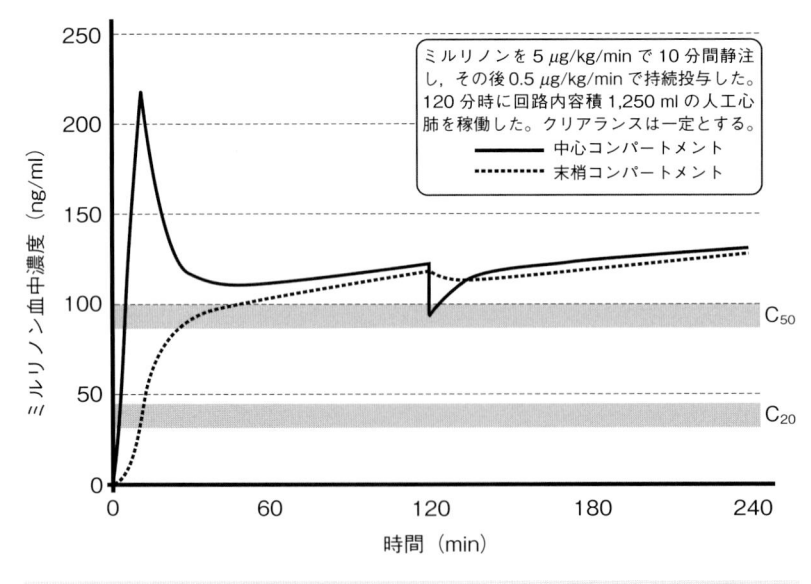

図2 人工心肺回路内容量がミルリノンの血中濃度に与える影響

した。ミルリノンを5 μg/kg/minで10分間投与した後，0.5 μg/kg/minで持続静注している。投与開始から120分時に人工心肺を開始している。クリアランスは変化しないものとした（実際には，クリアランスは血流分布の変化，低体温により小さくなるものと予想される）。人工心肺開始により血中濃度は121 ng/mlから94 ng/mlに減少しているが，持続投与を続けると約30分で120 ng/mlに戻っている。

2 クリアランスに関して

　ミルリノン，オルプリノンともに未代謝で腎から排泄（48時間以内に尿中へ排泄される割合はそれぞれ80％，83.5％）されるため，クリアランスは腎機能に依存することになる。薬物を持続投与するときの定常状態での濃度は投与速度をクリアランスで割った値となるため，クリアランスが1/2になると定常時濃度は2倍になることになる。つまり，持続投与時に濃度をコントロールするにあたってはクリアランスの値を推測することが重要になる。図3に腎機能とそれぞれの薬物のクリアランス，半減期との関係を示す。Aでは，腎機能低下者も含めてクレアチニンクリアランスとミルリノンのクリアランスの間の正の相関関係が示されている[6]。Bでは，正常人においての血清クレアチニン値（高いほど腎機能が低下している）とオルプリノンの半減期（クリアランスの逆数，高いほどクリアランスは小さい）の間に正の相関が示されていて，いずれも腎機能とPDE3阻害薬のクリアランスには相関関係があることを示している[7]。

3 タンパク結合率について

　薬物は一般的に，血漿タンパクに結合していない遊離した薬物が薬理作用を持つ。PDE3阻害薬のタンパク結合率はミルリノンでは70％[8]，オルプリノンでは81％と報告されている[9]。タンパク濃度が変化しても遊離薬物の量はそれほど変化しない。ただし，人工心肺中のように極端にタンパク濃度が変化する場合は，無視できない影響を受ける可能性が高い（図4）[10]。

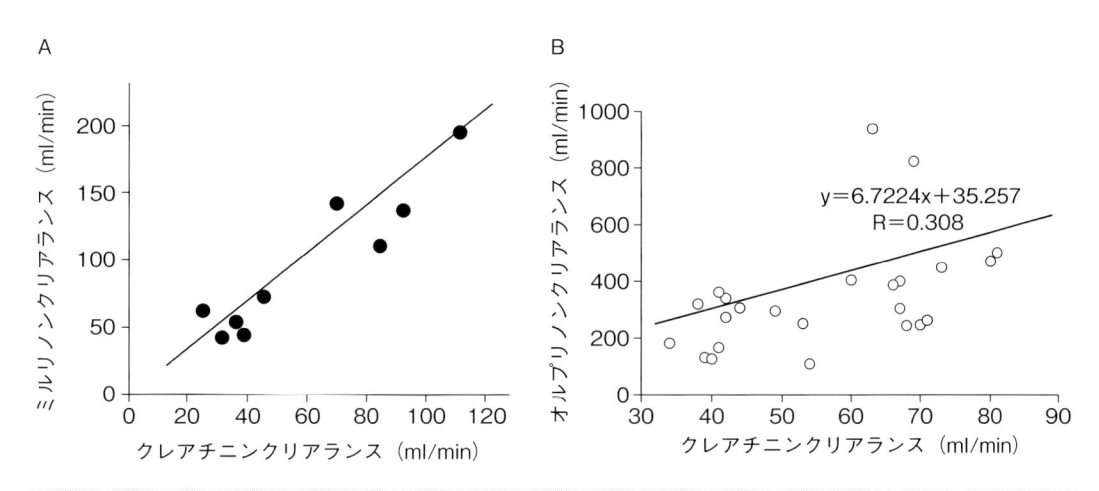

図3　腎機能とPDE3阻害薬の薬物動態パラメータとの関係
A：腎機能障害患者も含めた集団で，クレアチニンクリアランスとミルリノンのクリアランスには正の相関が見られた。B：正常人の集団において血清クレアチニン値とオルプリノンの半減期（＝クリアランスの逆数）には正の相関が見られた。

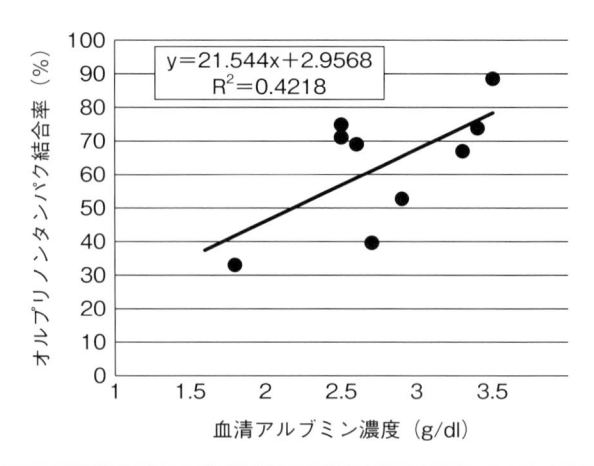

図4 血清アルブミン濃度とオルプリノンのタンパク結合率
〔Tsubokawa T, Ishizuka S, Fukumoto K, et al. The effect of hemodilution by cardiopulmonary bypass on protein bindings of olprinone. J Anesth ; (in press) より引用〕

4 有効血中濃度

有効血中濃度も薬理作用を考えるうえで重要な因子である．ミルリノンの濃度と作用の関係を調べた研究では，心係数を指標とした C_{50}（投与前の数値から50％変化したときの濃度）は107 ng/ml であるのに対して，全身血管抵抗の C_{50} は119 ng/ml，肺血管抵抗の C_{50} は82 ng/ml であった[11]．オルプリノンでは詳細な検討はなされていないが，肺動脈楔入圧から計算した C_{20}（肺動脈楔入圧を20％低下させる濃度）は20 ng/ml であると報告されている[12]．上記の研究からミルリノンの C_{20} は30〜40 ng/ml となり，オルプリノンのほうが2倍程度，力価が高いと考えられる．

5 効果部位への移行性

Butterworth ら[1]はミルリノンを1分間で急速静脈内投与し，その後の心係数の変化を観察している．この研究では静注から2.5分後には心係数が有意な変化を示していることから，ミルリノンの効果部位への移行と作用発現とは非常に速やかであると考えられる．したがって，持続投与時の薬理作用をコントロールする際は，特に効果部位濃度を用いる必要はなく，血中濃度を基準として考えることができると思われる．

6 透析膜などの影響

ミルリノンおよびオルプリノンに関しては，血液濾過透析フィルターの前後で濃度測定を行うことにより濾過装置のクリアランスを計算した報告がある．この報告では透析濾過によるクリアランスはミルリノンが3 ml/min[8]，オルプリノンは5 ml/min[13]であり，

透析濾過による排泄をほとんど受けないことが分かる。主に小児の心臓手術で使われる Modified UltraFiltration のクリアランスは 10 ml/min と報告されている[14]。

7 低体温の影響

　低体温下では酵素反応を含めた機能の低下が起きて，薬物の代謝・排泄も遅延する。対象が新生児ではあるが，人工心肺（体重が 3.1 kg の児に対して回路容量 345 ml），低体温（20℃）を用いた研究では，人工心肺稼動中のクリアランスは 0 であった[14]。一方，心肺蘇生時の心機能に対するミルリノンの効果を検討したラットの研究では，31℃の低体温では 37℃で観察されるミルリノンの心機能改善効果が認められなくなった[15]。つまり，低体温によりミルリノンの血中濃度は上昇するが，心拍出量増加作用は期待できない。図 5 は 2 コンパートメントモデルを用いて低体温の影響を検討したシミュレーションの結果である。ここではミルリノンを 0.5 μg/kg/min で持続投与している。低体温により代謝・排泄クリアランスは低下し，37℃では正常で 20℃になるとクリアランスは 0 になるものとして計算した。投与時間が短いときは主に末梢コンパートメントへの分布の影響が大きいため，血中濃度は温度による影響をあまり受けない。

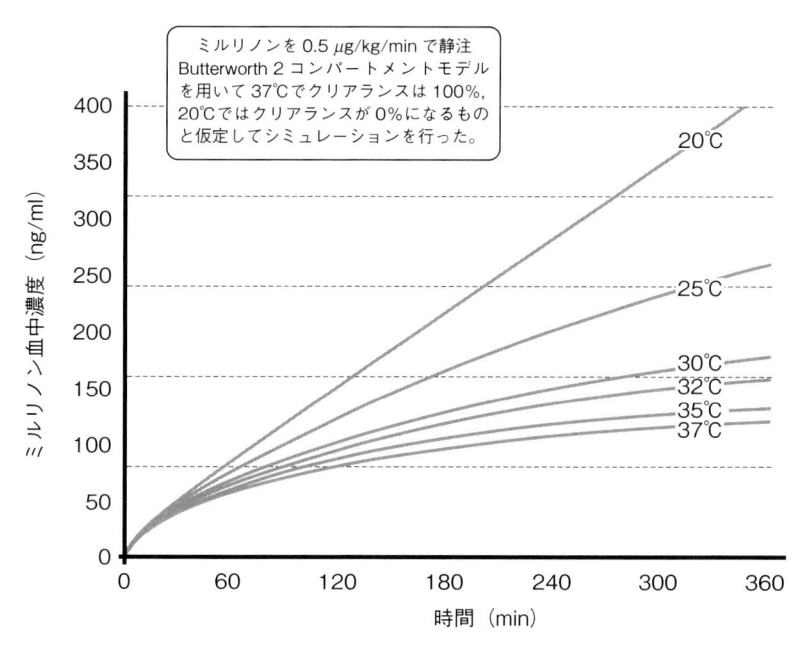

図 5　体温がミルリノンの血中濃度に与える影響
ミルリノンを 0.5 μg/kg/min で持続投与しているときに体温を低下させると，クリアランスが減少するため血中濃度が上昇する。

投与方法の検討

1 緩徐な作用発現を望む場合（持続投与のみの場合の作用発現）

図6-Aはミルリノンを表1に示した薬物動態モデルに沿って，0.5 μg/kg/minで持続投与したときの血中濃度の推移を示している。心拍出量や血管抵抗などの作用に20％の変化が見られるようになるには30分，50％の変化が見られるようになるには約70から120分の時間を要している。図6-Bはオルプリノンを表1の薬物動態モデルに沿って，0.2 μg/kg/minで投与したときの濃度推移を示している。20％の変化に達するまでの時間はミルリノンと同等であるが，定常状態に達するのはオルプリノンのほうが早い。

2 早急な作用発現を望む場合

速やかに作用を得たいときには，ローディングが必要となる。ローディングの方法としては，a．ボーラス投与を行う，b．一定時間の急速持続静注を行う，の2つの方法がある。

a．ボーラス投与によるローディング（図7-A，B）

ここでは，ミルリノンを20または50 μg/kgボーラス投与し，引き続き0.5 μg/kg/minで持続投与を行ったときの濃度推移を示す。薬物動態モデルとしてはBenottiの1コンパートメントモデルとButterworthの3コンパートメントモデルを用いた。3コンパートメントモデルでは静注直後に薬物が分布する容積が限定されるため（中心コンパートメント），投与直後の濃度は高くなる。また，実際の血中濃度測定を行った研究からは，2ないし3コンパートメントモデルを用いたほうが実際の血中濃度の推移により近い結果が得られている。この結果から，50 μg/kgのボーラス投与ではピークの薬物濃度が非常に高くなってしまうことから，20 μg/kgのボーラス投与に続き持続投与を行う方法が適切であると思われる。オルプリノンに関しては，適切な2ないし3コンパートメントモデルが発表されていないため1コンパートメントモデルによる検討となるが，10〜15 μg/mlのボーラス投与に続き0.2 μg/kg/minで投与することにより，速やかな薬理作用の発現と維持を達成できる。

b．急速持続投与によるローディング

ボーラス投与では投与直後に急峻な血中濃度のピークが生じ，これが高度の血圧低下や不整脈などを引き起こすと懸念される。そこで，ボーラス投与に代わり短時間の急速持続投与を行う方法を検討した。図8-Aはそれぞれ，ミルリノンを50 μg/kgボーラス投与，5 μg/kg/minで10分間投与，2.5 μg/kg/minで20分間投与し，その後0.5 μg/kg/minの持続投与を行っている。いずれもローディング投与量は同じである。臨床的

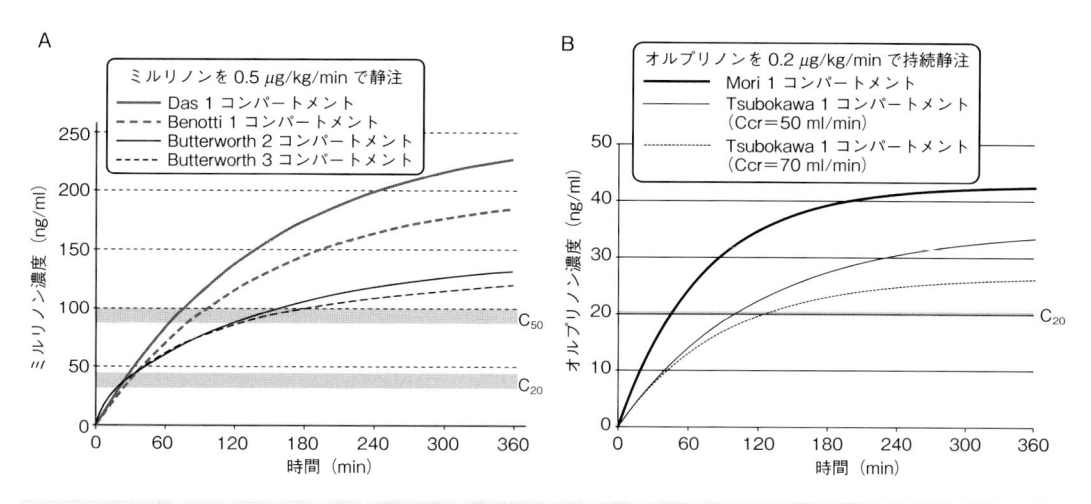

図6 薬物動態パラメータの違い

A：表1にある各薬物動態パラメータを用いてミルリノンを 0.5 μg/kg/min で投与したときの濃度推移をシミュレーションした。B：表1にあるオルプリノンの薬物動態パラメータを用いてオルプリノンを 0.2 μg/kg/min で持続投与したときの濃度推移をシミュレーションした。

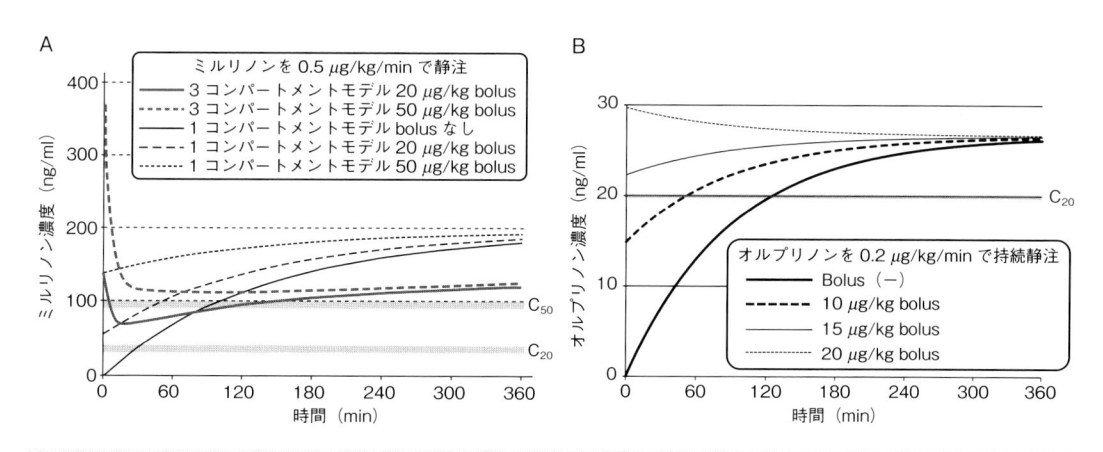

図7 ボーラス投与によるローディング

A：3もしくは1コンパートメントモデルを用いて，20 または 50 μg/kg のミルリノンをボーラス投与し，その後 0.5 μg/kg/min で持続投与したときの濃度推移をシミュレーションした。B：Tsubokawa の1コンパートメントモデル（体重 50 kg，Ccr：70 ml/min）を用いて，10，15，20 μg/kg のオルプリノンを投与した後，0.2 μg/kg/min で持続投与したときの濃度推移をシミュレーションした。

状況に基づいて，より早い効果発現を望むなら 5 μg/kg/min で 10 分間のローディングを行い，ピーク濃度を抑えたいならば 2.5 μg/kg/min で 20 分間のローディングを行うとよいと思われる。図8-B は，オルプリノンを 1 μg/kg/min で 10 分，15 分，20 分投与した後，0.2 μg/kg/min での持続投与を行ったときのシミュレーションである（ローディングの量が異なっている）。この結果からは 1 μg/kg/min で 15 分間投与し，0.2 μg/kg/min に減量する方法がよいように思われる。

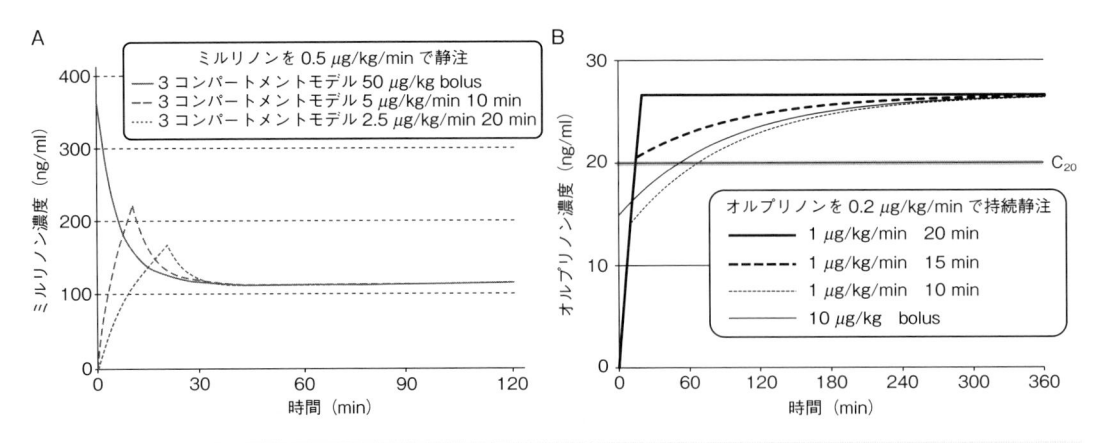

図8 急速静注によるローディング
A：50 μg/kg のミルリノンをボーラス投与，5 μg/kg/min で10分間の急速静注，2.5 μg/kg/min で20分間の急速静注によるローディングを行ったときの濃度推移。いずれもローディングした薬物量は同じ。B：1 μg/kg/min のオルプリノンを 10，15，20 分間急速静注してローディングしたときの濃度推移（注：ローディング量は異なっている）。

人工心肺時，離脱時の投与方法

人工心肺時に PDE3 阻害薬の作用が増強するのか減弱するのかを予測するのは困難である。既述したように，人工心肺の回路内容量は成人用で 1,000 から 1,600 ml くらいあるため，PDE3 阻害薬を希釈し血中濃度を低下させる。一方で，アルブミンを含めた血漿タンパクも希釈されるため遊離薬物量が増えて，薬理作用は増強されることになる。また，低体温によりクリアランスが減少するため薬物の濃度は投与時間，量に比例して上昇することになる。これらを総合して投与量，方法を決めることになる。

考えられる投与計画

1 あらかじめ離脱時に PDE3 阻害薬の投与が予定されている場合

人工心肺開始時から，ミルリノンなら 0.5 μg/kg/min，オルプリノンなら 0.2 μg/kg/min の持続投与を開始する。両薬物とも 1 時間の持続投与により，血中濃度は C_{20} を超えると予想される。C_{50} 以上の効果を望むなら，ローディングを行う必要がある。

2 離脱中に低心拍出量となり，速やかに心拍出量増加を得たいとき

両薬物の心拍出量増加作用と血管拡張作用とを比較すると，ミルリノンは心拍出量増

加作用が強く，オルプリノンは血管拡張作用が強いとされている。したがって，血管拡張作用と心拍出量の増加の両方を得たいときはオルプリノンが，心拍出量の増加だけを得たい（全身血管抵抗は低下している）ときにはミルリノンを選択する。両薬物とも高濃度では心房細動，心室頻拍，心室細動などの不整脈を誘発することがあるので，ピーク濃度はあまり高くならないことが望ましい。そのため，急速持続投与によるローディングを行い，続いて維持量に設定する方法がよい。人工心肺の回路が接続していて前負荷を自由に調節できる時期にローディングが完了するようにしたい。

ミルリノンの場合
① 5 μg/kg/min で 10 分間，続いて 0.5 μg/kg/min で持続投与
② 2.5 μg/kg/min で 20 分間，続いて 0.5 μg/kg/min で持続投与

オルプリノンの場合
① 1 μg/kg/min で 15 分間，続いて 0.2 μg/kg/min で持続投与

などの方法を用いる。

小児への使用

小児では薬理作用が成人とは異なっており，全身血管の拡張作用が弱く，心拍出量増加作用，肺動脈拡張作用が相対的に強く出現する。Ramamoorthy ら[16]は，乳幼児の分布容積は成人の 3 倍，クリアランスは約 2 倍であるのに対し，小児では分布容積が約 2 倍，クリアランスは成人の 3 倍であると報告している。その結果に基づく投与計画を表 2, 表 3 に示す。結果として乳幼児での維持量は成人と同等，小児では少し高めの投与量設定となっている。

表 2 小児におけるミルリノンの薬物動態

	乳幼児（1 歳未満）	小児（1 歳以上）	成人
分布容積（l/kg）	0.9 ± 0.4	0.7 ± 0.2	0.3 ± 0.1
クリアランス（ml/kg/min）	3.8 ± 1.0	5.9 ± 2.0	2.0 ± 0.7
$T_{1/2}\beta$	3.15 ± 2.0	1.86 ± 2.0	1.69 ± 0.18

表 3 小児におけるミルリノンの投与量の設定

	分布容積（l）	クリアランス	ローディング量（μg/kg）	維持量（μg/kg/min）
乳幼児（5 kg）	5.2	24.5	104	0.49
小児（15 kg）	10.1	91.3	67	0.61

3. 心血管作動薬ホスホジエステラーゼⅢ阻害薬

腎不全患者への使用

　腎不全患者では代謝・排泄が腎外のみになってしまうため，クリアランスは正常の1/5以下となる（つまり定常状態に達するまで投与すると，血中濃度は正常人の5倍となる）。しかし，末梢コンパートメントへの分布は正常人同様に起こることから，低用量で開始するといつまでも濃度が上がらず作用が発現しない。腎不全患者であっても投与初期は正常人と同様のローディングを行い，維持量は血行動態を参考に減らすことになる。腎が完全に無機能となっている場合は，最終的な維持速度は正常人の1/5以下（＝

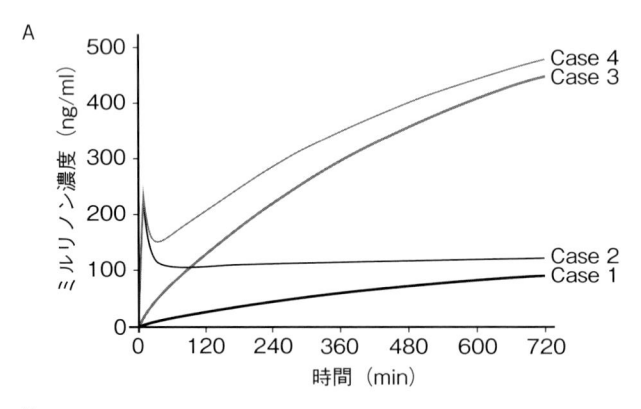

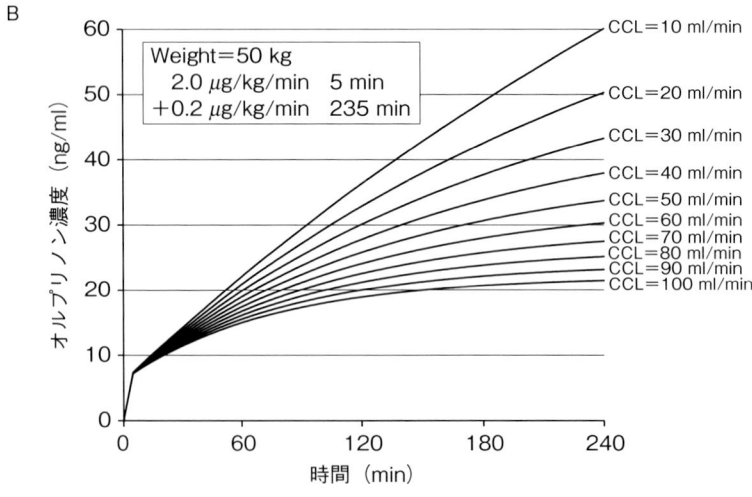

図9　腎障害患者に対する投与

A：腎不全により腎からのミルリノンの排泄がまったくなく，クリアランスが腎外のみ（正常の1/5）になったと仮定してのシミュレーション。Case 1：0.1 μg/kg/min の持続投与のみ。Case 2：5 μg/kg/min で10分間の急速静注後，0.1 μg/kg/min で持続投与。Case 3：0.5 μg/kg/min の持続投与（正常人と同じ維持投与量）。Case 4：5 μg/kg/min で10分間の急速静注後，0.5 μg/kg/min で持続投与（正常人での投与と同じ）。

B：クレアチニンクリアランスとオルプリノンの血中濃度。オルプリノンを2.0 μg/kg/min で5分間急速投与した後0.2 μg/kg/min で持続投与した。

ミルリノンなら 0.1 µg/kg/min 以下，オルプリノンなら 0.04 µg/kg/min 以下）となる。
図9では Butterworth の2コンパートメントモデルを用いてシミュレーションを行っている。

  Case 1：ローディングなし。0.1 µg/kg/min
  Case 2：5 µg/kg/min で 10 分間。その後 0.1 µg/kg/min
  Case 3：ローディングなし。0.5 µg/kg/min
  Case 4：5 µg/kg/min で 10 分間。その後 0.5 µg/kg/min

この結果からは，Case 2 の 5 µg/kg/min で 10 分間のローディングを行った後，0.1 µg/kg/min（正常人の 1/5）の投与速度で投与するのが適切であると考えられる。

作用消失に必要な時間

PDE3 阻害薬は消失半減期が長いため，過量投与と判断して投与を中止してもなかなか作用が消失しない。不整脈などの副作用のために投与を中止する場合は，投与中止後も長時間の経過観察が必要である。投与量の調節の面では半減期の短いオルプリノンのほうが優れている。

まとめ

人工心肺からの離脱時における PDE3 阻害薬の投与方法をシミュレーションを用いて解説した。PDE3 阻害薬は心筋酸素消費量を増加させずに心拍出量を増加させることなど優れた臨床的効果が期待できる薬物であり，薬物動態学的知識を活用して安全に効果的に使用したい。2 ないし 3 コンパートメントモデルのパラメータが得られると TCI を用いた投与方法も可能となることから，そのような研究・報告が待たれる。

■参考文献

1) Butterworth JF, Hines RL, Royster RL, et al. A pharmacokinetic and pharmacodynamic evaluation of milrinone in adults undergoing cardiac surgery. Anesth Analg 1995；81：783-92.
2) Benotti JR, Lesko LJ, McCue JE, et al. Pharmacokinetics and pharmacodynamics of milrinone in chronic congestive heart failure. Am J Cardiol 1985；56：685-9.
3) Das PA, Skoyles JR, Sherry KM, et al. Disposition of milrinone in patients after cardiac surgery. Br J Anaesth 1994；72：426-9.
4) Mori M, Nishi S, Asada A. Pharmacokinetics and pharmacodynamics of olprinone after cardiac surgery. Osaka City Med J 2004；50：1-8.
5) Tsubokawa T, Ishizuka S, Fukumoto K, et al. Population pharmacokinetics of olprinone in patients undergoing cardiac sungery with cardiopulmonary bypass. J Anesth：(in press).
6) Hasei M, Uchiyama A, Nishimura M, et al. Correlation between plasma milrinone concentration and renal function in patients with cardiac disease. Acta Anaesthesiol Scand 2008；52：991-6.

7) 木全心一, 広沢弘七郎, 笠貫 宏ほか. 急性心不全に対する E-1020 注射剤の臨床評価. 臨床と研究 1992 ; 69 : 2260-74.

8) Schetz M, Ferdinande P, Van den Berghe G, et al. Pharmacokinetics of continuous renal replacement therapy. Intensive Care Med 1995 ; 21 : 612-20.

9) 新 博次, 佐々木熙之, 大坂元久ほか. 新しい強心薬 E-1020 の臨床第 1 相試験（1）. 臨床薬理 1990 ; 21 : 613-21.

10) Tsubokawa T, Ishizuka S, Fukumoto K, et al. The effect of hemodilution by cardiopulmonary bypass on protein bindings of olprinone. J Anesth ; (in press).

11) 香取信之. ミルリノンの適正投与量とは（日本麻酔科学会第 55 回学術集会セミナー・ハイライト）. 2008.

12) 村上林児, 石橋 豊, 盛岡茂文ほか. 急性心不全における新規強心薬 E-1020 および dobutamine の作用の検討. 臨床と研究 1993 ; 70 : 1265-72.

13) Amenomori H, Sasaki S, Hiraoka K, et al. Phosphodiesterase III inhibitor olprinone chlorate is not significantly removed by continuous venovenous hemodiafiltration. ASAIO J 2000 ; 46 : 635-8.

14) Zuppa AF, Nicolson SC, Adamson PC, et al. Population pharmacokinetics of milrinone in neonates with hypoplastic left heart syndrome undergoing stage I reconstruction. Anesth Analg 2006 ; 102 : 1062-9.

15) Huang CH, Tsai MS, Hsu CY, et al. Hypothermia treatment attenuates inotropic and lusitropic effects of milrinone on post-cardiac arrest myocardial dysfunction. Circulation 2010 ; 122 : A277.

16) Ramamoorthy C, Anderson GD, Williams GD, et al. Pharmacokinetics and side effects of milrinone in infants and children after open heart surgery. Anesth Analg 1998 ; 86 : 283-9.

（坪川　恒久）

V. 薬物動態から見た心血管作動薬:最適な投与法とは

4 薬物相互作用に関する注意点

はじめに

　麻酔ではさまざまな薬物が使用される。全身麻酔では，意識，痛み，筋弛緩状態など全身麻酔の要素をコントロールするために，それぞれ全身麻酔薬（吸入あるいは静脈），鎮痛薬，筋弛緩薬を使用する。また，手術の内容や進行状況に応じて循環作動薬，抗生物質，ステロイドなどさまざまな薬物が麻酔科医の判断に基づき使用される。さらに，もともと患者が服用していた合併疾患に対する薬物（降圧薬や糖尿病薬，甲状腺末など）も作用が全身麻酔中に残存していることが多い。

　このように複数の薬物が体内に存在しているときは薬物が互いに影響を及ぼし，薬物の作用・副作用が増大または減弱する現象が見られる。これを薬物相互作用と呼ぶ。薬物相互作用には，遊離薬物濃度が上昇あるいは低下する薬物動態学的相互作用（血中薬物濃度が変化する場合と，タンパク結合率が変化する場合とがある）と，薬物が受容体に結合し作用を発現するときに起きてくる薬力学的相互作用とがある。図1に相互作用の関係を示す。薬物動態学的相互作用はさらに，吸収過程で起きるもの，分布過程で起きるもの（タンパク結合による相互作用を含む），代謝過程で起きるもの，排泄過程で起きるものに分けることができる。薬力学的相互作用では，2つの薬物により作用が増強する協同作用と，減弱する拮抗作用とがある。本項では循環作動薬の作用に関するものを中心に，臨床医が知っておくべき注意点について述べていく。

　これら薬物相互作用は常に起こるものではなく，"発生する可能性がある"というレベルのものが多い。しかし，時には深刻な合併症を起こし，不幸な転帰をたどることもある。そのような相互作用は臨床からの報告の積み重ねにより明らかとなっていく。薬物相互作用を含めた医薬品の副作用などについては，医薬品・医療機器等安全性情報として1カ月に1回の割合で医薬品医療機器総合機構より情報提供が行われている（www.info.pmda.go.jp/）。これらに目を通して，自分が使う薬物・機器で新たな情報提供がなされていないかを常にチェックしていかなければならない。

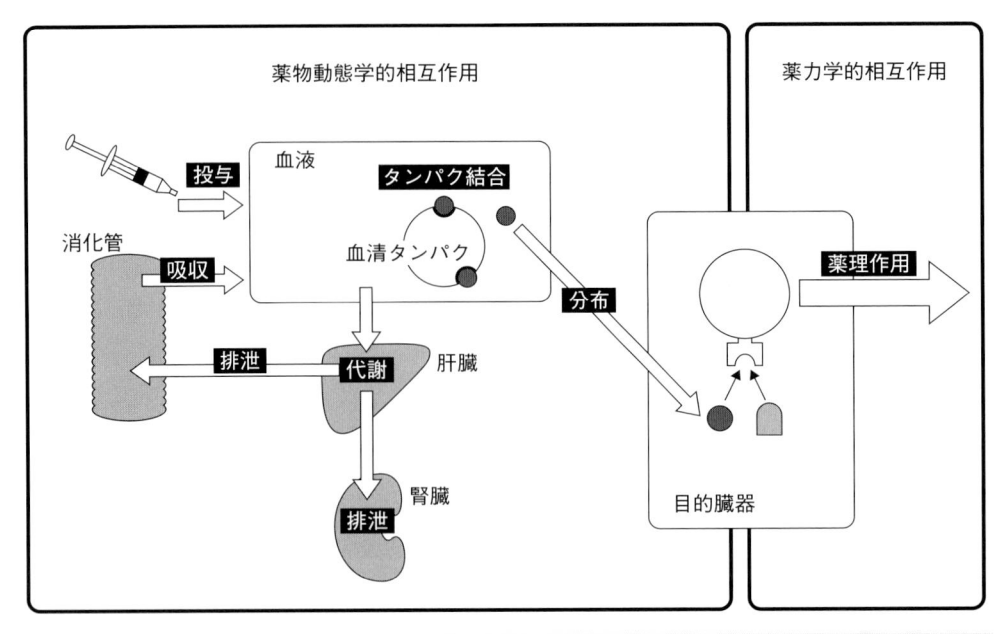

図1 薬物相互作用

薬物相互作用は，薬物が受容体に達するまでの過程で起きる薬物動態学的相互作用と，受容体に結合するときに生じる薬力学的相互作用に分けられる。薬物動態学的相互作用はその過程により大きく4つ（吸収，分布，代謝，排泄）に分けられる。薬力学的相互作用は，生じる作用が，もともとの薬物の作用の和よりも大きくなる協力作用と小さくなる拮抗作用に分けられる。

薬物動態学的相互作用

表1[1]に薬物動態学的相互作用に関してまとめた。本項では主に静注で使用する循環作動薬を対象とするため，吸収過程に関しては説明を省略する。

分布過程に関する相互作用

1 臓器血流量の変化

薬物が分布する速度は血流量に依存する。また代謝の早い薬物ではクリアランスも臓器血流量に依存するため，臓器の血流量は薬物の濃度を決定する重要な因子となる。血流量の変化に関しては2つの薬物が問題となる。一つ目はNSAIDs（nonsteroidal anti-inflamatory drugs）である。NSAIDsは腎血管拡張作用を持つプロスタグランジン類の合成を阻害し，腎血流量を低下させる（アスピリンは腎血流量を65～70%低下させる）。その結果，腎排泄性の薬物の糸球体濾過量が減少し，血中濃度が上昇する。ジゴキシン

表 1　薬物動態学的相互作用

吸収過程に関する相互作用	代謝過程に関する相互作用
1）物理化学的変化 　（ア）金属キレート：吸着による阻害 　（イ）結合による阻害 2）消化管運動の変化 　（ア）難溶性薬物の溶解 　（イ）胃排泄時間の遷延 　（ウ）初回通過効果の変化 　（エ）薬物の分解 3）消化管内 pH の上昇 　（ア）薬物の溶解性の変化 　（イ）薬物の解離度の変化	1）肝シトクロム P450 酵素阻害による代謝阻害 2）肝シトクロム P450 酵素誘導による代謝亢進 3）そのほかの酵素を介した相互作用 排泄過程（腎排泄）に関する相互作用 1）腎排泄に関する相互作用 　（ア）NSAIDs による腎血流量低下 　（イ）近位尿細管での分泌阻害・競合 　（ウ）近位尿細管での再吸収促進 　（エ）尿 pH の変化 2）肝排泄に関する相互作用 　（ア）トランスポータにおける競合

分布過程に関する相互作用
1）臓器血流量の変化
　（ア）NSAIDs による腎血流量の減少
　（イ）シメチジンによる肝血流量の減少
2）タンパク結合の競合による相互作用
3）血液脳関門の通過性の変化
4）胎盤関門の通過性の変化

（杉山正康編．薬の相互作用としくみ．第 9 版．東京：医歯薬出版；2010 より改変引用）

などのジギタリス類は NSAIDs との併用で血中濃度が 30％ 程度上昇する。もう一つの薬物は H_2 受容体拮抗薬である。シメチジンは H_2 受容体拮抗薬としてあまり使われることはなくなってきたが，肝血流量を減少させると同時に広範囲のシトクロム P450（cytochrome P450：シトクロム P）酵素活性を阻害する。その結果，さまざまな併用薬物の濃度が上昇するため，注意が必要な薬物である。同じ H_2 受容体拮抗薬でもラニチジンには酵素阻害作用はあるものの肝血流への影響はなく，ファモチジンは酵素阻害作用も肝血流量減少作用もない。

2 タンパク結合の競合（図2[1)]）

　一般的に薬物のうち，アルブミンなどの血漿タンパクに結合していない遊離薬物が標的臓器に移動し薬理作用を発現する。したがって，なんらかの理由でタンパク結合率が低下して，これら遊離薬物濃度が上昇すると薬理作用が増強する。この原因の一つにタンパク結合の置換現象がある。表2[1)]に置換現象を起こしやすい薬物を示す。これは，以前より服用していた表2の A 薬がアルブミンに結合している状態のときに B 薬を投与すると，B 薬が A 薬のアルブミン結合部位を奪ってしまうために，遊離した A 薬濃度が上昇して薬理作用が増強するというものである。薬物 A のタンパク結合率が 99％

4. 薬物相互作用に関する注意点

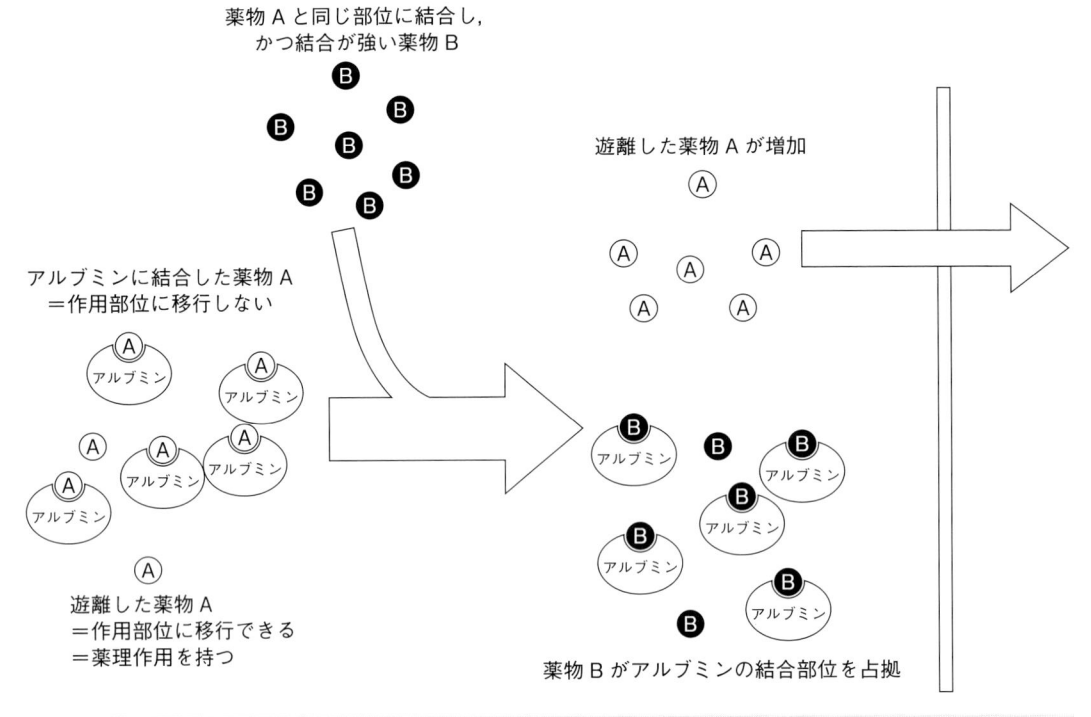

図2 タンパク結合における置換現象

A薬を以前より服用していてアルブミンに結合している状態のときにB薬を投与すると，B薬がA薬のアルブミン結合部位を奪ってしまうために，遊離したA薬濃度が上昇して薬理作用が増強する現象。A薬のタンパク結合率が高いほど，置換現象により増強する割合が高くなる。
（杉山正康編．薬の相互作用としくみ．第9版．東京：医歯薬出版；2010より改変引用）

表2 タンパク結合の置換現象が起きる組み合わせ

血漿タンパク結合の強弱

A薬（結合が弱く作用を受ける薬物）	B薬（結合が強く作用する薬物）
● ワルファリン ● 第一世代SU剤（トルブタミド，クロルプロパミドなど） ● メトトレキサート ● フェニトイン	● 酸性NSAIDs（アスピリン，ジクロフェナクなど） ● スルフィンピラゾン（現在は発売中止） ● クロフィブラート（高脂血症治療薬，あまり使われない） ● サルファ薬（バクタなど）

（杉山正康編．薬の相互作用としくみ．第9版．東京：医歯薬出版；2010より改変引用）

だったとしよう。この結合率が97％に減少すると，遊離型薬物は1％から3％に増加することになり，薬理作用は3倍に増強することになる。このようにタンパク結合率が高い薬物はこのタイプの相互作用を受けやすい。酸性の薬物はアルブミンと，塩基性の薬物はα_1-酸性糖タンパクと結合することが多い。ワルファリンは血中半減期が長いこと，代謝酵素に遺伝子多型があり代謝速度に100倍の差があること，そしてこの置換現象

のため，相互作用を起こしやすい．薬物相互作用によりワルファリンの効果が強くなり出血性の障害を来したとする報告は多い．

3 血液脳関門，胎盤関門

非イオン型で脂溶性，弱塩基の薬物が通過しやすく薬物相互作用の報告も多いが，循環作動薬との関連は少ないため，ここでは割愛する．

代謝過程に関する相互作用

1 代謝酵素阻害による相互作用

脂溶性の薬物の多くは，肝臓でシトクロムPによる代謝を受けた後，グルクロン酸抱合や硫酸抱合などにより水溶性を高めて腎から排泄される．そのときに律速段階となるのはシトクロムPであることが多い．シトクロムPは1つの酵素ではなくファミリー，サブファミリーに分けられる．表3にシトクロムPの分類と，各サブファミリーにより代謝される基質，非特異的シトクロムP阻害薬，特異的シトクロムP阻害薬を示す．この表に示される非特異的あるいは特異的阻害薬物が投与されるとその酵素種で代謝される基質の代謝速度が遅くなり，血中濃度が上昇することを示している．

阻害薬の中でも以下の薬物は注意が必要である．

a．シメチジン

シトクロムP2C19以外のほとんどのシトクロムPを強く阻害し，同時に肝血流量も減少させるため広範な薬物の血中濃度を上昇させる．テオフィリン，フェニトイン，プロカインアミド，プロプラノロール，リドカイン，カルバマゼピン，ワルファリンとの併用は避けるべきである．

b．アゾール系抗真菌薬（フルコナゾール，イトラコナゾール）

シトクロムP3A4を強く阻害する．トリアゾラムの濃度を3倍以上に上昇させるため，併用禁忌である．その他，テオフィリン，フェニトイン，シクロスポリン，ミダゾラムの濃度も上昇させる（注：テオフィリンはシトクロムP1A2以外にもさまざまな酵素で代謝される）．

c．オメプラゾール

シトクロムP2C9，シトクロムP2C19を阻害する．フェニトイン，ワルファリン，ジアゼパムの代謝が阻害され，半減期が延長する．

4. 薬物相互作用に関する注意点

表3 主な肝シトクロムP450とその基質、および阻害薬物

酵素種	主な基質（麻酔関連薬物を中心に）	非特異的阻害薬物	特異的阻害薬物
1A2	● キサンチン系：テオフィリン、カフェイン ● β遮断薬：プロプラノロール		キノロン系抗生物質
2C9	● ワルファリン ● フェニトイン ● NSAIDs：ジクロフェナク、メフェナム酸	シメチジン、イソニアジド、アロプリノール、メチルフェニデート、アミオダロン	
2C19	● プロトンポンプ阻害薬：オメプラゾール ● バルビツール酸系薬物 ● ベンゾジアゼピン：ジアゼパム	メチルフェニデート MAO阻害薬	オメプラゾール
2D6	● 三環系、四環系抗うつ薬：イミプラミン ● β遮断薬：プロプラノロール ● 抗不整脈薬：フレカイニド、メキシレチン ● モルヒネ ● 5-HT$_3$阻害薬：オンダンセトロン	メチルフェニデート MAO阻害薬 アミオダロン	
3A4	● 抗てんかん薬：カルバマゼピン、ゾニサミド ● スタチン類：シンバスタチン、プラバスタチン ● カルシウム拮抗薬：ベラパミル、ジルチアゼムなど ● ステロイド：コルチゾール、プロゲステロン ● ジギタリス ● 睡眠・鎮静薬：ジアゼパム、トリアゾラム、ミダゾラム ● 免疫抑制薬：シクロスポリン、タクロリムス	シメチジン、イソニアジド、バルプロ酸、アロプリノール	14員環マクロライド：エリスロマイシン、クラリスロマイシン

d. エリスロマイシン、クラリスロマイシン

シトクロム P3A 群の阻害作用が強く、ミダゾラムの血中濃度を3倍に上昇させる。

e. アミオダロン

シトクロム P2C9 のほかにも多くのシトクロム P450 を阻害する。代謝阻害以外に薬力学的相互作用により QT 延長を引き起こす。HIV プロテアーゼ阻害薬と併用すると QT 延長・不整脈が強く出るため併用禁忌となっている。

f. HIV プロテアーゼ阻害薬

シトクロム P3A4 の強い阻害作用を持つため，フレカイニド併用により不整脈が誘発されたり，ミダゾラムの代謝が著しく遷延したりする。

g. グレープフルーツジュース

グレープフルーツジュースは腸管のシトクロム P の阻害作用を持つ。そのため，ベンゾジアゼピンを経口投与した場合にジアゼパムが代謝を受けずに血中に移行して，過度の鎮静が現れたりすることがある。静注薬には影響しない。ミダゾラムを前投薬として経口投与するときには注意が必要である。

2 酵素誘導による相互作用

酵素誘導とは，ある薬物が肝におけるシトクロム P の DNA 転写を促進し，酵素量が

表 4　酵素誘導を起こす薬物と，影響を受ける薬物

誘導を起こす薬物		影響を受ける薬物と症例報告
リファンピシン	禁忌	インジナビル，サキナビル（HIV プロテアーゼ阻害薬）：血中濃度が 1/10 になる。
	慎重投与	プロプラノロール：クリアランスが 2 倍に上昇し，正常化に 4 週間かかった。 ワルファリン：血中濃度が 1/6 に低下した。 メキシレチン：半減期が 40％短縮した。 ベラパミル，ニフェジピン：濃度が 1/2 以下に低下した。 ベンゾジアゼピン系：血中濃度が 1/10 に低下する。 ジゴキシン，ジギトキシン：濃度が 1/2 に低下した。
ヒダントイン系 （フェニトイン）	慎重投与	テオフィリン：血中半減期が 1/2 に短縮した。 ワルファリン：酵素誘導による血中濃度低下，タンパク結合置換現象による作用増強が併発する。 メキシレチン：血中半減期が 1/2 に短縮した。フェニトイン投与中止により濃度が 3 倍に上昇した。 デキサメタゾン：クリアランスが 3 倍になった。 シクロスポリン：血中濃度が著しく低下した。 甲状腺ホルモン：血中濃度低下，作用減弱。
バルビツール酸 （フェノバルビタール）	慎重投与	テオフィリン：血中濃度が 2/3 に低下した。 三環系抗うつ薬：濃度が 1/2 に低下した。 ベラパミル：クリアランスが 4 倍に増加した。 甲状腺ホルモン：血中濃度低下，作用減弱。
カルバマゼピン	慎重投与	テオフィリン：クリアランスが 50％増加した。 ワルファリン：血中濃度が 1/2 となった。 イソニアジド：副作用である肝毒性が強くなる。 甲状腺ホルモン：血中濃度低下，作用減弱。

増加して代謝が促進されることである。結果として誘導されたシトクロムPで代謝される薬物の濃度が低下して期待される作用が発現しなくなる。酵素誘導の発現には数日から数週間を有するが，投与中止後も誘導効果が持続することが多い。注意すべき薬物を表4に示す。これらが投与されていると，通常の投与量では薬物濃度が有効血中濃度に到達しない。

3 シトクロムP以外の酵素を介した相互作用

薬物代謝にはシトクロムP以外にも数多くの酵素が関与していて，そのような酵素の阻害や競合によりさまざまな相互作用が生じる。グルクロン酸抱合を介した競合阻害の例としては，サリチルアミド（PL顆粒に含まれている）とペンタゾシンとの併用では，互いの代謝を阻害するためペンタゾシンの血中濃度が2倍に，サリチルアミドの血中濃度が2.5倍に上昇することが報告されている。

排泄過程に関する相互作用

1 腎排泄に関する相互作用

a. NSAIDsによる腎血流の減少

NSAIDsによる腎血流の減少に関しては既述したため，省略する。

b. 近位尿細管

近位尿細管には，薬物の血管から尿中への分泌のための機構として，P糖タンパク輸送系，陽イオン（カチオン）輸送系，陰イオン（アニオン）輸送系の3つがある（図3)[1]。この中で，循環作動薬に関連して重要なものはP糖タンパク輸送系であり，この機構によりジゴキシンが排泄されている。抗癌薬に耐性を持つようになった癌細胞が，ベラパミルで処理すると再び抗癌薬の作用を受けることから発見された，細胞からの薬物排泄機構である。腎においても同様にカルシウム拮抗薬，抗不整脈薬，エリスロマイシン，シクロスポリンなどの影響を受けるが，もっとも阻害作用の強いのはキニジンであり，ジゴキシンの血中濃度が2～3倍に上昇する。そのほかの薬物でも50～100％の濃度上昇が観察されている。ジゴキシンは，治療域（0.8～2.0 ng/ml，近年さらに低濃度が推奨されている）と副作用域（2.5 ng/ml）が近接しているので注意が必要である。

c. 近位尿細管での再吸収促進

近位尿細管において，薬物が尿中に分泌されるのとは逆に再吸収される薬物としてリチウムや抗生物質（セフェム系，アミノグリコシド系）などがある。ループ利尿薬（フ

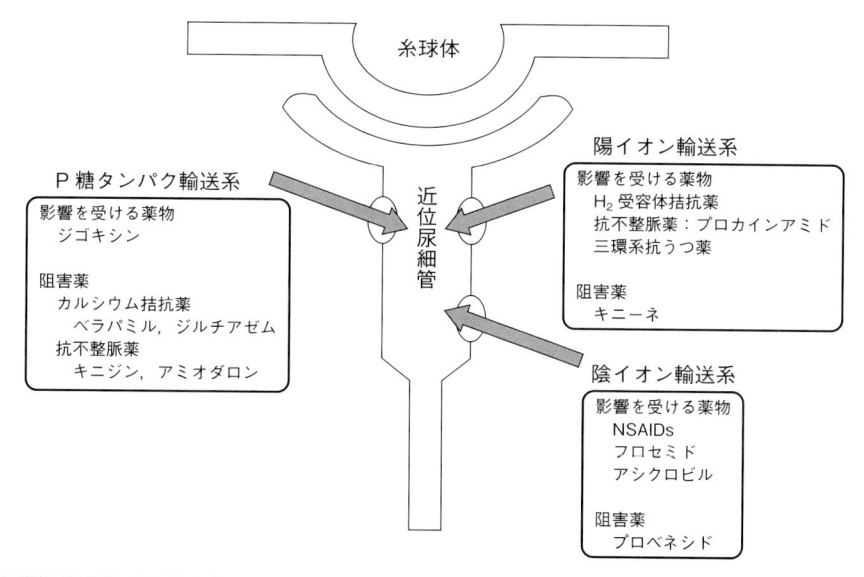

図3 近位尿細管における薬物の腎排泄

近位尿細管には薬物の血管から尿中への分泌のための機構が3つあり，P糖タンパク輸送系，陽イオン（カチオン）輸送系，陰イオン（アニオン）輸送系の3つである。ジゴキシンはP糖タンパク系により排泄される。この過程はベラパミルで阻害される。
(杉山正康編. 薬の相互作用としくみ. 第9版. 東京：医歯薬出版；2010 より改変引用)

ロセミド）とアミノグリコシド系の併用は，アミノグリコシド系薬物の再吸収が促進され副作用である聴力障害，腎毒性が出現するため禁忌とされている。死亡例の報告もある。

d. 尿中 pH の変化

薬物によっては尿の pH に影響を与える。尿をアルカリ性にする薬物としては重炭酸ナトリウム，尿アルカリ化剤（痛風治療薬）などがあり，酸性薬物の近位尿細管における再吸収が抑制され，塩基性薬物の再吸収は促進される。ペチジンやキニジンはこれらの薬物との併用により血中濃度が上昇する。

2 肝排泄に関する相互作用

水溶性だが分子量の大きい薬物（分子量が 450 以上）は胆汁中に排泄されることが多く，その場合には肝のトランスポータが関与する。循環作動薬では肝のトランスポータを介した重篤な薬物相互作用の報告はない。スタチン系薬物の重篤な合併症として横紋筋融解症があるが，シクロスポリンのような肝トランスポータの阻害薬によりスタチン類の血中濃度が著しく上昇するため併用は禁止されている。スタチン系薬物の中でも横紋筋融解症の発症する可能性の高い薬物は，いずれも販売が中止されている。

薬力学的相互作用

　薬力学的相互作用とは，作用部位での相互の薬物の薬理作用が協力または拮抗するために起こる現象である。薬物動態学的相互作用が限られた薬物間でしか生じないのに対して，薬力学的相互作用ははるかに多くの組み合わせで生じ，臨床的に問題になることが多い。主作用または副作用が薬物の併用によりそれぞれの薬物を単独で用いるよりも強く出る（相乗効果）場合を協力作用，単独で用いた場合の作用の合計よりも小さい場合を拮抗作用と呼ぶ。麻酔薬と鎮痛薬を併用することにより麻酔深度を調節するのは協力作用の応用であり，NSAIDsを使用するときに抗潰瘍薬を併用して消化管潰瘍を予防するのは拮抗作用の応用例である。すべての薬力学的相互作用をここに記すことは不可能であり，循環作動薬に関連して注意が必要なものをいくつか紹介する。

1 カテコールアミンに関する相互作用

a. 逆転作用

　ブチロフェノン系抗精神病薬（ハロペリドールなど）やフェノチアジン系（クロルプロマジン，レボメプロマジン）など α_1 アドレナリン受容体遮断作用を有する薬物を使用している患者にアドレナリンを投与すると，末梢血管において α_1 アドレナリン作用が出現せず，β_2 アドレナリン作用（血管拡張作用）が出現するため，さらに血圧が低下する。

b. リバウンド現象

　非選択性 β アドレナリン受容体遮断薬と α_2 アドレナリン受容体刺激薬（クロニジンなど）を併用している患者で α_2 遮断薬を突然中止すると，α_2 刺激作用により抑制されていた交感神経末端からのノルアドレナリン遊離が急激に亢進して，異常高血圧を来す現象をリバウンド現象と呼んでいる。

2 抗不整脈薬の併用

　各薬物の添付文書より表5にまとめた（静注薬のみ記載）。
　抗不整脈薬を併用する場合には，併用による予想外の効果の増強や，QT延長，伝導路の遮断による高度徐脈などに注意する必要がある。また，心機能，肝機能，腎機能などを考慮のうえ，薬物の選択，投与量の調節を行う必要がある（不整脈薬物治療に関するガイドライン2009, p13, 表4参照。http://www.j-circ.or.jp/guideline/pdf/JCS2009_kodama_h.pdf）。表5では添付文書にて併用禁止されているものは"●"で示している。Ⅰa群とⅢ群は高度の徐脈を来すため併用禁止であり，リドカインとプロプラノロールはリドカインの代謝が阻害されるため（ランジオロール，エスモロールでは問題ない），

表5 抗不整脈薬（静注用）の薬物相互作用表

VW分類	薬物名	SG分類（主な作用）	Ia	Ib	Ic	II	III	IV	ジギタリス
I a	プロカインアミド（アミサリン）	Med Na-ch blocker	△	△	△	△	●#1	△	△
	ジソピラミド（リスモダン）	Slow Na-ch blocker 抗コリン作用				△	●#1		
	シベンゾリン（シベノール）	Slow Na-ch blocker	○	○	○	○	○	○	
I b	リドカイン（キシロカイン）	Fast Na-ch blocker			△		△		
	メキシレチン（メキシチール）	Fast Na-ch blocker	△	△			△		
	アプリンジン（アスペノン）	Med Na-ch blocker（不活化）	○	○	△	△	○	○#2	
I c	フレカイニド（タンボコール）	Slow Na-ch blocker	○	○	○	○#3	○		△#4
	ピルジカイニド（サンリズム）	Slow Na-ch blocker	○	○	○	○	○		△
II	プロプラノロール（インデラル）	β blocker	○	○#5				△	△
III	アミオダロン（アンカロン）	K-ch blocker α, β blocker	●#6	△			●#6	△	
	ニフェカラント（シンビット）	K-ch blocker	△	△	△	△	●#6	△	
IV	ベラパミル（ワソラン）	Ca-ch blocker	△	△	△#7	●#8	△	△	△#4
	ジルチアゼム（ヘルベッサー）	Ca-ch blocker	△	△	△	○	△	△	△#4
	ニカルジピン（ペルジピン）	Ca-ch blocker				△			△#4

VW分類：Vaughan Williams分類，SG分類：Sicilian Gambit分類
●：併用禁忌，○：慎重投与，△：注意
#1：アミオダロンの静注は禁忌．#2：薬物動態学的相互作用によりアプリンジンの血中濃度が上昇．#3：リドカインとの併用によりリドカイン，フレカイニド両薬物ともに濃度が上昇．#4：併用によりジギタリスの濃度が上昇する．低カリウム，高カルシウム血症時には注意．#5：併用によりリドカイン濃度が上昇．#6：QT延長によりTorsade de pointesなど心室性頻拍の可能性が高くなる．#7：高度徐脈の報告あり．#8：併用により高度徐脈，心停止の報告あり．

ベラパミルとプロプラノロールも併用が禁止されている（ランジオロール，エスモロールでは問題ない）．薬力学的な相互作用を考えるときはSicilian Gambit分類を参考にすると分かりやすい．

a. アミオダロン

アミオダロンはさまざまな不整脈に有効でかつ心筋抑制効果がないため，心拍出量が低下した状態でも使用できる薬物である．しかし，一方で間質性肺炎，劇症肝炎，甲状腺機能亢進など重篤な副作用があり，またシトクロム P1A2, 2D6, 2C9, 3A4 など広範なシトクロム P450 の阻害作用によりテオフィリン，プロカインアミド，キニジン，シクロスポリン，ミダゾラム，タクロリムス，フレカイニド，アプリンジン，フェニトイン，シンバスタチン，ジゴキシン，プロプラノロール，ワルファリンなどの薬物の血中濃度を上昇させ，それぞれの薬物の副作用を出現させる．さらに P 糖タンパクの阻害作用も有していて，ジゴキシンの併用は特に注意が必要である．アミオダロンは分布容積が非常に大きく排泄半減期は 14 〜 50 日であり，さらに代謝物のデスエチルアミオダロンもほぼ同様の薬理活性を持つことから，手術の数日前に投与を中止してもアミオダロンの作用を保ったまま手術を受けることになる．もう一つのⅢ群静注用抗不整脈薬であるニフェカラントは純粋な K^+ チャネル遮断薬であり，肝と腎で 50％ずつ代謝され，半減期は 70 〜 90 分である．

3 QT 延長

上述した抗不整脈薬の組み合わせ以外にもさまざまな薬物の組み合わせが QT 時間を延長し（QT 時間が 0.46 秒以上，または RR 間隔で補正した QTc が 0.44 秒以上），torsade de pointes をはじめとする心室性頻拍を発症することが知られている．表 6 にその原因となる主な薬物を示す．例えば，ジソピラミドとエリスロマイシンはともに QT 延

表 6 二次性 QT 延長を来す薬物

抗不整脈薬	Ⅰa 群	キニジン，プロカインアミド，ジソピラミド
	Ⅲ群	アミオダロン，ソタロール，ニフェカラント
向精神薬	三環系抗うつ薬	イミプラミン，クロミプラミン，トリミプラミン，アモキサピン，ドスレピン
	フェノチアジン系向精神薬	クロルプロマジン，レボメプロマジン，チオリダジン，フルフェナジン
抗菌薬	マクロライド系	エリスロマイシン，クラリスロマイシン
	ニューキノロン系	スパルフロキサシン（スパラ）
抗真菌薬	アゾール系	フルコナゾール，イトラコナゾール
抗潰瘍薬		シメチジン，ラニチジン，ファモチジン
抗アレルギー薬		テルフェナジン，アステミゾール（いずれも販売中止）
高脂血症薬		プロブコール（シンレスタール，ロレルコ）
低 K 誘発剤		ステロイド，フロセミド，テオフィリン

長作用を有し，さらにエリスロマイシンがジソピラミドの代謝を阻害するため torsade de pointes を起こしやすい（この組み合わせでは高濃度のジソピラミドにより低血糖を来すこともある）。これらの薬物を併用する際には心電図変化に注意を払う必要がある。そのほかにも先天的に QT が延長している場合，低カリウム，低カルシウム，低マグネシウムなどの電解質異常，徐脈性不整脈，心筋炎などの心疾患，くも膜下出血などの中枢神経系疾患，甲状腺機能低下症，低体温などで QT 時間は延長するため，患者の病態を考えて薬物を選択する必要がある。

4 狭心症治療薬とホスホジエステラーゼⅤ型（PDE5）阻害薬

ニトログリセリン，イソソルビド，ニコランジルなどの硝酸薬をシルデナフィル，バルデナフィル，タダラフィルなどの PDE5 阻害薬と併用すると，異常低血圧を来すため併用禁忌となっている。シルデナフィルは医師の正式な処方を受けている人以外に，個人輸入などで入手して使用している患者も存在する。特に冠動脈疾患患者の管理にあたっては確認する必要がある。

以上，薬力学的相互作用について循環作動薬の併用禁止を中心にいくつかの例を紹介した。2つの薬物が同時に体内に存在すれば，大なり小なりなんらかの薬力学的相互作用が発生する。普段使っている薬物でも，見落としている併用禁忌や慎重投与が添付文書に記載されていることもあるので，一度チェックしていただきたい。

まとめ

薬物の相互作用について，薬物動態学的相互作用，薬力学的相互作用に分けて解説した。これら相互作用は無数に存在するが，重篤な合併症を来す組み合わせ（添付文書に併用禁止が明記されているような）については知っておくべきである。また，相互作用に関する報告は更新されていくため，常に新しい情報を入手していく必要があるし，自らが経験した場合には積極的に報告することにより相互作用に関する知識の蓄積・形成に協力して，より安全な医療を構築していかなければならない。

■参考文献

1) 杉山正康編. 薬の相互作用としくみ. 第9版. 東京：医歯薬出版；2010.
2) 柴川雅彦, 高田充隆. 循環器用薬の薬物相互作用. 大阪：医薬ジャーナル社；2001.
3) Piere Coriat 著. 稲田英一訳. 麻酔と心血管作用薬—周術期における相互作用. 東京：メディカル・サイエンス・インターナショナル；2001.
4) Karen Baxter 著. 澤田康文訳. ストックリー医薬品相互作用ポケットガイド. 東京：日経BP社；2008.
5) 藤村昭夫編著. 疾患別これでわかる薬物相互作用. 第3版. 東京：日本医事新報社；2006.

（坪川　恒久）

索　引

和　文

あ

悪性高熱症 161
アクチン 138, 140
亜硝酸アミル 179, 193
アセチルコリン 19, 118, 264, 268
　　──受容体 24
アダラート® 167
圧受容体感受性 94
圧トランスデューサ 243
アデニル酸シクラーゼ 5, 23, 123
　　──賦活薬 260
アデノシン 16
　　──三リン酸 19
アドレナリン 8, 100, 117, 118, 123, 125, 127, 128, 129, 130, 248, 267, 274, 298
　　──作動性受容体 8
　　──受容体 21, 91, 120, 283, 285
アドレノメデュリン 21
アトロピン 97, 112, 268, 279
アナフィラキシー 129, 271, 273
　　──ショック 137, 235
　　──遅延反応性物質 33
　　──治療 274
　　──の原因物質 271
　　──様反応 273
アムロジピン 164
アラキドン酸 21, 28, 237

い

アルギニンバソプレシン 30
アルドステロン 14
アンギオテンシンI 14
アンギオテンシンII 14, 27
　　──受容体 27
　　──変換酵素 27

イオンチャネル型受容体 7
異常高血圧 184
移植心 263, 265
イソソルビド 269
イソフルラン 124
イソプロテレノール 8
一硝酸イソルビド 179
一酸化窒素 12, 19, 23, 141, 179, 250, 281
　　──合成酵素 12
インスリン感受性 157
陰性変時作用 13, 147, 152
陰性変伝導作用 147
陰性変力作用 12, 13, 147
インドシアニングリーン 63
インピーダンス法 64

う

内向き整流K$^+$チャネル 171
うっ血性心不全 184
ウリナスタチン 279

え

エイコサノイド 21
　　──受容体 28
エスクロン心拍出量計 66
エストロジェン 21

エスモロール 307
エチレフリン 267
エフェドリン 91, 267
エポキシエイコサトリエン酸
 237
塩酸モルヒネ 256
炎症性メディエータ 129
エンドセリン 15, 21, 34
　　──-1 34
　　──-2 34
　　──-3 34
　　──受容体 34

お

横紋筋融解症 335
オシロメトリック法 49
オルプリノン 111, 212

か

外的仕事 74
回路内容量 315
拡張期心不全 252
拡張コンプライアンス 265
拡張能障害 252
褐色細胞腫 ... 102, 133, 147, 310
活性酸素 172
カテコール-O-メチル基転移酵素 119, 134
カテコール-O-メチルトランスフェラーゼ 297
カテコールアミン 117, 259, 266, 267, 297
　　──の合成 134
可溶性グアニル酸シクラーゼ
 20

341

索引

カリクレイン・キニン系 21, 32
カルシウム感受性増強薬 261
カルシウム拮抗薬 256
カルシトニン遺伝子関連ペプチド 20
カルペリチド 220, 258
カルボキシエステラーゼ 312
観血的動脈圧 51
肝血流 136
間質性肺炎 338
冠動脈疾患 108, 248
冠動脈スチール現象 182, 194
冠動脈内投与 184

き

機械的ポテンシャルエネルギー 74
偽コリンエステラーゼ 312
拮抗作用 336
キニン受容体 32
キニン類 32
逆転作用 336
急性冠症候群 185
急性循環不全 101
急性心不全 252
急性耐性 186
急速持続投与 320
強心薬 290
協力作用 336
虚血再灌流傷害 173
虚血性変化 137
虚血プレコンディショニング 173
近位尿細管 334
筋原性調節機構 19
筋小胞体 138
筋線維拡張薬 205
筋肉内投与 275

く

グアニル酸シクラーゼ 23
　　──受容体 221

駆出時間 80
駆出率が保たれた心不全 78
クリアランス 297, 317
グルカゴン 278
グルクロン酸抱合 334

け

経食道ドプラー法 66
経皮的心肺補助装置 265
劇症肝炎 338
血管拡張 137
　　──作用 ... 156, 157, 158, 285
　　──性β遮断薬 150
　　──性メディエータ 283
　　──反応 141
　　──薬 266
血管作用性小腸ペプチド 19
血管収縮 137
　　──作用 136
血管内皮細胞 19
血管内皮増殖抑制作用 156
血管平滑筋細胞 19, 138
血管平滑筋の収縮 139
結合部位 165
血中濃度半減期 297

こ

抗アルドステロン薬 257
抗炎症作用 157
効果器蛋白質 4
交感神経 25
　　──副腎髄質系 21
　　──性アミン 266
抗虚血作用 147, 156, 157
甲状腺機能亢進 338
高心拍出量性敗血症 285
酵素活性内蔵型受容体 7
酵素誘導 154, 333
高電位活性化型 162
抗ヒスタミン薬 276
後負荷軽減療法 71
後負荷上昇 137
抗不整脈作用 147

抗不整脈薬 266
抗利尿作用 233
コリン作動性神経 25
コルホシンダロパート 260
コロトコフ 48
　　──音 50
コンダクタンス・カテーテル 80
コンパートメントモデル 298

さ

再灌流傷害 172
サイクリック AMP 123
　　──依存性タンパク質リン酸化酵素 21
サイクリック GMP 依存性タンパク質リン酸化酵素 21
サイクリックアデノシン 3′, 5′-一リン酸 5
サイクリックグアノシン 3′,5′-一リン酸 180, 192
催不整脈作用 285
催不整脈性 152
細胞内 Ca^{2+} 濃度 ... 21, 137, 180
左室拡張能の低下 78
左室容積 250
左心室圧容積関係 72
左心室拡張末期容積 74, 75
左心室収縮末期エラスタンス 73
左心室大動脈結合状態 83
左心室の圧容積関係 69
左心室の時変エラスタンスカーブ 81
サブスタンス P 20
サブユニット 162
三方活栓 243

し

ジアシルグリセロール 6, 139
シアン中毒 191, 192
色素希釈法 62
ジギタリス 259

子宮収縮作用 200
シグナル伝達機構 281
シクロオキシゲナーゼ 28
脂質代謝 145
視床下部-下垂体（バソプレシン）系 21
シトクロム P 331
シナプス前受容体 10
ジヒドロピリジン 163
収縮期圧容積面積 74
収縮タンパク系 Ca^{2+} 感受性
　.. 21
出血性ショック 101
受容体 3
　──選択性 148
循環血液量 74
昇圧薬 289
硝酸イソソルビド 258
硝酸作用 176
硝酸薬 258
硝酸様作用 175
脂溶性 148, 151
　──製剤 151
静脈還流曲線 69
静脈還流量 75, 182
静脈コンパートメント 70
初回通過効果 151, 181
初期管理 288
初期輸液負荷 280
除神経心 263, 264, 265
ショック 128
シリンジポンプ 243
ジルチアゼム 168, 269
シルデナフィル 177
腎機能 298
心機能曲線 69
心筋虚血 103, 136, 177
心筋酸素需給バランス 248
心筋酸素消費量 182
心筋弛緩能 11
心筋収縮速度 80
心筋の効率 77
心筋保護 177

──作用 10, 17
神経終末 19
心係数 245
神経性調節機構 19
神経の再分布 265, 266
神経ペプチド Y 19
腎血流 136
　──量 101, 105
心原性ショック 101
人工心肺 243
心後負荷 74
心室拡張末期圧 265
心室細動 126, 323
心室頻拍 323
心収縮力 73, 75
　──の不足 244
心静止 126
新生児遷延性肺高血圧症 187
心前負荷 74, 75
腎毒性 335
心拍出量 57, 58, 59, 60, 244, 245, 298
心拍数 74, 77, 104
心不全 107
腎不全 137, 324
心房細動 109, 323
心房性ナトリウム利尿ペプチド
　............................... 31, 220
腎保護効果 105
腎保護作用 220

す

水溶性 151
　──製剤 152
スーパーオキシドアニオン
　............................... 173, 186
スガマデクス 269
ステート（状態）................ 165
ステップダウン方式 303
スピロノラクトン 257
スルホニル尿素系経口糖尿病治療薬 171
スルホニル尿素受容体 171

せ

セボフルラン 124
セロトニン 21, 33
　──受容体 33
全身性炎症反応症候群 280
先天性心疾患 250
前負荷 244

そ

相乗効果 336
僧帽弁疾患 249
総末梢血管抵抗 74
組織血流 153

た

第一世代のカルシウム拮抗薬
　.. 163
第一選択 284
体外循環 137
体血管抵抗の低下 245
体血管抵抗の補正 246
ダウンレギュレーション 288
第三世代 164
代謝経路 148
代謝性調節機構 19
大動脈解離 194
大動脈弁狭窄症 249
大動脈弁閉鎖不全症 249
第二世代 164
タンパク結合率 317

ち

チオシアン化物 192
チオ硫酸 192
　──ナトリウム 193
置換現象 329
中心静脈 54
　──圧 53, 74
　──圧波形 53
中枢-末梢間の圧差 247
中枢コンパートメント 301
聴力障害 335

343

索引

チ

チロシン 133
　——水酸化酵素 133

て

低カリウム血症 109
低血圧維持 184
低酸素性肺血管収縮 185, 194
定常状態 299
低心機能 248
低親和性部位 152
低体温 319
低電位活性化型 162
適正な前負荷 247
デスモプレシン 234
テルリプレシン 277
電位依存性 Ca^{2+} チャネル ... 160, 176
電位依存性カルシウムチャネル
　... 237
電気的速度測定法 65
電気的バイオインピーダンス
　... 65

と

透析濾過 319
動脈圧 244
　——波形解析法 60, 246
動脈エラスタンス 74, 76
動脈管依存性先天性心疾患
　... 200
動脈コンパートメント 70
冬眠心筋 112
等容量収縮時間 80
ドーパ 133
トノメトリー法 50
ドパミン 26, 118, 128, 133, 137, 246, 267, 276, 285, 298, 299
　——受容体 26
　——β-水酸化酵素 133
ドブタミン ... 248, 267, 288, 298
　——負荷心エコー法 112
トランスポータ 335

トロンボキサン 28

な

内臓血流 136
　——の低下 137
内皮由来過分極因子 23
内皮由来弛緩因子 25
内分泌性調節機構 19
ナトリウム利尿 104
　——ペプチド 31
　——ペプチド系 21
　——ペプチド受容体 31
難治性低血圧 235

に

ニカルジピン 115, 167
ニコランジル 170, 171, 175, 269
二硝酸イソソルビド 179
二相性アナフィラキシー 271
ニトログリセリン 175, 179, 250, 256, 258, 269
ニトロプルシド ... 110, 191, 256
ニフェジピン 167
日本版敗血症診療ガイドライン
　... 288
乳酸アシドーシス 192, 285
乳酸クリアランス 285
ニューロキニン A 20
尿中 pH 335
尿トリプシンインヒビター
　... 279
尿量 246

ね

ネオスチグミン 268
熱希釈法 58

の

脳性ナトリウム利尿ペプチド
　................................... 31, 220
ノルアドレナリン 8, 19, 92, 100, 118, 128, 249, 264, 267, 275, 284, 298

は

肺血管抵抗 ... 101, 156, 157, 250
敗血症 280
　——性ショック 104, 113, 137, 229, 235, 288
　——患者 231
肺高血圧 202
　——症 184
肺動脈圧 55, 103
肺動脈カテーテル 55, 245
肺動脈楔入圧 56, 74
　——波形 54
バソプレシン 30, 128, 187, 248, 277, 287
　——拮抗薬 257
　——受容体 30
　——の枯渇 230
　——の補充療法 230
バニリルマンデル酸 134
林の分類 85
ハロタン 124
半減期 317

ひ

非再灌流現象 172
非侵襲的陽圧呼吸 253
ヒスタミン 16, 21, 33
　——受容体 33, 276
ヒト ANP 31
ヒト BNP 32
皮膚壊死 104
頻脈 109

ふ

フェニルアルキルアミン 163
フェニルエタノールアミン N-メチルトランスフェラーゼ
　... 133
フェニレフリン 93, 128, 285
フェノチアジン誘導体 102
腹腔鏡手術 233

344

副交感神経 25
腹部内臓血流量 101
不整脈 136
ブチロフェノン誘導体 102
ブドウ糖代謝 145
ブラジキニン 32
フランク・スターリング曲線
 264
フランク・スターリングの心機
 能曲線 70, 71
フリーラジカル 172
プリン 21
　――受容体 17, 35
プレコンディショニング 10, 17
　――作用 12
プロスタグランジン 28, 196,
 237
プロスタサイクリン 23
プロスタノイド 28, 196
フロセミド 255
プロテインキナーゼ A 5, 123
プロテインキナーゼ B 12
プロテインキナーゼ C 7, 21,
 140
プロプラノロール 306
分布容積 315

へ

平均循環充満圧 74
閉塞性肥大型心筋症 108
ベラパミル 167
ペルオキシ亜硝酸塩 186
ペルジピン® 167
ヘルベッサー® 168
弁疾患 249
ベンゾチアゼピン 163

ほ

芳香族 L-アミノ酸脱炭酸酵素
 133
ボーラス投与 320
ホスファチジルイノシトール
 1,4,5-三リン酸 139

ホスファチジルイノシトール
 4,5-二リン酸 138
ホスホジエステラーゼ 6
　――阻害薬 184
　――III（3）阻害薬 ...111, 204,
 260, 291
　――V阻害薬 185
ホスホリパーゼ A$_2$ 28, 237
ホスホリパーゼ Cβ 6
補体 129
ホモバニリン酸 134

ま

膜貫通型受容体 4
末梢血管抵抗 135
末梢コンパートメント 301
末梢循環不全 137
慢性拒絶反応 265

み

ミオシン ATPase 138
ミオシン軽鎖 180
　――キナーゼ 9, 137, 236
　――ホスファターゼ 138
ミトコンドリア K$_{ATP}$ チャネル
 .... 171, 173
ミトコンドリア膜透過性遷移孔
 12
ミラーのカテーテル 80
ミルリノン ...111, 209, 212, 260

む

ムスカリン型アセチルコリン受
 容体 13
無脈性心室頻拍 126
無脈性電気活動 126

め

迷走神経反射 135, 137
メチレンブルー 278
メトヘモグロビン 192
　――血症 186

も

モノアミン酸化酵素 92, 119,
 134, 297
　――阻害薬 102

や

薬物過敏症 235
薬物相互作用 327
薬物動態 297
　――学的相互作用 327
　――シミュレーション 298
薬理学的プレコンディショニン
 グ 172, 173, 176
薬力学的相互作用 327

ゆ

有効血中濃度 318
遊離薬物 317
輸血によるアナフィラキシー
 272

よ

陽性変力作用 9, 11, 245
容積補償法 50
用量依存性 148
容量血管 74

ら

ランジオロール 111, 306

り

リアノジン 15
　――受容体 139, 161
リガンド 3
リバウンド現象 336
リポキシン 28
リポ多糖 225

る

ループ利尿薬 257

345

索引

れ
レートコントロール 269
レセプタ 3
レニン 14
── ・アンギオテンシン・アルドステロン系 222, 253
── ・アンギオテンシン系 21, 187
レボシメンダン 170, 261
連続的心拍出量測定 245

ろ
ロイコトリエン 28

ローディング 320

わ
ワソラン® 167
ワルファリン 330

英文

A
ACC/AHA 心不全診療ガイドライン 257
AChR 24
ADR 21
Aesculon™ 66
Akt 12
ALLHAT 144
anaphylaxis 271
Anglo-Scandinavian Cardiac Outcomes Trial 144
ANP 31
antihypertensive and lipid-lowering treatment to prevent heart attack trial 144
arginine-vasopressin 229
ASCOT 144
AT_1 受容体 27
AT_2 受容体 27
ATP 感受性カリウムチャネル 17
AVP 229

B
B-type natriuretic peptide 値 253
balanced clearance drugs 152
biphasic anaphylaxis 271
BNP 31
──値 253

boot-strap 法 310
BRS 94
BTZ 系 166

C
C_{50} 318
$[Ca^{2+}]i$ 137, 138
Ca^{2+}-induced Ca^{2+} release 161
Ca^{2+} チャネル 124
Ca^{2+} 放出 21
Ca^{2+} 誘発性 Ca^{2+} 放出 161
Ca^{2+} 流入 21
CaMK 9
cAMP 5
Ca 感受性 139
──賦活薬 291
cGMP 13, 180, 192
CGRP 受容体 20
CICR 15, 161
CNP 31
CO_2 再呼吸法 64
COMT 99, 107, 134
copeptin 238
coronary steal 現象 182, 194
COX-1 29
COX-2 29
C 型ナトリウム利尿ペプチド 31

D
D_1 様受容体 26
D_2 様受容体 26

DAG 139
DDG-3300™ 63
DDG アナライザ 63
DG 6
DHP 系 166
diacylglycerol 139
dicrotic notch 52

E
Ea 74, 76
early goal directed therapy 280
Ees 73, 75
Ees / Ea 83
EF 72
EGDT 280
electrical velocimetry 65
Emax 73
ET 80
ET-1 34
ET-2 34
ET-3 34
ET_A 受容体 34
ET_B 受容体 34
EV 65
EW 74

F
FIRST 259
Flolan International Randomized Survival Trial 259
FloTrac™ センサー 62
Fontan 手術 250

346

Forrester subset Ⅳ............ 206
Forrester の分類................ 253
Fowler 体位......................... 255

G

GC 受容体............................ 221
G$_i$... 6
Glenn 手術............................ 250
G$_q$... 6
G$_s$... 5
guanosine cyclic monophosphate
 ....180, 192
guanylate cyclase 受容体..... 221
G 蛋白質........................ 4, 138
　——共役型受容体.......... 4, 21

H

H$_1$ 遮断薬............................. 276
H$_2$ 遮断薬............................. 277
H$_2$ 受容体拮抗薬 329
Hemosonic 100™ 67
HFNEF................................... 78
HFpEF................................... 78
HPV..................................... 185
HR................................... 74, 77
HVA............................. 134, 162
hypoxic pulmonary vasocon-
 striction 185

I

ICG.. 65
IgE 抗体....................... 129, 129
impedance cardiography........ 65
ino-dilator 205
inositol 1,4,5-triphosphate... 139
intrinsic sympathomimetic ac-
 tivity................................ 150
IONA 174
IP$_3$........................... 6, 15, 139
ISA...................................... 150

J

J-WIND.......................174, 224

JCAD 174

K

K$^+$ チャネル 124, 170
K$_{ATP}$ チャネル 17, 170
　——開口作用............175, 176
Korotkov 音 48

L

leave-one-out 法................... 310
LiDCO 63
Lipo PGE$_1$............................ 202
long-lasting.......................... 160
LPS..................................... 225
LVA...................................... 162
LVPVR 72
L 型..................................... 160

M

MAO....................92, 99, 134
MAPK 14, 17
MLC 180
MLCK 137, 236
Modified UltraFiltration..... 319
monoamine oxidase 92
mPTP 12, 17
myosin light-chain................ 180
　—— kinase 236

N

Na$^+$ チャネル 124
neuronal 160
NICO™ 64
NIPPV................................. 253
nitric oxide 141, 281
NK 受容体 20
NO..................... 141, 179, 281
Nohira の分類..................... 314
Nohria / Stevenson 分類....... 206
Nohria ら 223
noninvasive positive pressure
 ventilation 253
NO 放出 150

NSAIDs............................... 328
N 型..................................... 160

O

O$_2^-$ 186
ONOO$^-$ 186

P

P1 受容体 35
P2 受容体 35
P2X 受容体 35
P2Y 受容体 35
PAA 系 166
PDE....................................... 6
PDE 阻害薬......................... 184
PDE3 阻害薬 111, 115, 247,
 260
PDE5 阻害薬 185
PE 74
PENAZ 法 50
PEP 80
phasic 収縮 138, 139
phosphatidylinositol 4,5-
 bisphosphate.................... 139
phosphodiesterase Ⅲ inhibitor
 260
phosphodiesterase inhibitor
 184
PI3K 12
PiCCO plus™ 61
PIP$_2$.............................. 6, 139
PIP$_3$................................... 12
PKC 140
Pmax................................72, 80, 81
PPC 176
Protocol for Early Goal-
 Directed Therapy 289
pulse contour analysis........... 60
Purkinje 160
PVA 74
P 型..................................... 160
P 糖タンパク輸送系 334

347

Q
QT 延長 332, 338

R
RAA 系 222
reinnervation 266
renin-angiotensin-aldosterone
  系 222
Rho- キナーゼ 21

S
Scv$_{O_2}$ 113, 245
sepsis 280
SIRS 280, 281
SP 受容体 20
SRS-A 33

SSCG 280
supranormal cardiac output
  114
Surviving Sepsis Campaign
  105
  —— Guideline 280
SV 72
S$\bar{v}_{O_2}$ 113, 245
Swan-Ganz catheter 57
systemic inflammatory response
  syndrome 280

T
TEB 65
tonic 収縮 138, 139
torsade de pointes 338
transient 160

transthoracic electrical
  bioimpedance 65
T 型 160

V
V0 72
vasodilating beta-blockers ... 150
vasodilatory shock 231, 234
Vaughan Williams 161
Ved 72, 74, 75
Ves 72
Vigileo^{TM} モニター 62
VMA 134

W
warm shock 291

数字
1 型糖尿病患者 154

1 コンパートメントモデル ... 308
2 コンパートメントモデル ... 308
4 大副作用 152

5- リポキシゲナーゼ 28

ギリシャ文字
α アドレナリン受容体 134
α 受容体 125
α サブユニット 4
α_1 アドレナリン作動性 134
α_1 アドレナリン受容体 ... 8, 134
α_1 刺激作用 135
α_2 アドレナリン受容体
  .... 10, 135
α_2 受容体 125

—— 刺激 267
β アドレナリン受容体 134
—— 遮断薬 273, 278
β 遮断薬 120, 194, 215, 266, 306
—— とインスリンの併用
  154
—— の世代分類 148
β 受容体のダウンレギュレー
  ション 205
β_1 アドレナリン作動性 137

β_1 アドレナリン受容体
  .... 11, 108, 135
  —— の高親和性部位 152
β_1 受容体 123, 266
β_2 アドレナリン受容体
  .... 11, 134
β_2 受容体 122, 125, 126
—— 刺激 267
β_3 アドレナリン受容体 12

For Professional Anesthesiologists
心血管作動薬 　　　　　　　　　　　　＜検印省略＞

2013年5月23日　第1版第1刷発行

定価（本体9,200円＋税）

　　　　　　　　　　編集者　土　田　英　昭
　　　　　　　　　　発行者　今　井　　　良
　　　　　　　　　　発行所　克誠堂出版株式会社
　　　　　　　　　　〒113-0033　東京都文京区本郷3-23-5-202
　　　　　　　　　　電話　(03)3811-0995　振替 00180-0-196804
　　　　　　　　　　URL　http://www.kokuseido.co.jp

ISBN 978-4-7719-0409-5 C3047 ¥9200E　　　印刷　株式会社双文社印刷
Printed in Japan ©Hideaki Tsuchida, 2013

・本書の複製権・翻訳権・上映権・譲渡権・公衆送信権（送信可能化権を含む）は克誠堂出版株式会社が保有します。

・JCOPY ＜(社)出版者著作権管理機構　委託出版物＞
本書の無断複写は著作権法上での例外を除き禁じられています。複写される場合は，そのつど事前に(社)出版者著作権管理機構（電話03-3513-6969, Fax 03-3513-6979, e-mail : info@jcopy.or.jp）の許諾を得てください。